U0196950

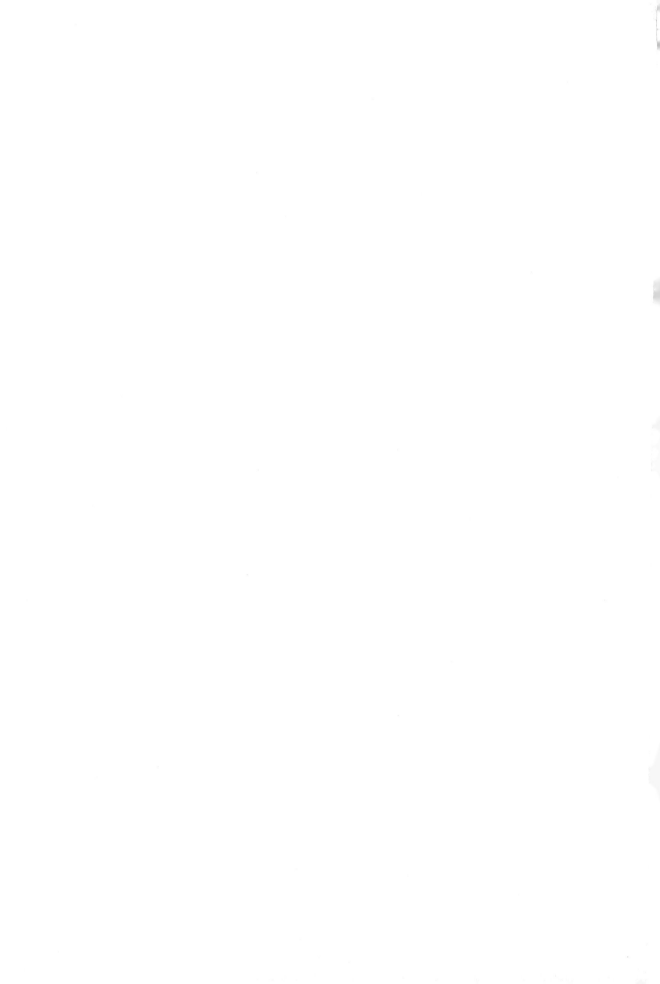

老年保健流行病学

（第 2 版）

Epidemiology of Health Care
in the Elderly

主　编　李立明

副主编　张拓红

编　委　曹卫华　胡永华　詹思延　吴　涛　王胜锋

编　者　（按姓名汉语拼音排序）

曹　剑　曹卫华　高文静　黄悦勤　霍德政

兰丰铃　李立明　李　劲　李　昱　廖春晓

秦雪英　唐　迅　陶秋山　万巧琴　王碧琦

王胜锋　吴　涛　武轶群　谢　铮　余灿清

詹思延　张拓红　张　婷　赵方辉　周　斌

秘　书　王胜锋

北京大学医学出版社

LAONIAN BAOJIAN LIUXINGBINGXUE

图书在版编目（CIP）数据

　　老年保健流行病学/李立明主编. —2 版 .
—北京：北京大学医学出版社，2015.3
　　ISBN 978-7-5659-1039-5

　　Ⅰ.①老… 　Ⅱ.①李… 　Ⅲ.①老年人－保健 ②老年病学－
流行病学 　Ⅳ.①R161.7 ②R592

　　中国版本图书馆 CIP 数据核字（2015）第 025303 号

老年保健流行病学（第 2 版）

主　　编：李立明
出版发行：北京大学医学出版社
地　　址：（100191）北京市海淀区学院路 38 号　北京大学医学部院内
电　　话：发行部 010‑82802230；图书邮购 010‑82802495
网　　址：http://www.pumpress.com.cn
E‑mail：booksale@bjmu.edu.cn
印　　刷：北京画中画印刷有限公司
经　　销：新华书店
责任编辑：董采萱　　责任校对：金彤文　　责任印制：李　啸
开　　本：787mm×1092mm　1/16　印张：26.25　字数：669 千字
版　　次：2015 年 3 月第 2 版　2015 年 3 月第 1 次印刷
书　　号：ISBN 978-7-5659-1039-5
定　　价：69.00 元

本书由
北京大学医学科学出版基金
资助出版

第 2 版前言

20 年前，中国还没有进入老龄化社会，在李天霖教授、李秀琹教授两位老前辈的高瞻远瞩和指导下，我有幸与十几位学者共同编写了一本从公共卫生和老年保健角度介绍老年医学的书籍，即《老年保健流行病学》第 1 版。如今，刚好 20 年过去了，这期间中国在 1999 年进入了老龄化社会。2010 年第 6 次全国人口普查显示，我国 60 岁及以上的人口比例已达到 13.26%，65 岁及以上的人口比例也达到了 8.87%。毋庸置疑，老龄化已经是全球共同面对的人口与健康问题。而中国的老龄化问题则更为严峻，因为我们面临的是一个"未富先老"的老龄化社会，无论是老年人的疾病负担，还是老年社会保障体系的建设与完善，都是我们需要面对的严峻挑战。

20 年间，我一直在北京大学公共卫生学院开设一门"老年保健流行病学"的研究生选修课，每年也都会有一些对老年问题感兴趣的学生踊跃报名。这门课程每年都会梳理过去一年在老年研究方面的新进展，并广泛调动学生积极性，鼓励学生自主选题，围绕某一个老年保健问题展开学习、思考和讨论。每一年准备这门课程和聆听学生的汇报，对我来讲都是一种享受。看到有那么多年轻学子和我一样关心老年保健这一重要的社会问题，我深感欣慰。经过 20 年的学习与思考，我渐渐发现老年保健领域的研究内容真是日新月异，越来越多的领域被关注，越来越多的学者来参与，知识的快速更新、实践中不断涌现的问题，带给我的不仅仅是一种学术上的兴奋，更体味到作为一名公共卫生工作者和老年保健研究者的历史使命和社会责任。为了让更多的学者、同仁关心老年保健，我产生了一种更新这本教材的冲动。

当我将这一想法付诸实施时却发现，我们面临着新的难题。20 年的岁月变迁，当年的许多编者都已难觅踪迹，有的老先生或者年事已高，不能捉笔，有的甚至已经仙逝；中青年的编者有的远渡重洋，有的转行他业，音讯全无。为此，我们不得不纳入新鲜的血液和力量。让年轻人担纲写作，用他们年轻的热情、活跃的思维、全新的视野和创新的意识，为本书的再版添砖加瓦。同时，也希望年轻人能关注老龄化社会和老年保健问题，因为，未来是属于他们的。事实证明我们的这一选择是对的。

全书内容分为三大部分 25 章：第一篇是老年保健流行病学基础，共 6 章，主要介绍衰老机制，老年人的生理学和心理学特征，以及老年疾病的临床特点及老年人的合理用药；第二篇是老年保健流行病学的研究原则和方法，共 5 章，包括人口学研究方法、流行病学研究方法、社会学研究方法、老年保健管理研究方法和生活质量评价方法；第三篇是老年常见病的流行病学，共 14 章，包括老年人常见的心脑血管疾病、糖尿病、肾病、肿瘤、老年痴呆和抑郁、骨质疏松、老年伤害、老年生命终末期研究等。第 2 版应该说比较系统、全面地介绍了老年保健流行病学的概念、原理和方法，同时综合了国内外相关领域最新的研究进展和成就，力求能够让读者在了解国内外老年保健流行病学研究现状与进展的同时，熟悉和掌握老年保健流行病学的教学重点、研究方法和相关工具。但限于编者水平，本书也难免有不尽如人意之处，敬请读者原谅。

在第 2 版的出版过程中，北京大学医学出版社给予了积极的支持和帮助，并使本书得到北京大学医学科学出版基金的资助。该书写作历时不足一年，青年学者高效与积极、认真与负责的写作态度是本书顺利面世的重要保证。北京大学公共卫生学院的胡永华教授、詹思延教授、曹卫华教授、张拓红教授对书稿进行了细致审阅，他们丰富的专业知识和严谨的科学态度为书稿的质量提供了重要保障。特别感谢王胜锋老师作为编写秘书所付出的辛勤劳动与汗水。北京大学医学出版社的赵蒔总编和董采萱编辑的悉心帮助使本书顺利定稿成为可能，在此一并致谢。

李立明

2015 年 1 月

目　录

第一篇　老年保健流行病学基础

第一章　衰老机制 ……………………………………………………………………… 3

　第一节　整体水平的理论 ………………………………………………………………… 4

　第二节　细胞水平的理论 ………………………………………………………………… 12

　第三节　分子生物学理论 ………………………………………………………………… 13

　第四节　小结 …………………………………………………………………………… 21

第二章　老年人的生理学特征 …………………………………………………………… 24

　第一节　概述 …………………………………………………………………………… 24

　第二节　各系统生理功能的特点 ………………………………………………………… 26

第三章　老年人的心理学特征 …………………………………………………………… 36

　第一节　概述 …………………………………………………………………………… 36

　第二节　老年人的智力 …………………………………………………………………… 38

　第三节　老年人的记忆 …………………………………………………………………… 39

　第四节　老年人的思维 …………………………………………………………………… 41

　第五节　老年人的人格 …………………………………………………………………… 42

　第六节　老年人的精神卫生 ……………………………………………………………… 44

第四章　老年疾病的临床特点 …………………………………………………………… 47

　第一节　老年疾病的特点 ………………………………………………………………… 47

　第二节　心血管疾病 ……………………………………………………………………… 50

　第三节　脑血管疾病 ……………………………………………………………………… 53

　第四节　恶性肿瘤 ………………………………………………………………………… 53

　第五节　呼吸系统疾病 …………………………………………………………………… 57

　第六节　糖尿病 …………………………………………………………………………… 59

　第七节　老年精神病 ……………………………………………………………………… 60

　第八节　前列腺增生及泌尿系感染 ……………………………………………………… 61

　第九节　骨质疏松及骨性关节病 ………………………………………………………… 62

　第十节　老年致盲性眼病 ………………………………………………………………… 63

第五章　老年人的合理用药 ……………………………………………………………… 66

　第一节　老年人药物使用现状和不合理用药的危害 …………………………………… 66

第二节　老年人药动学特点 ··· 69
第三节　老年人合理用药的原则 ·· 71

第六章　老年的社会学特征 ··· 80
第一节　老年社会学理论 ··· 80
第二节　老年人的社会特征 ·· 84

第二篇　老年保健流行病学的原则和方法

第七章　老年保健的医学人口学研究方法 ······························· 91
第一节　人口老龄化指标和现状 ·· 91
第二节　老年人口的多样性 ··· 100

第八章　老年流行病学研究方法 ·· 109
第一节　描述性研究 ·· 109
第二节　分析流行病学研究 ··· 112
第三节　实验流行病学研究 ··· 116
第四节　研究设计注意事项 ··· 116
第五节　老年流行病学研究实例简介 ·· 119
第六节　小结 ·· 121

第九章　老年社会学研究方法 ··· 123
第一节　老年社会学资料的特点 ·· 123
第二节　老年社会学重要概念的测量 ·· 125
第三节　老年社会学资料收集的方法 ·· 128

第十章　老年保健管理研究方法 ·· 135
第一节　老年保健政策研究 ··· 135
第二节　老年保健服务研究 ··· 139
第三节　老年保健项目评估研究 ·· 143
第四节　老年保健管理其他研究方法 ·· 145

第十一章　老年人生活质量及其评价方法 ································· 147
第一节　生活质量评价产生的历史背景 ··· 147
第二节　生活质量的产生背景、定义和特点 ··································· 148
第三节　生活质量测量的内容和指标 ·· 150
第四节　生活质量的测定工具 ·· 153
第五节　生活质量评价的步骤和方法 ·· 164
第六节　生活质量研究需注意的问题 ·· 165

第三篇　老年常见病的流行病学

第十二章　老年脑血管病的流行病学研究……………………………………………………… 171
　第一节　概述 ……………………………………………………………………………………… 171
　第二节　脑卒中的分布 …………………………………………………………………………… 173
　第三节　脑卒中的危险因素 ……………………………………………………………………… 175
　第四节　脑卒中的预防 …………………………………………………………………………… 180

第十三章　老年高血压的流行病学研究………………………………………………………… 185
　第一节　高血压的诊断和病理生理 ……………………………………………………………… 185
　第二节　高血压的分布 …………………………………………………………………………… 186
　第三节　老年高血压的危险因素研究 …………………………………………………………… 191
　第四节　老年高血压的防治策略与措施 ………………………………………………………… 195

第十四章　老年冠心病的流行病学研究………………………………………………………… 202
　第一节　概述 ……………………………………………………………………………………… 202
　第二节　老年冠心病的分布特征 ………………………………………………………………… 203
　第三节　老年冠心病的危险因素研究及进展 …………………………………………………… 205
　第四节　老年冠心病的防治策略与措施 ………………………………………………………… 211

第十五章　老年糖尿病的流行病学研究………………………………………………………… 222
　第一节　概述 ……………………………………………………………………………………… 222
　第二节　老年糖尿病的分布特征 ………………………………………………………………… 223
　第三节　老年糖尿病的危险因素研究 …………………………………………………………… 226
　第四节　老年糖尿病的防治策略和措施 ………………………………………………………… 229

第十六章　老年期痴呆的流行病学研究………………………………………………………… 233
　第一节　概述 ……………………………………………………………………………………… 233
　第二节　老年期痴呆的疾病频率和分布 ………………………………………………………… 235
　第三节　痴呆的危险因素和保护因素 …………………………………………………………… 238
　第四节　阿尔茨海默病的病因假说 ……………………………………………………………… 240
　第五节　老年期痴呆的预防 ……………………………………………………………………… 242

第十七章　老年骨质疏松的流行病学研究……………………………………………………… 245
　第一节　概述 ……………………………………………………………………………………… 245
　第二节　老年骨质疏松的流行特点 ……………………………………………………………… 245
　第三节　老年骨质疏松的危险因素 ……………………………………………………………… 252
　第四节　老年骨质疏松的预防策略与措施 ……………………………………………………… 258

第十八章　老年伤害的流行病学研究…………………………………………………… 269

　　第一节　概述………………………………………………………………………… 269

　　第二节　伤害的流行特征…………………………………………………………… 274

　　第三节　老年伤害的流行病学研究………………………………………………… 278

　　第四节　老年伤害的预防策略和措施……………………………………………… 281

第十九章　老年生命终末期的流行病学研究………………………………………… 285

　　第一节　概述………………………………………………………………………… 285

　　第二节　老年生命终末期的流行病学研究………………………………………… 286

第二十章　老年口腔保健的流行病学研究…………………………………………… 292

　　第一节　概述………………………………………………………………………… 292

　　第二节　老年龋病的流行病学……………………………………………………… 294

　　第三节　老年牙周病的流行病学…………………………………………………… 299

　　第四节　老年口腔癌的流行病学…………………………………………………… 302

第二十一章　老年慢性阻塞性肺疾病的流行病学研究……………………………… 307

　　第一节　概述………………………………………………………………………… 307

　　第二节　慢性阻塞性肺疾病的分布………………………………………………… 310

　　第三节　危险因素…………………………………………………………………… 315

　　第四节　三级预防…………………………………………………………………… 321

第二十二章　老年慢性肾病的流行病学研究………………………………………… 328

　　第一节　概述………………………………………………………………………… 328

　　第二节　流行特征…………………………………………………………………… 337

　　第三节　病因和危险因素…………………………………………………………… 342

　　第四节　预防策略与措施…………………………………………………………… 348

　　第五节　发展趋势或展望…………………………………………………………… 351

第二十三章　老年抑郁症的流行病学研究…………………………………………… 359

　　第一节　概述………………………………………………………………………… 359

　　第二节　老年抑郁症的流行情况…………………………………………………… 365

　　第三节　老年抑郁症的危险因素…………………………………………………… 366

　　第四节　治疗和干预措施…………………………………………………………… 369

　　第五节　小结………………………………………………………………………… 370

第二十四章　老年帕金森病的流行病学研究………………………………………… 375

　　第一节　概述………………………………………………………………………… 375

　　第二节　老年帕金森病的流行病学研究…………………………………………… 375

　　第三节　老年帕金森病的危险因素研究…………………………………………… 377

第四节　预防策略与措施 ……………………………………………………………… 380

第二十五章　老年肿瘤的流行病学研究 ……………………………………………… 384

第一节　概述 …………………………………………………………………………… 384

第二节　老年肿瘤常见类型及分布特征 ……………………………………………… 384

第三节　老年肿瘤危险因素研究 ……………………………………………………… 391

第四节　老年肿瘤的预防策略和措施 ………………………………………………… 398

第一篇
老年保健流行病学基础

第一章 衰老机制

生命是自然界的一部分,拥有极其复杂的系统。它们就像自然界中其他任何系统一样,都要经历新生、衰老和消亡的过程。衰老和死亡是自然界中永恒不变的主题,千百年来人们持续不断地追踪和探索这个过程发生的原因,并且一直怀有极大的兴趣并试图改变这个过程。

生命体是一个高度复杂有序的系统,需要借助外界的作用而不断地维持生命体的有序性。因此,生命的过程本质是与外界环境相互作用、博弈和维护自身发展的过程,一方面要借助于外界环境交换物质和能量来维持自身系统的有序性,另一方面还要抵御来自外界环境时常发生的各种破坏作用,如剧烈的气候变化、灾害、天敌和疾病等。

生命系统不同于自然界其他系统,体现在生物具有繁殖和进化适应能力。生物的结构性信息储存于长链大分子核酸中(常以 DNA 分子的碱基序列来编码信息),并存在于种群的每一个体当中。生命从出生到发育成熟,可以看作是个体对种群所获得适应性的生物结构的历史重现过程。生命的繁殖力是个体对抗衰老和死亡的方式,个体无法逃避死亡,但是却能以繁殖的方式,有效地维持着所属种群的长期存在和生生不息。个体的生长和发育是生命的主要部分,在这个过程中,个体通过不断地学习和适应环境,为种群的进化提供了可能。因为这种学习和新获得的适应性可能通过某种未知的方式,"写入"到遗传物质 DNA 当中,通过繁殖和传递使后代获得了更好的适应性。在这个不断重复的过程中,每一个体的寿命似乎是被进化和适应性所调节的。由于生物个体面对复杂环境只能有限地适应,所以决定了每一个体是无法逃避衰老和死亡的,这或许可以解释生物体为何寿命只能有限。遗传物质一方面记录着维持生命有序性所必须的结构信息,另一方面也记载着新获得有益性的改变,从而使种群整体进化。

在与环境相互作用的过程中,生物体内会有各种物理和化学、宏观和微观层次结构的改变,这些结构的变化一定都伴随有能量和物质的交换。许多研究发现,不同种哺乳动物的总代谢能是恒定的,物种在生命过程中每克体重的总焦耳数,又称寿限能(life span energy potential,LEP)近似恒定,它等于每克体重的基础代谢率(basal specific metabolic rate,SMR)与物种的最高寿限(maximum life span potential,MLPS)的乘积,即 SMR × MLPS = LEP(kcal/g)(1cal=4.2J)。美国学者 Culter RG 在他的研究中总结了哺乳动物的最高寿限与基础代谢率之间的关系[1](见图 1-1),非灵长类大部分哺乳动物的寿限能 LEP 为 220 kcal/g,灵长类哺乳动物的 LEP 多为 458 kcal/g,而人的寿限能 LEP 为 833 kcal/g,位次最高。

这些物种寿限能 LEP 的差异反映了物种本身生理结构的复杂程度以及它们对能量利用方式的差异,在寿限能 LEP 相似的前提下,基础代谢率 SMR 越低,物种的最高寿限 MLPS 越长,也意味着其延缓衰老的能力越强;另外抗衰老的能力也和物种的生物结构相关,在基础代谢率 SMR 相近的不同物种中,最高寿限 MLPS 必然反映了物种不同的耗能结构,例如灵长类的卷尾猴和啮齿类的负鼠,它们的基础代谢率 SMR 接近 [40~50cal/(g・d)],但两者的最高寿限相差 6~8 倍,说明物种的生理结构较大地影响了物种的最高寿命。

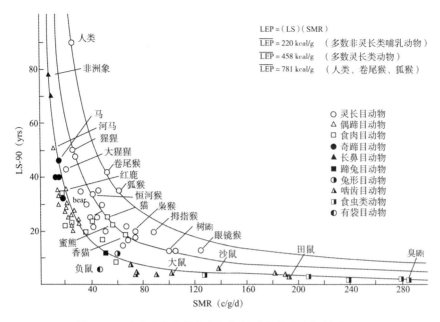

图1-1　哺乳动物的最高寿限与基础代谢率之间的关系图

什么是衰老？衰老（senescence）又称老化，可分为生理性衰老和病理性衰老两类。生理性衰老是指生物体随年龄发生并受遗传因素影响的形态结构与生理功能不可逆的退行性变化，也称正常衰老。而病理性衰老是由于疾病或异常因素所致的衰老加速，也称异常衰老。目前普遍认为衰老是由引起进行性细胞损伤和死亡的各种外在因素，以及与基因组有关的内在因素共同作用的结果[2]。

关于衰老机制的学说，现在尚处于需要继续研究阶段。对于推迟衰老及开展老年保健工作，研究衰老机制，具有理论及实际意义。根据现有资料可分为整体水平、细胞水平及分子水平三方面。

第一节　整体水平的理论

目前已提出上百种理论解释衰老过程，由于所观察的角度不同，分类有所不同：有非生物学的理论（包括社会、文化、政治、经济和哲学的各种有关衰老的解释），还有生物学理论（包括进化理论、端粒理论、繁殖-细胞循环理论以及认为衰老是种疾病的理论，如DNA损伤理论、自体免疫学说、mTOR假说等，以及偏重于遗传学的衰老理论：包括磨损学说、体细胞突变假说、错误累计假说等）。另外整体上还包括有衰老的程序性理论（programmed theory of aging）和衰老的自由基学说（free radical theory of aging）以及免疫学说和神经-内分泌调节障碍学说等。

一、自由基学说

Hartman D 1965年提出："……老化大部分是由于自由基的损伤……"，其主要观点认为衰老与体内氧自由基的产生和抗氧化防御及修复的失衡有关[3]。自由基可来自：①电离辐射细胞及其亚细胞结构；②非酶反应；③酶反应，常见于光合作用及氧还原为水时。近年的许多实验证明，这种学说在衰老机制研究中仍占重要地位：自由基对细胞大分子 DNA、脂类和蛋白质的损伤试验，对能量代谢的限制性试验，以及转基因动物的试验结果都显示氧化损伤是衰老的直接原因。

（一）自由基的存在形式

自由基具有高活性，在细胞代谢中连续产生并发挥强氧化剂作用。可破坏细胞膜、蛋白质或 DNA，并可使大分子形成交联，导致功能障碍，最终使细胞死亡。生物体内常见的自由基有活性氧簇（reactive oxygen species，ROS）·O_2^-、H·、·OH、·HO_2、·R（有机自由基）、RO·（过氧基自由基）、ROO·（有机过氧基自由基）、L·、L—O·、L—O—O·等（脂质自由基、氧化脂质自由基、过氧化脂质自由基）。细胞内的氧分为单线态氧（$^1O_2$）及三线态氧（$^3O_2$），前者活泼，后者较稳定，但 $^3O_2$ 易激活为活性高的 $^1O_2$，此时 $^1O_2$ 可在许多氧化还原反应中形成超阳离子自由基（·O_2^-）。体内某些氧化酶（黄嘌呤氧化酶等）可传递电子，使氧还原产生·O_2^-，·O_2^- 可氧化不饱和脂肪酸，产生各种脂质自由基，如 L·、L—O·、L—O—O·等。另一类体内常见的自由基是含氮的活性自由基（reactive nitrogen species，RNS）。RNS 包括一氧化氮（·NO）、二氧化氮（·NO_2）和过氧化亚硝酸盐（·ONOO—）等。自由基易发生连锁反应，因为自由基极不稳定，易与其他物质反应生成新的自由基，而新生的自由基又易与基质发生反应，大量基质被消耗，生成多种产物。

（二）自由基的氧化作用

自由基对生物体的作用有三方面：脂质过氧化、核酸和蛋白质变性及细胞外可溶成分的降解。首先，脂质过氧化时，自由基可使体内大量多种不饱和脂肪酸过氧化，形成过氧化脂质。过氧化脂质对生物膜有损伤作用。脂质过氧化产生的 L·可使生物膜通透性增加，脆性增高，使生物膜的双层脂质结构断裂，并可使亚细胞结构的生物膜受损，丧失功能，对细胞产生严重危害，甚至细胞死亡。自由基作用于血清的脂质及血管壁脂质发生脂质过氧化，形成过氧化脂质，可使小动脉壁产生纤维化，促使发生小动脉硬化，从而易导致心肌血管或脑血管硬化，产生心血管或脑血管疾病。过氧化脂质分解所产生的醛类，如丙二醛等，可与磷脂、蛋白质等发生反应，形成脂褐质。脂褐质的来源尚不完全清楚，可存在于有丝分裂的细胞内，如神经元（neuron）、细胞（包括心肌及骨骼肌细胞）内，使细胞内亚细胞结构受挤，致细胞功能受损。因此，脂褐质可使脑细胞、脊髓及神经节细胞的功能发生障碍，并可导致心肌功能及骨骼肌功能出现异常。其次，自由基可使核酸及蛋白质变性，使 DNA 氧化破坏或发生交联，核酸变性。核酸变性可使 DNA 发生突变，对热失去稳定性及单键断裂等，影响信息传递、转录、复制，使蛋白质合成能力减低，或蛋白质合成出现差错。蛋白质合成减少，可使各种生物功能降低。蛋白质合成异常，可导致多种酶减少或失活，或对热的稳定性出现变化。当 RNA 或控制信息的酶的合成出现异常，且逐渐积累，可影响蛋白质的准确合成或影响整个合成过程。最后，自由基可导致细胞质可溶成分的降解。由于在细胞外超氧化物歧化酶（SOD）含量极少，因此使细胞外可溶性多糖高分子聚合物及其他可溶性成分发生氧化作用而破坏。此外，当吞噬细胞杀灭细菌时，可产生大量自由基，这些自由基释放至周围间质中，如未能及时清除，可引起严重破坏作用。

（三）自由基的来源

很多研究表明，线粒体是机体活性氧的主要来源，所生成的活性氧随年龄而积累，并且是造成氧化损伤的主要原因。许多单细胞生物（如原虫阿米巴）、哺乳动物的精原细胞以及干细胞不显示衰老，甚至永存，启示我们衰老可能是细胞为分化所付出的代价。易受氧自由基触发而衰老的细胞都是分化细胞，因为体细胞耗氧量大，需要较多的能量以执行它特定的生理功能。现已知线粒体利用了哺乳动物所消耗 90％以上的氧，特别是分化细胞的线粒体，其呼吸链所渗漏的氧自由基较多，可引起线粒体损伤。细胞分化和氧自由基引起的线粒体损伤是导致细胞和机体渗漏的基础。由于体内和体外细胞分化作用都伴随氧利用的明显增加，从而发现衰老的速率与代谢速率相关。随着年龄增长，老年期防御自由基产生的功能减低，致自由基产生增多，因此使各种生理功能易出现逐渐降低的趋势，并使老年人易发生各种疾病，加速老化。

线粒体氧化磷酸化在产生能量的同时还生成活性氧，也是细胞内源性活性氧生成的主要来源。线粒体呼吸链上的复合物 I、II、III 都能生成 $\cdot O_2^-$，估计每人每天总耗氧量的 1％～2％会转变为 $\cdot O_2^-$，由于具有高的活性，它能被线粒体锰超氧化物歧化酶（Mn-SOD 或 SOD2）歧化生成过氧化氢 H_2O_2。过氧化氢 H_2O_2 相对比较稳定，可进一步被谷胱甘肽过氧化物酶（GPxs）或过氧化氢酶（catalase）还原成 H_2O 和 O_2。线粒体谷胱甘肽过氧化物酶 GPxs，谷胱甘肽酶系统 GSH/GSSG、半胱氨酸酶系统 Cys/Cyss，以及硫氧还原蛋白酶系统 Trxs 等氧化还原系统会相互偶联，共同氧化和还原调节 AP-1、Fos/Jun、NF-κB、APE-1、PAX、HIF-1α、P53 等各种激酶（Src kinase、PKC、MAPK）和一些受体分子，通过信号传递通路来进一步调控细胞生长、静止和死亡。

（四）自由基损伤致使衰老的机制

线粒体衰老是一个慢性氧化应激的过程，衰老线粒体的电子传递系统受抑制，电子渗漏增加，导致更多的氧被还原成 $\cdot O_2^-$ 和歧化生成 H_2O_2。线粒体内膜呼吸链生成的 $\cdot O_2^-$，单胺氧化酶催化脱胺生成的 H_2O_2，都是衰老线粒体氧化应激的基础。Sohal RS 的实验室对不同物种间肝线粒体 $\cdot O_2^-$ 和 H_2O_2 含量的比较研究显示，活性氧的生成与物种的最高寿限呈明显的负相关[4]，类似的负相关也被发现存在于同一物种的肾和心肌细胞的线粒体[5]。

自由基具有很高的活性，会消耗大量谷胱甘肽（GSH），并且使脂质过氧化作用不断增强，产生的氧化终产物羰基可以对不同蛋白发生修饰，另外也可以持久地改变其他抗氧化酶的活性。这些作用最终会导致线粒体本身及其 DNA 受到损伤。线粒体的损伤会直接引起氧化磷酸化功能的衰退，表现为线粒体复合酶体的活性降低，线粒体基质与胞液之间的膜透性改变，转运载体活性失能等。受损的线粒体 DNA 必然导致蛋白质合成的改变，并由此进一步抑制线粒体的复制更新、氧化磷酸化和加重活性氧的生成，从而引发新一轮恶性循环。线粒体衰老使细胞不能产生足够的能量，最终这些功能障碍细胞通过细胞凋亡被组织清除，或者有可能诱导受损细胞向肿瘤转化。因此，线粒体既是细胞能量中枢，又是细胞凋亡的关键介导体，它的氧化性衰老是引起细胞衰老的重要来源之一。

机体衰老往往伴随着细胞的衰亡，表现为细胞的程序性死亡（凋亡，apoptosis）、细胞的炎症反应以及形成细胞自噬体等。细胞代谢异常而产生的大量自由基会损伤细胞内结构，包括细胞器、结构蛋白以及信号通路相关的蛋白质分子，同时会伴随发生细胞内各种级联反应。例如，自由基造成的 DNA 损伤如果不能有效修复，则会激活 p53 基因介导的细胞凋亡通路导致细胞死亡；机体的炎症反应因子如 TNF-α 也会刺激细胞产生氧自由基，引起 NF-κB 基因表达上调，从而激活转录大量的相关炎性因子如白介素 IL-1β、2、6、8，趋化因子 RANTES 和黏附分子 ICAM、VCAM 以及各种酶类 iNOS、COX-2 等，这些蛋白因子会进一步激活免疫反应，从而引起临近细胞的进一步损伤和破坏。自由基和细胞内的蛋白质损伤也可以激活细胞的自噬作用，主要通过两个途径来完成：一是由热激活蛋白和分子伴侣蛋白介导的自噬作用，二是由营养代谢相关的蛋白激酶（mammalian target of rapamycin, mTOR）调控通路激发的自噬作用。自噬溶酶体大量产生和堆积后，会形成像动脉硬化组织中的粥样泡状细胞形态，它们都是造成组织功能丧失和器官衰老的原因之一。

（五）对自由基的防御

生物体对自由基的防御功能有抗氧化剂及抗氧化酶两类。抗氧化剂类有维生素 C（Vit C）、维生素 E（Vit E）、谷胱甘肽（GSH）、褪黑素（melatonin）、α-硫辛酸（alpha lipoic acid）、类胡萝卜素、微量元素［如铜、锌、硒（Se）等］。硒化合物和谷胱甘肽、半胱氨酸等抗氧化剂可参与还原反应，并消除自由基。抗氧化酶有超氧化物歧化酶（SOD）、过氧化氢酶、过氧化物酶和谷胱甘肽过氧化物酶等。近年关于 SOD 的资料较多，SOD 可被毒性最强的 $\cdot O_2^-$ 歧化为 O_2 及 H_2O_2，H_2O_2 再通过过氧化物酶分解为 H_2O，使 $\cdot O_2^-$ 解毒。谷胱甘肽过氧化物酶含硒，可使各种过氧化物还原为无毒的羟基和水，使过氧化物解毒。

抗氧化剂和摄入富含抗氧化剂的食物在健康和长寿中起重要作用。许多流行病学研究表明，Vit E 和 Vit C 能明显减少心血管病的危险性[6]，它们通过以下机制来阻止和防止动脉粥样硬化的发生：例如抑制 LDL 氧化、减弱细胞因子的释放和血小板反应性，控制血管张力和平滑肌细胞增生，减低内皮细胞与免疫细胞和炎性细胞的相互作用等。Vit E 和 Vit C 还能增强细胞的免疫功能，有研究显示长期补充 Vit E 和 Vit C，可以观察到淋巴细胞对促细胞分裂剂的反应增强以及中性粒细胞吞噬功能增强等[7]。

一些抗氧化剂前体也具有增强抗氧化剂效能的作用，常用的有硫辛酸（R-α-lipoic acid, LA）及其还原型二氢硫辛酸（dihydrolipoic acid, DHLA）。这些强抗氧化剂，能使 Vit E 和 Vit C 再循环，并能提高细胞内 GSH 的含量。N-乙酰半胱氨酸（N-acetylcysteine, NAC）和硫杂脯氨酸（thioproline, TP）都是 GSH 的前体，都能增加细胞内的 GSH，起到降低氧化损伤的作用。小鼠神经突触线粒体模型试验揭示，NAC 能明显阻止老年小鼠突触线粒体脂质过氧化和蛋白羰基含量随年龄增大而增加的问题[8]，并对改善脑衰老和神经退行性疾病的发生有重要作用。研究还发现帕金森病、老年痴呆、亨廷顿舞蹈病（Huntington's disease）和弗里德赖希共济失调（Friedreich's ataxia）等疾病都与线粒体氧化磷酸化失衡有关。

黄酮类化合物如银杏叶提取物 EGb 761 也具有抗衰老作用，这类物质是 $\cdot O_2^-$、$\cdot OH$ 和 $ROO\cdot$ 的清除剂，可以防止膜的脂质过氧化，特别是能与细胞膜脂双层相互作用。动物实验显示，EGb 761 对老年机体线粒体形态损伤有保护作用[9]，体外处理能明显减轻淋巴细胞凋亡，并对神经退行性疾病也有明显改善作用。

（六）增强抗氧化酶的表达可以适当延长寿命

体内生物分子的总抗氧化能力是抗氧化酶和抗氧化剂共同作用的总和，具有组织和细胞分布的差异性，可以用组织自氧化速率（rate of autoxidation）来观察。有实验室对不同物种全脑匀浆温育的不同时间进行自氧化作用速率测定，结果显示长寿限物种人的脑自氧化速率非常低，其他物种随着寿限的降低，它们的自氧化速率明显增加，物种的最高寿限 MLSP和寿限能 LEP 呈现明显的负相关[1]，说明组织抗氧化酶和抗氧化剂都对物种最高寿限有影响。

从目前资料看，各类抗氧化剂的抗衰老作用虽然能延长物种的平均寿命，但还不能增加最高寿限。物种总的抗氧化剂水平是由进化决定的，抗氧化剂可以提高平均寿命主要是由于其抑制了外环境来的氧化源，抵消了参与病理过程的自由基反应，但不能对物种固定的衰老速率产生影响，因而不能延长最高寿限。有意思的是，抗氧化酶及抗氧化修复酶基因过表达却能显著延长果蝇的平均寿命和最高寿限。用转基因诱导锰超氧化物歧化酶 MnSOD 的过表达可以延长果蝇的平均和最高寿限最长达 16%～33%[10]，对蛋氨酸硫氧化物还原酶 A（MSRA）基因过表达可使果蝇的平均寿命延长 37%～44%[11]等。另外已有大量的研究报道：限制食物和减轻能量代谢，能降低线粒体的呼吸功能和对氧的利用，并因此控制线粒体的数量，这些都可以延长动物的平均寿命和最高寿限。限制能量代谢的方法还可以减轻氧化应激、蛋白质损伤和 DNA 的损伤，以及降低肿瘤的发生率等。

二、免疫学说

衰老的免疫学说（immune theory）认为免疫系统从根本上参与生物的老化，免疫系统防御疾病，是老化过程中的调节装置。衰老与免疫功能的降低平行，病死率与免疫功能成负相关，有人称衰老是一种流行性免疫疾病。免疫学说由 Makinodan（1980）及 Weksland（1981）提出，主要依据有两种：①免疫出现量和质的变化，②自身免疫功能加强。

（一）免疫功能量及质的变化

有实验表明，机体衰老时免疫功能的降低主要取决于免疫活性细胞功能的减退，包括免疫活性细胞数目的减少、细胞功能或效率的降低以及各类细胞亚型比例的变化。随着年龄增加，免疫器官胸腺及周围免疫器官和淋巴细胞结构均出现较明显的变化。胸腺皮质只遗留少量淋巴细胞，并杂以充满脂质颗粒的巨噬细胞。皮质及髓内可见大量浆细胞及肥大细胞。大部分胸腺组织被结缔组织替代。电镜下可见胸腺皮质变薄，细胞显著减少，髓质上皮细胞破裂成多数小巢，其内聚集大量巨噬细胞、浆细胞、淋巴细胞及成纤维细胞等。动物实验证明，残存的胸腺组织，仍存在一定的功能。将老龄动物残存的胸腺植入幼龄的小鼠体内，可获得生命力，而将幼龄小鼠胸腺植入老龄动物体内，并不能改善它的免疫功能，说明老年鼠体内存在抑制胸腺的因子。

胸腺、骨髓和激素作为影响机体免疫活性的 3 个关键因素，其中胸腺发挥决定性因素的作用，因此又称胸腺及骨髓为中枢免疫器官。周围免疫器官脾组织中有活力的 T 细胞、B细胞数随年龄增长基本稳定不变，但小鼠的 T 细胞数常随着年龄的增加而降低。至老年期淋巴结变化较明显,主要所见为生发中心数减少,网状结构、浆细胞呈不同程度的增加。而人类的 T 细胞数在 20～30 岁时第一次下降,T 细胞功能的主要改变表现在 T 细胞对有丝分裂原刺激的增殖反应能力下降。B 细胞的绝对值随着老化也有下降趋势,对外来抗原产生抗体的能力降低,甚至对某些抗原所产生抗体的性质发生了变化。

机体衰老时,免疫系统的另一个重要改变是对免疫调节起重要作用的细胞因子发生了很大变化,主要表现为 IL-2、IFN-γ、IL-3 等活性下降,IL-6、TGF-β、IL-10 活性增加。这些细胞因子的产生和下降部分原因是由于它们的基因表达能力随着年龄增加而下降所致。免疫系统的改变究竟是引起生理性衰老的原因,还是由于衰老造成免疫系统退化,或是两者互为因果,目前学术界还尚未有定论。

(二)细胞免疫

细胞免疫功能约 10% 受环境的影响,20% 受细胞内在因素的影响。体外实验证明,老年陈旧和新生受体反应能力有显著差别,但其本质尚不明了,认为老年人体内可能存在对淋巴细胞有害的因子,或丢失了维持淋巴细胞功能的重要物质。有些研究提示,细胞免疫功能降低是由于自身免疫功能增高,使免疫细胞受损或死亡,致免疫活性细胞减少,或体内细胞突变。在骨髓,干细胞数量无变化,但是细胞生成可促分化和成熟的体液因子的活性降低。

1. 免疫 T 细胞数量发生随龄改变 免疫系统可分为先天遗传性部分和种系新生部分,前者以单核细胞、自然杀伤细胞(NK)和树突状细胞(DC)为代表;后者以获得性免疫细胞(B 和 T 淋巴细胞)为代表。研究发现 T 细胞衰老的一个重要特征是:初始 T 细胞(Naïve T)绝对数量减少,其分化后的辅助性 T 细胞(Th)——Th1 和 Th2 的相对数量也减少,使它们对应的细胞免疫和体液免疫功能下降。而由初始 T 细胞分化后的 $CD8^+$ CTL 记忆细胞(memory $CD8^+$ CTL)和调节性 T 细胞(Tr)相对数量却增多,其分泌的炎性因子 IL-4、IL-6、IL-10、TGF-β、INF-γ 等发生上调改变。研究还发现 T 细胞表面协同刺激分子的表达会随细胞衰老而发生改变,其中最特异性的改变是细胞表面非抗原共刺激信号受体 CD28 表达减少[12]。CD28 与抗原呈递细胞(APC)表面的 B7 分子结合,为 T 细胞活化提供重要的第二信号,同时也能刺激 IL-2、TNF-α、INF-γ 等多种细胞因子产生,这些因子是活化 T 细胞和巨噬细胞的重要分子。在 $CD4^+$ T 和 $CD8^+$ T 细胞上减少的 CD28 会影响细胞对新生抗原的反应,使机体对应激的反应能力下降,导致老年人容易出现感染[13]。另外在对自身抗原耐受性免疫调节的 T 细胞(Tr)中,也发现老年期的细胞数量增多,可能与抗肿瘤作用减弱、疫苗作用降低和感染性疾病多发有关。

2. 免疫 B 细胞数量和抗体生成随年龄改变 与衰老相关的骨髓 B 细胞发育的变化,表现在免疫球蛋白基因重排、RAG 基因表达下降和前 B 细胞(Pre-B)数量的减少、外周记忆 B 细胞增多等,也可能是代表免疫衰老的另一个标志[14]。对基因小鼠动物模型的研究证明了 RAG 在 V(D)J 抗体基因重排和淋巴系细胞发育中起关键性作用,由于抗体的高度多样性是发育 B 和 T 淋巴细胞在 V(D)J 基因重排过程产生的,因此 V(D)J 基因重排异常将严重影响抗原受体谱的产生,并阻滞 T 和 B 淋巴细胞的发育。高龄机体 B 细胞对新抗原产生高亲和力抗体的能力下降及 IgG 同种型转换能力降低,都会造成对外来抗原刺激的应答能力减弱,导致体液免疫功能下降。

3. 其他免疫细胞数量也随年龄变化 其他的免疫细胞在衰老过程中也有不同的表现,例如自然杀伤细胞(NK)在对抗自发、化学诱发和病毒感染诱发肿瘤方面发挥主要作用,研究表明 NK 细胞的相对数量与年轻人相比老年期 NK 细胞百分比是增加的，被认为是对单个 NK 细胞毒作用下降的补偿。树突状细胞（DC）随着老年人年龄的增加，在外周血的数量呈进行性下降趋势，尤其是髓系 DC 亚群，导致抗感染和抗肿瘤免疫反应能力减弱。巨噬细胞是重要的先天性免疫细胞之一，具有杀灭细菌、病毒和肿瘤细胞的作用，也能释放 IL-1、IL-6、TNF-α 和 IFN-γ 等介质激活其他免疫细胞。老年期随着年龄的增加巨噬细胞的数量和功能也发生变化。动物实验证明，巨噬细胞的数量及吞噬效率随年龄增加而增加，但巨噬细胞处理和分解抗原的能力产生变化，阻碍抗原与该抗原特异的淋巴细胞结合，致使免疫功能降低。但也有报道与此不完全相同，提示巨噬细胞的数量及功能较稳定，且对抗体应答的调节能力及对 T 和 B 细胞的活化作用无改变，但对抗体的识别能力降低，而巨噬细胞的水解活性随年龄增加而增加。

（三）体液免疫

除细胞免疫随年龄增加出现某些变化，体液免疫也产生变化，由于抑制性 T 细胞（Ts 细胞）功能减低，B 细胞功能加强，产生抗体能力改变，致 IgG、IgA 增加，IgM、IgD 较稳定或稍降低，IgE 明显减少。有人报道老年人各种特异性抗体较青年人低，而异型球蛋白（如 M 蛋白）增多，此种蛋白有单克隆 B 细胞产生，可使老年人易患免疫增殖性疾病。

在机体衰老时，促炎性细胞因子 IL-4、IL-6、IL-10、TGF-β 等分泌增多，IL-4 的主要生理功能是调节 IgE、肥大细胞和嗜酸性粒细胞介导的免疫应答，使机体处于高炎反应状态。IL-6 可能是预测衰老过程中感染与死亡关联的重要指标，老年人 IL-6 水平从 50～60 岁开始逐渐增高。IL-4、IL-10 还促进 Th3 细胞分化，其对免疫应答起负调控作用。TGF-β 也是免疫抑制因子，它能抑制效应细胞的活化增殖和细胞因子的产生。目前研究还发现，血浆中 IL-6、IL-1β 和 TNF-α 浓度在老年人中明显增高且可作为功能失调及衰老的指标[15]，其中 TNF-α 是极为重要的促炎性细胞因子，它在调节细胞免疫反应中起着多种生理和病理作用，而老年人 TNF-α 表达水平增多会引起细胞凋亡增多。细胞因子 IL-2 可通过 Fas 介导的细胞凋亡机制清除自身反应性 T 细胞，维持外周的免疫耐受性，而老年人外周血细胞 IL-2 产生水平会持续下降，导致自身反应性 T 细胞增殖，T 淋巴细胞功能紊乱，从而降低老年人免疫功能。

（四）自身免疫功能加强

Walford 认为衰老是因体内产生轻度组织不相容反应，即机体组织与自身免疫系统出现免疫反应。免疫系统的遗传控制为主要组织相容复合物（main histocompatibility complex, MHC），MHC 可能为基因系统之一，可控制衰老。一般认为此基因可调节超氧化物歧化酶 SOD 和混合功能氧化酶，以预防自由基损伤所致的老化改变。和 MHC 有关的染色体成为衰老改变的焦点。人至老年期自身免疫反应的出现，常见于病毒感染、化学毒物或药物、电离辐射等因素作用于机体后。此时，免疫系统将机体自身某些组织作为抗原，产生免疫反应。近年已证明老年人体内可提出各种抗体（见第二章）。另外已知人类组织相容性抗原（HLA）与衰老有密切关系，如 HLA-A、B、C、D 及 Dr 五个位点组成了人类第 6 对染色体上控制组织相容性抗原的基因位点，每个位点均有许多等位基因与衰老有关。许多老年性疾病可涉及免疫系统功能减低，如癌症、老年糖尿病、老年痴呆及某些心血管疾病，曾有报道 HLA 抗原 B7、Cw3 在老年痴呆（Alzheimer 型）患者体内可增加 2 倍。

但有人认为免疫系统为衰老机制的主要基本理论尚不够全面。

三、神经-内分泌调节障碍学说

该学说认为神经细胞及激素起主要调节作用，且这种作用随年龄增加而发生改变。下丘脑及垂体功能变化，影响各内分泌器官的靶细胞功能。因此认为随年龄的变化均伴随激素及神经因素的影响，如因性激素的分泌减少，可出现更年期综合征，或导致骨质疏松。Frolk 认为随年龄增加下丘脑结构出现变化，致其功能减低。Finch 与 Everitt 等认为下丘脑是自主神经系统的中枢。Frank 及 Finch 等认为丘脑-垂体轴功能降低可能是机体内环境失调的重要原因。主要表现为此轴对体内环境各环节，如神经递质、各种激素释放、促激素或靶组织等的调节失控，均可加速衰老过程。垂体通过各种促激素控制其他内分泌腺的活动，也可直接通过垂体本身分泌的激素作用于靶组织。

下丘脑是接受内外信息的枢纽。随年龄增加，神经递质单胺类含量及代谢均发生改变，多巴胺（DA）调节功能紊乱，必然影响自主神经系统功能及其他方面的功能及代谢，因此认为下丘脑有促进老化的作用。

激素与靶细胞特异性受体结合以发挥其作用。随年龄增加，靶细胞数逐渐减少，使这种结合减少，致细胞的反应性降低，如老年动物对糖皮质激素的特异性受体较成年动物少，且细胞大分子与皮质醇结合能力也低于成年动物。近年来研究发现松果腺分泌的重要激素褪黑素（melatonin，MT）及其受体有重要生物学活性作用，褪黑素对自由基的直接清除和对脂质过氧化反应有较强的抑制作用，对细胞膜、核酸和抗细胞凋亡有保护作用。研究发现老年人的褪黑素分泌量明显降低，同时褪黑素受体也发生了退化，从而严重影响褪黑素的作用的发挥，加速了人体老化。

神经-内分泌调节酶合成随年龄增加而减少。Adelman 等实验证明，给予大鼠葡萄糖，这种刺激可诱发大鼠肝的葡萄糖激酶（GK）活性增强，而老年大鼠这种诱发 GK 活性增强的现象出现时间明显延缓，提示老年期神经-内分泌调节酶合成的功能减退。

神经-内分泌-免疫网络在机体衰老过程中具有重要作用，免疫网络中的胸腺是中枢免疫器官，是 T 细胞的生成场所。胸腺参与复杂的神经免疫调节环路，与神经、内分泌系统相互调控。胸腺上皮产生的激素和各种细胞因子可诱导 T 淋巴细胞的分化成熟，增强细胞免疫反应，调节机体免疫平衡。随年龄增加，神经内分泌变化及胸腺微环境改变，会加速胸腺退化，胸腺细胞大量减少，皮髓质比例下降，小淋巴细胞凋亡，以此为先导从中枢到外周免疫系统逐步衰老。在机体的免疫衰老过程中，胸腺衰老起到了主导作用。由于胸腺处于复杂的调控系统中，其衰老过程与造血干细胞的状态、胸腺微环境的状态与成熟细胞反馈调节、T 细胞的发育模式、胸腺细胞生成相关的功能活性组织的组成，以及神经内分泌因素等各方面均相互影响。

神经-内分泌学说也存在不足之处，因为不是所有有机体均存在神经-内分泌系统，因此上述改变可能是"因果"规律的"果"而不是"因"。

第二节　细胞水平的理论

一、体细胞突变说

体细胞突变说早已提出，认为足够的体细胞突变的累积，可导致生理功能衰老，但当时对属于显性突变还是隐性突变问题尚有争议。后又提出二倍体（diploid）生物体较单倍体（haploid）生物体生存时间长。但随后有人证明膜翅虫（如蜜蜂、黄蜂等）中，单倍体和二倍体雄性膜翅虫的生存时间同样长，只是单倍体比二倍体对辐射更敏感，辐射使单倍体比二倍体膜翅虫生存时间明显缩短，也有相反报道提出辐射后反而使生存时间延长。Curtis（1971）观察老年小鼠肝细胞的染色体，提示寿命短品系小鼠细胞出现异常的频率比寿命长品系小鼠高，并在豚鼠及狗中见到同样结果；但是杂种动物则未见此现象。以中子辐射正在分裂的细胞，90％的细胞出现染色体畸变，但未影响细胞的寿命。染色体中 DNA 携带遗传信息，DNA 受损伤未能修复，必然影响细胞正常功能。一般以电离辐射或致突变物进行致突变试验，可缩短细胞寿命，或出现染色体畸变。但也存在不易解释的事实，有些寿命长的生物对辐射损伤有强的抵抗力。生命较短的像果蝇和草履虫对辐射也有强的抵抗力，而人的生命时间虽然较长，但对电离辐射很敏感。

根据各种资料提示细胞突变说有很多矛盾问题难以解释，必须依靠现代的分子生物学方法开展进一步研究。

二、交联说

交联说由 Kohn（1978）及 Bjorksten（1974）提出，集中讨论存在于细胞内外的大分子改变，包括 DNA 及 RNA。细胞外部分很重要，占体重 23％。交联说主要内容为：随年龄增加，两个或更多大分子发生等价交联或通过氢的联合，这种交联是可重复的，可逐渐累积致 DNA 受损，导致细胞突变或死亡。细胞外部分大分子发生交联，可增加黏稠度，影响营养物质及代谢产物进入细胞及从细胞的排出，影响细胞的功能。生物衰老的根本原因是各种生物大分子中化学活泼基团相互作用而导致的进行性分子交联。具体可归纳如下：各种生物分子随着时间推移按一定自然模式发生进行性自然交联，使生物分子缓慢联结，分子间键能不断增加，逐渐形成高分子化聚集，溶解度和膨润能力逐渐降低和丧失，表现为细胞和组织出现老态。另外进行性自然交联会导致基因的有序失活，使细胞按特定模式生长、分化，使生物体表现出程序化和模式化生长、衰老的动态变化历程。

最常见的例子是胶原的衰老，因为胶原分子随时间的推移发生进行性交联键合，胶原长度缩短而变得坚韧，失去膨润能力，结构晶体化，活力减退。胶原纤维为结缔组织中最多的纤维，由成纤维细胞产生，聚集成束。随着年龄增加，成熟的胶原纤维增多，数个胶原纤维交联增加，可形成胶原纤维多聚体。胶原纤维还与其所含的葡萄糖和甘露醇的糖蛋白分子发生交联。结缔组织的纤维分子间过多的交联，使结缔组织对激素、营养物质及代谢产物的通透性等多种重要功能降低，这也是促使衰老的重要因素。

又如各种动植物组织从年幼到年老的进程中，其坚韧程度逐渐增加；细胞核染色质由疏松、均匀、细致逐渐变得粗糙、致密和凝缩，在细胞生命的后期，细胞核的许多区域完全异染色质化，体积明显缩小。另外，一些研究实验也发现延缓生物分子的自然交联能有效地延缓衰老进程，特别是重金属离子具有交联作用，它能促进生物分子的交联并加速这一进程，将金属离子螯合或络合起来，继而将它们排出体外，便可以有效延缓衰老。有学者曾用柠檬酸盐这种络合剂来排除动物体内有害或过剩的金属离子，成功地使受试轮虫寿命延长了50%以上。

交联说尚存在某些争论，认为未能提供直接说明生物学衰老的依据。另外，未能阐明动物寿命的长短不一，以及分子交联速率是如何被控制的，如同类分子交联的发生速率为何小鼠比人快 30 倍。

三、代谢产物聚积及失调说

Sohal（1981）提出，多数衰老的有机体体细胞色素含量增加，这些色素称为脂褐素，主要存在于有丝分裂后细胞，如脑细胞、心肌细胞内。

脂褐素为细胞内一种不规则颗粒包涵体，含有蛋白质、糖脂质和伴随溶酶体及氧化代谢的各种酶。对于脂褐素的来源有许多推测，多数认为来源于细胞内，主要涉及的亚细胞结构为线粒体、内质网、溶酶体，目前较多数人认为脂褐素为伴随细胞内的自体消耗（autophagy）产生的物质。尸解证实，老年人脑组织的神经元中充满脂褐素，致 RNA 减少，使细胞功能障碍。现代医学已经证实，脂褐素形成的原因主要是自由基及其产物作用的结果，即体内自由基引起脂质过氧化，反应生成最终产物——致衰因子丙二醛（MDA）。丙二醛具有强烈的交联性质，能与体内含游离氨基的磷脂酰乙醇胺、蛋白质或核酸等生物大分子交联形成 Schiff 碱化的脂褐素，并沉积在人体细胞内，造成细胞损伤。

根据这些资料，提示衰老改变的原因之一可能是由于细胞内聚积代谢产物，且认为可能是继发原因，其根据为：①Vit E 缺乏可使细胞脂褐素增加，未见其他老年改变加速；②用Vit E 后并不能延长寿命，或减少脂褐素聚积。因此考虑细胞内代谢产物聚积对衰老作用的可能性很小。

第三节　分子生物学理论

健康与长寿是生命科学永恒的主题。子女的寿命常与双亲的寿命有关，但各种动物的平均寿命和最高寿命却相当稳定，由此看来物种的寿命主要决定于遗传物质。衰老过程可能与分化、发育过程相似，由早已安排好的遗传程序控制，生物成年后，基因组内的"衰老基因"开放，其表达产物或可特异地决定生物的寿命。随着分子生物学的发展，研究者已从多个物质找到了与衰老有关的基因，但有关衰老基因产物的功能还了解甚少。

一、"衰老基因、长度基因"及其本质

有学者发现中华田鼠 X 染色体中可能存在 1 个到几个衰老基因，该基因的丢失或失活可引起细胞恶性转化。也有学者发现，人的 1 号染色体长臂与 X 染色体都携带有一种与细胞正常衰老有关的基因。目前发现至少有超过 60 种基因与衰老相关，这些基因包括蛋白激

酶 TOR（target of rapamycin）、JNK 信号传导基因、胰岛素样 IGF‐1 和 TGF‐β 等信号传导基因；维护和修复 DNA 功能的基因，它们与细胞凋亡调控如 p53 基因关联；还有 FoxO 基因簇（forkhead transcription factors of the O class）通过调控 PI3K 和 AKT /PKB 信号通路的下游基因来影响细胞糖代谢和脂肪代谢能力，它们在改变细胞的增殖、凋亡、分化和抵抗氧化应激等方面发挥重要作用；另外也包括影响线粒体呼吸功能和氧化磷酸化的基因，以及将食物和能量转化进行调控的基因如 surtuins 等。近年来流行病学的队列研究也不断地证实了许多基因与人的寿命息息相关，表 1‐3‐1 列出了到目前为止发现的部分有代表性的、影响人类寿命的基因[39]。

表 1‐3‐1　流行病学队列研究报道的与人寿命相关的基因多态性位点，资料来源于文献[39]

基因	生物功能	多态性位点	基因型的作用和人群来源
Tp53	肿瘤抑制因子 p53	rs1042522	G 增加寿命（意大利、荷兰人群队列）
GPX1	谷胱甘肽过氧化物酶 1	rs1050450	T 增加寿命（丹麦人群）
SOD2	锰超氧化物歧化酶	rs4880	C 增加寿命（丹麦人群）
NOS1	一氧化氮合酶 1	rs1879417	C 缩短寿命（意大利人群）
NOS2	一氧化氮合酶 2	rs2297518	A 缩短寿命（意大利人群）
HSPA1A	热休克蛋白	rs1043618	A 缩短寿命（意大利人群）
HSPA1B	热休克蛋白	rs1061581	增加寿命（丹麦人群）
HSPA1L	热休克蛋白	rs2227956	缩短寿命（爱尔兰人群）
SIRT1	组蛋白去乙酰化酶 1	rs7896005	G 增加寿命（美国的高加索欧洲人群）
SIRT3	组蛋白去乙酰化酶 3	rs11555236	增加寿命（意大利人群）
UCP1	解偶联蛋白 1	rs1800592	A 增加寿命
UCP2	解偶联蛋白 2	rs660339	增加寿命（意大利人群）
UCP3	解偶联蛋白 3	rs1800849	T 增加寿命（意大利人群）
SLC25A27	解偶联蛋白 4	rs9472817	G 缩短寿命（意大利人群）
TXNRD1	硫氧还蛋白还原酶 1	rs10047589	T 增加寿命（丹麦人群）
XDH	黄嘌呤脱氢酶	rs207444	T 增加寿命（丹麦人群）
MAP3K7	促分裂素原活化蛋白激酶 7	rs282070	增加寿命（意大利人群）
GSTZ1	谷胱甘肽 S‐转移酶 Zeta 类 1	rs2111699	增加寿命（意大利人群）
		rs662	增加寿命（意大利人群、爱尔兰人群、德国人群）
PON1	对氧磷酶	rs705379	CC 增加寿命（意大利人群）
		rs2374983	增加寿命（美国的高加索欧洲人群）
FOXO1A	叉头框蛋白 O1 A	rs2755209	增加寿命（中国人群）
FOXO3A	叉头框蛋白 O3 A	rs4946936	增加寿命（中国人群）
APOE	载脂蛋白 E	rs429358（ε4）	缩短寿命（意大利、丹麦、芬兰、法国人群）
INS	胰岛素	rs3842755	增加寿命（丹麦人群）

基因	生物功能	多态性位点	基因型的作用和人群来源
INSR	胰岛素受体	rs3745548	增加寿命（日本人群）
IGF1	胰岛素样生长因子 1	CA repeat（promoter）	增加寿命（荷兰人群）
IGF1R	胰岛素样生长因子受体	rs2229765	A 增加寿命（意大利人群）
IGF2	胰岛素样生长因子 2	rs112276039	A 增加寿命（Ashkenazi 犹太人）
IGF2R	胰岛素样生长因子 2 受体	rs9456497	增加寿命（丹麦人群）
IRS1	胰岛素受体底物 1	rs1801278	增加寿命（荷兰人群）
GH1	生长素 1	rs2665802	T 增加寿命（荷兰人群）
GHSR	生长激素促泌素受体 Type 1	rs572169	增加寿命（丹麦人群）
AKT	V-Akt 小鼠胸腺瘤病毒癌基	rs3803304	增加寿命（美国的高加索欧洲人群、Ashkenazi 犹太人）
TERC	端粒酶 RNA 组分	rs3772190	A 增加寿命（丹麦人群）
TERT	端粒酶反转录酶	rs2853669	增加寿命（Ashkenazi 犹太人）
mtDNA	线粒体 DNA	Heteroplasmy	异质性增加寿命（意大利人群）

二、基因调控能力减退

（一）染色质形态受组蛋白调节与衰老作用密切相关

表观遗传传学研究结果显示，DNA 的甲基化、组蛋白的后转录修饰、染色质重塑等都与细胞衰老相关[21]。高等动物的染色质由 DNA、组蛋白、非组蛋白及少量 RNA 组成，衰老时染色质转录活性明显下降，活性基因减少，表现为染色质被 DNA 酶Ⅰ消化的能力降低。DNA 酶Ⅰ能识别活性染色质的结构，它可优先水解活性基因。一般认为组蛋白只是非特异性地抑制 DNA 的转录作用，而一些非组蛋白与基因表达的正调节有关，常处于转录活性较高的染色质部位。肝、脑组织的染色质中非组蛋白成分随年龄增加而降低。非组蛋白中有一类电泳时移动较快的蛋白质，即所谓的高迁移蛋白质（HMG）。此类蛋白质中的 HMG_{14} 与 HMG_{17} 在衰老时含量减少。活性染色质的 DNA 酶Ⅰ高敏感部位的形成，即与 DNA 和这两种蛋白质的结合有关。

衰老时除了染色质活性出现显著变化外，起基因表达调控作用的核内蛋白质磷酸化与 DNA 甲基化也发生明显改变。组蛋白与非组蛋白均可被磷酸化、乙酰化、ADP 核糖基化及甲基化。衰老时染色体蛋白质与 DNA 结合较紧密，基团的修饰作用较难进行，从而影响染色质活性构象的形成，削弱多种组织内转录的启动，使基因功能逐渐下降。

对线虫和果蝇的组蛋白甲基化复合物研究表明，组蛋白 H3K4 和 H3K27 甲基化水平的增加可以有效延长线虫和果蝇的寿命。多项研究也显示无脊椎动物的 Sir2 基因，哺乳动物的 SIRT1、SIRT3 和 SIRT6 基因的过量表达，都显著改善基因组的稳定性与代谢效率，它们通过调控组蛋白 H_3K_9 甲基化和去乙酰化来改变 NF-κB 和 IGF-1 磷酸化水平，最终影响信号通路而调控能量代谢水平。三甲基化的 H3K9 和 H4K20 组蛋白、DNA 的过甲基化以及增强的 HP1α 蛋白水平，都有利于基因组的异染色质化，提高了染色体的稳定性，从而延缓了细胞的衰老[22]。

（二）DNA 甲基化调节与衰老相关

DNA 甲基化水平对基因表达调控有重要影响，DNA 甲基化可使某些特异基因表达水平改变。生物衰老时 DNA 甲基化程度降低，有利于 DNA 以 Z 构型存在，Z 型 DNA 被认为是3 种 DNA 构象中活性最低的一种构象。Wilson 发现 DNA 的 5-甲基胞嘧啶含量随细胞传代增加而降低。DNA 甲基化程度降低，使细胞的可分裂次数减少。这表明 DNA 甲基化与细胞衰老有一定关系，DNA 甲基化可改变染色质结构及 DNA 与蛋白质的相互作用，是基因表达调控机制之一。

越来越多的证据显示表观遗传学的改变与各种早衰综合征相关（progeroid syndromes，代表性的有 Werner 综合征和 Hutchinson-Gilford 早衰等）。DNA 修复蛋白发生突变是造成这些早衰综合征的重要原因之一，其中有两个重要蛋白：沃纳蛋白 WRN 和核纤层蛋白 LMNA，它们的表达水平会受到启动子区 CpG 岛上的甲基化调控，该区发生甲基化以后，会关闭沃纳蛋白 WRN 和核纤层蛋白 LMNA 的基因表达，造成 DNA 修复功能障碍，最终导致细胞分化抑制和失去稳定性。研究还发现如果 LMNA 基因发生突变，通常会导致产生一个截短的 lamin A 蛋白，称之为 progerin。它会降低组蛋白 H_3K_{27} 和 H_3K_9 的甲基化水平，但却能增强组蛋白 H_4K_{20} 的甲基化水平，使得 LMNA 的转录调节水平中断，反而抑制了 LMNA 基因表达，低量表达的 LMNA 蛋白会引起细胞核纤维层装配异常，从而破坏了核纤层支架结构，最终导致细胞核畸形和早衰表型，因此这些甲基化水平的异常改变都是造成 Werner 综合征和 Hutchinson-Gilford 早衰的主要原因[23]。

（三）基因调控水平对衰老的影响

基因的调控体现在不同阶段，包括转录调节、翻译调节以及翻译后修饰等过程。研究表明，合成 DNA 复制原料的脱氧胸腺嘧啶核苷酸酶（胸苷激酶）在衰老细胞中的活性较低，其原因不仅是其转录产生信使 RNA（mRNA）成熟过程的速率有所下降，而且它的 mRNA 翻译速率也同时下降。对果蝇与啮齿类动物的成纤维细胞研究表明，老年动物体内蛋白质合成阶段的显著延长，是因为衰老细胞中延长因子 $EF_{1\alpha}$ 含量及活性明显下降（分别为下降 45％ 与 35％），据报道 $EF_{1\alpha}$ 活性还与其赖氨酸的甲基化水平有关。而 Shephered（1989）的研究显示，在果蝇生殖细胞增强延长因子 $EF_{1\alpha}$ 基因的表达，可使该转基因的新品种比其他果蝇的寿命延长 40％。

衰老细胞中某些基因的可诱导性亦有所下降。如用表皮生长因子 EGF 可诱导人成纤维细胞，其 HER-2 基因（一种 EGF 受体同源基因）、视网膜母细胞易感（Rb）基因（一种抑癌基因）和转化生长因子（TGF-β）基因的表达都有明显增高现象，而高代龄的衰老细胞此种可诱导性明显降低。

研究人员对线虫（C. elegans）的 Sir2 和 SCH9 基因进行调节，发现 Sir2 的作用是限制线虫的寿命，以便它有足够的能量用于生长和繁殖，而 SCH9 的功能则是促进细胞将食物转变为能量的能力。如果生物体内缺乏这两种基因，细胞将会"认为"储备的食物即将耗尽，应将主要的"精力"放在想办法延续生命上，而不是继续生长和繁殖。通过抑制 Sir2 和 SCH9 这两种基因的正常工作，研究人员成功地延缓了单细胞生物的衰老过程，将它们的寿命由自然状态下的 1 周延长到了 6 周。

对真菌、昆虫、蠕虫等低等生物的研究表明：抗氧化酶类的缺乏可能是造成短寿的分子基础，而长寿种群常伴有丰富的超氧化物歧化酶和过氧化物酶。由此看来，氧自由基似乎确有加速衰老的作用，而消除氧自由基的酶却似乎与延缓衰老有关。

三、DNA 损伤的累积与修复能力减退

亦有人认为生物衰老是因 DNA 损伤的修复能力下降，致使损伤的 DNA 积累，进而引起基因及其表达异常。目前，人们对 DNA 损伤修复能力重要性的认识与日俱增。人体的免疫功能负责对机体实行整体水平的监管，而 DNA 修复功能则负责基因 DNA 水平的监管，因而促进或调节 DNA 修复能力不仅关系到延缓衰老，而且将成为预防与治疗许多疾病的手段。Hart 及 Setlow 研究了 7 种哺乳类动物（如象、牛、鼠、人等）的最高寿限与其细胞 DNA 修复能力的相关性，发现其皮肤的成纤维细胞对紫外诱导的 DNA 修复合成率与动物最高寿限有着良好的线性关系。为了排除 DNA 修复合成能力的类族间差异，Hart 研究了两种寿命相差 2.5 倍的小鼠的 DNA 修复合成能力，发现长寿小鼠（peromyscues leucopus）的 DNA 修复合成能力较短寿家鼠（mus musculus）高 2.2 倍。Nette 及 Kemp 分别测定了人上皮角化细胞及小鼠成纤维细胞的 DNA 修复合成能力，发现其修复能力随细胞供者年龄的增长而降低。许多研究者也得到了相似结果。

（一）染色体端粒（telomere）的消失可能是体细胞丧失复制能力引起衰老的原因之一

端粒是真核生物染色体末端的特殊结构，人类染色体端粒由 DNA 重复序列 TTAGGG 组成，由端粒酶（telomerase）合成。端粒可保护染色体，防止染色体的末端融合。研究证实，不同年龄者的体细胞寿命不同，其端粒的长度也不相同，并且随年龄的增长逐步变短。老年人的端粒长度明显短于青年人，这种端粒长度随细胞分裂次数增多而缩短，被认为是细胞衰老发生的一种内在机制。体细胞的端粒随年龄增高而缩短，导致其染色体稳定性下降。人体内成纤维细胞的端粒每个约缩短 14～18bp。我国学者研究表明，国人外周血淋巴细胞 1 年平均缩短 35bp，与国外资料（33bp）相近，男女略有差别。男性端粒长度缩短略快于女性。人胚肺二倍体成纤维细胞，每增 1 代龄，端粒长度减少约 49bp（国外资料为 50bp）。由于细胞端粒的长度受氧化应激、炎症反应、组织修复、运动、吸烟、个性心理以及慢性病等多种与衰老相关因素的综合影响，因此端粒长度能够更好地反映了人的生物学年龄，进而更准确地评价人的衰老程度。

（二）染色体端粒的缩短通过促进多种衰老相关疾病的发生而影响寿命

《柳叶刀》（Lancet）杂志曾报道，端粒或许可以预测人类生存期限，在小于 65 岁的人群中，端粒长度短于平均值者比端粒长度长于平均值者寿命短 4～5 年[16]。大量研究证明端粒长度与年龄呈负相关，但在年龄大于 85 岁的人群中，端粒长度的变异逐渐缩小，与平均寿命的相关性也逐渐不再显著，可能的解释是因为端粒长度短者过早地死于衰老相关的疾病，剩下的端粒较长的长寿老年人中端粒已经不再是决定寿命的主要因素。流行病学研究结

果表明，端粒长度与糖尿病、高血压、动脉粥样硬化、老年痴呆、老年性关节炎、心脑血管意外 [17] 等疾病相关。

动物实验证明，端粒缩短激活 DNA 损伤检查点导致成体干细胞的功能受损，后者直接影响了机体的衰老。2011 年，Sahin 在《自然》杂志提出了"端粒 - p53 - PGC"轴线（telomere -p53 - PGC axis）假说 [18]，用以解释端粒和线粒体之间的功能联系与衰老相关的过程。对小鼠心脏、肝组织和造血干细胞的全部 RNA 转录组的一项分析显示，在端粒丧失的子二代小鼠（Terc$^{-/-}$）中，具有 p53 活性（Terc$^{-/-}$p53$^{+/+}$）的小鼠相比无此活性（Terc$^{-/-}$p53$^{-/-}$）的小鼠，对过氧化物酶体增殖物激活受体 PGC - 1α 和 PGC - 1β（能量代谢和线粒体过程的主要调控因子）的抑制作用要增强 5 倍以上。抑制的结果导致线粒体数量减少、线粒体功能丧失和 ATP 生成量减少、糖生成受损、心肌功能受损和活性氧增加等。上述实验结果表明，染色体端粒缩短是激活 p53 功能的重要刺激源，激活后的 p53 可以抑制 PGC - 1α 和 PGC - 1β 的表达，引起细胞和线粒体的凋亡，而 p53 功能的缺失（p53$^{-/-}$）会减缓心脏细胞和肝细胞中线粒体功能丧失的影响，进而平衡染色体端粒缩短而引起的细胞凋亡程度。

（三）端粒酶对染色体端粒的延长起到重要的调控作用，进而影响细胞的寿命

敲除端粒酶基因的小鼠实验显示，由于 G1 代小鼠因为持有较长的端粒序列，端粒酶缺失对具有增生性组织和器官的干细胞功能影响还不显著，小鼠寿命也接近正常。而到了 G2 至 G6 代，小鼠染色体端粒长度明显缩短，引起相应的组织和器官发生萎缩，机体压力反应能力降低，干细胞功能严重受损，并伴发有心肌疾病和胰岛素拮抗等代谢疾病，最终导致小鼠寿命急剧缩短 [19]。由此可见，染色体端粒酶对细胞增殖，尤其是干细胞的持续保有量和发挥其分化功能有重要影响。

（四）线粒体 DNA 的损伤加剧衰老发生

线粒体 DNA 是裸露的，不像染色体 DNA 那样为蛋白质所包绕，所以更易受损伤，且损伤后缺乏自我修复能力。人线粒体 DNA 总长度为 16.5 kb、7.4 kb 及 3.8 kb，动物实验也证实线粒体 DNA 有随年龄增加丢失频率升高的现象，线粒体 DNA 的内源性氧化损伤可产生大量 8 -羟基脱氧鸟苷（8 - hydroxy - 2' - deoxyguanosine，8 - OHdG）。8 - OHdG 是线粒体 DNA 脱氧鸟苷与自由基的加成物，可作为线粒体 DNA 氧化损伤的指标。大鼠线粒体 DNA 的 8 - OHdG 水平是细胞核 DNA 的 16 倍，且随着年龄的增加而增加。在衰老过程中，线粒体 DNA 中 8 - OHdG 产生的速度增加了 3 倍。线粒体 DNA 的损伤可以影响能量（ATP）产生，进而影响细胞的能量供给，导致该器官功能的减退。老年期多种退行性疾病与线粒体 DNA 损伤有关。线粒体 DNA 的异常可引起呼吸功能减退，使心、脑细胞受损。阿尔茨海默（Alzheimer）病、老年性糖尿病、冠状动脉粥样硬化性心脏病的有关组织中皆曾发现线粒体 DNA 片段的丢失和损伤现象。

四、蛋白质内稳态减弱

衰老和老化相关疾病常与蛋白质的稳定性降低有联系。哺乳动物细胞中至少有 20％～

30％合成好的蛋白质需要分子伴侣（chaperones）的辅助，才能折叠形成正确的构象，这类分子伴侣通常称之为热激蛋白（heat shock proteins，HSPs）。根据分子量分为 HSP40、HSP60、HSP70、HSP90、HSP100 和小分子量 HSPs 等，其中 HSP70 对控制蛋白质折叠和稳定性起中心环节作用，有研究证实 HSP70 可以有效地防止毒性蛋白的累积和聚合。而 HSP90 则通过降解信号通路中大量的蛋白质分子来调节不同蛋白质的内稳态[20]，比如对细胞分化、染色体端粒维护、细胞凋亡、信号传导、胞内运输以及自身免疫等相关蛋白质分子的降解作用。在这些复杂的网络中有 800 多种用于控制蛋白内稳态的 HSPs 分子和泛素-蛋白酶体系统分子（ubiquitin - proteasome system，UPS），使细胞能很好地动态适应外部环境的变化。

许多动物模型实验显示减少热激活蛋白 HSPs 会导致动物寿命降低，而激活和过表达 HSPs 能延长平均寿命。因为大量表达的 HSPs 能增强细胞对未正确折叠蛋白的反应调节，另外 HSPs 也可以通过上调 IRE1、PERK 和 ATF6 等转录因子来增强蛋白质的合成能力。由于环境因素（如热效应和氧化应激等）会引起大量蛋白质失去稳定性，所以热激活蛋白 HSPs 一方面会发挥维稳作用，另一方面则能激活细胞的自噬功能来降解失效的蛋白质分子。哺乳动物细胞主要通过 SIRT1、FOXO 和 HSF - 1 基因的去乙酰化来刺激 Hsp70 的表达，细胞的自噬功能则能被 HSPs 和 TOR 激酶共同调节。同时由于 HSF - 1 和 FOXO 因子（线虫 C. elegans 对应的基因是 DAF - 16）还和营养代谢的调控有关，所以增强热激活蛋白的表达以及对营养代谢进行限制，两者能协同而有效地延缓细胞的衰老。

五、细胞生长停滞现象

（一）许多细胞因子影响细胞的衰老

有实验结果显示，衰老细胞的胞核中存在一种生长停滞蛋白（statin），可阻止 DNA 合成及细胞由 G1 期进入 S 期。生长停滞蛋白的克隆 DNA 序列分析表明，它与前述 $EF_{1\alpha}$ 相似，但 $EF_{1\alpha}$ 与细胞从增殖状态进入非增殖状态并无直接联系，生长停滞蛋白并非衰老细胞所特有。1994 年，Wang 等发现细胞存在一类终末蛋白（termin protein，Tp）。该蛋白质有三种分子形式：Tp90、TP60 和 Tp30。Tp60 存在于衰老细胞中，Tp90 与 Tp30 分别存在于增殖细胞与凋亡细胞中。

细胞衰老时 DNA 合成受阻，似乎存在 DNA 合成的抑制因子。Dresher - Lincoln 等人（1983）曾认为此抑制因子是一种位于细胞膜上的蛋白质。细胞衰老的生长停滞现象可能是器官衰老的根本原因之一。细胞衰老时对多种生长因子和生长激素的反应性下降。人成纤维细胞在培养中对表皮生长因子（EGF）、成纤维细胞生长因子（FGF）的反应性随细胞代龄上升而下降的趋势甚为显著。

（二）氧化应激参与细胞的增殖、分化和凋亡

大量的实验表明氧化应激与基因表达关系密切，许多细胞因子如 IL - 1β、TGF、TNF - α 和 EGF 都可以促进细胞生长，这些细胞因子可以诱导细胞产生氧化应激，但细胞产生的 ROS 浓度不足以毒害细胞，而是作为第二信使激活转录因子、相关的激酶（如丝氨酸、苏氨酸和络氨酸激酶）以及 Ca^{2+} 信号途径，从而激活早期生长基因如 c-fos、c-jun、c-myc 和

EGR1 基因表达，最后通过核内转录因子促进细胞增殖。当细胞内氧化应激水平高于基础应激状态时则有可能启动细胞分化，线粒体和过氧化物酶体产生大量自由基的同时，细胞内抗氧化体系也发生相应变化。研究发现，在人与其他哺乳动物个体发育和细胞分化过程中，总超氧化物歧化酶 SOD 的表达水平都是升高的。氧化应激能诱导细胞分化而抗氧化剂则抑制细胞分化，两者互相制衡并且协同控制细胞的分化机制。如果氧化应激水平失去控制，则可能会触发细胞内预存的死亡程序（programmed cell death，PCD），这种程序性的细胞凋亡是由基因控制的自主性死亡过程，用以维持机体生理内环境的稳定和确保正常生长发育。

许多基因参与调控细胞凋亡，可分为正反两大类：一是促进凋亡的基因，如 Bcl-xS、Bax、Bak、Bad、Ced-3、TNFR-1、Fas、p53、c-jun 和 R-ras 等，它们的表达都能加速细胞凋亡；二是 Bcl-2、Bcl-xL、Bcl-w、Ced-9、ras、c-myc、NF-κB 和 Survivin 等均可延缓细胞凋亡。这两大类基因在适宜的条件下共同起调节作用，使细胞能够正常增殖、分化和凋亡，以维持机体稳定。研究表明细胞凋亡的基本通路主要是半胱天冬氨酸 Caspase 途径，Caspase 的级联反应使相关活性蛋白水解，导致凋亡细胞呈现典型的形态及生化特征。这一途径的上游又分为肿瘤坏死因子（TNF－α）细胞外信号通路和线粒体相关的细胞内信号凋亡通路。在 TNF－α 的细胞外信号通路中，FasL 与 Fas 结合以及其他几种死亡受体（TNFR1、DR4、DR5、DR3）可共同激活 Caspase 级联反应，最终引起细胞凋亡[37]。

（三）p53 蛋白和 NF－κB 的平衡调控在细胞衰老、凋亡或增殖中发挥关键作用

DNA 的损伤无时无刻不发生在各种组织细胞中，其损伤的程度一方面来自于环境作用，譬如紫外线照射、放射性辐射和各种化合物（如自由基）等，另一方面也取决于 DNA 的修复能力和效率。过度损伤的 DNA 分子会刺激 p53 蛋白的活性，p53 蛋白的功能主要是抑制肿瘤细胞的生长，阻止细胞转化，而 p53 的突变或抑制可以引发癌变。受 p53 蛋白调控的介导凋亡作用的靶蛋白分子有很多，包括 Bcl－2 及其家族成员 Bax 蛋白、PUMA（p53 upregulated modulator of apoptosis）、Fas、Killer/Dr5 和 PIDD（P53-induced death domain protein）等，它们共同引起受损伤的细胞生长抑制甚至凋亡。有研究表明，低热量的食品可以增强组蛋白脱乙酰酶 SIRT1/ SIRT6 基因的功能，它们可以抑制 p53 的活性并增强过氧化物酶体增殖物激活受体 PGC－1α 的活性，最终改善细胞衰老的进程。

转录因子 NF－κB 家族参与调控大量与免疫功能、炎症和细胞增殖相关的基因[38]，这些 NF－κB 依赖基因有抗凋亡功能，它们包括 TNF 受体相关因子（TRAF1、TARF2）、凋亡蛋白抑制剂（CIAPs）、锰超氧化物歧化酶 MnSOD 和 A20 锌指蛋白等。特别是参与自由基分子清除的关键酶——MnSOD 或 SOD2，它是 P53 转录抑制的靶子，过量表达的 MnSOD 能显著抵制 P53 介导的凋亡作用。研究表明 NF－κB 基因的表达显示出在不同条件下对细胞的保护功能，它与激活凋亡相关基因如 Fas 配体以及 p53 蛋白有关，在氧化应激时具有对抗凋亡的作用和保护细胞的功能，在氧化损伤时 NF－κB 具有促进 p53 介导的凋亡作用。p53 蛋白和 NF－κB 的两者的调控平衡，对细胞衰老、凋亡或增殖发挥重要作用。

细胞生长能力的减退是衰老的重要表现。衰老时机体的多种组织出现退行性改变，细胞生长缓慢，功能减退。细胞生长能力尤其是干细胞生长能力的减退与组织、器官的衰老因果交替，是引起生物衰老诸因素中极为重要的一环。

第四节 小结

生命的生长和发育，从整体上讲是化学合成过程，是在遗传信息的指导下对生物体自身结构的重建过程。许多物种进入成熟期后会根据周围环境提供的营养水平，来选择是进入繁殖状态还是处于等待的维持状态。进化与自然选择的作用迫使不同物种结构性地选择这两个不同阶段的长短，由此决定了生物物种生命周期的时间构成。而生物个体的衰老是由熵增定律推动的耗散过程，总体上是化学分解的过程，其中有许多因素影响了这个解聚过程的快慢。从现有的研究结果来看，可以归纳为以下几个主要方面：第一，引起衰老的因素包括机体内外环境（主要是自由基）对基因组结构的损伤、染色体端粒的过度磨损、机体蛋白质失去稳定性、线粒体功能减弱以及细胞调控能力衰退；第二，对抗衰老的因素包括机体抗氧化能力、DNA 的损伤修复能力、干细胞对组织的更新和修复能力以及对营养和能量的限制性代谢等。综上所述，减缓衰老因素的作用和增强抗衰老因素的能力是延长个体寿命的不二法门。现有研究还表明，虽然改变上述因素可以延长生物个体的平均寿命，却不能改变物种自身的最高寿限，也许只有通过改变物种的遗传结构（遗传信息）才有可能延长最高寿限。

（李 劲 李秀琹 童坦君）

参考文献

[1] Cutler R G. Antioxidants and longevity of mammalian species [J]. Basic Life Sci, 1985, 35: 15 - 73.

[2] Knight J A. The biochemistry of aging [J]. Adv Clin Chem, 2000, 35: 1 - 62.

[3] Harman D. Aging: a theory based on free radical and radiation chemistry [J]. J Gerontol, 1956, 11 (3): 298 - 300.

[4] Sohal R S, Svensson I, Brunk U T. Hydrogen peroxide production by liver mitochondria in different species [J]. Mech Ageing Dev, 1990, 53 (3): 209 - 215.

[5] Perez-Campo R, Lopez-Torres M, Cadenas S, et al. The rate of free radical production as a determinant of the rate of aging: evidence from the comparative approach [J]. J Comp Physiol B, 1998, 168 (3): 149 - 158.

[6] Losonczy K G, Harris T B, Havlik R J. Vitamin E and vitamin C supplement use and risk of all-cause and coronary heart disease mortality in older persons: the Established Populations for Epidemiologic Studies of the Elderly [J]. Am J Clin Nutr, 1996, 64 (2): 190 - 196.

[7] Meydani M. Effect of functional food ingredients: vitamin E modulation of cardiovascular diseases and immune status in the elderly [J]. Am J Clin Nutr, 2000, 71 (6 Suppl): 1665S - 1668S, 1674S - 1675S.

[8] Banaclocha M M, Hernandez A I, Martinez N, et al. N - acetylcysteine protects against age-related increase in oxidized proteins in mouse synaptic mitochondria [J]. Brain Res, 1997, 762 (1 - 2): 256 - 258.

[9] Sastre J, Millan A, Garcia D L A J, et al. A Ginkgo biloba extract (EGb 761) prevents mitochondrial aging by protecting against oxidative stress [J]. Free Radic Biol Med, 1998, 24 (2): 298 - 304.

[10] Sun J, Folk D, Bradley T J, et al. Induced overexpression of mitochondrial Mn-superoxide dismutase extends the life span of adult Drosophila melanogaster [J]. Genetics, 2002, 161 (2): 661 - 672.

[11] Ruan H, Tang X D, Chen M L, et al. High-quality life extension by the enzyme peptide methionine sulfoxide reductase [J]. Proc Natl Acad Sci USA, 2002, 99 (5): 2748 - 2753.

［12］Effros R B. Loss of CD28 expression on T lymphocytes：a marker of replicative senescence ［J］. Dev Comp Immunol，1997，21（6）：471 - 478.

［13］Effros R B. Long-term immunological memory against viruses ［J］. Mech Ageing Dev，2000，121（1 - 3）：161 - 171.

［14］Colonna - Romano G，Bulati M，Aquino A，et al. B cell immunosenescence in the elderly and in centenarians ［J］. Rejuvenation Res，2008，11（2）：433 - 439.

［15］Gruver A L，Hudson L L，Sempowski G D. Immunosenescence of ageing ［J］. J Pathol，2007，211（2）：144 - 156.

［16］Cawthon R M，Smith K R，O'Brien E，et al. Association between telomere length in blood and mortality in people aged 60 years or older ［J］. Lancet，2003，361（9355）：393 - 395.

［17］Spyridopoulos I，Hoffmann J，Aicher A，et al. Accelerated telomere shortening in leukocyte subpopulations of patients with coronary heart disease：role of cytomegalovirus seropositivity ［J］. Circulation，2009，120（14）：1364 - 1372.

［18］Sahin E，Colla S，Liesa M，et al. Telomere dysfunction induces metabolic and mitochondrial compromise ［J］. Nature，2011，470（7334）：359 - 365.

［19］Lee H W，Blasco M A，Gottlieb G J，et al. Essential role of mouse telomerase in highly proliferative organs ［J］. Nature，1998，392（6676）：569 - 574.

［20］Hartl F U，Bracher A，Hayer-Hartl M. Molecular chaperones in protein folding and proteostasis ［J］. Nature，2011，475（7356）：324 - 332.

［21］Talens R P，Christensen K，Putter H，et al. Epigenetic variation during the adult lifespan：cross-sectional and longitudinal data on monozygotic twin pairs ［J］. Aging Cell，2012，11（4）：694 - 703.

［22］Tsurumi A，Li W X. Global heterochromatin loss：a unifying theory of aging? ［J］. Epigenetics，2012，7（7）：680 - 688.

［23］Ramirez C L，Cadinanos J，Varela I，et al. Human progeroid syndromes，aging and cancer：new genetic and epigenetic insights into old questions ［J］. Cell Mol Life Sci，2007，64（2）：155 - 170.

［24］村上元孝，龟山正邦. 老年病学 ［M］. 北京：人民卫生出版社，1982.

［25］刘汴生，李晖. 老年营养学研究进展 ［J］. 老年学杂志，1988（05）：311 - 314.

［26］蔡醒华. 临床老年病学 ［M］. 天津：天津科学技术出版社，1986.

［27］曹钧. 现代老年医学 ［M］. 济南：山东科学技术出版社，1984.

［28］吕维善，皮敦厚. 现代老年医学 ［M］. 长沙：湖南科学技术出版社，1984.

［29］李秀栞. 老年保健学 ［M］. 北京：北京医科大学、中国协和医科大学联合出版社，1992.

［30］张宗玉，童坦君. 衰老的分子机理 ［J］. 中华老年医学杂志，1993（2）：122 - 124.

［31］Brocklehurst J C. Textbook of geriatric medicine and gerontology ［M］. 3 ed. London：Churchill Livingstone，1985：1079.

［32］Cassell C K，Walsh. Geriatric medicine ［M］. New York：Springer - Verlag，1984.

［33］Crandall R C. Gerontology：a behavioral science approach ［M］. California：Addison-Wesley Pub. Co，1980.

［34］Finch C E，Hayflick L，Brody H，et al. Handbook of the biology of aging ［M］. New York：Van Nostrand Reinhold Co，1977.

［35］Harman D. The free - radical theory of aging. Frec Radicals in Biology，1982，5：255 - 275.

［36］Makinodan T，Yunis E. Immunology and Aging ［M］. New York：Plenum Press，1977.

［37］边云飞. 氧化应激与动脉粥样硬化 ［M］. 北京：军事医学科学出版社，2012.

［38］El A M，Angulo J，Rodriguez-Manas L. Oxidative stress and vascular inflammation in aging ［J］. Free Radic Biol Med，2013，65：380 - 401.

［39］Dato S，Crocco P，D'Aquila P，et al. Exploring the role of genetic variability and lifestyle in oxidative stress response for healthy aging and longevity [J]. Int J Mol Sci, 2013, 14 (8): 16443 - 16472.

[40] Dodson M, Darley - Usmar V, Zhang J. Cellular metabolic and autophagic pathways: traffic control by redox signaling [J]. Free Radic Biol Med, 2013, 63: 207 - 221.

[41] Madamanchi N R, Runge M S. Redox signaling in cardiovascular health and disease [J]. Free Radic Biol Med, 2013, 61C: 473 - 501.

[42] Maijo M, Clements S J, Ivory K, et al. Nutrition, diet and immunosenescence [J]. Mech Ageing Dev, 2014, 136 - 137: 116 - 128.

[43] Simpson R J, Lowder T W, Spielmann G, et al. Exercise and the aging immune system [J]. Ageing Res Rev, 2012, 11 (3): 404 - 420.

[44] Muller L, Pawelec G. Aging and immunity-impact of behavioral intervention [J]. Brain Behav Immun, 2014, 39: 8 - 22.

第二章　老年人的生理学特征

第一节　概述

进入老年期，人的各种生理功能、代谢功能及形态结构均出现某些特征，了解这些特征对研究老年病的临床表现、衰老机制、用药、老年心理学及老年社会学均很重要。老化问题是人类面临的一个重要问题，老化是一种正常的生命过程，它与遗传、生物、心理及社会等因素相关。其特点为普遍性、进行性、消耗性和内源性。

生物都要经过生长、发育、成熟、衰老及死亡过程。人类的生长发育在 20～25 岁达到成熟期，个别的器官成熟较晚，在 30 岁左右。至成熟期各种生理功能达到最高功能储备、活力及潜力状态。此后，各种生理功能、代谢功能及形态结构逐渐出现生物衰老表现，一般在 20～30 岁时老化速度较缓，至 60～65 岁老化速度加快。老化速度个体差异较大，有的老年人至 60 岁已老态龙钟，有的仍精力充沛，而且同一个体的不同系统各器官间的老化速度也不同步，一般简单功能（如心脏搏出功能、肾排泄功能等）老化速度较慢，而复杂功能（如神经系统的反应时间、身体的适应能力等）老化速度较快。这种差异与遗传、营养、职业、生活方式、体育锻炼、文化程度、心理状态、环境因素及社会因素等有关。总之，人的老化过程受生物学、心理学及社会因素等综合因素影响。心理及社会因素也是调控人对周围环境适应能力的重要因素[1]。

一、结构及功能的改变

生理功能的变化与形态结构的变化密切相关。形态结构的变化一般在 50 岁后逐渐明显，其变化与遗传、性别、职业（体力或脑力劳动）、环境及生活方式等的影响有关。40 岁后因出现骨质疏松，会导致下述改变：①脊柱的椎体因承受体重而被压缩；②椎间盘组织萎缩；③脊柱弯曲度增加出现驼背；④双下肢管状骨弯曲等导致身高逐渐减低，减低明显者可达 3～6cm 或更多，以女性为甚。一般人到老年期，体重逐渐减低，但有老年人因体力活动减少、食欲佳，而致脂肪组织增加，体重变化并不明显，有的甚至增加。关于标准体重的测定公式，目前尚不统一。如体重与身高的比值指数为参考，即体质指数＝体重（kg）/s[身高（m)]^2，该指数的正常范围为 18.5～24。

细胞数随年龄增加逐渐减少，可减少 30% 左右，细胞内水分也随之减少，但细胞外液及血液总量无明显变化。减少的细胞主要是非脂肪组织细胞，结果导致器官萎缩，其中以骨骼肌、肝、脾较明显。注意伴随着非脂肪组织细胞的减少，脂肪组织反而增加，甚至超过非脂肪组织细胞减少的量。此外，结缔组织也随年龄增加发生变化，胶原纤维变粗且致密，弹力纤维变脆并发生钙化。上述变化与结缔组织中存在的酸性黏多糖和胶原纤维发生交联及聚集密切相关，并由于结缔组织这些变化，导致弹性降低。细胞的亚结构（如线粒体）也随年龄增加发生改变，细胞内出现脂褐质及双核等。

二、代谢的改变

随年龄增加，代谢速度减慢。整体代谢组织的反应速度＝代谢组织总量×单位代谢组织反应速度。随年龄增加，代谢组织总量逐渐减少，组织代谢速度减慢，导致整体代谢组织的反应速度必然降低。体内除代谢组织外，尚有非代谢组织，如脂肪、骨内矿物质、细胞外液等。青壮年期代谢组织约占整体组织总量之 60%，至老年期仅占约 30%。

（一）老年期钾代谢减慢

体内钾含量可代表非脂肪组织包括肝、脑、肾、肌肉等代谢组织的量，根据体内总钾的测定，可估测体内代谢组织的总量，一般在 30～80 岁体内代谢组织的总量因随年龄增加而减少，体内钾含量也随之减少，Ellis 等提出体钾含量的模式为 $K_p = W^{1/2} H^2$（W 为体重，H 为身高），提示可根据体重及身高计算体内总钾含量。男性钾含量至老年期可减少 25%，较女性减低更为明显。由于钾离子主要存在于骨骼肌，体内总钾含量的减低其实与骨骼肌随年龄增长而减少有关。随年龄增加，肝、脑、心、肾、脾、胰的重量逐渐减少，其中尤以肝明显，至 90 岁时可减少 40%，但上述变化对体内钾含量影响较小[2]。

（二）老年期血清白蛋白浓度随年龄增加逐渐降低

老年期血清白蛋白浓度降低可达 25%～30%，使得白蛋白与球蛋白比值也降低，球蛋白相对增加，这与年龄增加导致合成白蛋白的功能减低有关。血中高密度脂蛋白（HDL）的含量在儿童期男女相近，至青春前期女性血中 HDL 逐渐增高，至排卵期，雌激素分泌促使 HDL 进一步升高，直至更年期后，雌激素分泌减少又导致血中 HDL 降低，同时伴随老年女性动脉硬化风险突然加剧。由于男性从青春期开始，可能由于雄性激素对 HDL 具有抑制作用，导致血中 HDL 处于低水平，致使一般在此期已可见到动脉硬化。其实，进入老年期后，两性血中 HDL 水平相近。此外，血中总胆固醇（TC）、低密度脂蛋白（LDL）、三酰甘油（TG）水平均随年龄增高呈不同程度的增高。至 90 岁左右，各种血脂成分逐渐出现明显的降低。

（三）老年期第二信使水平减低

老年人中，第二信使的主要成分［环核苷酸（cAMP）及环鸟苷酸（cGMP）］在体内的含量低于青年及中年人。细胞的活动功能需 cAMP 及 cGMP 和钙离子（Ca^{2+}）间相互配合作用，老年人体内这两种成分含量逐渐减少，这与老年人需要少、低水平调节即可体现其信使作用有关。

Ca^{2+} 与细胞膜的功能密切相关。正常细胞获得能量最主要的特征之一为细胞内 Ca^{2+} 低于细胞外，浓度差可达 5000 倍，形成细胞内外梯度。细胞功能（如分泌、收缩、增殖分化）均与细胞内外的钙离子梯度有关，当细胞内 Ca^{2+} 过多时，可成为细胞死亡的原因，所以 Ca^{2+} 与老化有关，且随年龄增加体内 Ca^{2+} 逐渐减少，并出现骨钙减少。当细胞外 Ca^{2+} 不足时，甲状旁腺激素可动员骨中 Ca^{2+} 补充。随年龄增加，通过骨-血液和骨-非骨细胞膜之 Ca^{2+} 的转移均呈现缓慢状态。相反，血管及其他软组织的 Ca^{2+} 含量却增加，致单个细胞及整个机体出现不易恢复的且进行性功能减退。维生素 D 代谢产物 1,25 -（OH）维生素 D_2 生成减少。其他一些生理变化也与骨-血及细胞内外的 Ca^{2+} 梯度形成缓慢有关，如随年龄增加内分泌系统及免疫功能逐渐减低。

第二节　各系统生理功能的特点

随年龄增加，一般至 30 岁左右系统及器官的生理功能逐渐出现减退的表现，60 岁左右减退速度明显加快。

一、循环系统

30 岁左右后随年龄增长，心脏功能渐减，心率减慢或加速，因人而异。心搏出量自 20 岁后每年下降约 1%，心脏指数（即单位体表面积的心输出量），成人为 3.0~3.4 L/(min·m²)，每年下降 0.79%。至 60~70 岁时，心搏出量可减少 30%~40%，各器官的血流分布随之减少，但减少的程度不同，脑及心肌血流减少程度较轻。由于心肌供血渐减，心肌细胞内亚细胞结构发生变化，细胞内开始出现脂褐质沉着，并致使心肌细胞数逐渐减少。由于心肌细胞为有丝分裂后细胞，丢失后不能再生，只能通过弹力纤维和胶原纤维增多，致使心肌束增大，以及代偿心肌细胞的丢失。发生了上述变化的心肌，代谢能力、利用氧的能力及代偿能力等均会降低。整体而言，老年人的心肌纤维减少，结缔组织增加，类脂质沉积，瓣膜结构有钙质沉着。注意由于心肌纤维内有脂褐质沉积，使心脏呈棕褐色。同时，约 50% 的 70 岁以上老年人心血管系统有淀粉样变性，老年人的心血管代偿失调约 25% 是由心脏淀粉样变引起的[3]。

1. 老年人心脏的形态学特征　老年人至 80 岁左右，左室壁较 30 岁者增厚约 25%，心瓣膜也增厚且变硬，随年龄增长心肌重量的减轻程度最小。由于血液流体压力的影响，老年人心瓣膜纤维化，且随年龄增加而加重，同时瓣膜变厚、僵硬，瓣膜缘增厚，甚至部分形成纤维斑块，伴有钙化灶。瓣叶交界处可有轻度粘连，导致瓣膜变形，影响瓣膜的正常闭合。心内膜改变主要是内膜增厚、硬化，由于左侧心房和心室血流压力和应力影响较大，故受累较右侧房室明显，心包膜下脂肪增多。

2. 老年人的心脏传导系统　随年龄增长，老年人的心脏传导系统有老化现象，窦房结起搏细胞（P 细胞）减少，60 岁以后减少更快，75 岁以后窦房结起搏细胞减少 10%，导致老年人自律性降低，心律较慢。此外，结间束心肌纤维也明显减少，线粒体发生萎缩改变，胶原纤维增加。60 岁以后，左束支往往丧失一些传导纤维，这些部位多有硬化和微小钙化，合并传导阻滞称为 Lev 氏病，这可能是老龄过程加重的表现。

老年人心血管自律神经的改变表现在呼吸性心律不齐随年龄增加而较不明显，由于迷走神经活动降低所致老年人机体内环境平衡调节机制的敏感性降低。老年人血管壁可伸张能力下降，对 β 受体对激动剂（agonist）或拮抗剂（antagonist）的敏感性均降低。心电图（ECG）：随年龄增加，出现不正常心电图者可占 50%~60%，以 ST - T 出现异常及心律失常者较多见。

3. 老年人心脏功能的改变　表现在五个方面：①心脏收缩和舒张功能减退。心搏指数 65 岁时比 25 岁时减少 40%，但静息时射血分数则仍较正常。②心肌老化。心肌收缩力降低的程度与肌原纤维中三磷酸腺苷酶活性降低相关。心血管功能储备随年龄变老而显著降低，仅相当于 40 岁时的 50%。心肌兴奋性、自律性、传导性和收缩性均减弱。③顺应性减退。由于心脏顺应性减低，对应激的反应时间延长。老年人易发生心律失常，多为室上性期前收缩（如房性、房室结性期前收缩），可达 93.9%，连续 3~5 次的房性心搏过速可达 65.9%，室性期前收缩较少（44.9%）。主动脉增宽，弹性降低，使全身循环适应性降低，肺动脉弹性也逐渐影响肺循环的适应性。毛细血管也发生改变，单位面积功能性毛细血管数减少，毛细血管基底膜增厚，外膜原纤维胶原化，使毛细血管管腔变小，致毛细血管代谢率下降。静脉也发生硬化。④收缩功能每年下降约 0.9%。⑤心搏出量随增龄每年下降约 1%。

4. 老年血管的生理特点 主要为动脉硬化，一般大动脉、冠状动脉、脑动脉、肾动脉等中、大动脉和微小动脉均有改变，表现为动脉内膜增厚，内弹力板呈斑块状增厚；中层纤维减少，弹力纤维变性，胶原纤维增生，透明性变或钙盐沉着，血管变脆。随年龄的增长，在单位面积内有功能的毛细血管数量减少，毛细血管通透性降低，血流减慢。静脉系统也出现老龄化改变，表现为静脉血管床扩大，静脉壁张力和弹性降低，全身静脉压降低[4]。

二、神经系统

（一）感觉神经末梢及感受器的老化

关于感觉神经末梢传导速度随年龄增加的改变尚无统一的报道。由于不同感受器的老化，致视觉、听觉及味觉均出现不同程度的变化。

1. 视觉 老年人视觉一般均下降，这与感受器的老化和调节能力减退有关。主要表现为三方面：①随年龄增加，一般 40 岁以后，角膜及晶状体屈光能力发生变化，晶状体外包膜变硬，失去弹性，眼的远近调节能力减退，致出现老视眼。若晶体及其包膜发生蛋白质变性，出现浑浊，影响视力，即所谓的老年性白内障。②老年人暗适应差，当急速进入暗室时，瞳孔散大迟缓，视网膜边缘细胞功能低下，较年轻人需要更长时间才能适应并看清周围事物。③老年人视野随年龄增长而变小。

2. 听觉 人至老年，对高频音听力衰减，这主要由于感受器耳蜗管萎缩，内淋巴畸变，螺旋神经节萎缩，同时伴随延髓、脑干的听觉中枢和大脑皮质神经细胞的退化及萎缩。老年人听力下降，早期往往自己未能察觉。

3. 味觉 随年龄增加，到老年期舌表面的味蕾（即味觉细胞）减少，致味觉感受性逐渐减退。此外，这也可能与鼓索神经或舌咽神经的信息传导功能减退有关。老年人味觉改变主要以咸味阈值升高为主，其他酸、甜、苦阈值的明显改变尚未见报道。

（二）脑的老化

脑细胞为有丝分裂后的细胞，出生后其数量就不再增加，但脑细胞体及核继续发育，至 30 岁左右发育成熟，此后随年龄增长，脑细胞逐渐老化，至 60 岁后，脑重量可减少 50~150g，但个体差异较大。在脑的不同部位脑细胞减少的程度也不同，一般以颞上回最显著，其次为中央前回、视中枢纹状区，以中央后回最轻。至 70 岁脑细胞可减少 20%，至 80 岁以后，额上回可减少 50%，且较明显区为内外颗粒层的神经细胞脱落。细胞内脂褐质的增加是促使脑细胞退行性变的原因之一，也有报道神经细胞突触会选择性地减少。脑细胞减少，导致脑萎缩、脑室扩张、硬脑膜增厚、蛛网膜纤维化、神经纤维变细或萎缩退化。亚细胞结构也发生变化，神经元纤维的神经细丝及微管均发生聚集，细胞核的 DNA 双链可出现断裂。根据尼氏体（Nissl body）减少证实粗面内质网也出现改变。突触的囊泡内储存的神经递质，如乙酰胆碱（ACh）、去甲肾上腺素（NE）、多巴胺（dopamine）、5-羟色胺（5-HT）及 α-氨基丁酸（GABA），随年龄增加逐渐减少，或释放发生障碍，或突触后膜的相应受体减少，使递质不能及时地和受体结合，减少了突触与突触间的信息传导。细胞膜受体减少，影响激素与受体结合，减低了对激素的反应性，使神经传导信息的节律减弱，并影响垂体各种促激素的功能，导致体神经体液调节发生紊乱。最复杂的神经系统调节功能对脑的老化最敏感，甚至影响尿便排出及体位的控制。当应激反应时通过下丘脑调控体内平衡的功能降低，易发生虚脱。

脑的血液循环在 30 岁以后逐渐减慢，血流量减少，脑血流图显示脑血流阻力增加。脑血流量与舒张压及脉压呈负相关，脑血流阻力与收缩压、舒张压、脉压呈正相关。由于脑耗氧量减少，直接影响脑能量储备，导致功能减退，尤以感觉的传入功能降低，导致智能、运动及神经调节的改变，表现为运动的敏捷度差，适应能力减低，易出现意外事故[5]。

（三）脊髓的老化

30 岁以后脊髓的重量逐年减轻，至 70 岁脊髓的神经细胞大部分出现退行性变，后索及后根变性明显。与此相关，周围神经系统传导速度随年龄增加逐渐减慢，深部腱反射减弱，甚至消失，如老年人的跟腱反射及腹壁反射消失者较多。而病理反射如掌颌反射、罗索利莫征（Rossolimo sign）、霍夫曼征（Hoffman sign）等，多见于非神经系统疾病的老年人。感觉功能，除上述视、听、味觉改变外，根据定量检测，触觉及温觉的两点辨别觉及震动觉的阈值，从 40 岁开始随年龄增加逐渐升高，尤以深部感觉明显。

脑脊液（CSF）：随着年龄增加，脑萎缩逐渐明显，致脑与颅骨之间的空隙加大，脑脊液的量随之增加。CSF 中蛋白质增加，主要为 α 球蛋白增加，乳酸脱氢酶（LDH）、谷草转氨酶（GOT）也随年龄增加活性增高。

三、呼吸系统

随年龄增加，至老年期胸廓逐渐出现变形，胸廓前后径增加，与左右径的比值增大，肋间隙加宽、胸骨前突、胸椎后突、各肺叶所占空间扩大，明显变形，最明显时肺泡呈非破裂性扩大，有人称此为老年性生理性肺气肿。肺功能随之逐渐减退。

1. 鼻　随着年龄增加，鼻前孔向前外方开口，从侧面观察鼻道呈凸字形，气体通过时易形成反向逆流，形成涡流，对气体产生阻力，通气不畅。老年人常用口呼吸，导致口干，影响睡眠，并失去鼻的瓣样作用，致使上呼吸道防御功能减弱并降低肺通气效应。

2. 喉头　随着年龄增加，喉头上皮逐渐出现角化和间质水肿，喉头防御功能减弱。由于声带逐渐萎缩，发音变细变低。

3. 气管　老年人气管软骨出现钙化，气管黏膜纤毛上皮逐渐化生、增殖、萎缩，出现鳞状上皮复层化，黏膜固有层肉芽形成、纤维化透明性变，致支气管的管腔变小，支气管壁的黏膜和其他各层均出现萎缩，并见由原纤维细胞转化的杯状细胞增生。杯状细胞分泌亢进，分泌较大量略黏稠的液体，致老年人的痰量增加。从肺叶至末梢的支气管软骨均可见钙化，以肺下叶较明显。肺泡也随年龄增加逐渐扩大，Kohn 孔扩张，肺泡中隔退行性变性，由于肺泡管及肺泡的扩张，形成老年性肺气肿。肺泡间质结缔组织中的胶原弹性蛋白增加，胶原纤维及弹性纤维增生、肥厚并断裂，便肺组织变硬，弹性减小；再加上肺泡间隔或内皮细胞及上皮细胞的基底膜间有凝缩弹力板或胶原等均可随年龄增加而增生，进一步促使肺组织变硬，弹性变小。

肺动脉阻力随年龄逐渐增加，且与主动脉类似，也发生粥样硬化，但肺动脉壁内 Ca^{2+} 含量低，硬化较主动脉硬化轻。支气管动脉逐渐增生，与肺动脉形成吻合支。静脉内膜胶原细胞增生可见于肺静脉及细小静脉。支气管周围的间质淋巴结增生，支气管黏膜下淋巴管扩张且吻合，与深层间质淋巴管的吻合数量增加。另外，如上述胸廓变形、呼吸功能减退、胸廓顺应性减小、腹壁肌及膈肌的肌力减低及肺泡管和肺泡的扩张，致生理的无效腔和残气量随年龄增加逐渐加剧等综合作用，导致肺功能降低，肺活量可降低 40% 左右。

老年人呼吸节律可见短暂性呼吸中止及周期性深吸气。氧消耗量逐渐减少，吸入氧的分布不均匀及肺循环受到一定限制，使老年人最大通气量仅为年轻人的 60%，但与换气无关。因肺泡面积减少，肺泡气体交换的弥散性功能降低，致血氧饱和度下降，动脉血氧分压（PaO_2）减低，且随年龄增加而明显减低[6]。

四、泌尿系统

肾由很多肾单位组成。正常人只需要两侧肾的 1/4 功能，即能维持机体所需。出生后肾单位数不再增加，但肾单位大小会不断增加，直至成熟期，至 85 岁肾单位数可减少 30% ～ 40%，肾重量减少 30%，肾动脉硬化加重，肾排泄功能也随之减退。肾为调节体液的重要器官，肾的代偿能力很强，但随年龄增加，由于肾损伤或进行性的肾单位的减少，其代偿能力逐渐减低。具体表现为肾小球滤过率、葡萄糖转运量、有效肾血浆流量、排泄酸的负荷能力、肾小管对葡萄糖的重吸收功能、排泄功能、对抗利尿激素的反应性、滞钠能力、对磷酸的重吸收作用均有降低，如肾小球滤过率可降低 32%，有效血浆流量降低 4%，肾小管排泄功能减少 20%，重吸收功能减低 31%。最终，导致肌酐清除率及尿比重降低，血中尿素氮（BUN）增高。正常尿中 β_2 微球蛋白含量极低，主要由于此微球蛋白尽管分子量较小，易通过肾小管基底膜进入原尿，但一般近曲小管上皮细胞可将其全部重吸收，并将其降解为氨基酸。因此，临床常检测尿中 β_2 微球蛋白，观察近曲小管转运蛋白的功能，较为灵敏。随年龄增加，尿中 β_2 微球蛋白增加，70 岁以上老年人在血清中可达 2.3mg/100ml，这提示一方面可能与肾小球滤过率减低有关，一方面也与肾小管重吸收功能降低有关。尿道随年龄增加，可发生纤维化而变硬，有的可见尿道口发生硬化，致排尿不畅，严重时可见排尿困难。膀胱肌萎缩，纤维组织增生，膀胱容量减小，加以膀胱括约肌萎缩，功能减弱，致老年人易出现尿频，甚至尿失禁，膀胱易发生憩室。

五、消化系统

消化系统的器官包括口腔、食管及胃肠。随年龄增加，牙齿易脱落，原因是随年龄增加，齿龈及齿根逐渐发生萎缩所致。牙釉质逐渐丧失，牙易磨损，易发生龋齿。舌表面味蕾易发生萎缩。口腔黏膜上皮角化增加，神经-肌肉反射障碍，唾液分泌减少，易发生口干，这些因素导致老年人易出现吞咽困难，并易发生口腔黏膜溃疡。唾液的 pH 降低，唾液中淀粉酶活性减弱及唾液腺激素分泌减少等因素，导致对食物消化不利[6]。

老年人胃功能老化，胃黏膜萎缩，胃液分泌减少，引起幽门螺杆菌感染的相关性增大。胃部平滑肌萎缩，导致胃蠕动减弱。食管蠕动及胃排空速度均减低，消化系统分泌功能从初老期已开始下降，游离盐酸及总酸度均下降，至老年期可下降 40%～50%。各种消化酶的分泌，如唾液中淀粉酶、胃蛋白酶、十二指肠中胰淀粉酶、胰蛋白酶均随年龄增加，逐渐减少分泌。此外，肠道血管粥样硬化的出现等各种因素，使老年人肠胃消化及吸收均发生功能减弱的征象，对各种营养主动及被动吸收均减少，其中以钙、铁、糖更为明显。胰分泌的脂肪酶减少，导致肠黏膜对脂肪吸收减少。虽对蛋白质吸收也差，但对机体所需的含硫氨基酸（如蛋氨酸），吸收反而增加。另外，随着年龄增加，胃黏膜可发生肠上皮化生，男性可达 80%，导致胃盐酸分泌减少，甚至无盐酸分泌，即萎缩性胃炎。肠的老化表现在肠绒毛增宽而且变短，平滑肌层变薄，小肠分泌减少，结肠黏膜萎缩，肠蠕动缓慢无力，因肠蠕动减弱，老年人易出现便秘。

六、肝胆系统及胰

随着年龄增加，肝血流量逐渐减少，减少率为每年 0.3%～1.5%，一般至 65 岁时可减少 40%～45%。肝血流减少的原因与心搏出量减少有关。近年研究揭示，健康的老年人，在休息时心搏出量与年龄无明显关系。采用吲哚菁绿（indocyanine green，ICG）清除试验，提示老年组低于年轻组 46%，清除试验直接与肝血流量有关。肝对药物的代谢，一般有两种途径：①混合功能氧化酶微粒体氧化；②药与蛋白结合，单独微粒体酶参与，且受老化的影响。年龄对肝微粒体酶活性的影响目前尚不清楚，肝对药物代谢的影响，可能与肝容量逐渐减小有关。老年人肝细胞总数会随着年龄减少，合成蛋白质功能下降，引起肝功能减退，肝解毒能力下降，易引起药物性肝损害和肝脂肪沉积，最终造成肝纤维化和肝硬化。

随年龄增加血清白蛋白减少，至老年期可减少 10%～20%。血浆中 α_1 酸性糖蛋白与年龄的关系尚未确定。这种血浆糖蛋白为某些药物的重要结合蛋白，此种蛋白与性别的关系也无定论。这种蛋白易受急或慢性炎症、恶性肿瘤、心肌梗死、创伤及营养不良的影响。胆囊随年龄的变化分为两种：①壁薄而大，胆囊内胆汁较稀薄，较为多见；②壁厚而小。Oddi括约肌位于胆管在十二指肠开口部，随年龄增加，可出现黏膜、腺体等纤维腺肌瘤样变化，导致胆汁排出受阻。胆石症随年龄增加出现率增加，55～65 岁可达 10%，女性较多，可达 20%，至 80 岁男性和女性均可达 40%，这提示随年龄增加抑制胆石形成的功能逐渐减退。

胰的生理功能改变较肝轻，随年龄增加，胰的重量轻度减低，具有外分泌功能的腺细胞数减少，并可见弥散性纤维化增生，微小脂肪粒沉着，酶原颗粒减少。胰腺管周围组织增生并压迫胰腺管，使之发生狭窄，胰液的分泌量逐减，但胰液内各种消化酶及碳酸氢盐等含量均无明显变化。老年人血胰岛素原较年轻人多，可能由于其在未合成胰岛素前即被胰岛释出[7]。

七、内分泌系统

1. 下丘脑　是体内自主神经中枢，下丘脑室周围各核内的肽能性神经元（如多巴胺能神经元）可分泌多巴胺，并随年龄增加可发生各种变化。在人及大、小鼠的某些脑区可见到多巴胺丧失和单胺代谢酶类的老化，其中以多巴胺改变最为敏感，是老年内分泌改变的关键。下丘脑多巴胺缺乏，可能是老年雌性大鼠泌乳素增加的原因。下丘脑功能衰退使各种促激素释放激素分泌减少或作用减低，接受下丘脑调节的垂体及下属靶腺的功能也随之发生全面减退，从而引起衰老的发生与发展。随着年龄增长，下丘脑的受体数减少，对糖皮质激素和血糖的反应均减弱，同时对负反馈抑制的阈值升高。

2. 垂体　随年龄增加发生质与量的改变，至老年期其体积可减少 30%，激素的合成及代谢均出现变化。老年人垂体产生的胺类和肽类激素减少，使其调节功能减退，下丘脑敏感阈值升高，对应激反应延缓，并且由于脑垂体纤维组织和铁沉积增多，下丘脑-垂体轴的反馈受体敏感性降低。

3. 老年人的甲状腺　重量减轻，滤泡变小，同化碘的能力减弱，T_3 水平降低，血清抗甲状腺自身抗体增高，甲状腺在外周组织的降解率降低，腺垂体促甲状腺素释放素（TRH）刺激的反应性亦降低。老年人的甲状旁腺细胞减少，结缔组织和脂肪细胞增厚，血管狭窄，PTH（甲状腺素）的活性下降，Ca^{2+} 转运减慢，血清总钙和离子钙均比年轻人低。老年妇女由于缺乏能抑制 PTH 的雌激素，可引起骨代谢障碍。T_3、T_4 及促甲状腺激素合成及分泌均随年龄增加逐渐减少，T_4 与 T_3 转换障碍，但 T_4 脱碘作用随年龄增加而加强，所以血中 T_3 含量无明显变化。TSH 减少可能与其他因素共同使老化明显。

4. 胸腺　分泌的脑腺素，可控制免疫系统的发育及功能。至 40～50 岁时，胸腺仅残留 5%～10% 的细胞，分泌减少，神经-内分泌-免疫网络在机体衰老过程中具有重要作用，免疫网络中的胸腺是中枢免疫器官，是 T 淋巴细胞的生成场所。胸腺参与复杂的神经免疫调节环路，与神经、内分泌系统相互调控。胸腺上皮产生的激素和各种细胞因子可诱导 T 淋巴细胞的分化成熟，增强细胞免疫反应，调节机体免疫平衡。随年龄增加，神经内分泌变化及胸腺微环境改变会加速胸腺退化，胸腺细胞大量减少，皮髓质比例下降，小淋巴细胞凋亡，以此为先导从中枢到外周免疫系统逐步衰老。在机体的免疫衰老过程中，胸腺衰老起到了主导作用。由于胸腺处于复杂的调控系统中，其衰老过程与造血干细胞的状态、胸腺微环境的状态与成熟细胞反馈调节、T 细胞的发育模式、胸腺细胞生成相关的功能活性组织的组成，以及神经内分泌因素等方面均相互影响。

5. 肾上腺　老年人肾上腺的皮、髓质细胞均减少。不论性别，随着年龄增加，肾上腺皮质的雄激素分泌皆直线下降，使老年人保持内环境稳定的能力与应激能力降低。随年龄增加，性腺功能下降。男性从 50 岁开始，其睾丸间质细胞的睾酮分泌量下降，受体数目减少，或其敏感性降低，致使性功能逐渐减退；女性从 35～40 岁雌激素分泌量急剧减少，40 岁后明显降低。雌激素及睾酮的减少引起更年期综合征，60 岁降到最低水平，60 岁以后稳定于低水平，但男性至高龄仍保留精子生成功能。前列腺素（PG）可由多种细胞合成，至老年期 PG_1 减少，促使老年人发生动脉硬化[8]。

6. 胰　随着年龄增长，胰岛功能减退，胰岛素分泌减少，细胞膜上胰岛素受体减少和对胰岛素的敏感性降低，导致 65 岁以上老年人中糖耐量降低的比例占 43%，促使糖尿病发病率高。

八、血液系统

血液系统老化主要表现在各种血细胞及骨髓的变化。

（一）血细胞

1. 红细胞 红细胞主要功能为合成、转运及保存血红蛋白，血红蛋白主要功能为将氧释放给组织。随年龄增加血红蛋白仅轻度减少，红细胞平均容量、红细胞脆性及铁蛋白均增加；骨髓红细胞摄取铁减少，参与红细胞酵解代谢的 2,3-双磷酸甘油酸（2,3-DPG）支路轻度减低。对红细胞的衰老研究发现年轻的红细胞中，葡萄糖-6-磷酸脱氢酶（G-6-PD）、过氧化氢酶（CAT）、谷胱甘肽过氧化物酶（GPx）和谷胱甘肽还原酶（GSSG-R）活性以及还原型谷胱甘肽（GSH）和硒（Se）含量最高，但都随年龄呈现均匀性下降，至老年时红细胞下降 20%～30%，超氧化物歧化酶（SOD）活性下降更为明显，但老年红细胞丙二醛（MDA）含量增加 25%。

2. 白细胞 白细胞中淋巴细胞总数无明显改变，但淋巴细胞的受体及表面抗原密度减少，而粒细胞及单核细胞功能变化不定。老年人的初始 T 细胞（Naïve T）绝对数量减少，其分化后的辅助性 T 细胞 Th1 和 Th2 的相对数量也减少，使得它们对应的细胞免疫和体液免疫功能下降。而由初始 T 细胞分化后的 $CD8^+$ CTL 记忆细胞（memory $CD8^+$ CTL）和调节性 T 细胞（Tr）相对数量却增多[9]。T 淋巴细胞（简称 T 细胞）在老化过程中最早开始，绝对及相对数变小。辅助 T 细胞减少，致抗体生成减少。对 T 细胞分裂素反应异常，T 细胞生化及物理性质发生明显改变。与衰老相关的骨髓 B 细胞发育的变化，表现在免疫球蛋白基因重排——RAG 基因表达下降和前 B 细胞（Pre-B）数量的减少，外周记忆 B 细胞增多等，也可能是代表免疫衰老的另一个标志[10]。B 细胞仅表现为非 T 细胞依赖性抗原减少，但 B 细胞数、免疫球蛋白量及对 B 细胞分裂素的增殖反应均无变化。但各种免疫球蛋白分布有改变，如 IgA、IgG 增加，IgM 减少。T 细胞功能减低，致细胞免疫功能降低并伴随自身抗体生成。

其他的免疫细胞在衰老过程中也有不同的表现，例如自然杀伤细胞（NK）在对抗自发、化学诱发和病毒感染诱发肿瘤方面发挥主要作用，研究表明老年期 NK 细胞的相对数量与年轻人相比 NK 细胞百分比是增加的，被认为是对单个 NK 细胞毒作用下降的补偿。树突状细胞（DC）随着老年人能力的增加，在外周血的数量呈进行性下降趋势，尤其是髓系 DC 亚群，导致抗感染和抗肿瘤免疫反应能力减弱。巨噬细胞的数量及吞噬效率随年龄增加而增加。但巨噬细胞处理和分解抗原的能力产生变化，阻碍抗原与该抗原特异的淋巴细胞结合，致使免疫功能降低。但有些报道与此不完全相同。提示巨噬细胞的数量及功能较稳定，且对抗体应答的调节能力及对 T 细胞和 B 细胞的活化作用无改变。但对抗体的识别能力降低，而巨噬细胞的水解活性随年龄增加而增加。

3. 血小板 数目无明显变化，但血小板寿命轻度缩短。由肾上腺素及胶原引起的血小板聚集均增加，考虑这可能是动脉粥样硬化及血栓形成的发病学因素。

（二）骨髓

骨髓细胞减少，粒细胞储备减少，骨髓细胞遗传学方面出现 Y 染色体丢失。但人的骨髓资料未提示增殖功能降低。骨髓中的干细胞数量随着年龄增长而呈下降趋势。其中，骨髓中造血干细胞（hematopoietic stem cell，HSC）的浓度和功能随年龄增长而明显降低，提示造血能力下降；而骨髓间充质干细胞（bone mesenchymal stem cell，BMSC）的衰老表现为数量减少、分裂能力降低、端粒长度缩短、分化潜能和再生能力的降低，且随着年龄增长，骨髓 BMSC 数量减少伴随着成骨潜能的降低，有可能转化成脂分化潜能即"成脂转换"（adipogenic switch），最终导致老年性骨质疏松[11]。有研究表明，骨髓间充质干细胞 BMSC 在各种损伤（如放射性损伤、氧化压力损伤等）或在雌激素缺陷情况下，会分化成脂肪组织细胞，其中基因 Wnt/β-catenin 信号通路是调节骨髓间充质干细胞向骨细胞分化或脂肪细胞分化的关键因素，Wnt10b 和 Sirtuin1 蛋白具有抑制基质干细胞向脂肪细胞转化而变成更多成骨细胞的能力[12]。

九、肌肉及骨关节

（一）肌肉

人体肌肉组织的质量通常在 25～30 岁达到峰值后逐渐降低，50 岁以后下降的速度加快，到 80 岁左右平均大约有 40％的肌肉组织消失[13]。随着年龄增加，肌细胞内水分减少、细胞萎缩，肌肉失去弹性，且功能减弱。由于肌组织间纤维组织增生，肌肉呈假性肥大，功能减低，同时肌腱韧带也出现萎缩且僵硬，使肌肉功能进一步减低。老年性肌少症（sarcopenia）属于常见疾病，是老龄化进程中以骨骼肌质量及力量下降为特征的临床综合征。近年来70～80 岁人群患肌少症者已从 13％～24％显著增长并超过 50％，该病症使老年人骨盐流失，基础代谢率以及体脂增加，并增加了一些慢性疾病（如糖尿病、高血压、骨质疏松、肥胖）的发病风险。

（二）骨关节

骨的生成与吸收在中年后出现负平衡，呈骨质疏松改变，主要表现为骨皮质变薄，骨小梁减少变细，Ca^{2+} 沉着减少。股骨的骨质疏松主要在股骨颈部、大粗隆及粗隆间部。脊椎部分骨质疏松一般也比较明显。随着年龄增加，关节的胶原结构改变，软骨素含量减少，致弹性降低、组织变性、软骨变薄、缺损。关节囊结缔组织增生、韧带退行性病变及纤维化，导致关节运动及活动范围缩小。关节老化的老年人，关节软骨含水量和亲水性黏多糖减少，关节囊滑膜因沉积磷灰石钙盐或焦磷酸盐而僵硬，关节软骨和滑膜因萎缩变薄形成钙化和纤维化而失去弹性，韧带、腱膜和关节因纤维化变得僵硬，所有变化最终导致关节活动受到严重影响，引起疼痛，或导致骨质增生形成骨刺。

年龄的增加使骨关节软骨细胞的功能和性质发生退行性改变，这些改变的程度受体重、性别、生活习惯、身体活动和遗传等因素影响。关节发炎形成骨关节炎（osteoarthritis，OA）是最常见的关节性疾病和引起慢性残疾的首要因素，据世界卫生组织估计，OA 至少使超过 10％的 60 岁以上老年人丧失劳动能力。同时，OA 的患病率随着年龄增长而增加，一项研究显示预计到 2020 年，美国患关节炎的人数会占总人口的 15％～18％。关节炎疾病是机械性和生物性因素综合作用导致破坏关节软骨细胞、细胞外基质和软骨下骨正常合成与降解偶联的结果，可累及关节的全部组织。

衡量骨质的另一项指标是骨密度（bone mineral density，BMD）。出生后，骨密度随年龄的增长，男性较女性显著，30～40 岁达到最高峰值。此后，骨密度含量随年龄增长逐渐下降，其中女性下降幅度较男性大。有研究对 50～65 岁妇女桡骨远端进行测量，发现骨密度含量下降率为每年 0.0118g/cm；1 个老年人其桡骨远端的骨密度相比峰值下降了约 39%。

十、免疫功能

Hiro Kawa 及 Makinodan 动物实验证明免疫功能的老化涉及骨髓及胸腺的老化[15]。胸腺老化于性成熟期开始，显著的胸腺萎缩见于 50 岁时[16]。

（一）细胞免疫

T 细胞功能一般首先出现老化，T 细胞绝对数及相对数均轻度减少或不变（详细内容见"血液系统"）。主要表现为未成熟的淋巴细胞在胸腺中及外周血中数量增加。淋巴细胞分布随年龄增加发生变化，在淋巴生发中心减少，骨髓中增多。T 细胞功能降低，T 细胞亚群的比例变化不明显，但随年龄增加出现异常，如 Ts（抑制 T 细胞）增多、Th（辅助 T 细胞）减少、不成熟的 T 细胞增多。但也有报道，Th 增多、Ts 减少可能与动物属不同有关[14]。

随着年龄增加，淋巴细胞的酶系统腺苷酸环化酶增加，鸟苷酸环化酶、异-5'-核苷酸酶等活性均降低。老年大鼠脾细胞的嘌呤核苷磷酸酶活性也降低。根据动物实验，老年动物的造血干细胞受电离辐射后恢复较差，说明 DNA 修复酶活性降低。综上各种变化，提示老年期细胞免疫功能降低。

（二）体液免疫

老年期血清中免疫球蛋白总量无变化，但其各型分布异常，即 IgA、IgG 含量增加，IgM 减少。血清中天然抗体，如同族凝集素含量、羊红细胞抗体和沙门菌鞭毛抗体均减少。而老年人的自身抗体和单株细胞系免疫球蛋白增加。自身抗核酸、平滑肌、线粒体、淋巴细胞、胃壁细胞和抗甲状腺球蛋白抗体，在老年人组织中的检出率均增加，提示 B 细胞的免疫功能调节发生紊乱。此与 Th 活性降低，Hs 活性增加也有关。突出的表现为特异性抗体反应发生障碍，产生抗体的细胞总数及所产生抗体的总量并未见显著改变。

此外，老年人对一般皮肤试验的抗原及迟缓皮肤过敏试验的反应均差。对有丝分裂原（mitogen）反应的细胞数仅为年轻人的 1/5～1/2，分裂活性也差。但 T 细胞结合 PHA 的能力、PHA 受体量及亲和力与年轻人无异，仅结合后的活化作用受到损害，致免疫反应改变和（或）免疫记忆丧失。老年期 T 细胞亚群产生的淋巴细胞生长因子 IL-2 及 IL-3 均有所降低。

微量元素对免疫功能的影响：老年人血清中锌（Zn）含量减低，致血中 T 细胞减少，IgG 也减少，因此影响免疫功能。另外，已证实 Zn 有激活胸腺素的作用，缺乏时胸腺嘧啶激酶活性将降低。锰（Mn）是抗体生成的必需物质，食物中 Mn 缺乏，可导致抗体生成减少，并影响白细胞及巨噬细胞活性。老年人铜（Cu）易缺乏，致淋巴细胞、中性粒细胞及巨噬细胞活性减低。老年饮食中缺镁（Mg）或吸收不良，可影响体液免疫，如 IgG$_1$、IgG$_2$ 及 IgA 减少。硒（Se）也有促进体内抗体生成、加强体液免疫的功能，随着年龄增加，至老年期易出现体内硒不足，使老年人出现免疫应答减弱，延迟体液免疫效应，最终导致抗体滴度低，白细胞杀菌能力低[18]。

十一、皮肤与毛发

老年人皮肤干燥且皱纹多，这是由于皮脂腺分泌减少、皮肤失水、皮下脂肪及弹力组织减少所致。40 岁后，皮肤出现老年斑、白斑等，且随年龄增加而加重。皮肤血管对外界温度改变的舒张及收缩的适应能力减弱。毛发变细且脆，逐渐由于色素脱失而变灰或变白。一般粗发易变白，而细发易脱失。

（李　劲　李秀琹）

参考文献

［1］村上元孝，龟山正邦. 老年病学［M］. 北京：人民卫生出版社，1982.

［2］刘汴生，李晖. 老年营养学研究进展［J］. 老年学杂志，1988（05）：311－314.

［3］蔡醒华. 临床老年病学［M］. 天津：天津科学技术出版社，1986.

［4］曹钧. 现代老年医学［M］. 济南：山东科学技术出版社，1984.

［5］吕维善，皮敦厚. 现代老年医学［M］. 长沙：湖南科学技术出版社，1984.

［6］李秀琹. 老年保健学［M］. 北京：北京医科大学、中国协和医科大学联合出版社，1992.

［7］姚怡远，吴铭. 生活中各种因素与衰老［J］. 老年学杂志，1986（02）：54－57.

［8］刘梓荣. 老年医学［M］. 北京：人民卫生出版社，1981.

［9］Effros R B. Loss of CD28 expression on T lymphocytes：a marker of replicative senescence［J］. Dev Comp Immunol，1997，21（6）：471－478.

［10］Colonna-Romano G，Bulati M，Aquino A，et al. B cell immunosenescence in the elderly and in centenarians［J］. Rejuvenation Res，2008，11（2）：433－439.

［11］Lowe C E，O'Rahilly S，Rochford J J. Adipogenesis at a glance［J］. J Cell Sci，2011，124（Pt 16）：2681－2686.

［12］Georgiou K R，Hui S K，Xian C J. Regulatory pathways associated with bone loss and bone marrow adiposity caused by aging，chemotherapy，glucocorticoid therapy and radiotherapy［J］. Am J Stem Cells，2012，1（3）：205－224.

［13］Garatachea N，Lucia A. Genes，physical fitness and ageing［J］. Ageing Res Rev，2013，12（1）：90－102.

［14］Brocklehurst J C. Textbook of Geriatric Medicine and Gerontology［M］. 3 ed. London：Churchill Livingstone，1985. 1079.

［15］Cassell C K，Walsh. Geriatric Medicine［M］. New York：Springer－Verlag，1984.

［16］Makinodan T，Yunis E. Immunology and Aging［M］. New York：Plenum Press，1977.

［17］李立明，饶克勤，孔灵芝，等. 中国居民 2002 年营养与健康状况调查［J］. 中华流行病学杂志，2005（07）：478－484.

［18］Timiras P S. Physiological Basis of Aging and Geriatrics［M］. Boca Raton：CRC Press，2013.

第三章 老年人的心理学特征

第一节 概述

一、老年心理学

老年心理学是研究个体和群体成年以后增龄老化过程的心理活动变化、特点、规律的一门科学，是研究老年期个体的心理特征及其变化规律的发展心理学分支，又称老化心理学，是当今新兴的老年学的组成部分。因为人的心理活动以神经系统和其他器官功能为基础，并受社会的制约，所以老年心理学涉及生物的和社会的两方面的内容，范围包括人的感知觉、学习、记忆、思维等心理过程以及智力、性格、社会适应等心理特点因年老而引起的变化。

第二次世界大战以后，西方发达国家随着老年人在人口中的比率迅速增加，由于人口老龄化所带来的社会心理问题不断增加，老年医学由此得到快速发展。在中国从 20 世纪 60 年代以来，毕生发展心理学观点逐步被人们所接受以后，老年心理学才成为发展心理学的一个重要部分。进入 21 世纪后，随着中国成为老龄化社会，老年医学成为社会关注的重点学科，老年心理学也日渐发展[1]。

二、老年心理学研究

老年心理学着重于认知过程老年化的研究，其次是个性、社会适应和态度的研究。20 世纪 50 年代以来，有关老年人的心理研究，首先注重老年智力问题，其次是老年记忆和学习问题。此外，有学者强调心理生物学的研究或强调社会心理过程的研究，也有学者把感觉和知觉与健康和生存的年龄变化联系起来研究。如今还出现了一些对老年认知的训练研究。

三、老年人的心理变化特点

（一）智力变化

美国著名心理学家韦克斯勒说"智力是人有目的地行动、合理地思维和有效地处理周围环境的汇合的或整体的总能量。"人的年龄与智力有一定关系，心理学研究表明：知觉的最佳年龄是 10～17 岁；记忆、动作、反应速度的最佳年龄是 18～29 岁，35 岁达顶峰，而后逐渐衰退下来；比较和判断能力的最佳年龄是 30～49 岁。在 50～69 岁年龄段中，人的知觉能力是最佳状态的 76%，动作和反应速度为峰值的 92%，记忆力为峰值的 83%，比较和判断力为峰值的 87%。在 70～89 岁年龄段中，上述能力分别为峰值的 46%、71%、55%、67%。

大脑大约有 140 亿个细胞，每小时只有 1000～1200 个脑细胞衰亡，由此若人能活到 100 岁，也只损失 10 亿个细胞，脑组织仍有巨大的、潜在的开发可能。就智力来说，老年人与青年人相比各有优势。老年人的注意力、记忆力和动作反应能力减退，但作为智力核心的思维能力，尤其是抽象思维能力，并未像有些人所想象的那样迅速退行。老年期和儿童期一样不是简单地从成熟期递减的变化，而是具有统一性和完整结构的时期。因此，简单地认为老年人的智力会像体力一样衰退是不科学的。随着对智力研究的深入，一些心理学家发现，随着年龄的增长，智力中的语言成分和抽象思维能力并不下降。那些后天获得的，与知识、文化和经验积累有关的智力成分随着年龄的增长，反而不断增强[3]。

（二）记忆力变化

记忆是一种心理过程，是人们对经历过、发生过的事情的印象，经过加工保存在大脑中，并在需要时提取、回忆出来。成人记忆随年龄增加而发生变化，这是一种生理性变化，是一种记忆的正常老化。老年人的记忆力随着身体各器官的老化也在以很慢的速度减退，这是自然规律，也是正常现象。老年人若对自己的记忆失去信心，产生焦虑、忧愁、不安等消极的情绪，均会影响记忆力。同时，老年人若未及时而适量地补充蛋白质、微量元素、维生素等营养物质，嗜烟嗜酒，也会影响记忆力。

（三）焦虑

老年人随着衰老、精神情感变化日益明显，表现为内心空虚，易出现焦虑和抑郁的情绪反应，常伴有自责。往往有杞人忧天之感，时有大难临头的紧张感，或是抑郁苦闷，遇到问题时缺少进取态度。在经济条件拮据的老年人门诊患者中有48%具有抑郁情绪，而身体健康、经济条件较好的老年人具有抑郁症状者也有44%，有不少人每月发作1次，持续数小时或数天之久，表现为意志消沉、烦恼、抑郁、焦虑等，并对往事回忆多有自责感。

60岁以上老年人，有半数的人可出现疑病症状，这是由于老年人的心理特点已从对外界事物的关心转向自己的躯体所致，加上这些关心可因某些主观感觉而加强，并因顽固、执拗的个性，更易出现疑病症状，常出现头部不适、耳鸣、胃肠道功能异常以及失眠等。即使稍有不适，也要向周围人去诉述。有时会过分注意报刊书籍上的一些医学常识而对照自己的不适感，常为此而心神不定，惶惶不安，甚至反复求医问诊。

（四）情绪不稳

当脑组织老化、脑血管硬化、伴有某些脑部疾病时，大脑不同部位供血不足，最常见的症状是明显的情绪变化，往往失去自我控制，容易勃然大怒，难以平静下来，其情绪激动程度和所遭遇不顺心的事情之程度并不相对应。有时为周围环境及影视中有关人物的命运而悲伤或不平，迅速出现情绪高涨、低落、激动等不同程度的情绪变化，时而天真单纯，忽而激动万分等情绪多变的特征。

（五）人格改变

一般认为，人进入老年期后，行为常变得与年龄、学识、身份不相符合，对周围人不信任感和自尊心增强，常计较别人的言谈举止，严重者认为别人居心叵测，常为之而猜疑重重。由于生理功能减退，性欲下降，易怀疑自己配偶行为，常因之而争吵。由于判断力和理解力减退，常使这些想法变得更为顽固，甚至发展成为超价观念或妄想。每当目睹年轻人活泼好动等性格时，常因之而嫉妒和自责。

第二节   老年人的智力

一、老年人的学习特点

学习是知识和技能的获得和形成，是与记忆紧密相关的。而智能则是以学习能力或实践经验去获得的能力。老年人由于反应速度慢，又较少运用灵活学习方法，所以老年人在学习上表现出以下特点：

1. 在限定时间内要求老年人加快学习速度时，成绩不如年轻人。但如果让老年人自己掌握学习节奏，并改变其学习方法，学习成绩会有显著提高。

2. 老年人学习新的事物不如年轻人，而当学习一些与过去有关的内容时，可以做得很好，这说明以往的经验是可以帮助老年人提高学习成绩的。

3. 老年人的学习易受干扰。因为在日常生活中，多年形成的旧习惯及各种联系是很牢固的，当要求老年人建立新的习惯、新的联系时，原有的联系会起干扰作用。所以在某些时候，过去的经验对于学习新的事物反而成为阻碍。

二、老年人的智力与年龄

智力是人们获得知识和运用知识解决实际问题所必须具备的心理特征，是人们认识和改造客观事物的各种能力有机地组合，主要包括注意、观察、想象、记忆、思维、实际操作活动和适应环境等方面的能力。

老年人的智力随着年龄的增长而减退，但并非全面减退。国外一些学者对不同年龄的人群智力测定结果表明，18～25 岁时智力达高峰，以后随年龄增长而逐渐减退，老年人减退的更明显，但也有一些纵向研究表明，智力即使到 50 岁也是稳定的。还有一些研究认为随年龄增长，知识和经验不断积累，创造性思维能力不但不减，反而会有所提高。

有些学者认为智力的不同方面随年龄的变化是不同的。小野寺等（1973）采用韦氏（WAIS）成人智力量表对老年人测定结果表明，老年人语言分明显高于作业分。语言性测验分随年龄缓慢下降，而作业分下降较快。Horn 和 Cottell 将智力不同方面称为"晶态智力"和"液态智力"。晶态智力是指后天获得的与知识、文化和经验的积累有关的能力。成年后这些能力随年龄增长不但不减退，反而有所提高。液态智力与自身的神经系统结果和功能有关，包括近事记忆、注意力、反应速度及知觉整合能力等。这些能力在成年期达到高峰后，随着年龄的增长，较早地出现减退，而且减退速度也较快，老年人具有丰富的知识和经验，因此晶态智力易保持，而液态智力随生理功能的衰退而出现减退[3]。

三、影响智力的主要因素

（一）个体因素

个体因素中首先考虑的是遗传因素。人的先天素质为智力的发展提供了物质条件，但如果缺乏后天的环境，即使具有良好的先天素质，智力也不可能得到充分地发挥。

年龄、身体条件、性别对智力的影响，也是研究较多的课题。年龄因素已在前文阐述。

身体状态、各种疾病，尤其是心脑血管疾病可直接影响老年人的智力。各种感官功能的衰退，活动能力受限等在心理上所带来的影响也会影响智能。至于性别的差异，应更多地考虑男女之间在社会上的地位、作用、角色不同对智力带来的影响这种生物学上的差异，尚待进一步研究。我国研究提示男女文化条件保持均等时，智力测试成绩很相近，说明男女智力无显著差异。

（二）社会环境因素

文化水平与智力有关。一个人学历越高，受教育时间越长，由年龄增长所造成的智力衰退速度越缓慢。职业与智力有关，从事脑力劳动的老年人智力衰退缓慢，继续工作的老年人可以保持较高的智力水平。身心健康，与社会保持良好交往的老年人智力保持也较好。社会环境丰富多彩，不断有新的事物出现，能够延缓智力的衰退。

四、推迟老年人的智力衰退的方法

1. 加强体育锻炼和脑力锻炼，对延缓智力衰退非常必要。
2. 保持乐观情绪，心情愉快，身心健康可提高智力效应。
3. 保持良好的社会交往，多与社会接触，可以获得许多新的信息，有利于智力的保持。
4. 吸烟、饮酒、膳食不平衡等健康危险因素都会对智力带来不良影响，因此要戒除不良嗜好，提倡健康的生活方式。

第三节　老年人的记忆

一、记忆的概念

所谓记忆，即过去感知过的事情或思考过的问题，经过一段时间，印象仍保留在脑中，在一定条件下能重现。记忆是人类主要的精神活动，是人类精神发展的基础。记忆过程包括识记、保存、认知（再认）和回忆（再现）四个过程，这四个过程是相互联系且密切相关的。识记是记忆保存的条件和前提，而认知和回忆是某事物在记忆中保存的结果和显现。从信息论的观点看，回忆和认知都是大脑储存信息的提取和利用过程。

根据生理、生化的研究进展，将记忆从机制上分为三型，即瞬时记忆、短时记忆及长时记忆。心理学家根据记忆活动的特点将记忆过程分为感觉记忆、初级记忆和次级记忆。感觉记忆是当外界刺激出现后，一定数量的信息输入感觉器官，保留一个极短时间（约 1s 左右），可转入短时储存，也可很快消失。初级记忆是短时储存，容量有限，保持时间也短（不超过 1min），如果该信息在短时储存中予以加工、编辑，便可转入长时储存成为次级记忆。次级记忆可以保持很长时间，甚至终身。

二、老年人记忆的特点

（一）老年人初级记忆保持较好，次级记忆减退比较明显

因长时间的记忆需要初级记忆转入次级记忆系统，要使感知过的事物进入次级记忆系

统，需要对感知过的材料进行组织、加工，而老年人加工的能力及加工的"效率"都低于年轻人，致使初级记忆活动的持续性受到影响，表现为有些老年人对几十年前发生的事情可以记忆完好，但对于新接触到的事物记忆很差。

（二）老年人再认功能保持较好，回忆活动减退明显

有的老年人表现为能认出熟人，但叫不出名字。记得某个单词是在哪篇文章中出现过，但想不起来单词的意思。这些例子都说明老年人再认能力完好，但回忆功能较差。心理学家对这种情况进行了实验研究，证实了老年人不但对信息的组织加工有困难，而且对信息的提取也有困难，所以表现为回忆功能的减退。

（三）老年人意义记忆完好，而机械记忆不如年轻人

意义记忆是靠理解其内在意义而保持的记忆，老年人在意义记忆方面与年轻人差别不大。而机械记忆是靠机械重复的方法，如记忆人名、地名、数字等，老年人则感到困难。

（四）老年人在规定时间内的速度记忆衰退

当自由掌握记忆速度时，老年人与年轻人在同一规定时间内记忆相同的内容，其记忆效果远不如年轻人[4]。

三、影响老年人记忆的因素

（一）生理因素

老年人记忆的衰退与脑组织的一系列退行性变换有直接关系。但许多研究发现随年龄增长，脑细胞衰亡的程度与记忆力下降的速度不呈正比，即记忆衰退比脑功能衰退更慢，通过训练，记忆力减退可得到改善。

（二）躯体健康状况

人到老年，各种躯体疾病增多，特别是心脑血管疾病、神经系统疾病等均可影响记忆，如脑动脉硬化时，因脑组织供血不足而使脑功能减退，就可能出现记忆障碍。

（三）精神状况

紧张、焦虑、抑郁情绪都会对记忆产生影响。当老年人感到记忆力不如以前时，可产生焦虑，失去信心，越紧张就越感到记忆力差，致使情绪更差，形成恶性循环，所以改善情绪是提高记忆效果的主要措施。

（四）记忆训练

许多老年人随着社会地位的改变，家庭责任的减轻，社会交往的减少，不愿再多用脑，记忆力也随之下降。实验证明，对老年人进行记忆训练，仍能改善记忆力，所以老年人勤于动脑，对延缓记忆衰退是有好处的。

（五）社会环境因素

随着退休、子女独立，老年人在社会、家庭中的角色发生了变化，再加上躯体疾病影响活动功能，使老年社会交往活动减少。伴随而来的是失落感、孤独感、无用感，使老年人有较多的消极情绪，以至影响老年人的记忆力。过度饮酒、不合理的饮食对记忆也有影响。

四、延缓记忆力衰退的方法

人的记忆力随着年龄的增长而减退，这是客观规律。但记忆力是否减退以及减退的快慢，个体差异很大。一般记忆力的减退是缓慢的，记忆力明显减退是在70岁以后，所以老年人不要为记忆力衰退过分担心，适当采用一些方法是可延缓记忆力衰退的。

1. 加强记忆训练 由于老年人初级记忆保持较好，所以应充分利用这一特点，对于刚刚感知过的事物有意识地反复记几遍或加以组织加工，找出规律，有助于记忆。

2. 掌握老年人记忆方法 针对机械记忆能力差的特点，可以随身带上备忘录，随时查阅，针对意义记忆效果好的特点，可以找规律，记要点，加强记忆。还可采用想象加工和联系加工的方法，把本来无关的事物联系起来，可以帮助记忆一些概念性的事物。

3. 发挥老年期记忆的优势 针对老年人近事记忆差的特点，可以充分发挥老年人远事记忆好的优势，把近期发生的一些事与过去记忆中的事物多加联系，加以比较，使之在大脑中建立联系。如为了避免丢三落四，生活安排要有规律，物品放置要有固定位置。另外，注意增强体质，改善情绪，戒烟、戒酒，也是延缓记忆衰退的有效办法[5]。

第四节　老年人的思维

思维是人类认识过程的最高形式，是比记忆、知觉一类的心理现象更复杂的过程。它使人们不仅反映由感觉习惯所直接感知的事物，而且能够反映出事物的内在联系，它是通过对事物的分析、比较、综合、抽象和概括进行的，是一种用推理或判断间接地反映事物本质的认识活动。人到老年时思维活动的变化，是心理学界正在深入研究的课题，目前尚有不同的看法和研究结果。老年人思维特点可概括为以下几个方面。

一、概念形成

概念是构成判断和推理的要素，是人脑反映事物本质特征的思维形式。概念是抽象的结果，它通过表象的概括、联系、综合而形成。它反映事物的共同属性和内部联系。因此，这种基本概念的思维称之为抽象思维。

许多研究证实，概念的形成存在年龄差异。老年人在概念形成过程中所需的时间比年轻人长，出现错误也多。概念形成的难度越大，老年人越感到困难，抽象思维能力明显低于年轻人。当加重老年人记忆负荷时，形成概念更困难，说明记忆力减退是老年人形成概念困难的主要原因。

二、解决问题的思维过程

思维过程主要体现在解决问题的活动中。在整个解决问题的过程中，包含有思维、记忆、学习、技能以及情绪、意志等许多环节，而且要经历几个步骤。首先要对问题的条件和性质有个总的认识，然后再从记忆中提取有关材料，确定解决办法最后是否已经解决。

老年人在解决问题的认识上难以综合分析已知的条件，并且在搜索和保持与问题有关的知识时出现困难，这样就直接影响了策略的选择，另外在解决问题的方式和判断解决方法上也与年轻人不同。现代认知心理学对于解决问题所持的观点是"输入-加工-输出"的模式。认为人是主动寻求信息，对输入的信息以一定策略进行加工处理，并经决策过程再输出去。在解决问题过程中，老年人所表现的效能减退，主要是由于提出解决问题策略的能力降低，并且受记忆能力的影响。

三、创造性思维和逻辑推理

创造性思维是探索未知领域的认识过程中的思维活动，是信息量增殖的思维活动。老年人的创造性思维有下降趋势，但对这种趋势有不同的解释。

推理是以某种原则为基础，从已知的事实推出未知的结果。因为有效的推理过程必须合乎逻辑，所以一般将推理称为逻辑推理。老年人逻辑推理能力的下降可能是由于工作记忆容量缩小引起。

四、延缓老年人思维能力衰退

目前有关老年人思维能力研究的课题尚未取得一致的结果。对于老年人思维能力衰退是否是由认知结果改变引起尚有争论。一般说来感知觉和记忆力衰退出现较早，思维能力衰退出现较晚，而且个体差异很大。老年人多接触社会，勤于动脑，以积极的态度对待生活，对思维能力的保持是很重要的。

总体而言，为延缓脑部衰老，保持思维灵活，应该提倡经常进行有氧锻炼，保持大脑供氧充足；其次要做能激起活力的事情，保持不断求知的欲望，勤于动脑；保持良好的心态，始终认为自己年轻，轻松生活；维持良好的社交关系，常有朋友相伴。最后，饮食要有规律，多吃鱼类、果蔬，平衡膳食[6]。

第五节　老年人的人格

一、人格概念

人的行为不仅受社会、文化、经济、自然等环境因素的影响，而且也受自身的多种因素影响。人格是用来说明行为中个人差异和特点的，是人的特性。

有关人格的类型学说有多种，较有影响的如荣格（Jurg CG）的心理类型。他把人格分为内向型和外向型。内向型的人倾向内心世界，不愿与他人交往，而愿内省，外表看来是冷漠的；外向型则是开朗的，善于交际的，适应能力较强。另一位著名的人格特质心理学家艾森克（Eysenk HJ）从人格特质和维度的研究出发，把人格结果从两个维度来表示，即内倾-外倾维度和稳定-不稳定（高神经质-低神经质）维度。在两个交叉的维度上可以区分出内倾稳定、内倾不稳定、外倾稳定、外倾不稳定4个类型。但实际上一个人的人格不仅只是这两个维度，而是更为复杂的。

二、老年期人格的特征

一个人的人格特征，从成年到老年既有变化又相对稳定。在论述老年期的人格时，不能孤立地仅看这一时期，而要重视它的动态性。因为老年期的人格是经过儿童、青年、成人期之后形成的，到了老年人的个性类型结构和适应环境的基本方式不变，而活动性、反应性、自我控制能力等随年龄增长而有所减退。有关老年期的人格特征，许多心理学家从不同角度提出各自看法，较为一致的有：

1. 对健康和经济状况的担心及过分关注而造成的不安和焦虑。
2. 记忆力减退和学习能力下降，使老年人偏爱旧习惯、旧想法，而显现出偏于保守。
3. 感觉能力的衰退所造成的对外界认知困难，而表现为多疑、思维僵化。
4. 兴趣范围的狭窄及社会交往减少造成的孤独、寂寞。
5. 顽固程度日趋严重而表现出任性和以我为中心。
6. 对生活及工作环境改变的不适应而造成的焦虑。
7. 因把握不住现状，故总好回忆往日的经历，谈论过去，而显得易发牢骚。

针对老年期人格的变化，要确定哪些是纯生物学因素造成，哪些是由非生物学因素造成，是相当困难的。因为衰老伴随着体内平衡机能的下降，造成了抵抗力和适应能力衰退，容易并发各种疾病，真正的衰老必须去除这些疾病的影响。对于老年人来说，衰老的自我感觉、社会和变化的因素及环境的变化这些非生物学因素会给老年人带来更大的影响，因此能够顺利地适应非生物学各种因素的老年人，其基本人格是不会有明显变化的。

人到老年，人格是否变化，个体差异很大，而且也不是必然发生改变。老年人完全可以与年轻人一样，努力改变个性特点中某些不足之处，适应变化的环境。

三、影响老年人人格变化的因素

（一）生物学衰老

生物学衰老最重要的是大脑的衰老。随着年龄增长，脑重量逐渐减轻，还会出现脑室扩大、老年斑、神经元纤维的缠结等病理改变，影响脑功能。感觉器官衰老造成视力及听力衰退，这些均可影响老年人的人格，使之发生变化。

（二）老年人"自我衰老"

一旦老年人强烈地意识到自己已经老了的时候，便会对一般日常生活失掉积极性，对平常生活不再感到满足，丧失了对未来的希望，但渴望自己能生活下去。这些变化会对老年人的适应性产生影响，所以老年人应面对现实而"服老"，用积极态度对待衰老的到来。

（三）脱离社会，人际交往减少

老年人的退休及子女独立生活会使老年人心理发生较大变化，从而产生了失落感、孤独感，进而产生焦虑、抑郁情绪，变得内向。但对于大多数老年人这一时期会很快过去，适应了变化，达到了新的心理平衡。

（四）社会家庭因素

老年人如果得不到社会和子女的尊重，则会变得消沉、暴躁，性格也会发生改变。因此和睦的家庭，良好的社会环境是老年人安度晚年的基本保证[7]。

第六节　老年人的精神卫生

人生活在社会中，会遇到各种各样的问题，对问题处理得好，就会心情愉快，处理得不好就会情绪消沉，精神压抑，使身心受到影响。因此讲究心理卫生，保持心理健康是非常重要的。人到老年应付复杂变化的应激能力、承受心理负担和压力的能力都有所降低，当生活中遇到各种事件或挫折时所产生的心理、情绪反应及对心身健康的影响更为明显。老年人要预防和减少心身疾病，保持心理健康，很重要的就是正确看待和处理老年人常遇到的一些心理社会问题，老年期主要的心理社会问题如下。

一、健康状况

老年人因为机体老化，各种疾病明显增多。据调查 60 岁以上老年人中，有 70％以上的人患有各种慢性疾病，而且因患慢性疾病而影响活动能力的比例随年龄增长而增加。疾病的痛苦及活动能力的受限，使许多老年人有消极情绪，心理健康水平较低。有些疾病直接影响心理功能，如高血压、脑供血不全等各类心血管疾病和神经系统疾病都可引起记忆力减退、焦虑、烦躁、抑郁情绪，严重者引起精神症状。所以健康状况是影响老年人精神健康水平的重要因素。

二、退休后的生活方式

职业与一个人的社会地位、人际交往、受尊重的程度密切相关。老年人退休后，脱离了原工作岗位，开始会感到冷落、寂寞、无所事事。有些人出现所谓"退休综合征"。经过一段时间，大多数老年人会慢慢适应新的生活方式，并寻找到新的人生价值。国内近年调查资料表明，随着离退休制度的健全，接受和愿意提前退休老年人的比例有所增加，只要老年人对退休有思想准备，对退休后生活认真妥善安排，是可以顺利度过这一阶段的。

三、家庭问题

退休后家庭成为老年人活动的主要场所。家庭结构、家庭成员之间的关系、老年人在家庭中的地位是否受到尊重，对老年人的心理健康影响较大。目前我国的家庭结构有多种形式，有传统的几代人同居的组合家庭，也有父母子女构成的核心家庭，老年人独居但子女居住在附近的格局也较普遍。在组合家庭中，老年人与配偶、子女之间的相互心理适应及心理协调，直接影响着老年人情绪及身心健康。在核心家庭、老年人独居家庭中，丧偶、丧子、"空巢"等生活事件，也会对老年人的精神状态带来严重影响。

四、经济问题

据西方国家的一些追踪调查表明，经济问题是影响老年人情绪的重要因素之一。我国调查资料表明，城市老年人大部分有独立经济收入。男性老年人 95％以上有退休金，女性老年人也有 40％有退休金，无退休金者多由配偶和子女赡养。农村老年人多无固定收入，生活水平较低。由经济问题所带来的家庭成员之间的矛盾，是影响老年人精神状态的重要因素[8]。

五、老年人心理健康的标准

良好的心理素质有益于增强体质，提高抗病能力。老年人怎样的心理状态才算是健康呢？有关学者制订了 10 条心理健康的标准。

1. 充分的安全感　安全感需要多层次的环境条件，如社会环境、自然环境、工作环境、家庭环境等，其中家庭环境对安全感的影响最为重要。家是躲避风浪的港湾，有了家才会有安全感。

2. 充分地了解自己　能够客观分析自己的能力，并做出恰如其分的判断。能否对自己的能力做出客观正确的判断，对自身的情绪有很大的影响。如过高地估计自己的能力，勉强去做超过自己能力的事情，常常会得不到想象中的预期结果，而使自己的精神遭受失败的打击；过低地估计自己的能力，自我评价过低，缺乏自信心，常常会产生抑郁情绪。

3. 生活目标切合实际　能够根据自己的经济能力、家庭条件及相应的社会环境来制订生活目标。生活目标的制订既要符合实际，还要留有余地，不要超出自己及家庭经济能力的范围。

4. 与外界环境保持联系　与外界环境保持接触包括 3 个方面，即与自然、社会和人的接触。老年人退休在家，有着过多的空闲时间，常常产生抑郁或焦虑情绪。与外界环境接触一方面可以丰富自己的精神生活，另一方面可以及时调整自己的行为，以便更好地适应环境。

5. 保持个性的完整与和谐　个性中的能力、兴趣、性格与气质等各个心理特征必须和谐而统一，生活中才能体验出幸福感和满足感。若一个人的能力很强，但对其所从事的工作无兴趣，也不适合他的性格，所以他未必能够体验成功感和满足感。相反，如果他对自己的工作感兴趣，但能力很差，力不从心，也会感到很烦恼。

6. 具有一定的学习能力　在现代社会中，为了适应新的生活方式，就必须不断学习。比如不学习电脑就体会不到上网的乐趣，不学健康新观念就会使生活仍停留在吃饱穿暖的水平上。学习可以锻炼老年人的记忆和思维能力，对于预防脑功能减退和老年痴呆有益。

7. 保持良好的人际关系　人际关系的形成包括认知、情感、行为 3 个方面的心理因素。情感方面的联系是人际关系的主要特征。在人际关系中，有正性积极的关系，也有负性消极的关系，而人际关系的协调与否，对人的心理健康有很大的影响。

8. 适度地表达与控制情绪　对不愉快的情绪必须给予释放或称为宣泄，但不能发泄过分，否则，既影响自己的生活，又加剧了人际矛盾。另外，客观事物不是决定情绪的主要因素，情绪是通过人们对事物的评价而产生的，不同的评价结果引起不同的情绪反应。

9. 发挥才能与兴趣爱好　一个人的才能与兴趣爱好应该对自己有利，对家庭有利，对社会有利。否则只顾得发挥自己的才能和兴趣，而损害了他人或团体的利益，就会引起人际纠纷，而增添不必要的烦恼。

10. 满足个人需求　在不违背社会道德规范的情况下，个人的基本需要应得到一定程度的满足。当个人的需求能够得到满足时，就会产生愉快感和幸福感。但人的需求往往是无止境的，在法律与道德的规范下，满足个人适当的需求为最佳的选择[9-10]。

（黄悦勤）

参 考 文 献

[1] 许淑莲. 老年心理学 [M]. 北京：科学出版社，1987.

[2] 荆其诚，林仲贤. 心理学概论 [M]. 北京：科学出版社，1988.

[3] 吴振云，许淑莲，孙长华. 成人智力发展与记忆 [J]. 心理学报，1985（03）：243-249.

[4] 赫葆源. 实验心理学 [M]. 北京：北京大学出版社，1983.

[5] 许淑莲. 成年至老年短时记忆的发展变化 [J]. 中华老年医学杂志，1985（1-4）：1-6.

[6] 张春兴. 现代心理学：现代人研究自身问题的科学 [M]. 上海：上海人民出版社，1994.

[7] 陈仲庚，张雨新. 人格心理学 [M]. 沈阳：辽宁人民出版社，1986.

[8] 李淑然，沈渔邨，陈昌惠，等. 北京城区老年人心理社会状况及其有关因素调查 [J]. 中国心理卫生杂志，1990（03）：115-117.

[9] 李淑然，李格，陈昌惠，等. 北京市城区老年人的家庭、婚姻与健康 [J]. 中国心理卫生杂志，1991（05）：203-205.

[10] 肖健，沈德灿. 老年心理学 [M]. 北京：中国社会出版社，2009.

第四章 老年疾病的临床特点

根据流行病学调查，老年人中心脑血管疾病、呼吸系统疾病及肿瘤性疾病较多见，其他如糖尿病、骨质疏松、增生性骨关节病、前列腺肥大、慢性泌尿系感染、老年性白内障、意外损伤及骨折等也常见。地区不同，疾病患病率的顺位也不同，如北京以心脑血管疾病为首位，而上海则以肿瘤性疾病为首位。

第一节 老年疾病的特点

人至老年期，生理功能、代谢及形态结构均发生不同程度的变化，使老年人对体内外异常刺激的反应性、适应性、防御性及代偿能力等均出现不同程度的减弱。因此，老年人患病的临床表现与一般成人比较，存在某些特点。

一、病史采集困难

老年人的病史采集具有以下特点：①老年人往往患有多个系统疾病，各种疾病的症状错综交杂在一起，使得病史复杂化；②老年人记忆力减退，言语缓慢，听力和辨别能力也变得迟钝，往往难以清楚准确地描述疾病的症状，或不能理解及回答医生提出的所有问题，而家庭成员或邻居提供的病史不够全面或确切，所获得的病史参考价值较小；③老年人痛阈升高，因而有时不能准确地诉说所患疾病的严重程度；④活动功能减退或受限，某些需在应激情况下才能显现出来的症状不易表现出来。

二、起病隐匿、慢性病程

起病隐匿是许多老年病的主要临床特征。当疾病发生时，患者并无任何不适或突出地反映，可以像正常人一样生活或工作。如高脂血症和动脉粥样硬化，是老年人最常见的病症，患者往往毫无察觉，而且这些疾病大多数虽然发病于老年时期，但多数都是起病于中年时期，因此，它的发病也具有一个漫长的慢性过程。

三、症状及体征不典型

由于老年人神经系统和全身反应较迟钝，对痛觉敏感性降低，以及老年人的应激功能下降，对疾病的反应性也相应降低，因而老年病的临床表现往往具有不典型性，甚至完全不表现出临床症状。如老年人肺炎患者不发热、不咳嗽、不咳痰、白细胞不升高，仅表现为生活规律发生了变化，如起床较常日迟、食欲差、精神萎靡不振或嗜睡等；有的表现为脱水，或突然出现意识障碍较明显的症状。早期很少能在胸部听到啰音。

四、多种疾病同时存在

老年人易同时患有多种疾病。全身各系统生理功能均存在程度不同的老化，防御功能及代偿功能均降低。根据国外的一项研究统计显示，65 岁以上老年人平均患 7 种疾病，最多可高达 25 种之多。多种疾病并存不仅给患者带来更多的痛苦，而且也给医生的治疗工作造成许多困难。

1. 各系统及器官相互联系密切，一个系统发生疾病，另一个或两个系统随之发生异常，如脑血管意外，可致心肌缺血及肺部吸入性肺炎等。还可见到一种疾病掩盖另一种疾病，如严重贫血掩盖慢性淋巴细胞性白血病，同时存在因贫血导致的心脏功能不全。

2. 同时存在数种疾病时，某一种疾病出现急性改变时，可使其他器官功能急骤发生障碍，如高血压老年人心血管及脑血管同时存在不同程度的动脉硬化，当血压突然过高时，可导致脑血管意外及缺血性心脏病加重。

3. 各种症状的累积效应随年龄增加而增加，如糖尿病是一种代谢性疾病，但至老年期同时存在肝疾患、肾功能障碍、神经疾患、视网膜血管出血等糖尿病性视网膜疾患等，这种累积效应导致老年人心理负荷加重，致全身状态急骤下降。

4. 免疫功能障碍易导致多种疾病同时发生，如癌症、严重贫血、营养缺乏等。

5. 老年人因骨质疏松、骨折、压疮、尿失禁、老年人肺炎等常可同时发生。

6. 同时患有多种疾病，使用药物种类过多，常由于药动学原因，导致医源性疾病。

五、易发生意识障碍

有些老年疾病常以意识障碍为首发症状，如脑卒中、脑水肿、阿-斯综合征、急性心肌梗死、病窦综合征、肺水肿等可致血压下降，引起意识障碍。其他如糖尿病酮体中毒所致昏迷、高渗性糖尿病性昏迷、低血糖、胃肠道大量出血、严重贫血、肺性脑病、急性或慢性肾衰竭、脱水、电解质紊乱、感染性休克均可于原始疾病发展至严重阶段时出现意识障碍。另外，还可见于使用中枢神经系统抑制性药物时，甚至体位性低血压时，有的老年人可见意识突然消失。

六、并发症

老年人患病时易出现并发症。

（一）水和电解质紊乱

老年人随年龄增加，代谢组织、体细胞数均逐渐减少，常因某种轻微原因可使水盐代谢紊乱，且较难调整，导致死亡。老年人对口渴中枢反应迟钝，饮水量不够，尤以气温高的季节，易发生高渗性脱水。当发生频繁呕吐、腹泻同时合并发热，或消化液引流、大量失血时，也可发生高渗性脱水。高渗性脱水时常合并电解质紊乱，易同时发生低渗性脱水。此外，由于水盐代谢障碍，严重时导致酸碱平衡紊乱，易使老年人出现意识障碍及其他并发症。

（二）运动障碍

因发生原因不同，出现运动障碍的严重程度也不同。如骨性关节炎、各种骨关节疾病（如类风湿关节炎）、痛风等均可出现运动障碍。对于这种运动障碍，一般老年人还可生活自理。但由于脑血管意外发生导致后遗症偏瘫时，有的老年人卧床不起，生活自理困难，这种运动障碍对老年人危害较大。运动障碍的后果使肢体运动少或不运动，易发生骨质疏松、关节周围韧带及骨骼肌老化，加重运动障碍。

（三）大、小便失禁

老年人肛门括约肌功能减退、膀胱容积变小、膀胱括约肌老化等因素，使老年人易出现大、小便失禁。易见于老年各种疾病的终末期。

（四）压疮

多见于长期卧床，且肢体运动障碍的各种慢性疾病的老年人。由于压疮护理不当又可发生其他并发症，如感染等。

（五）出血性素质及紫癜

多见于上肢伸侧及前臂桡侧、手背部、下肢内侧及外侧，这种紫癜与凝血机制无关，主要因皮下组织萎缩，轻微外力，可使皮下血管壁破裂出血。较严重的多见于其他全身性疾病（如慢性肾衰后期尿毒症时），易合并弥散性血管内凝血，此时皮肤可见紫癜，且可见胃肠道出血、血尿等出血性素质的表现。

（六）多器官衰竭

老年多器官功能不全综合征（multiple organ dysfunction syndrome in the elderly，MODSE）是老年危重医学领域一个重要的临床综合征。它是指老年人器官功能随着年龄的增长而衰退，在此基础上慢性疾患使器官功能进一步减退，使机体各器官处于功能不全的临界状态[1]。在某种并不严重的诱因刺激下，短时间内可出现2个或者2个以上器官序贯性或同时出现功能不全，是导致老年人危重病患者死亡的重要原因。老年多器官功能衰竭（multiple organ failure syndrome in the elderly，MOFE）是在老年人器官老化、功能低下、并患有多种慢性疾病的基础上，在某些诱因（如感染、心血管急症等）作用下发生的两个或两个以上器官序贯性衰竭，它是MODSE发展的终末阶段[1]。老年人在MODSE状态下死亡率很高。发生多器官功能衰竭的疾病较多见者为冠心病急性发作引起急性心肌梗死及严重的心律失常，癌晚期合并广泛转移、肺部感染等[2]，其他病患诱发多器官功能衰竭的频率较低。其发生频率与各器官所患慢性疾病的严重程度有关。国内研究资料表明，多器官功能不全中器官受累的频率依次为心（97.4%）、肺（83.3%）、肾（56.4%）、消化道（33.3%）、脑（29.5%）、血液系统（6.4%）等[1]。

七、病理心理学特点

近年对疾病的临床病理心理学进行了研究。国内外研究表明，冠心病与A型行为类型有关。冠心病患者 A 型行为得分明显高于非冠心病患者。高血压患者 A 型行为类型的比例较冠心病患者低，而显著高于非高血压或非冠心病患者。这种特点老年人较中青年多见，且有显著性差异。此外脑卒中患者 A 型行为得分高于健康人。脑血管病患者的心理功能特点为记忆力障碍及语言障碍均较健康人明显。上述证据说明老年人性格与某些老年疾病的发生发展存在一定关系。这些资料提示为更深入地揭示老年人疾病特点及其有关的影响因素，应进一步研究与病理心理学有关的课题。

第二节　心血管疾病

老年人常见的心血管疾病为心律失常、高血压及冠心病。

一、心律失常

心律失常在老年人群中较为常见，且往往能引起严重后果。患病率与年龄有关，且可由多种疾病诱发，主要为冠心病、高血压、肺源性心脏病等。老年心律失常的类型多以房性心律失常为主。

（一）期前收缩

老年人期前收缩患病率较 60 岁以下的非老年人高 1.5～2 倍，男性多见，以室上性期前收缩多见。依据其起源部位不同分为房性期前收缩、交界性期前收缩等。50%～70% 的老年人发生过房性期前收缩。一些无器质性心脏病的老年人可发生频发房性期前收缩，目前尚不清楚其原因。房性期前收缩在心脏病患者和急、慢性呼吸衰竭患者中特别常见。正常人群中很少发生交界性期前收缩，即使在有器质性心脏病的患者中也不常见。

临床一般无明显自觉症状，期前收缩频率过高时，有的老年人感到心悸、胸闷。

（二）传导阻滞

心脏传导阻滞是临床常见的心律失常之一，可以发生在从胎儿至老年人的各个年龄组人群，随着年龄的增长，发病率逐渐增加，这种发病趋势也是老年人群器质性心脏病高发病率和传导系统生理性"老化"的共同体现。

窦房结周围组织（窦房交界区）不能将窦房结产生的冲动传导至心房，将会引起心房和（或）心室停搏，称为窦房阻滞。多见于器质性心脏病患者，冠心病是最常见的病因，约占40%，因心肌缺血导致窦房结交界区器质性损害。

房室传导阻滞主要为冲动从心房到心室出现障碍。房室传导阻滞好发于＞70 岁的老年人群，特别是器质性心脏病患者。接近 5% 的器质性心脏病患者有一度房室传导阻滞，2%有二度房室传导阻滞，5%～10% 有三度房室传导阻滞。一般临床根据心电图改变分为三度：一度房室传导阻滞，表现为房室传导时间延长超过 0.20s，冲动均能从心房传至心室。文献报道，＞60 岁的人群中，5% 心电图 PR 间期＞0.20s。长期以来认为一度房室传导阻滞是一种良性心脏传导阻滞，但 2009 年 Cheng 等发现一度房室传导阻滞较正常对照组心房颤动风险增高 2 倍，起搏器植入风险增高 3 倍，总死亡率增高 1.4 倍。PR 间期每增加 20ms，患者心脏事件风险随即增加。二度房室传导阻滞的特点是部分心房冲动不能下传至心室，出现心室脱漏搏动；三度房室传导阻滞的特点是所有心房冲动均不能下传至心室，在阻滞部位以下出现一个节律点，产生独立的心室节律，即心房、心室的节律脱离。临床表现以三度房室传导阻滞较为严重，心率缓慢，可达 30～40 次/分，常感头晕、嗜睡，由于每分钟心搏出量减少，脑供血不足。安装心脏起搏器可使预后明显改观。

室内传导阻滞指自 His 束以下的心室内传导系统或心室肌发生的传导障碍，通常是指左、右束支，左束支分支，蒲氏纤维及心室肌发生前向传导延缓或中断，是老年人中常见的一种传导异常，发生率明显高于中、青年人。

（三）心房颤动、心房扑动

随着人口老龄化，以及心血管疾病（如心肌梗死和心力衰竭）生存率的提高，患有心房颤动的老年人越来越多。可以预见，心房颤动将成为未来 50 年中最流行的心血管疾病之一。老年人心房颤动或心房扑动多见于高血压、冠心病、心肌病和心力衰竭等疾病，多为阵发性，或由阵发性转为持续性，或开始即为持续性。老年人自觉症状不明显，有的仅有头晕、心悸，多在体检或脑卒中时发现。体征明显，特点为第一心音强弱不等、心室律绝对不整齐、脉搏短绌。

二、高血压

中国高血压指南 2010 年修订版指出，年龄≥65 岁、血压持续或 3 次以上非同日坐位收缩压≥140mmHg（1mmHg ＝ 0.133kPa）和（或）舒张压≥90mmHg 可定义为老年高血压[3]。高血压病是老年人最常见的疾病，是导致老年人充血性心力衰竭、脑卒中、冠心病、肾衰竭、主动脉夹层的发病和死亡的主要危险因素之一，严重影响老年人的健康。老年人高血压特点为：①收缩压增高、脉压增大。随着年龄增长，主动脉僵硬度增加，部分是由于交联胶原增加而弹性蛋白纤维降解造成的。因此，收缩压在人的一生中逐渐增高，而舒张压在中年后期达峰并处于平台期，此后轻微下降。脉压随着年龄增长而增加，可反映年龄相关的血管僵硬度，是老年人重要的冠心病事件危险因子。在老年患者中，脉压是比收缩压、舒张压或平均血压更强的危险因素。收缩压及脉压增大，加速血管内皮功能紊乱及动脉壁的损害，易造成脑卒中的发生。②血压波动性大。常见血压昼夜节律异常，表现为夜间血压下降幅度＜10％（非杓形）或超过 20％（超杓形），血压"晨峰"现象增多，导致心、脑、肾等靶器官损害的危险增加。③常合并靶器官损害及临床并发症与其他慢性病。老年人高血压易合并脑血管疾病［包括缺血性卒中、脑出血史、短暂性脑缺血发作（TIA）］、心脏疾病（如冠心病、心功能不全）、肾功能受损或肾功能不全、高脂血症、前列腺肥大、青光眼等疾病。④体位性低血压。体位性低血压在老年高血压中较多见，尤常见于降压治疗过程中。

三、冠心病

老年人最常见的心脏疾患为缺血性心脏病（冠心病），次为肺源性心脏病。

（一）缺血性心脏病

此种心脏病的主要原因为冠状动脉粥样硬化发生狭窄，致心肌供血不足，且随年龄增大而加剧。患病率及死亡率均随年龄增大而增加，我国 22 个省统计冠心病患病率为 6.64%，且随年龄增大而增加。美国因冠心病死亡者占总死亡人数的 50% 左右。日本及法国此病的死亡率较低，每 10 万人中有 51～74 人。至 90 岁的老年人冠状动脉狭窄程度较壮年人轻，冠心病患病率反而下降。

1979 年世界卫生组织将冠心病分为五型，即：无症状性心肌缺血、心绞痛、心肌梗死、缺血性心肌病、猝死。近年临床医学家趋于将本病分为急性冠状动脉综合征（acute coronary syndrome，ACS）和慢性冠状动脉病（chronic coronary artery disease，CAD）两大类。前者包括不稳定性心绞痛（unstable angina，UA）、非 ST 段抬高性心肌梗死（non-ST-segment elevation myocardial infarction，NSTEMI）和 ST 段抬高性心肌梗死（ST-segment elevation myocardial infarction，STEMI），也有的将冠心病猝死包括在内；后者包括稳定型心绞痛、冠状动脉正常的心绞痛、无症状性心肌缺血和缺血性心力衰竭（缺血性心肌病）。

无症状性心肌缺血在临床无症状，仅当增加心脏负荷，如二级阶梯、踏板等试验，可出现心肌缺血性心电图改变。无症状性心肌缺血在冠心病中发生率高，远远超过有症状性心肌缺血，这些患者经冠状动脉造影或死亡后尸检，几乎均被证实冠状动脉主要分支有明显狭窄病变[4-5]。老年人发现此种冠心病，应密切随访，必要时给予相应处理，以预防心脏突然停搏而猝死。心绞痛的发作与冠状动脉狭窄的程度不完全一致，主要取决于侧支循环形成是否完善。老年人心绞痛发作多由于在冠状动脉硬化的基础上发生冠状动脉痉挛，心肌缺血，使乳酸及磷酸等代谢产物蓄积，侵及心脏传入神经，冲动传入大脑，产生痛觉。老年人一般感受性低，多数无典型症状，仅有胸骨后压迫感、窒息感等。少数有心前区或心窝部针刺样或压榨样痛，疼痛持续时间短的为数分钟，长的可达 10min 以上，发作时间多在夜间，或白天脑力或体力过劳，过度精神刺激也可发作。心绞痛发作时，心电图可见缺血性图像。心肌梗死多为急性，有的老年人在急性心肌梗死前无明显感觉；有的产生较前频繁的心绞痛，持续时间长；或既往无心绞痛发作，突然出现心绞痛。30%～40% 的老年人无典型心绞痛发作，仅感到上中腹部伴随恶心、呕吐、腹泻等，易被误诊为急性胃炎；有的仅表现为心力衰竭、心律失常或休克；有的表现为脑缺血症状，如晕厥、一过性意识消失、抽搐、偏瘫等，这是由于急性心肌梗死时心搏出量减少，影响脑供血，导致脑缺血。此种情况急性心肌梗死易被掩盖而漏诊。急性心肌梗死心电图改变多见于发病后 24h，主要改变为异常 Q 波、ST 段上移及 T 波变化。临床还可参考血清酶学检查如谷草转氨酶、乳酸脱氢酶、肌酸激酶，且特异性较高。

（二）肺源性心脏病

老年人多见。肺源性心脏病在心功能代偿期表现为气道阻塞及肺气肿的临床症状，在心功能失代偿期表现为呼吸衰竭及心功能衰竭同时存在，呼吸衰竭对老年人威胁最重。心脏功能衰竭主要为右心衰竭。

第三节　脑血管疾病

随年龄增加，脑血管疾病发病率增高，较常见的为脑卒中及短暂性脑缺血发作（transient ischemic attack，TIA）。脑卒中包括出血性及缺血性脑卒中。本节重点讨论缺血性脑卒中及 TIA 的临床特点。

一、缺血性脑卒中

缺血性脑卒中包括脑血栓形成及脑栓塞。脑血栓形成最常见的病因为动脉粥样硬化，且常伴有高血压。多发生于夜间睡眠，晨起发现偏瘫，偏瘫侧感觉减退，严重者可出现意识障碍，意识障碍出现较慢，逐渐加重。可见抽搐症状。脑血栓形成，一般预后较轻。有的老年人可反复出现数次脑血栓形成过程。

二、短暂性脑缺血发作

短暂性脑缺血发作（TIA）指反复发作的短暂性脑局部血液供应障碍，导致颈动脉或椎基底动脉系统的一过性局限性脑功能缺损表现，症状突起，又迅速消失，不超过 24h 即完全恢复，不留任何后遗症。可反复发作。好发于 50~70 岁，男性多于女性。临床表现特点多为急性发作，常反复出现，每次发作症状相同，无后遗症。多见于椎-基底动脉微血栓或微栓塞，症状为眩晕、恶心、呕吐、视物障碍、构音困难、咽下困难、肢体麻木、偏瘫、一过性意识错乱，最后出现意识障碍，不同部位脑动脉微血栓或微栓塞临床表现不完全相同。

第四节　恶性肿瘤

癌症的发病率近年来逐年升高，近十几年来增加更为明显。据世界卫生组织 1996 年的统计，全世界每年新患癌症患者有 1030 万，每年死于癌症的患者约为 600 万，预计到 2020 年，每年新发癌症患者可达 1470 万人。尤其是随着社会的发展和生活水平的提高，人类的寿命明显延长，老年肿瘤的发病率亦呈明显上升的趋势。在发达国家，60% 以上的肿瘤患者年龄大于 65 岁，老年人发生肿瘤的危险是中青年人的 11 倍。老年肿瘤的特点主要是：临床表现不典型，常常被同时存在的其他慢性疾病所掩盖，在发现肿瘤时已经出现转移，错过最佳手术时期，或者因存在其他慢性系统性疾病而无法采取手术治疗。部分患者在肿瘤被诊断之前已经死于其他疾病。恶性肿瘤在不同地区的发病率顺位不尽一致，但是，总体来讲，肺癌及消化系统肿瘤（主要包括胃癌、肠癌、食管癌、肝癌等）居恶性肿瘤发病率的前列。

一、肺癌

肺癌是当今世界上对人类健康与生命危害最大的恶性肿瘤之一，其死亡率高居各类恶性肿瘤首位。在美国，2012 年就有 226 160 例新发病例，死亡 160 340 例。在我国，肺癌是第一大肿瘤，超过癌症总死亡率的 20%，且发病率和死亡率均增长迅速，每年新增肺癌病例达 50 万～60 万。世界卫生组织预测，到 2025 年，中国每年将有超过 100 万新发肺癌患者。

吸烟是引起肺癌的一个重要因素。60 多个国家的调查表明，肺癌与吸烟，尤其是与吸纸烟的关系十分密切。有 70% 以上的肺癌患者有重度吸烟史，吸纸烟者肺癌的死亡率比不吸烟者高 10～20 倍。吸烟越多，开始吸烟的年龄越早，肺癌的死亡率越高。国外文献报道女性肺癌的发病率在上升，其原因可能是空气污染，非吸烟妇女在家庭烹饪中接触煤气、天然气、煤烟和油烟等，长期暴露于室内的污染空气中，是诱发肺癌的重要因素。

老年肺癌的临床症状主要与其发生部位及癌细胞的分化程度相关，部分老年人肺癌可无明显临床表现，或者被其他慢性肺部疾患症状所掩盖。老年肺癌主要的临床表现是咳嗽和痰中带血，咳嗽最常见，约占 80% 左右。老年人易患呼吸道感染，尤其是老年慢性支气管炎患者，素有咳嗽史，故易被患者及医生忽略，以致延误病情。然而，经仔细询问和观察，肺癌与老年慢性支气管炎间的咳嗽，尚有差别，肺癌常为无痰的干性呛咳，老年慢性支气管炎咳嗽常伴白沫痰。如老年慢性支气管炎患者近来痰液大量减少或消失，咳嗽频繁加剧，则应引起高度警惕，以免漏诊肺癌。老年性肺癌的另一个主要症状是痰中带血，患者常因此而就诊，其特点为数天或数月中反复间歇性出现鲜红色血痰。肺癌转移至胸膜或胸壁时，可能出现胸痛、呼吸困难及胸腔积液等。部分患者是以肺外表现和肺外转移的症状出现，经过相应的专科治疗无效才明确诊断。老年肺癌转移以胸膜、骨、脑转移多见，近 1/4 的患者出现胸腔积液。

老年肺癌的影像学表现常没有明显的特异性，多表现为团块影、肺不张、阻塞性肺炎等，胸腔积液比较多见，与胸膜转移有关。由于肺癌的影像学表现有时与肺炎、肺结核、肺气肿等难以鉴别，早期容易误诊为肺炎、肺结核、COPD、炎性假瘤等疾病，临床医师应仔细阅读 X 线片及 CT 片，并动态观察其变化，有利于肺癌的早期诊断与及时治疗。近年影像学的发展提高了诊断早期肺癌的敏感性与特异性。正电子发射断层显像（position emission tomography，PET）对良恶性病变的鉴别有价值，对纵隔淋巴结分期也有着明显的优势。低剂量螺旋 CT（LDCT）在肺癌高危人群的筛查与早期诊断中的价值已经得到人们的认可。肺癌的明确诊断有赖于纤维支气管镜或是病变部位穿刺活检，但是近年来影像学检测的灵敏度及特异度已经明显提高，可于病理检测前及早发现诊断。

老年肺癌治疗的方式、方法，主要包括采用手术、放疗、化疗及靶向治疗等，但在指征、条件、治疗剂量、程序等方面有其特点。主要依据其病变部位、病理分型、是否存在浸润、淋巴结或是远处转移，以及老年人自身基础条件，如重要脏器的功能状态、体质强弱、有无伴随疾病等而决定。

二、消化系统肿瘤

根据 2000 年世界卫生组织（WHO）肿瘤组织学分类标准，消化系统肿瘤分为食管、胃、肠管、胆囊和肝外胆管、肝肿瘤 5 类。目前消化系统肿瘤总体发病率占人类恶性肿瘤发病率的一半以上，WHO 的统计数据显示全球肿瘤死亡率的前 5 位中有 3 种为消化系统肿瘤（胃癌、结肠癌和肝癌），我国发病率居前 10 位的恶性肿瘤中有 7 种来源于消化系统。

（一）食管癌

我国是世界上食管癌发病率和死亡率最高的国家，发病率在我国国内呈明显的地区分布特征，北方地区主要是华北三省（河南、河北、山西）死亡率较高，尤以河南省林县高发。食管癌早期一般无症状，并可持续较长时间。当癌组织生长超过食管半周之后，会出现进行性吞咽困难，表现为进食普食、半流食、稀半流、流食时有哽咽感或不能咽下，此为食管癌特有的症状。严重时可出现完全梗阻，部分伴有胸骨后及上腹部疼痛、呕血、声音嘶哑及饮水呛咳等肿瘤组织浸润生长引发的症状表现。诊断主要以食管 X 线钡餐造影、CT、食管拉网脱落细胞学检查为主，后者有助于发现早期病变。治疗根据病程分期以手术切除及放疗为主。

（二）胃癌

胃癌在我国发病率及死亡率居于各类恶性肿瘤前列，男性显著高于女性。胃癌流行病学有明显的地理特征，远东、欧洲、日本、中国等为胃癌高发地区，美国、澳大利亚等发病率最低。胃癌的发病与饮食因素有关，吃酸菜、泡菜等腌制及熏炸食品易导致癌变，而蒜类、维生素 C 等具有保护作用。另外不良饮食习惯及吸烟、家族遗传因素等均为致癌因素。胃癌早期多无明显症状，随着病情的发展多出现类似消化不良的临床症状，可表现为上腹痛，多为钝痛，伴有腹胀、饱满感及恶心、嗳气等。当病变扩展侵犯胰腺、腹膜后淋巴结时，疼痛持续加重并向腰部放射。肿瘤增大时可扪及上腹部包块，质地坚硬，活动受限；肿瘤形成溃疡时可出现上消化道出血；晚期可出现食欲减退、乏力、消瘦及贫血等；出现转移时可出现腹水等；有时合并幽门梗阻，可出现呕吐。上消化道双重造影可查出微小胃黏膜病变，明确诊断有赖于电子胃镜检查及病理活检。胃癌早期治疗以手术切除为主，中晚期病例采用手术、放疗、化疗及中医中药辅助治疗等治疗方式。

（三）大肠癌

大肠癌包括结肠癌和直肠癌，在世界范围内，经济发达国家的发病率较高。在我国国内，大肠癌的死亡率城市显著高于农村。大肠癌的发病与环境因素有关，在我国以东南沿海地区为主；同时与生活习惯、饮食方式密切相关，如饮食中高脂肪、低纤维素可能导致大肠癌高发；其他如家族性腺瘤、吸烟、微量元素（如钼）缺乏等均与大肠癌发病存在相关性。在我国，大肠癌的发病以直肠癌为多见，约占大肠癌的 3/5，其次以盲肠部位多见。大肠癌早期无特殊症状，稍晚可能出现排便规律改变，如便频、便秘、便血及黏液血便等；肿瘤浸润性生长，可能出现腹胀、腹痛及腹部包块，肠腔闭塞或严重狭窄时可能出现恶心、呕吐、腹胀等肠梗阻的症状；病变后期会出现贫血及恶病质等。大肠癌因发病部位不同，可能以不同的临床症状为首发表现，如直肠癌早期可能以便血、排便习惯改变为主；而结肠癌可能以腹胀、便秘、腹部包块为首发表现。结肠癌的检查以钡餐或气钡双重灌肠造影及纤维结肠镜检查为主，直肠癌则以肛门指诊最为简单实用，可辅以直肠镜、乙状结肠镜、CT、MRI 等检查。对于大肠癌的治疗仍然以手术为主，术后 5 年生存率约为 50％，如病变部位局限于黏膜下层，根治术后 5 年生存率可达 90％。对于晚期不宜或无法手术的病例，可采取化疗、放疗及免疫治疗的综合治疗方法。

（四）原发性肝癌

我国是原发性肝癌的高发地区，年死亡人数约占世界 45％，地理分布以东南沿海多见。

原发性肝癌是老年人的常见癌之一，男性发病率显著高于女性。我国肝癌发病的病因主要有肝炎病毒感染、食物被黄曲霉毒素污染、长期酗酒以及农村饮水蓝绿藻类毒素污染等，其他还有肝代谢疾病、自身免疫性疾病以及隐源性肝病或隐源性肝硬化。

肝癌早期可能没有临床症状与体征，临床上难以发现，诊断较困难，多为血清甲胎蛋白普查发现，期间少数患者可以有上腹闷胀、腹痛、乏力和食欲缺乏等慢性基础肝病的相关症状。因此，对于具备高危因素发生上述情况的患者，应该警惕肝癌的可能性，一旦出现典型症状，往往已达中、晚期肝癌，此时，病情发展迅速。其主要表现为肝区疼痛，右上腹疼痛最常见，为本病的重要症状，常为间歇性或持续性隐痛、钝痛或胀痛，随着病情发展加剧。可能伴有食欲减退、饭后上腹饱胀、消化不良、恶心、呕吐和腹泻等症状，因缺乏特异性，容易被忽视。由于肝癌血管丰富而迂曲，动脉骤然变细或因癌块压迫肝动脉及腹主动脉，约半数患者可在相应部位听诊到吹风样血管杂音，此体征具有重要的诊断价值，但对早期诊断意义不大。疾病后期可能出现消瘦、乏力、全身衰弱，少数晚期患者可呈现恶病质状况。发热也比较常见，多为持续性低热，可出现肝外转移灶症状，如肺部转移可以引起咳嗽、咯血；胸膜转移可以引起胸痛和血性胸腔积液；骨转移可以引起骨痛或病理性骨折。晚期患者常出现黄疸、出血倾向、上消化道出血、肝性脑病以及肝肾衰竭等。疾病进展后可出现上消化道出血、肝病性肾病和肝性脑病等并发症。

肝癌的影像学检查主要依靠超声、CT、MRI及血管造影等提示肝内有明确的实性占位，能排除肝血管瘤及转移性肝癌。血清甲胎蛋白及其异质体是诊断肝癌的重要指标和特异性最强的肿瘤标记物，国内常用于肝癌的普查、早期诊断、术后监测和随访。超声引导下肝穿刺取病理可明确诊断。早期病例治疗仍为根治性手术，中晚期病例应以改善生活质量和延长生存期为主[6]。

三、乳腺癌及宫颈癌、宫体癌

（一）乳腺癌

乳腺癌是妇女中常见的恶性肿瘤，发病率仍在逐年上升，并有年轻化的趋势。乳腺癌占美国女性恶性肿瘤发病率的首位，我国国内大中型城市的女性乳腺癌发病率也呈明显增加趋势。早期乳腺癌不具备典型症状和体征，不易引起患者重视，常通过体检或乳腺癌筛查发现。80％的乳腺癌患者以乳腺肿块首诊。患者常无意中发现肿块，多为单发、质硬，边缘不规则，表面欠光滑。大多数乳腺癌为无痛性肿块，仅少数伴有不同程度的隐痛或刺痛。非妊娠期从乳头流出血液、浆液、乳汁、脓液，或停止哺乳半年以上仍有乳汁流出者，称为乳头溢液，单侧单孔的血性溢液应进一步检查，若伴有乳腺肿块更应重视。乳腺癌引起皮肤改变可出现多种体征，最常见的是肿瘤侵犯Cooper韧带后与皮肤粘连，出现"酒窝征"；若癌细胞阻塞了淋巴管，则会出现"橘皮样改变"；乳腺内的大导管受到侵犯而短缩时，也可引起乳头回缩或抬高；乳头湿疹样癌，即乳头Paget病。隐匿性乳腺癌乳腺体检摸不到肿块，常以腋窝淋巴结肿大为首发症状。乳腺触诊、X线摄影、乳腺超声可用于所有疑诊乳腺病变的人群，可同时进行乳腺和腋窝淋巴结的检查。组织病理学诊断是乳腺癌的确诊和治疗依据，是通过综合分析临床各种信息及病理形态得出的最后诊断。乳腺癌应采用综合治疗的原则，根据肿瘤的生物学行为和患者的身体状况，联合运用多种治疗手段，以手术为主，兼顾局部治疗和全身治疗，以期提高疗效和改善患者的生活质量。目前，通过采用综合治疗手段，乳腺癌已成为疗效最佳的实体肿瘤之一。值得注意的是，国内及国外的统计资料表明，每 100 例乳腺癌患者中，约有 1 例为男性患者，男性乳腺癌患者疾病进展较快，恶性程度高，应引起足够的重视[7]。

（二）宫颈癌

宫颈癌位居妇科肿瘤的首位，其发病率仅次于乳腺癌，死亡率居妇女恶性肿瘤之首。经济不发达国家和地区的发病率和死亡率显著高于经济发达国家和地区。我国自开展宫颈癌普查以来，发病率和死亡率均有明显下降。宫颈癌早期无特异性表现，或者只表现为宫颈炎的症状，容易误诊及漏诊。后期可出现阴道出血，尤其于绝经后出现。此外，可能出现白带增多，或因感染及组织坏死出现恶臭，或者癌组织浸润转移出现相应器官压迫或疼痛，以及各器官功能障碍或损伤。宫颈癌的物理诊断主要依靠妇科双合诊及三合诊，有助于了解周围器官浸润范围，确定临床分期。辅助检查主要有宫颈细胞学检查、碘实验及阴道镜检查等，宫颈多点活检是确诊宫颈癌的依据。

目前认为，人乳头瘤病毒（HPV）感染是宫颈癌发生的基本因素，持续的高危型 HPV 感染可引发宫颈病变及宫颈癌。HPV 检测可用于筛查、未明确诊断意义的不典型鳞状上皮细胞/鳞状上皮内低度病变及治疗后随诊。HPV 疫苗的问世是预防宫颈癌的重要事件，可形成一级预防。但早诊早治仍是最基本的防治策略。近年，我国已有了较好的地区性筛查，不仅获得流行病学资料，也达到早诊早治的目的。

（三）子宫内膜癌

子宫内膜癌，又称宫体癌，是较为常见的妇科肿瘤之一，子宫内膜癌在欧美国家的发病率显著高于亚洲国家。近年来，我国国内子宫内膜癌的发病率呈上升趋势，与宫颈癌的比例显著升高，城市和经济发达地区子宫内膜癌发病率高于农村和经济欠发达地区。雌激素的长期刺激已被证实与子宫内膜癌的发生相关，而肥胖、不孕、绝经晚于 52 岁、高血压、糖尿病等为发生子宫内膜癌的主要危险因素。子宫内膜癌多发生于绝经后妇女，其主要临床表现为不规则阴道出血及白带增多，晚期肿瘤蔓延压迫周围组织可出现下腹部包块、疼痛或压迫症状。诊断主要依靠子宫内膜组织活检及宫腔镜检查，治疗根据病理分期以手术切除为主，可考虑激素联合治疗。

第五节　呼吸系统疾病

老年人基础疾病复杂多样，各项肺生理功能（如肺容量、通气功能、换气功能）以及免疫功能低下，使得呼吸道抗病能力差，导致呼吸系统疾病发病率高。另外，国内环境污染日趋严重，空气中可吸入细颗粒物日渐增多，中国已逐步步入老龄化社会，老年人口比例逐年增加，也是造成呼吸系统疾病发病率不断增高的重要原因。目前危害老年人最为严重的呼吸系统疾病主要包括慢性阻塞性肺疾病、老年性肺炎、肺结核及间质性肺疾病等。

一、慢性阻塞性肺疾病（COPD）

慢性阻塞性肺疾病（chronic obstructive pulmonary disease，COPD）是一种具有气流受

限特征的可以预防及治疗的疾病，气流受限不完全可逆，呈进行性发展，其发病与肺部对香烟烟雾等有害气体及有害颗粒的异常炎症反应相关。COPD与慢性支气管炎和肺气肿密切相关，两种情况在COPD都可能存在，并可因呼吸功能不全导致肺动脉高压，进展为慢性肺源性心脏病和右心功能衰竭。慢性咳嗽通常为首发症状，常伴有咳痰，之后出现气短、呼吸困难，这是COPD的标志性症状，也是导致患者焦虑不安的主要原因。气短症状早期仅劳累时出现，后逐渐加重，以致日常生活甚至休息时也出现呼吸困难。COPD急性发病的特征为进行性咳嗽、多脓痰、呼吸困难及间断发热。肺功能检测是诊断COPD的金标准。根据肺功能提示气流受限程度，将COPD分为4级：Ⅰ级为轻度COPD，表现为轻度气流受限，通常可伴有或不伴有咳嗽咳痰；Ⅱ级为中度COPD，气流受限加重并有症状进展及气短，运动后明显；Ⅲ级为重度COPD，气流受限进一步恶化，气短加剧，并反复出现急性加重；Ⅳ级为极重度COPD，严重气流受限，可能合并慢性呼吸功能衰竭，出现急性加重可能有生命危险。COPD的治疗在急性期以控制感染改善症状为主，稳定期以改善肺功能、预防感染为主[8]。

二、老年性肺炎

与年轻人相比，老年人肺炎的发病率和死亡率都显著增高，主要是由于机体老化，呼吸系统解剖和功能的改变导致全身和呼吸道局部的防御和免疫功能降低，各重要脏器功能储备减弱或罹患多种慢性严重疾病；主观原因可能为诊治延误及治疗措施不当。老年性肺炎一般起病隐匿，多表现为患者健康状况逐渐恶化，包括食欲减退、倦怠、头晕、意识模糊等非特异性表现；常无咳嗽、咳痰、发热、胸痛等症状，常表现为呼吸频率增加，呼吸急促或呼吸困难，全身中毒症状较常见或早期出现。体征多无明显特异性，以影像学诊断为主。正确选用抗生素是治疗老年性肺炎的关键，必要时联合用药并延长疗程，同时应注意相关基础疾病的治疗。

三、老年人肺结核

近些年来，老年人肺结核有随着年龄增加而增加的趋势，成为当今国际结核病流行的一大趋势，尤其是发达国家，老年人肺结核呈现高发病率、高患病率与高死亡率。广义的老年人肺结核，包括60或65岁以前所患的结核病未治愈，而延续到60或65岁以后，也包括60或65岁以后所患的结核病。老年人肺结核大多发病隐匿，症状不明显，部分人出现咳嗽、咳痰、血痰、胸痛等，常被误诊为慢性阻塞性肺疾病，延误治疗。咳嗽是最早最多见的症状，凡老年人咳嗽持续两周以上，均应作胸部X线检查，及早发现结核。老年人肺结核的胸部X线常不典型，病灶多位于肺尖部。部分老年肺结核患者结核菌素试验呈阴性，不能据此排除结核，痰菌检查可确诊。老年人肺结核较多合并非结核并发症，多数合并呼吸系统、心血管系统疾病及糖尿病等，由于非结核并发症的掩盖，使得老年人肺结核的误诊率增高，应该引起高度重视。由于老年人肝肾功能的减退，治疗中要注意抗结核药物的不良反应，注意并发症的治疗，重视免疫抑制剂的辅助应用。

四、特发性肺纤维化

间质性肺疾病（interstitial lung diseases，ILD）是以肺泡单位慢性炎症和间质纤维化为主要病理特征，以进行性加重的呼吸困难为主要临床表现的一组疾病。疾病种类多样，包括已知原因（如各种尘肺等）和未知原因（如特发性间质性肺炎等）两大类。ILD 是呼吸系统疾病中最具多样性和复杂性的一组疾病，占呼吸系统疾病的 $10\%\sim15\%$。ILD 的患病率和年发病率呈逐年增加趋势，且随着年龄的增大而增加。

特发性肺（间质）纤维化（idiopathic pulmonary fibrosis，IPF），是特发性间质性肺炎中较为常见的一种间质性肺疾病，在老年人中多见。临床实践中发现近年来 IPF 的病例呈明显增多的趋势。对于 IPF，目前尚无有效的治疗方法，预后极差，中位存活 2.5～3 年，预后差于其他大部分间质性肺病。随着人口的老龄化，IPF 也将变成日益突出的影响老年患者身体健康的重要问题。活动后呼吸困难和咳嗽是 IPF 的主要症状，可以伴有全身不适、乏力和体重减轻等症状，但很少发热。由于 IPF 合并 COPD、高血压病、冠心病、糖尿病的老年患者较多，因此临床表现通常不典型，即使出现症状，也容易误诊为其他疾病。老年患者由于合并一些基础疾病，一旦出现症状，病情进展相对较快。临床诊断需要详细的病史采集、体格检查、X 线胸片及肺功能试验，待确定为特发性间质性肺炎后行 HRCT 检查可明确诊断为 IPF。对于确诊的 IPF 老年患者，应当权衡利弊慎重选择激素或免疫抑制剂治疗[9]。

第六节 糖尿病

糖尿病是一种由多种环境和遗传因素联合作用而导致的高血糖状态的全身慢性代谢性疾病。糖尿病的发病率正在逐年增加，现已成为仅次于心脑血管疾病和肿瘤之后的第三位威胁人类健康的主要疾病。老年糖尿病包括 60 或 65 岁以后发生的糖尿病，也包括 60 或 65 岁以前发病延续到以后的患者。原发性老年糖尿病的发病率随着年龄增长逐渐增加，以非胰岛素依赖型糖尿病多见。

老年糖尿病临床表现经常很不典型，一般无症状，起病隐匿，缺乏"三多一少"（多饮、多食、多尿、体重减轻）的典型症状，往往通过常规体检或因其他病检查血糖或尿糖而发现。但老年糖尿病的并发症较多，如易发感染性疾病，感觉异常，颅神经麻痹，自主神经功能紊乱，直立性低血压，尿失禁等；易发动脉疾患如心脑血管、周围血管及小血管疾患；易发眼底黄斑部渗出或出血、白内障。还可合并内分泌代谢性疾病（如高脂血症、肥胖、甲状腺及肾上腺功能不全）；并可发生高渗性昏迷，但较少发生酮症酸中毒。另外，由于老年人多有肾动脉硬化、肾小球滤过率降低等，使得葡萄糖肾阈增高，尿糖减少。部分严重并发症如糖尿病性肾病、视网膜病变、心脑血管及神经系统并发症等一旦发生，难以逆转，且进展较快，是老年糖尿病的主要致残、致死原因。老年糖尿病的特殊表现有肩关节疼痛、骨质疏松、糖尿病性肌病、糖尿病足溃疡、糖尿病性精神病、恶性外耳炎和低血糖等，在诊治时应高度警惕。

糖尿病的诊断主要依据美国糖尿病协会（ADA）2005 年修订的诊断标准，即具有糖尿病症状，并且满足以下任何一个，即可诊断为糖尿病：①餐后任意时刻血糖水平＞11.1mmol/L，②空腹血糖（FPG）＞7.0 mmol/L，③2h 葡萄糖耐量试验（2h OGTT）＞11.1mmol/L。

老年糖尿病的综合防治包括饮食、运动、药物、监测、健康教育，这五方面必须有机地结合起来，方可协同作用，增强效果；此外还包括戒烟、控制体重、控制血压、调节血脂、心理健康以及提高依从性等。国际糖尿病联盟（IDF）提出老年糖尿病防治目标不能仅局限于控制血糖水平，还要提高老年糖尿病患者的生活质量[10]。

第七节　老年精神病

老年精神病的特点与生理及心理功能的老化密切相关，而且，老年人的躯体疾病较多，加上社会复杂因素的影响，造成老年精神病多发且易发。老年精神病一般发病较缓，某些精神异常症状容易被忽视，而且个体表现的差异较大，有的较早出现症状，而有的直至高龄才表现出精神异常，而且多不典型。老年精神病一般康复困难，老年精神病较常见者有阿尔茨海默病、焦虑抑郁及神经官能症。

一、阿尔茨海默病

老年期痴呆根据病因不同，可分为阿尔茨海默病（即老年性痴呆）、血管性痴呆、混合型痴呆及其他原因（如脑外伤、中毒、维生素 B 族缺乏等）引起的痴呆。阿尔茨海默病在老年期痴呆中最为常见，占 60%～65%，是一种多发于老年人，以进行性认知障碍和记忆能力损害为主的中枢神经系统退行性疾病，也是大脑变性病中最常见的疾病，也称 Alzheimer 型痴呆。在发达国家，阿尔茨海默病是继心脏病、癌症、卒中后的第四位死因，据估计我国现有约 500 万患者。

年龄和性别是阿尔茨海默病公认的危险因素，阿尔茨海默病的患病率和发病率均随年龄增长而升高，女性显著高于男性。阿尔茨海默病的危险因素包括受教育程度低、头部外伤、性激素水平降低、家族史、血管性因素、高同型半胱氨酸、低体温、社会活动减少、轻度认知损伤、病毒感染等多种因素。

阿尔茨海默病在精神心理方面的特点为记忆力障碍，开始为近记忆障碍，发展为完全性遗忘，以后逐渐出现认知障碍，严重时可出现皮层盲或皮层聋；还可能出现定向力障碍，言语障碍，可发展为完全性失语、失读、失写；人格及行为改变，表情淡漠，行为呈退缩状态、呆板；神经功能障碍，表现为不自主动作，动作刻板，可见强握反射、病理反射，有贪食或厌食的表现。

阿尔茨海默病的病因学研究始于 20 世纪 70 年代，包含胆碱能学说及细胞分子生物学水平的淀粉样蛋白学说等，但具体机制尚未明确。对于阿尔茨海默病的治疗，虽然临床上已经应用一些针对机制的药物，但目前仍缺乏有效的特异性方法。药物研究的重点还是针对各相关症状，如改善胆碱能神经递质的药物、改善脑血液循环和脑细胞代谢的药物。

二、抑郁症

老年抑郁症泛指存在于老年期这一特定人群的抑郁症，包括原发性抑郁（含青年或成年期发病，老年期复发）和见于老年期的各种继发性抑郁。它以持久的抑郁心境为主要临床特征，其主要临床表现为抑郁相或躁狂相，可循环、交替或反复发作，老年人动作少且迟缓，言语少且声低，对外界事物无反应，凝视，情绪抑郁，内心空虚、失望，有厌世感，有自杀企图或行动，有罪恶或虚无妄想，多有疑病观念。老年抑郁症至今病因不明，可能与遗传因素、生物因素、躯体因素和心理社会因素等有关。此外，在流行病学调查中，可能存在很多问题，如老年抑郁症的患者病死率和失访率高，可能会造成老年抑郁症可知的发病率低；使用不同的诊断方法，调查所得老年抑郁症的发病率亦不同；患有抑郁症的老年人认知功能会有程度不同的减低，会因记忆下降而对某些症状难以回忆导致遗忘偏倚；老年人躯体疾病较多，有些抑郁症状亦归因于躯体疾病所致而未暴露。

　　焦虑属于情感障碍，是患者在缺乏明显的客观因素或充分根据的情况下，对自身健康和客观情况做出过分严重估计而出现的内心不安，在老年人常见，焦虑常与抑郁同时存在，临床表现为焦虑不安，易激惹，常有自责感，担心躯体有病，常有消化不良、失眠等。

三、疑病症

　　疑病症，又称自主神经官能症，是躯体形式障碍的亚类之一，主要临床特征是担心或相信自身患严重躯体疾病，因躯体症状反复就医，各种医学检查阴性和医生的解释均不能打消其疑虑。这类躯体不适和症状不能用病理表现来解释，但患者却将它们归咎于躯体疾病，并据此而寻求医学帮助。

　　神经官能症以心脏神经官能症最为常见，它是以心血管疾病的有关症状为主要表现的临床综合征，因心理因素导致躯体症状而发病，病程较长，主观感觉痛苦，情感丰富，暗示性高，多夸大痛苦程度，疑似患有重大疾病。因缺乏客观诊断依据，临床症状多不典型，主诉病史多样复杂，易漏诊、误诊。这类患者大多长期失眠、焦虑、多疑，缺乏生活质量。一般治疗上应用地西泮及营养神经药物，但由于药物治疗效果不佳和反复发作，使患者紧张焦虑，并进一步关注自身症状，造成自身症状再次加重，而药物的治疗作用还未体现出来，药物的副作用就体现出来了。患者反复就诊于各家医院，严重影响患者的生活质量，并造成极大的痛苦，部分影响社会功能[11]。

第八节　前列腺增生及泌尿系感染

　　前列腺增生是男性老年人常见疾病之一，随着全球人口老龄化的进展，发病人数日渐增多。前列腺增生的发病率随年龄增长递增，但有增生病变时不一定有临床症状。研究发现，前列腺增生在我国城镇的发病率高于乡村。前列腺增生的发病机制研究较多，但病因至今仍未能阐明。目前已知前列腺增生必须具备睾丸存在及年龄增长两个条件。近年来随着基础研究的深入，认为前列腺增生是前列腺上皮细胞和间质细胞相互作用的结果，近年来又有众多学者提出前列腺细胞凋亡及基因调控理论。尿频为前列腺增生的早期症状，先为夜尿次数增加，但每次尿量不多，由于代偿，症状常不典型，随着下尿路梗阻加重，症状逐渐明显。病程发展后期表现为阻塞症状及刺激性症状，阻塞症状表现为急于想排尿，但尿线短，排尿困难，且排尿呈间断样，排尿时间长，自感膀胱排空困难及尿潴留，这主要是由于增生的前列腺使膀胱颈部及前列腺尿道狭窄所致。刺激症状包括尿频、尿急、夜尿及尿痛，原因为膀胱排空不完全或因前列腺增生发生继发感染所致。至晚期肾功能受损，可发生尿毒症。治疗以药物治疗和手术治疗为主。

泌尿系感染又称尿路感染，临床上较为常见；在感染性疾病中，其发病率仅次于呼吸道感染，也是引起全身严重反应综合征的最重要原因之一。老年患者，尤其是老年女性，因其年龄和生理结构特点等因素影响，一旦发生泌尿系感染，治疗颇为棘手且常反复发作，给患者及家庭带来较重的经济负担。老年人泌尿系感染常无症状，多数诊断是因其他疾病住院，经尿常规检查发现。老年患者，由于其营养相对较差，免疫功能低下，且常伴发糖尿病、脑血管疾患等基础疾病，自理能力较差，更有部分患者因前列腺增生、前列腺癌、尿道狭窄、膀胱结石、神经源性膀胱等原发疾病的影响，造成下尿路梗阻，甚至需要给予长期留置导尿管或膀胱造瘘管等，从而显著增加了泌尿系感染的机会。细菌耐药性菌株不断增加，也给进一步治疗带来了相当大的困难。感染以革兰氏阴性杆菌较为多见，其中大肠埃希菌和肺炎克雷伯菌是最多见的致病菌，其次是铜绿假单胞菌、普通变形菌和奇异变形菌。治疗要根据微生物培养结果选择合适的抗菌药物，对于复杂的泌尿系感染以碳青霉烯类（如美洛培南）为最佳选择，另外也可选择联合用药，发挥药物的协同抗菌作用以提高疗效，避免耐药菌株的产生。

第九节 骨质疏松及骨性关节病

骨质疏松是一种以骨量低下、微结构损坏导致骨脆性增加，易发生骨折为特征的全身性骨病。骨质疏松多见于绝经后妇女和老年男性。原发性骨质疏松又分为绝经后骨质疏松和老年骨质疏松等。绝经后骨质疏松一般发生在妇女绝经后 5~10 年内，老年骨质疏松一般指老年人 70 岁后发生的骨质疏松。老年人多因日照不足使体内维生素 D_3 缺乏，或由于肠吸收功能减低，致体内缺乏维生素，影响钙质吸收而出现骨质疏松。另外性激素分泌减少、缺乏体力活动（即缺乏对骨的机械刺激作用），或其他内分泌疾患以及钙磷代谢异常等，均与骨质疏松有关。骨质疏松的严重后果是发生骨质疏松性骨折（脆性骨折），即在受到轻微创伤或日常活动中即可发生骨折。

骨质疏松性骨折的常见部位是脊椎、髋部和前臂远端。骨质疏松性骨折的危害很大，病残率和死亡率较高。疼痛、脊柱变形和发生脆性骨折是骨质疏松最典型的临床表现。但许多骨质疏松患者早期常无明显的症状，往往在骨折发生后经 X 线或骨密度检查时才发现已有骨质疏松。诊断主要依靠是否发生了脆性骨折和（或）骨密度低下。目前尚缺乏直接测定骨密度的临床手段。骨质疏松的预防和治疗策略较完整的内容包括基础措施（如日常钙剂及维生素 D 的吸收）、药物干预及康复治疗等。

增生性骨关节病也称骨性关节病，为退行性疾患，老年人多见，临床较多见者为颈椎病及腰椎骨性关节炎。

颈椎病是指颈椎间盘退变，颈椎骨质增生以及颈部外伤劳损或先天骨发育异常等引起脊柱内外组织结构平衡失调，刺激或压迫颈部血管、神经、脊髓而产生的一系列症状。颈椎病好发于中年人以上，40~60 岁为高发年龄。颈椎病多侵犯 $C_{5~7}$，首先为椎间盘的纤维环变性，由于承受负荷较大易发生破裂，椎间盘变性可使椎间隙变窄，椎间盘周围韧带松弛，椎体不稳，椎体边缘骨膜经常受刺激，形成骨刺，并突入椎间孔，或是钩突关节骨刺侵占椎间孔的出口，压迫神经根。椎体后方骨刺可与向后隆起的纤维环及后纵韧带水肿和骨化等共同形成突现物，压迫神经根和颈髓，如突出物在侧方可压迫椎动脉，出现椎动脉受压的症状，刺激椎管内外分布的交感神经时，可出现相应的症状。颈椎病的临床症状较为复杂，主要有颈背疼痛、上肢无力、手指发麻、下肢乏力、行走困难、头晕、恶心、呕吐，甚至视物模糊、心动过速及吞咽困难等。颈椎病的临床症状与病变部位、组织受累程度及个体差异有一定关系。颈椎病可分为：颈型、神经根型、脊髓型、椎动脉型、交感神经型、食管压迫型等。诊断依赖于临床表现物理诊断及影像学检查。中医药治疗颈椎病疗效较为明显，可采用中药、推拿、针灸、牵引等，部分采取手术治疗。

腰椎活动范围大，易出现退行性变。腰椎骨性关节炎是常见的腰椎退行性疾病，该病又称为腰椎小关节炎、腰椎小关节综合征、腰椎小关节病，其基本病理特点是腰椎关节突关节软骨变性、破坏及关节边缘和软骨下骨反应增生。骨性关节炎在中年以后多发，女性多于男性，在 75 岁以上人群中患病率则高达 80%。研究表明，国内人群身体各部位腰椎骨性关节炎患病率从高到低依次为腰部、颈部、膝部和手部。该病早期无明显症状，骨质增生或关节突增生严重时，可感到腰痛及僵直感。活动过多，天气变化，感冒均可加重。神经根受压可有单侧或双侧臀部、大腿及小腿后外侧麻木、疼痛；腰椎狭窄时可出现间歇性跛行；马尾神经受压，影响膀胱括约肌，可使排尿困难。治疗以中医药治疗缓解症状为主，症状严重时可考虑外科手术治疗[12]。

第十节　老年致盲性眼病

据世界卫生组织估计，约 80% 的新增盲和低视力与年龄相关，世界各国尤其是许多发展中国家的致盲原因调查显示随着年龄的增长盲的患病率也相应地提高，尤其是 60 岁以上人群其年龄每增长 10 岁，无论是生活视力还是矫正视力平均下降 0.2，盲和低视力患病率显著增高。目前国内首位致盲眼病为白内障，因白内障致盲的眼数占所有盲眼的一半以上。其次为青光眼及年龄相关性黄斑变性（age-related macular degeneration，AMD）等。

老年性白内障为老年人致盲的主要原因，随着年龄的增长，其发病率不断升高。老年性白内障发病的具体机制尚不清楚，目前认为晶状体上皮细胞过度凋亡及晶状体蛋白损伤是白内障发生机制中的重要因素。老年性白内障形成过程中，主要出现晶状体皮质水电解质平衡失调，导致晶状体内水分聚集，引起晶状体纤维水肿、液化；其次，晶状体核的蛋白变性、肿胀，这些改变导致整齐排列的晶状体纤维结构发生紊乱，形成白内障。

老年性白内障一般分为皮质性、核性和囊性 3 种。皮质性白内障最常见，根据其发展过程可分为 4 期。初发期周边晶状体皮质出现空泡、水裂、板层分离和轮辐状混浊，一般不影响视力。膨胀期晶状体皮质混浊继续发展，急剧肿胀、体积膨胀，视力显著减退。成熟期晶状体皮质逐渐全部混浊，虹膜投影消失，视力仅存在光感或眼前手动，眼底窥不入。如果成熟期持续时间过长，进入过成熟期，晶状体内水分继续丢失，晶状体体积减小，囊膜皱缩和有不规则的白色斑点和胆固醇结晶，前房加深，虹膜震颤。晶状体纤维分解液化，呈乳白色，棕黄色晶状体核沉于囊袋下方，可随体位变化而移动，上方前房进一步加深。晶状体悬韧带发生退行性改变，容易发生晶状体脱位。核性白内障发病年龄早，发展缓慢，初期呈现黄色混浊，可长期保持较好的近视力，至晶状体核变成深棕色时，才会显著影响视力。后囊白内障较为少见，晶状体后囊下的浅层皮质出现金黄色或白色颗粒状混浊，为许多致密小点组成，进展慢，因混浊位于视轴区，早期即影响视力，常与核性白内障同时存在。

老年性白内障诊断依靠散大瞳孔后以检眼镜或裂隙灯显微镜检查晶状体，根据晶状体混浊的形态和视力情况可明确诊断。目前尚无疗效肯定的药物用于治疗白内障。老年白内障治疗以手术为主，最常用的手术方式是超声乳化白内障吸除术＋人工晶体植入术。囊内摘除术后患者可以通过验配框架眼镜或角膜接触镜，或者通过角膜屈光手术提高视力。

青光眼已成为国际第二位致盲眼病，据世界卫生组织的资料提示，到 2020 年，全球约有 8000 万青光眼患者，中国有 2200 万青光眼患者。广东斗门、新会、北京顺义等地区的调查资料显示，我国非选择人群的原发性青光眼致盲率约为 10％。临床上将常见青光眼分为原发性青光眼、继发性青光眼和先天性青光眼，根据房角形态将原发性青光眼分为闭角型和开角型两种，原发性闭角型青光眼是我国最常见的一种青光眼。青光眼的早期诊断较困难，青光眼的患病率虽然较白内障为低，但其为不可逆盲，且症状较重，严重地影响老年人的生活质量。视野是青光眼的常规检查项目，早期青光眼的视野改变主要是与同龄正常值相比的视网膜平均光敏感度的下降，视野改变是青光眼视功能损害的金标准。青光眼降压药物治疗主要是通过抑制房水生成和促进房水排除或高渗脱水而降低眼压。目前激光已成功用于青光眼的治疗，激光虹膜切除术主要用于治疗闭角型青光眼，氩激光小梁成形术主要用于开角型青光眼的治疗。

年龄相关性黄斑变性（AMD）又称老年性黄斑变性（senile macular degeneration，SMD）是多发生于 50 岁以上老年人的视网膜色素上皮、Bruch's 膜、脉络膜毛细血管的变性疾病，分为萎缩性和渗出性。萎缩性 AMD 主要表现为玻璃膜疣、视网膜色素上皮增生和地图状萎缩；渗出性 AMD 主要表现为黄斑部的视网膜下新生血管膜，出血或渗出性视网膜脱离，浆液性或出血性视网膜色素上皮脱离，视网膜盘状瘢痕和最终萎缩。黄斑部视网膜下脉络膜新生血管的形成，是本病致盲的根本原因，尤其是湿性 AMD 引发的视网膜下出血等并发症的出现，故目前治疗均集中于黄斑部视网膜下脉络膜新生血管的抑制或消退。由于其病因不明，目前尚无确切疗法，探索性疗法主要包括：光动力疗法、激光光凝、经瞳孔温热疗法、放射疗法、手术及药物治疗等。

（曹　剑）

参考文献

［1］王士雯，钱方毅，周玉杰 . 老年心脏病学［M］. 人民卫生出版社，2012.

［2］钱小顺，侯允天，薛桥，等 . 1605 例老年多器官功能衰竭的临床分析［J］. 中华老年多器官疾病杂志，2002（01）：7 - 10.

［3］刘力生，吴兆苏，朱鼎良 . 中国高血压防治指南（2010 修订版）［M］. 北京：卫生部疾病预防控制局，2010.

［4］Ahmed A H，Shankar K，Eftekhari H，et al. Silent myocardial ischemia：Current perspectives and future directions［J］. Exp Clin Cardiol，2007，12（4）：189 - 196.

［5］张丽，叶平，王士雯 . 老年冠心病无症状性心肌缺血发作 107 例的临床特点［J］. 解放军医学杂志，1992（02）：148 - 149.

［6］周际昌 . 实用肿瘤内科学［M］. 北京：人民卫生出版社，1999.

［7］中国抗癌协会乳腺癌专业委员会 . 中国抗癌协会乳腺癌诊治指南与规范（2011 版）［J］. 中国癌症杂志，2011（05）：367 - 417.

［8］刘又宁 . 呼吸内科学高级教程［M］. 北京：人民军医出版社，2010.

［9］俞森洋，蔡柏蔷 . 呼吸内科主治医生 660 问［M］. 北京：中国协和医科大学出版社，2009.

［10］The American Geriatric Society. 现代老年医学概要［M］. 6th ed. 北京：中国协和医科大学出版社，2012.

［11］李小鹰. 老年医学进展 2013［M］. 北京：人民卫生出版社，2013.

［12］中华医学会风湿病学分会. 原发性骨质疏松诊治指南（2011 年）［J］. 柳州医学，2012（03）：188 -199.

第五章　老年人的合理用药

随着年龄的增长，老年人的生理病理情况发生改变，导致药物在其体内的吸收、分布、代谢和排泄过程均受到不同程度的影响。同时，由于老年人自身疾病复杂，合并用药品种较多，用药依从性较差，这些都会给老年人合理用药带来风险。本章首先介绍老年人药物利用现状和不合理用药的危害，进一步分析老年人药动学特点，在此基础上提出老年人合理用药的原则和建议。

第一节　老年人药物使用现状和不合理用药的危害

一、合理用药的定义与核心信息

世界卫生组织早在 1985 年内罗毕会议上就指出，合理用药即"患者所用药物适合其临床需要，所用剂量及疗程符合患者个体情况，所耗经费对患者和社会均属最低"。2000 年 WHO 推荐相对的合理用药应包含安全性、有效性、经济性与适宜性 4 个基本要素。安全性是合理用药的首要条件，强调用药者承受最小治疗风险获得最大治疗效果；有效性是通过药物作用达到预定目的；经济性是单位用药效果投入的成本低，疗效满意；适当性包括适当药品、适当剂量、适当时间、适当途径、适当患者和适当疗程[1]。卫生与计划生育委员会 2013 年 12 月也提出合理用药十条核心信息[2]，见表 5 - 1 - 1。

表 5 - 1 - 1　卫生与计划生育委员会合理用药 10 条核心信息

条　目	核心信息
1	合理用药是指安全、有效、经济地使用药物。优先使用基本药物是合理用药的重要措施。
2	用药要遵循能不用就不用，能少用就不多用；能口服不肌注，能肌注不输液的原则。
3	购买药品注意区分处方药和非处方药，处方药必须凭执业医师处方购买。
4	阅读药品说明书是正确用药的前提，特别要注意药物的禁忌、慎用、注意事项、不良反应和药物间的相互作用等事项。
5	处方药要严格遵医嘱，切勿擅自使用。特别是抗菌药物和激素类药物，不能自行调整用量或停用。
6	任何药物都有不良反应，非处方药长期、大量使用也会导致不良后果。
7	孕期及哺乳期妇女用药要注意禁忌；儿童、老年人和有肝、肾等方面疾病的患者，用药应当谨慎，用药后要注意观察；从事驾驶、高空作业等特殊职业者要注意药物对工作的影响。
8	药品存放要科学、妥善，防止因存放不当导致药物变质或失效。
9	接种疫苗是预防一些传染病最有效、最经济的措施，国家免费提供一类疫苗。
10	保健食品不能替代药品。

二、老年人是否合理用药的评价标准

合理用药是人、药物和环境相互作用的结果，用药过程的行为失当和错误都可以导致不合理用药。人的方面，医生的诊断水平和药物治疗学知识的掌握情况，药师是否严格审方和正确调配，护士是否正确执行医嘱和进行密切的临床观察，以及患者的依从性都会影响到合理用药；药物本身的特性则是造成不合理用药的潜在因素；环境因素则涉及国家卫生保健体制、药品政策、经济发展水平、文化传统、社会风气等。在众多因素中，处方的适宜性尤其受到关注。

为规范不同国家和地区对不同条件的医疗机构用药现状的调研，现有的合理用药研究主要参考的是国际合理用药调研方法与指标，可以概括为门诊患者合理用药调研指标和住院患者抗菌药物使用情况调研指标。通过提供标准化的指标和方法，以利于合理用药研究，据此发现问题，制定政策，提高合理用药水平。我国《处方管理办法（2007年版）》中第三十五条规定：药师应当对处方用药适宜性进行审核；第三十七条规定：药师调剂处方时必须做到"四查十对"；这是我国在法律层面第一次将处方的合理性写入法规。应该说，处方审核和"四查十对"的内容，就是法律上判断处方合理性的指标，也是合理用药的最低要求。但这些指标和规范均是通用的，没有特殊针对老年人的评价指标体系。

近年来，针对老年人是否合理用药，国外提出了多个评价标准，如 Beers 标准（Beers' Criteria）、老年人不恰当处方工具（Improved Prescribing in the Elderly Tool，IPET）、老年人潜在不恰当处方筛选工具（Screening Tool of Older Persons' potentially inappropriate Prescriptions，STOPP）等。其中，Beers 标准应用最为广泛，国内也有一些介绍和应用[3-6]。

Beers 标准主要是针对老年人潜在不适当用药（potentially inappropriate medication，PIM）提出的。PIM 是指老年人用此类药物的不良风险超过预期的获益（药物对老年人弊大于利），是容易发生药物不良反应（adverse drug reaction，ADR）的高危药物，应避免在老年人中应用。1991年 Beers 组织了美国老年病学、临床药理学和精神药理学等知名专家，在回顾相关文献后达成共识，建立了老年人 PIM 的 Beers 标准，在识别老年人 PIM 和降低老年人 ADR 发生中发挥了积极作用。随着新药的上市和对老药的深入了解，Beers 标准在1997和2003年各做过一次修订，但仍存在一些缺点，如：①表中的很多药物现在已经很少使用，或者不再使用；②根据最新版的英国处方集，Beers 标准中的一些药物事实上不是老年人绝对禁忌使用的药物；③顺序混乱，既不是按照生理学，也不是按照药物名称编排，不便于查找；④很多重要的药物或不良相互作用没有包括进去[3]。因此，2012年美国老年医学会（American Geriatrics Society，AGS）组织11位老年医学专家进行了第3次修订（2012 AGS Beers 标准）。此次更新采用严格系统综述、专家共识意见、证据和推荐强度分级等制定循证临床指南的方法，对2003年版内容进行较大的修订和调整。2012年 AGS Beers 标准最终包括53种（类）药物，分3大类：老年人避免使用的药物、患有某些疾病或综合征的老年人避免使用的药物和老年人慎用的药物[4-6]。

老年人不恰当处方工具（IPET）所收录的药物比 Beers 标准少很多，类别集中在心血管、精神疾病和非类固醇类抗炎药（NSAID），主要在加拿大应用，其明显的缺点是药物类别覆盖不全，以及未按循证医学数据库更新等[7]。

老年人潜在不恰当处方筛选工具（STOPP）是爱尔兰科克（Cork）大学附属医院的一个专家组设计制定的老年人慎用药物列表。该表基本上按系统分为 10 大类，包含 65 个条目，每个条目都注明在何种情况下使用什么药物是不恰当的，例如在肾功能不全的情况下每日地高辛的剂量超过 0.125 mg，有痛风史的患者使用噻嗪类利尿剂，慢性前列腺肥大的患者使用抗胆碱药等。STOPP 的问题是，其中某些情况也不是老年人绝对禁用或绝对不恰当用药，如对慢性阻塞性肺疾病（COPD）患者使用 β 阻滞剂不能一概而论认为不合理，因为 COPD 患者有时可慎用高选择性 β_1 阻滞剂等[8]。

三、老年人不合理用药现状及危害

事实上，不合理用药目前依然是全世界所有国家都存在的问题。据统计，全世界 50％ 以上的药品是以不恰当的方式处方、调配和出售的，同时有 50％ 的患者未能正确地使用[9]。老年人中不合理用药的问题更为严重。

（一）国外老年人不合理用药状况

美国采用概率抽样，对居住在社区老年公寓的 3005 人（57～85 岁）进行调查显示，2005—2006 年间，81％（95％CI 79.4％～83.5％）的老年人至少服用 1 种处方药，42％ 至少服用一种非处方药，49％ 至少服用 1 种膳食补充剂；29％ 的老年人至少同时服用 5 种药物，该比例在 75～85 岁的老年人中更是高达 36％。在处方药物使用者中，46％ 同时服用非处方药，52％ 同时服用膳食补充剂；总体上，4％ 的老年人有潜在发生严重的药物交互作用的风险，其中半数涉及非处方药物，尤其是抗凝剂[10]。

Lusiele Guaraldo 等 2011 年发表了一篇系统综述，共纳入 1990—2010 年发表的 19 项利用管理型数据库开展的研究，其中 73.7％ 采用 Beers 标准评价老年人不适当用药情况。结果显示，不适当用药率 11.5％～62.5％，不适当用药的影响因素包括女性、年老和用药数量多[11]。

另一篇系统综述回顾了 2012 年 3 月以前的文献，共纳入 19 个研究，其中 14 个研究采用 Beers 标准评价初级保健诊所中老年人合理用药情况，结果发现，不适当处方的中位频率为 20.5％（IQR 18.1％～25.6％），以右丙氧酚（propoxyphene）4.52％（0.10％～23.30％），多沙唑嗪（doxazosin）3.96％（0.32％～15.70％）％，苯海拉明（diphenhydramine）3.30％（0.02％～4.40％）和阿米替林（amitriptiline）3.20％（0.05％～20.5％）最为常见[12]。

（二）我国老年人不合理用药状况

我国的情况也不容乐观。我们对 1995 年对北京地区 754 名社区和门诊的老年人两周用药调查也发现，一般老年人群用药频率高达 77.6％，处方药物占 86.4％，中、西药物同时服用者占 41.4％；人均用药 3.16 种，15.2％ 至少同时服用 5 种药物[13]。

沈杰等在上海的研究发现，以 Beers 判断标准（2003 版）为依据，某院 426 名老年住院患者平均年龄 74.8 岁，平均用药数量 8 种，13.6％ 存在与药物相关的潜在性不适当用药，11.0％ 存在与疾病或状态相关的潜在性不适当用药[14]。另一项在北京老年医院开展的类似研究，采用 Beers 标准（2012 版）对该院 350 份 65 岁以上老年住院患者病例进行评价，结果显示，患者平均年龄为 78 岁，平均用药数量 16 种，18.3％存在潜在不适当用药，3.4％存在与疾病状态相关的潜在不适当用药[15]。这些结果都说明，老年住院患者潜在不适当用药发生率较高，应引起临床的重视，以保证老年人合理用药。

赵欢等对石家庄市 416 例社区多重用药的老年非住院患者的潜在用药风险的调查发现，患者平均年龄 73 岁，平均用药 4.9 种，药物不良反应发生率 24.5％，潜在性不适当用药的发生率为 14.7％，用药数量、服用潜在性不适当用药和发生药物不良反应呈正相关（$r=0.498$，$P=0.01$；$r=0.729$，$P=0.01$）[16]。上述结果说明社区老年患者不适当用药的问题也很突出，需要高度关注。

（三）不合理用药的危害

药物的不合理应用直接影响医疗质量、降低药物疗效、引发不良反应、浪费医药资源，甚至会引起患者死亡。老年人不合理用药的后果更为严重。一项系统综述纳入了 1986—2006 年间的 5 个研究，结果显示，老年疗养院中 ADR 发生率 1.19％～7.26％[17]。美国印第安纳州对 7594 名高龄老年人（平均 83 岁）的研究显示，即使调整了社会人口学和临床危险因素后，新发的不适当用药者住院（$OR=1.27$，95％ CI 1.10～1.46）和死亡（$OR=1.46$，95％ CI 1.31～1.62）的风险依然增加[18]。

据估计，一般人群中药物相关的住院占所有住院的 2.4％～6.5％，老年人的比例更高[19]。美国 2007—2009 年间每年因为药物不良事件而急诊入院的老年人高达 99 628 人，2/3 是非有意（unintentional）的药物过量[20]。一项 meta 分析也显示，老年人因 ADE 导致的入院率是年轻人的 4 倍（16.6％与 4.1％），其中 88％是可以预防的[21]。

老年人不合理用药带来的经济负担也很严重。一项纳入 21 篇文献的系统综述证实显示，不适当的处方、依从性差和不良事件给老年人造成的经济影响巨大，其中，不适当处方的后果相当比例是可以避免的[22]。

第二节 老年人药动学特点

一、药物的吸收减少

老年人胃黏膜萎缩及胃壁细胞功能减退，胃酸分泌减少，胃内容物 pH 升高，直接影响酸性和碱性药物的解离度、脂溶度，从而影响药物的吸收，致使其血药浓度降低而影响疗效。老年人肌张力下降，胃肠蠕动减弱，胃排空速度减慢，使药物进入小肠的时间延迟，导致吸收速率和血药峰浓度下降，而吸收半衰期和血药浓度达峰时间推迟，影响药效的发挥。老年人常伴有胆汁和肠道消化酶的减少，且常患有便秘、腹泻，直接影响药物的吸收。老年人心输出量减少，尤其患有心力衰竭、肝硬化、肾衰竭、低蛋白血症等，胃肠道血流量及肝血流相应降低，某些药物的吸收也有可能随之减少。由于胃肠道体液量随年龄增长而减少，使一些药物的生物利用度降低。此外，老年人局部组织血液循环较差，皮下或肌内注射药物吸收慢且不规律，生物利用度低，多次肌内注射易产生硬节，应避免长期肌内注射[23-24]。

二、药物的组织分布特点

老年人体液总量减少，脂肪组织增加。因此，老年人体内药物分布具有水溶性药物分布容积减少、脂溶性药物分布容积增加的特点。具体如乙酰氨基酚、吗啡、哌替啶、安替比林、乙醇等的分布容积减少，血药浓度增加；而脂溶性药物，如利多卡因、地西泮、硝西泮等则分布容积增大，作用持续较久，半衰期延长，易在体内蓄积中毒。老年人血浆蛋白含量减少是影响药物分布的另一因素。血浆蛋白含量减少使血中游离型药物浓度增大，分布容积增加，易出现不良反应，尤其是与血浆蛋白结合率高的药物，如哌替啶、吗啡、苯妥英钠、甲苯磺丁脲、保泰松、华法林、普萘洛尔、地西泮、氯丙嗪、地高辛和水杨酸盐等，血中游离型药物增多，血中游离型药物的百分比与年龄呈正相关。因此，老年人用药应从小剂量开始，逐步调整到合适浓度[23-24]。

三、药物代谢的特点

肝是药物代谢和解毒的主要场所。随年龄增长肝发生一系列改变，如肝重量减轻，功能性肝细胞数量减少，肝合成蛋白质的能力降低，肝微粒体药物代谢酶的活性降低，肝血流量减少。这些因素使一些药物的代谢在老年人中比青年人缓慢，药物半衰期一般较长，药物的作用和不良反应都增加[23]。

肝细胞的各种酶合成能力减少，酶的活性降低，药物转化速度减慢，半衰期延长，具体如苯巴比妥、哌替啶、阿司匹林、利血平等。老年人肝合成蛋白能力下降，血浆白蛋白与药物结合能力降低。游离型药物浓度增高，药物效率增强。老年人肝分解能力降低，增加药物的毒性。对于一些在肝分解的药物要适当减少药量，最好选择肝肾双通道排泄的药物，如吡哌酸、左氧氟沙星、贝那普利等。老年人细胞色素 P450 系统功能下降，通过该途径代谢的药物，如氨茶碱、华法林、环孢素的血药浓度常增加，抑制细胞色素 P450 活性的药物，如红霉素等的不良反应可能增加。老年人乙酰化速度可能减慢，生物转化率低，这可能使肝乙酰化后灭活的药物，如异烟肼、磺胺类的活性和毒性增加[24]。

四、药物排泄的特点

老年人肾实质重量减少，肾单位数、肾小球细胞数和肾小管上皮细胞数均明显减少，肾组织的形态学亦发生改变，可出现肾小球玻璃样变、动脉硬化及间质纤维化等。伴随肾的上述改变，肾血流量、肾小球滤过率、肾小管分泌和排泄功能均有所降低。由于肾功能随年龄增长而下降，主要经肾排泄的药物在老年人体内消除缓慢，血浆半衰期延长，因此更易发生药物不良反应。临床用药时，可根据肌酐清除率来调整用药剂量，如对肾毒性较大的氨基糖苷类抗生素，当老年人的内生肌酐清除率 $<50ml/min$ 时，应减量或延长用药间隔时间，最好避免使用这类药物。大多数头孢菌素的肾排泄也随年龄增长而下降，老年人需适当调整剂量。万古霉素主要经肾排泄，老年人应用该药时也必须减量[23-24]。

五、药物的耐受性

老年人对药物耐受性降低，通常单用 1 种或少数几种药物配合使用时，一般可以耐受。但当许多药物联合使用又不减量时，易出现不良反应及胃肠道症状。另一方面，机体在长期接受 1 种或数种药物时，本身会有调节和耐受作用，药物的疗效会慢慢降低，发生不能控制病情的情况，这时要调整或增加药物品种。最典型的是降压药或降糖药，患者服用数年后会出现血压或血糖控制不良，此时要增加剂量或数种药物联合用。其实，不单是老年人，任何人都会出现药物的耐受性问题[24]。

此外，老年人用药还具有以下特点：①记忆力差，容易重复服用或漏服药；②视力差，易看错瓶签，服错药；③注意力不集中，容易记错医嘱；④不按医嘱处方服药，自作主张加量或停服，导致中毒或病情得不到控制；⑤盲目相信广告甚至传销，不仅浪费钱财，还可能耽误治疗，发生药物损害。

第三节 老年人合理用药的原则

一、老年人合理用药的基本原则

临床用药千变万化。但是，要做到合理用药还是有共同的原则可以遵循。一般说来，合理用药应考虑如下几点：

1. 确定诊断，明确用药目的 明确诊断是合理用药的前提。应该尽量认清患者疾病的性质和病情严重的程度，并据此确定当前用药所要解决的问题，从而选择有针对性的药物和合适的剂量，制订适当的用药方案。在诊断明确以前常常必须采取一定的对症治疗，但应注意不要因用药而妨碍对疾病的进一步检查和诊断。

2. 制订详细的用药方案 要根据初步选定拟用药物的药效学和药动学知识，全面考虑可能影响该药作用的一切因素，扬长避短，仔细制订包括用药剂量、给药途径、投药时间、疗程长短，以及是否联合用药等内容的用药方案，并认真执行之。

3. 及时完善用药方案 用药过程中既要认真执行已定的用药方案，又要随时仔细观察必要的指标和试验数据，以求判定药物的疗效和不良反应，并及时修订和完善原定的用药方案，包括在必要时采取新的措施。

4. 少而精和个体化 任何药物的作用都有两面性，既有治疗作用，又有不良反应。药物的相互作用更为复杂，既可能提高疗效，对患者有利，也可能增加药物的不良反应，对患者造成损害。不同患者可因其病情不同对药物作用的敏感性也不同，这就使情况更为复杂。因此，用药方案要强调个体化和少而精。

针对老年人合理用药也应该遵循上述原则，并且特别强调少而精、小剂量、最佳用药时间、个体化给药、注意药物的相互作用和受益原则。

- "少而精"强调必须要用的药一定要用，可用可不用的药尽量不用，不需要用的药坚决不用。
- "小剂量"指大多数药物在开始时只给小于成年人药量的50%（成年人量的1/5~1/4），或大于成年人药量的50%（3/4），以应对老年人特殊的药动学特点导致的较高的血药浓度，特别是有肾功能不全的患者。以后可根据病情逐渐增加剂量，以达到最好效果为原则。
- "最佳用药时间"指按时间生物学和时间药理学的原理选择最合适的用药时间进行治疗，以达到提高疗效和减少毒副作用的目的。
- "个体化给药"强调要了解患者的病史和用药史、过敏史、药物不良反应史，根据肝肾功能、呼吸功能、心脏情况、胃耐受能力等等，进行个体化用药；不同患者选择不同的药物、不同的剂量、不同的服用方法和药物配伍。

- "多药并用应注意药物的相互作用"指对老年人用药时必须慎重考虑药物的相互作用所引起的不良反应，尤其对药理性配伍禁忌，要严格避免同时使用。输注多组药液时，中间要有冲洗液。
- "受益"强调在选择药物时应权衡利弊，必须对患者利大于弊，才能应用该药，这时首先明确用药的适应证，保证用药的受益风险比＞1。即使有适应证，如果用药的受益风险比＜1，就不应该给予该药物治疗。
- 此外，要加强对老年人用药的指导和监测。医师在给老年人用药时，要详细询问药物过敏史和不耐受药物史，慎重选择用药，详细交代药物名称、特性、药效、用法、可能发生的不良反应、不良反应的处理方法、药物的禁忌证、储藏方法，直到患者确实明白为止，同时最好与老年人身边的陪伴人员交代清楚。老年人服用地高辛、抗心律失常药、抗高血压药、抗糖尿病药、利尿药、抗肿瘤药、抗胆碱能药、抗精神病药、抗生素、β受体阻滞剂，应密切监视药物的不良反应，必要时进行血药浓度监测，以指导准确合理用药[25]。

二、老年人高风险药品目录及使用建议

我国目前尚无老年人高风险药品目录，但 2012 版 Beers 标准提供了更新更实用的循证医学依据，对指导老年人合理用药，规避风险具有重要的参考价值，可以作为保障老年患者用药安全的临床实用工具之一[4-6]。

2012 版 Bccrs 标准包括 53 种（类）药物，分 3 大类，老年人避免使用的药物 34 种（类），详见表 5-3-1；患有某些疾病或综合征的老年人避免使用的药物见表 5-3-2，这些药物能使原有疾病或综合征加重或恶化；老年人慎用的药物共 14 种（类），见表 5-3-3。

表 5-3-1   老年人不适当用药（Beers 标准，2012 版）

不适当药物	理由	使用建议	证据等级	推荐强度
抗胆碱药（TCAs 除外）				
氯苯那敏，赛庚啶，苯海拉明（口服），异丙嗪	易导致意识混乱，口干，便秘及一些其他抗胆碱类不良反应；使用苯海拉明作为严重过敏反应的应急处理是合理的	避免使用	异丙嗪：高 其他：中	强
苯海索	不推荐用于抗精神病药物引起的锥体外系反应	避免使用	中	强
颠茄，莨菪碱，东莨菪碱	抗胆碱活性强，疗效不确切	避免使用，除非在和缓医疗中用于减少口腔分泌物	中	强

续表

不适当药物	理由	使用建议	证据等级	推荐强度
抗血栓药				
口服短效双嘧达莫（不包括含阿司匹林的复方缓释制剂）	可能导致体位性低血压，有更有效的替代药物，注射制剂可用于心脏负荷试验	避免使用	中	强
噻氯匹定	粒细胞减少，有更安全有效的替代药物	避免使用	中	强
抗感染药物				
呋喃妥因	潜在的肺毒性，在肌酐清除率（Ccr）<60 ml/min 的患者尿液中浓度较低，不足以发挥疗效	避免长期使用，避免用于 Ccr<60 ml/min 的患者	中	强
心血管药物				
多沙唑嗪，哌唑嗪，特拉唑嗪	体位性低血压风险较高，不建议作为高血压的常规治疗	避免作为降压药物	中	强
可乐定，甲基多巴，利血平（>0.1 mg/d）	中枢神经系统不良反应风险较高，可能导致心动过缓及体位性低血压，不建议作为高血压的常规治疗	避免作为降压的一线药物	低	强
胺碘酮，普鲁卡因胺，普罗帕酮，奎尼丁，索他洛尔	对于老年患者，控制心率比控制心律更多获益；胺碘酮可产生多种毒性（如甲状腺、肺）及 QT 间期延长	避免使用抗心律失常药物作为心房颤动的一线用药	高	强
地高辛>0.125 mg/d	在心力衰竭患者中，高剂量地高辛没有更多获益反而增加毒性；CCI 降低会导致毒性增加	避免使用	中	强
速释硝苯地平	导致低血压，增加突发心肌缺血的风险	避免使用	高	强
螺内酯>25 mg/d	在老年心力衰竭患者中增加高血钾风险，尤其是剂量>25mg/d，合并使用 NSAIDs、ACEI、ARB 或补钾制剂	避免用于心力衰竭或 Ccr<30ml/min 的患者	中	强
中枢神经系统药物				
叔胺类 TCAs 单独使用或与以下药物合用：阿米替林，多塞平（>6mg/d），丙咪嗪，奋乃静-阿米替林	高抗胆碱活性，导致镇静、体位性低血压，低剂量多塞平（≤6mg/d）安全性与对照组相当	避免使用	高	强

续表

不适当药物	理由	使用建议	证据等级	推荐强度
传统及非典型抗精神病药：氯丙嗪，氟哌啶醇，奋乃静，阿立哌唑，氯氮平，奥氮平，喹硫平，利培酮	增加痴呆患者的脑血管意外及死亡风险	避免用于痴呆患者的行为异常问题，除非非药物治疗失败或患者对自己或他人造成威胁	中	强
异戊巴比妥，戊巴比妥，苯巴比妥，司可巴比妥	躯体依赖性，易产生耐药性	避免使用	高	强
阿普唑仑，艾司唑仑，劳拉西泮，奥沙西泮，替马西泮，三唑仑，氯硝西泮，地西泮，氟西泮，夸西泮	增加老年人认知功能受损、谵妄、跌倒、骨折等风险；适用于以下情况：癫痫、快动眼睡眠障碍、苯二氮䓬类戒断、戒酒、严重广泛性焦虑障碍、围术期麻醉、临终关怀	避免使用任何类型苯二氮䓬类药物治疗失眠、烦躁或谵妄	高	强
水合氯醛	10d 内即发生耐受，给予推荐剂量 3 倍时风险大于获益	避免使用	低	强
内分泌系统用药				
甲睾酮，睾酮	潜在的心脏不良反应，前列腺癌患者禁用	避免使用，除非用于中-重度性腺功能减退	中	弱
甲状腺片	心脏不良反应，可选择更安全的替代药物	避免使用	低	强
雌激素联合或不联合孕激素	潜在致癌作用，老年女性缺乏心血管和认知保护作用	避免口服或外用贴剂，低剂量雌激素阴道用乳膏可用于缓解性交疼痛、治疗下尿路感染及其他阴道症状	口服或贴剂：高 局部用药：中	口服或贴剂：强 局部用药：弱
生长激素	可导致水肿、关节痛、腕管综合征、男性乳房发育、空腹血糖受损	避免使用，除非垂体腺体摘除后的替代治疗	高	强
可调节性胰岛素持续输注装置	低血糖风险高	避免使用	中	强
甲地孕酮	对体重影响较小，增加血栓风险，在老年患者中可能增加死亡率	避免使用	中	强

续表

不适当药物	理由	使用建议	证据等级	推荐强度
氯磺丙脲，格列本脲	导致持续低血糖，氯磺丙脲还会导致抗利尿激素分泌异常综合征	避免使用	高	强
胃肠道用药				
甲氧氯普胺	导致锥体外系反应。包括迟发运动障碍，虚弱老年人卒中风险更高	避免使用，除非胃轻瘫	中	强
口服矿物油	可能导致误吸，有更安全的替代药物	避免使用	中	强
镇痛药				
哌替啶	常规剂量的口服制剂镇痛效果不佳，导致神经毒性	避免使用	高	强
阿司匹林＞325mg/d，双氯芬酸，布洛芬. 酮洛芬，甲芬那酸，美洛昔康，萘丁美酮，萘普生，吡罗昔康	在以下高危人群中增加消化道出血及消化性溃疡风险：＞75岁，口服或肠外给予糖皮质激素，抗凝药物及抗血小板药物	避免长期使用，除非其他可选择的药物疗效不佳，并且患者应服用胃黏膜保护剂	中	强
吲哚美辛（包括肠道外制剂）	增加消化道出血及消化性溃疡风险，所有 NSAIDs 中，吲哚美辛不良反应最严重	避免使用	中	强
喷他佐辛	中枢神经系统不良反应（意识障碍、幻觉）	避免使用	低	强

注：TCAs，三环类抗抑郁药；NSAIDs，非甾体类抗炎药；ACEI，血管紧张素转化酶抑制剂；ARB，血管紧张素受体阻滞剂；PPI，质子泵抑制剂。

表5-3-2 老年特定疾病状态相关的潜在不适当用药（Beers 标准，2012 版）

疾病（症状）	不适当药物	理由	使用建议	证据等级	推荐强度
心力衰竭	NSAIDs 及 COX-2 抑制剂、地尔硫卓、维拉帕米（仅在收缩性心力衰竭患者中避免）、罗格列酮、吡格列酮、西洛他唑、决奈达隆	导致体液潴留，加重心力衰竭	避免使用	NSAIDs，中；CCBs，中；噻唑烷二酮（格列酮类），高；西洛他唑，低；决奈达隆，中	强

续表

疾病（症状）	不适当药物	理由	使用建议	证据等级	推荐强度
晕厥	胆碱酯酶抑制剂、多沙唑嗪、哌唑嗪、拉唑嗪、叔胺类 TC-A、氯丙嗪、甲硫达嗪、奥氮平	增加 OH 或心动过缓的风险	避免使用	受体阻滞剂，高；TCAs、胆碱酯酶抑制剂、抗精神病药，中	受体阻滞剂、抗精神病药，弱；TCAs、胆碱酯酶抑制剂、抗精神病药，强
癫痫或癫痫发作	安非他酮、氯丙嗪、氯氮平、马普替林、奥氮平、甲硫达嗪、氨砜噻吨、曲马多	可降低癫痫发作阈值、应避免使用；对于癫痫控制较好，其他可选药物效果较差时，可以使用	避免使用	中	强
谵妄	所有 TCA、抗胆碱能药、BDZ、氯丙嗪、糖皮质激素、H2 受体拮抗剂、哌替啶、抗精神病药	可诱发或加重谵妄，避免用于存在谵妄高风险的老年人；停药时须缓慢	避免使用	中	强
痴呆及认知功能受损	抗胆碱能药、BDZ、H2 受体拮抗剂	由于其 CNS 不良反应，应避免使用；避免用于痴呆患者的行为异常问题，除非非药物治疗失败及患者对自己或他人造成威胁；增加痴呆患者的脑卒中及死亡风险	避免使用	高	强
跌倒或骨折史	抗惊厥药、抗精神病药、BDZ、非BDZ镇静催眠药（佐匹克隆、扎来普隆、唑吡坦）、TCA、SSRI	可能导致共济失调、损伤精神运动功能、晕厥及跌倒；短效 BDZ 并不比长效的更安全	避免使用，除非其他可选药物不可用，避免将抗惊厥药物用于癫痫以外的治疗	高	强
失眠	伪麻黄碱、去氧肾上腺素、安非他明、哌甲酯、苯异妥因、茶碱、咖啡因	中枢兴奋作用	避免使用	中	强
帕金森病	所有抗精神病药（喹硫平及氯氮平除外）、甲氧氯普安、异丙嗪	多巴胺受体拮抗剂可能加重帕金森症状	避免使用	中	强

续表

疾病（症状）	不适当药物	理由	使用建议	证据等级	推荐强度
慢性便秘	达非那新、索非那新、托特罗定、地尔硫卓、维拉帕米、氯苯那敏、赛庚啶、苯海拉明、异丙嗪、抗精神病药、颠茄类生物碱、莨菪碱、东莨菪碱、阿米替林及多塞平	可能加重便秘	避免使用，除非无其他选择	中到低	弱
消化性溃疡史	阿司匹林>325mg/d，非COX-2选择性NSAIDs	可能加重已存在的溃疡或引起新溃疡	避免长期使用，除非其他可选药物疗效不佳，并且患者应服用胃黏膜保护剂	中	强
慢性肾病4—5期	NSAIDs、氯苯蝶啶	增加肾损伤风险	避免使用	NSAIDs：中　氯苯蝶啶：低	NSAIDs：强　氯苯蝶啶：弱
女性尿失禁	雌激素（口服和经皮，阴道使用除外）	加重尿失禁	女性避免使用	高	强
下尿路症状、前列腺增生	吸入抗胆碱剂、强效抗胆碱药物（用于尿失禁的抗胆碱药除外）	导致尿流变细、尿潴留	男性避免使用	中	吸入抗胆碱剂：强　其他：弱
压力性或混合性尿失禁	多沙唑嗪，哌唑嗪，特拉唑嗪	加重尿失禁	女性避免使用	中	强

表5-3-3　老年人慎用药物（Beers标准，2012版）

不适当药物	理由	使用建议	证据等级	推荐强度
阿司匹林作为心血管事件的一级预防	在≥80岁老年人中，缺少证据证实获益大于风险	≥80岁老年人慎用	低	弱
达比加群	≥75岁老年人联合使用华法林时，出血风险明显增加；缺乏证据证实在CCr<30ml/min的个体中该药的有效性及安全性	≥75岁老年人或CCr＜30ml/min慎用	中	弱
普拉格雷	老年人中，出血风险明显增加，在高危老年人中（有心肌梗死史或糖尿病者），获益与风险相当	≥75岁老年人慎用	中	弱

（詹思延）

参考文献

[1] World Health Organization. WHO medicines strategy: framework for action in essential drugs and medicines policy 2000—2003 [R]. Geneva: World Health Organization, 2000.

[2] 国家卫生计生委宣传司. 合理用药健康教育核心信息释义 [EB/OL]. (2013 - 12 - 10). [2014 - 10 - 30]. http://www. nhfpc. gov. cn/xcs/s3582/201312/9aeb53e87954488bbee2b1559232e749. shtml.

[3] 任小贺, 赵志刚, 任夏洋, 等. 比尔斯标准的修订过程及其对老年人不合理用药的预防作用简介 [J]. 药品评价, 2012 (11): 16 - 21.

[4] 闫雪莲. 新增修订版 Beers 标准 [J]. 中华老年医学杂志, 2012, 31 (7): 636 - 638.

[5] 闫雪莲, 刘晓红. 解读评价老年人不适当用药的标准: 2012 修订版 Beers 标准 [J]. 临床药物治疗杂志, 2013 (02): 44 - 47.

[6] 蹇在金. 老年人潜在不适当用药的 Beers 标准再次更新 [J]. 医学新知杂志, 2013, 23 (3): 152 -157.

[7] Barry P J, O'Keefe N, O'Connor K A, et al. Inappropriate prescribing in the elderly: a comparison of the Beers criteria and the improved prescribing in the elderly tool (IPET) in acutely ill elderly hospitalized patients [J]. J Clin Pharm Ther, 2006, 31 (6): 617 - 626.

[8] Gallagher P, O'Mahony D. STOPP (Screening Tool of Older Persons' potentially inappropriate Prescriptions): application to acutely ill elderly patients and comparison with Beers' criteria [J]. Age Ageing, 2008, 37 (6): 673 - 679.

[9] 汪光宝, 张震巍, 关飚. WHO 促进合理用药的核心政策 [J]. 医院管理论坛, 2003 (06): 37 - 40.

[10] Qato D M, Alexander G C, Conti R M, et al. Use of prescription and over-the-counter medications and dietary supplements among older adults in the United States [J]. JAMA, 2008, 300 (24): 2867 - 2878.

[11] Guaraldo L, Cano F G, Damasceno G S, et al. Inappropriate medication use among the elderly: a systematic review of administrative databases [J]. BMC Geriatr, 2011, 11: 79.

[12] Opondo D, Eslami S, Visscher S, et al. Inappropriateness of medication prescriptions to elderly patients in the primary care setting: a systematic review [J]. PLoS One, 2012, 7 (8): e43617.

[13] 詹思延, 李立明, 李芃, 等. 北京地区 754 名老年人二周用药调查 [J]. 药物流行病学杂志, 1997 (01): 39 - 41.

[14] 沈杰, 刘奕芳, 高宁舟, 等. Beers 判断标准在老年住院患者潜在性不适当用药评价中的应用 [J]. 中国药房, 2010 (06): 556 -558.

[15] 王烨, 李影影, 蔡郁. Beers 标准回顾性评价老年住院患者存在的潜在不适当用药 [J]. 实用药物与临床, 2013 (09): 874 - 875.

[16] 赵欢, 薛鹏, 刘建秋, 等. 基于 Beers 准则的社区老年慢性病患者潜在性不适当用药调查分析 [J]. 中国农村卫生事业管理, 2012 (03): 241 - 243.

[17] Handler S M, Wright R M, Ruby C M, et al. Epidemiology of medication-related adverse events in nursing homes [J]. Am J Geriat Pharmacother, 2006, 4 (3): 264 - 272.

[18] Dedhiya S D, Hancock E, Craig B A, et al. Incident use and outcomes associated with potentially inappropriate medication use in older adults [J]. Am J Geriatr Pharmacother, 2010, 8 (6): 562 - 570.

[19] Lazarou J, Pomeranz B H, Corey P N. Incidence of adverse drug reactions in hospitalized patients: a meta-analysis of prospective studies [J]. JAMA, 1998, 279 (15): 1200 - 1205.

[20] Budnitz D S, Lovegrove M C, Shehab N, et al. Emergency hospitalizations for adverse drug events in older Americans [J]. N Engl J Med, 2011, 365 (21): 2002 - 2012.

[21] Beijer H J, de Blaey C J. Hospitalisations caused by adverse drug reactions (ADR): a meta-analysis of

observational studies [J]. Pharm World Sci, 2002, 24 (2): 46 - 54.

[22] Chiatti C, Bustacchini S, Furneri G, et al. The economic burden of inappropriate drug prescribing, lack of adherence and compliance, adverse drug events in older people: a systematic review [J]. Drug Saf, 2012, 35 (Suppl 1): 73 - 87.

[23] 方宁远, 汪海娅. 老年人合理用药及用药安全 [J]. 中华老年多器官疾病杂志, 2010 (02): 112 -113.

[24] 郑秋甫. 老年人合理用药 (一) [J]. 中华保健医学杂志, 2011 (04): 355 - 356.

[25] 郑秋甫. 老年人合理用药 (二) [J]. 中华保健医学杂志, 2011 (05): 435 - 436.

第六章　老年的社会学特征

第一节　老年社会学理论

一、微观层面的老年社会学理论：个人与老龄化的关系

（一）脱离理论

脱离理论由 Cumming、Dean 和 Newell 于 1961 年首次提出，该理论认为进入老年期的人内心开始退缩，逐渐从整个成年期所参加的社会活动、社会角色中撤离。在脱离理论看来，人的能力不可避免地随着年龄的增长而下降，需要摆脱那种要求他们具有生产能力和竞争能力的社会期望，老年人应该扮演比较次要的社会角色，这形成了老年人脱离社会的生理基础。老年人的脱离过程可能由老年人启动，即老年人的主动退却，减少自己的活动和社会联系；也可能由社会启动，社会对老年人的排挤、歧视和强制性的退休制度促使老年人脱离社会。

这一脱离过程既有利于老年人享受平静满意的家庭生活，也有利于社会的继承，使社会权利井然有序地实现交接。无论是对社会还是老年人来讲都有着积极的意义。因此，脱离理论主张老年人不需要有积极的社会参与，个体在晚年期的时候应该从主要的社会角色上退出来，从而更好地适应老年期的生活，促进社会代际之间的更替。按照这个理论，老年人的脱离过程具有普遍性和不可避免性，对社会和个人都有积极影响，没有改变的可能，也没有改变的必要。

（二）活动理论

活动理论主张老年人应该积极地参与社会，尽可能地保持中年时期的生活方式，从而否定老年的存在，把自身与社会的距离缩小到最低限度。该理论认为活动水平高的老年人比活动水平低的老年人更容易感到生活满意，且更能适应社会。

活动理论的观点基于四点假设，即：老年人的社会角色丧失越多，参与的活动越少；老年人的自我认识需要在社会活动中形成和证明；自我认识越清楚，生活满意度越高；同时，自我认识的稳定性源于角色的稳定性。根据这种假设，活动理论预测，那些与社会环境保持积极互动关系的老年人是最有可能成功的老年人，生活满意度最高。但是由于活动理论着重强调社会活动的重要性，忽视限制老年人参加活动的身体健康和社会经济因素，所以存在一定片面性。

活动理论与联合国的积极老龄化理论有着相似的含义，但积极老龄化理论更加注重老年人的权利，认为社会参与是老年人的一项权益，政府及各个社会部门都应该为老年人行使这一权利创造积极的条件，强调在保障老年人权利的基础上对社会环境进行改进，是从国家社

会应对人口老龄化的层面上提出的宏观战略选择；而活动理论则强调老年人适应社会、适应老年期的个体行为选择模式，在这一点上与积极老龄化理论不同。

（三）连续性理论

人们都有不同的个性和生活方式，个性在适应衰老期的过程中起着重要作用。美国学者Reichard、Livson 和 Peterson 曾对 87 位年龄 55～84 岁的老年人的适应情况进行分析，列出了 5 种主要性格结构。根据个体衰老期的适应程度分为适应正常者和适应不顺利者，其中适应正常者可以细分为成熟型、摇椅型和装甲型人群：成熟型的老年人能够正确认识自己的人生价值，坦然面对退休后的各种问题；摇椅型的老年人消极对待衰老这一既成事实，对于是否实现自身价值并不关心；装甲型的老年人则性格刚毅，有独立见解，通过社会参与以显示自己仍具有的独立性。适应不顺利者又可以分为愤怒型或自我怨恨型人群：愤怒型的老年人时常感到年龄的极度威胁，常常抱怨；自我怨恨型的老年人认为自己是凄凉的失败者，生活在一种自我怨恨、压抑不舒展的心境中。

连续性理论认为老年期的个性和生活方式在很大程度上受中年期的影响，即中年期开朗活跃者，老年期也会积极投入社会活动；中年期沉稳内向者，老年期一般也不会热衷参与社会活动。该理论强调根据自己的个性来选择生活标准，是老年人对生活满意的基础；即老年人不是必然地退出工作和社会生活，而是自己选择让自己继续获得满足感的生活方式。连续性理论看到了个体社会老龄化的差异性，并用个性特征予以解释，弥补了脱离理论和活动理论的欠缺，这是一个进步。但是该理论过于强调个性的稳定性，忽略了外部社会因素对个性改变的作用及衰老过程的影响。应该看到，在社会环境发生巨大变化时，个性也会随之发展。营造良好的环境有利于老年人巩固、形成有益晚年生活的个性特征，而环境的恶化也会导致个性的禁锢。

（四）角色理论

角色理论是老年社会学家解释个体适应衰老过程的最早尝试之一，认为每一个人在一生中都要扮演多种角色，不断寻求个人与社会相互接纳的平衡。在步入老年的过程中，人们扮演的角色在很多方面发生变化。首先，老年人需要从职业角色进入闲暇角色，从紧张繁忙的职业生活转变成缓慢舒适的家庭生活；其次，老年人需要从主导角色进入依赖角色；再次，老年人的角色逐渐单一化，社会关系不断缩小；最后，老年人还可能从配偶角色变成单身角色。简而言之，随着环境的变化，老年人扮演的角色也会不断变换。成功地完成角色调整，适应社会行为与关系的新变化是保障个体晚年生活质量的关键。

（五）社会交换理论

社会交换理论以行为心理学和功利主义心理学为理论基础，认为社会互动是一种双方互相交换的行为，在交换过程中双方都考虑各自的利益，当互动双方都得不到各自利益时，互动即将停止。人们通过掌握物质财富、能力、成就、健康、美丽等社会权力资源来确认自己的社会地位，老年人社会地位下降的根本原因在于老年人缺少可供交换的权利资源和价值，导致老年人在社会交换中处于劣势地位。该理论主张保持老年人现有的资源资本是提高其社会地位的根本。政府、社会可以通过发展与老年人有关的社会政策和社会服务，最大限度地增强老年人的权力资源来保持老年人在社会互动中的互惠性、活动性和独立性。

（六）相互作用理论

在研究老年人方面，相互作用理论主要探讨的是环境、个体及其相互作用对老龄化的影响，包括象征性相互作用理论、标志理论、社会损害理论和社会重建理论等。该理论强调环境对老年个体的生活水平以及生活满意度会产生重要的影响，主张尽量创造良好的环境以促进老年人的社会参与，提供老年人参与社会生活的机会，从而减少其在特定社会环境中形成的孤独感以及失落感。

二、宏观层面的老年社会学理论：老年与社会的关系

（一）老年亚文化理论

由美国学者 Arnold Rose 在 20 世纪 60 年代提出，该理论认为只要同一领域成员之间的交往超出和其他领域成员的交往，就会形成一个亚文化群。在现代社会中，老年人多聚集在老年活动中心等场所，通过与其他老年人的交往和互动，他们逐渐认识到自己的共同利益，当老年群体与其他年龄群体交往时，他们就会显示出亚文化的特征。老年亚文化群的形成有客观背景和主观背景。在客观背景中，法定的退休制度是开始老年期的最主要标志。同时，老年公寓、老年服务设施和老年活动场所的兴建等，又进一步加强了老年人彼此之间的接触。而在主观方面，老年人群相同的社会处境和需求，使老年人发现自己跟社会其他群体的差异，逐步形成群体认同感。由此，主观的吸引和客观的推动共同促进老年亚文化群体的形成，产生老年群体共享的价值观念以及独有的老年人亚文化。

在西方国家，有一种观点认为老年亚文化群是一种少数民族群体，与少数民族群体有着相似的问题，如就业机会不平等、社会经济地位低等。在老年亚文化群中，老年人可以找到共同语言，较少感受到年龄歧视，容易认识自我，对社会的沟通和认同感也随之增加。随着老年人数量和交往的增加，老年人不再满足现有的社会地位，一些老年组织开始组建，构成了潜在的社会势力，提出自己的政治诉求。当然，这种理论并不适用于所有情况，比如在某些论资排辈的环境下，老年人就拥有较高的地位，也能掌握较多资源；再如生活在几代同堂家庭中的老年人，他们很少与外人交往，成为老年亚文化群的观望者。

老年人亚文化理论的重要意义是在以年轻为取向的文化中，体现老年群体特有的生活方式、价值与道德观念、语言与修养、服饰与爱好，提出并探讨老年群体关心或涉及的问题，由此影响老年人的社会地位与政治利益。同时，参与这种亚文化群是老年人建立新的社会关系的重要方式。该理论的弊端是老年人本身已经与主流社会产生了疏离，过分强调老年亚文化，可能在一定程度上唤醒社会对老年这个特殊群体的关注，但也可能会将老年人进一步从主流社会推开，加剧老年人与主流社会的疏离。

（二）年龄分层理论

由美国学者 Riley MW 等人 1972 年提出，利用社会学中社会阶级、分层、社会化、角色等理论，试图从社会和个人角度出发，综合理解人的老龄化和老年人的社会地位变化的理论框架，它是新近发展起来的较全面的、颇具发展前景的一个理论。年龄分层理论具有 4 个

要素：①同期群，②各个年龄层对社会的贡献或反应能力，③年龄层的社会形式，④与年龄有关的期望。

年龄分层理论强调相同年代出生的人不但具有相近的年龄，而且拥有相近的生理特点、心理特点和社会经历；不同年龄层群体所置身的社会环境不同，对历史环境的感受也不相同；同时，社会根据不同的年龄及其扮演的角色将人群分为不同的阶层，每一个人都从属于一个特定的年龄群体，随着他的成长，不断地进入另一个年龄群体，接受社会赋予的不同角色和期望。因此，一个人的行为必然会随着所属的年龄群体的改变而发生相应的变化。人的老化过程与社会的变化之间的相互作用是动态的，即老年人与社会总是在不断地相互影响。同一年龄分层的老年人之间会相互影响其老年社会化的过程，使得老年人群体间拥有了某些特定的普遍行为模式。

年龄分层理论注重个体动态的发展过程及社会的历史变化，过分强调了整体的统一性，忽略人群的个体差异。由于社会的分配机制和社会化机制的影响，同期群成员也存在着能力、角色和社会期望方面的差异，因而个体老龄化也会出现不同的境况。但在这方面，年龄分层理论缺乏足够的解释力。

（三）现代化理论

由 Cowgil 和 Holmes 于 1972 年提出，力图阐述现代化与老年人社会地位变化的关系，提出影响社会现代化和老年人地位的四个相关变量，即生命健康技术、经济技术、城市化程度和教育水平。该理论认为现代化在推进人口老龄化和老年人数增加的同时，削弱了老年人的社会地位。首先，人口老龄化不是与生俱来的社会现象，是人类社会发展到一定阶段的产物，准确地说是工业化的产物。其次，科学技术迅速发展，社会流动频率逐渐加快，老年人的传统经验和所掌握的知识很快过时，在快速发展的社会面前显得无所适从。因此，老年人的社会地位和价值迅速降低，拥有的领导角色和权力逐步减少，渐渐被迫脱离社会生活，成为一个有着自身特征和特殊需求的独立群体。

20 世纪 60 年代以后，因为对现代化老年理论的反思与批判逐步形成了一些参与式发展理论。与传统的现代化发展理论相比，参与式发展理论是一种相对微观的发展理论，强调尊重差异、平等协商，通过老年人群的积极、主动、广泛参与，实现其可持续的、成果共享的、有效益的发展。参与式发展的重要基础在于对老年群体公正、公平地认识，对老年群体所处环境进行全面综合地判断分析，并且充分考虑老年人的观点与看法。

（四）社会建构理论

社会建构理论认为人对事物的评价依赖于自身的经历和所处的环境，主张老年人的生活状态取决于他们自己对待生活的态度。该理论强调人的主观能动性的巨大作用，相信老年人主观赋予的生活意义可以决定他们晚年的生活状态。按照这一理论，社会工作者应尽量了解老年人自己建构的世界是什么，帮助他们参与与自己的世界观相一致的活动，并应在采取干预活动时充分考虑老年人个体的世界观建构。但是，该理论忽视了物质的决定作用，将老年的生活状况与物质条件分而论之，产生理论片面性。

第二节　老年人的社会特征

一、老年人社会角色的变换

退（离）休对于老年人来说是一种社会标志，标明老年人失去了职业角色，其生活的主要内容由工作变成了闲暇，由此引发一系列的生活方式改变，个体与社会互动关系减弱，老年社会角色发生变换。

人的社会角色是动态变化的，离退休使老年角色发生急剧变动。对这些变动心理准备不足，就容易发生心理失调。一般来说，老年角色转换表现为四个方面，即：从劳动角色转换为供养角色，从决策角色转换为平民角色，从工具角色转换为情感角色以及从父母角色转换为祖父母角色。

首先，劳动角色转换为被供养角色。此过程中，老年人不再肩负社会公职责任，成为由社会和家庭共同供养的弱势群体。当然这个转变过程不是绝对的，某些老年人不具有接受供养的条件，进入老年时期后，仍然依靠自身劳动获得生活供给。从总体上说，老年人从劳动角色到供养角色的转变对老年人的生活方式和思想观念的影响十分巨大。在这种情况下，老年人容易产生经济危机感，担心自己的社会地位降低，家庭权利变小，在行为上显出烦躁不安、发脾气、不愿出门、无所适从和不知所措等。同时，随着年龄的增大，这种角色转变会日益凸显，此时老年人就需要一段时间的适应过程，以正确地接受并扮演社会的供养角色。

其次，决策角色转换为平民角色。老年人在退休之前，其子女在许多方面依赖于父母，因为相对来说，父母社会关系较广，其实力往往比子女强；当老年人退休之后，儿女就会从依赖父母转变为关怀老年人、体贴老年人，从属关系发生根本变化。在这一过程中，老年人在家庭中的"家长"角色逐渐转换为被动接受照顾的角色，不再具有家庭事务的决策权利。这容易使老年人产生"被抛弃感"和寂寞感，需要较长时间的适应过程进行调整。

再次，工具角色转换为情感角色。工具角色是指人们肩负着一定的社会公职，在社会政治、经济、文化各领域占据着主体地位；而情感角色是为满足身心情感需要的角色，主要包括父母、配偶、儿女及兄弟姐妹等家庭角色，以父母及配偶角色为主。在这一过程中，老年人从社会回归家庭生活，容易产生时间分配的不适应，同时引起角色认识模糊和家庭矛盾冲突。

最后，父母角色转换为祖父母角色。这种角色转换主要出现在主干家庭或联合家庭或大家庭中的老年人，伴随角色转换，老年人还需扮演公公（婆婆）角色或岳父（岳母）等家庭角色。这种角色转换的强度在农村较为强烈，而在城市里相对较小。在城市里，老年人有退休金，对子女依赖小；同时，由于亲子间代沟的存在和家庭住房面积的限制，容易导致老年人的角色转换产生亲子代的摩擦，进一步削弱老年人扮演祖父母角色的强度。

倘若角色转换急促，不仅容易滋生消极情绪，还会使老年人发生角色失准行为。比如不清楚自己所承担的权利和义务、在选择角色行为时产生混乱和错位、从旧角色退出不知如何或者来不及建立新角色规范和行为准则造成角色中断等。当然，除了上述的角色转换外，老年人还将遭遇多重"突然失去"的威胁，如子女情感支持的突然失去，及子女成家分居，老年人进入"空巢"家庭；健全身体的突然失去，疾病并可能面临肢残或死亡；配偶的突然失去，丧偶并带来心理健康上的问题。所有这一切都是老年人将要面临的新的问题，都需要通过继续社会化、加强学习、提高修养和不断自我调整来予以解决。

二、老年人社会地位的变化

社会地位实际上是指社会关系空间中的相对位置以及围绕这一位置所形成的权利义务关系，强调伴随社会角色而来的社会责任和社会尊严。一般来说，社会角色重要，社会责任和社会尊严就高；社会角色不太重要，社会责任和社会尊严就相对较低。随着社会角色发生变化，社会责任和社会尊严也会发生相应改变。老年期是社会角色变化的时期，也是社会地位转变的时期，其社会地位的高低也主要取决于其掌握社会资源的多少。

在传统社会，老年人因其掌握丰富的生存经验而备受尊敬，因而社会地位非常高。在现代社会，老年人的社会地位明显下降，主要体现在以下几个方面：一是无论自己愿意与否，当个人年满 55 岁或 60 岁时便要按规定退休，停止其扮演的社会角色；二是现代社会老年人在经济收入上明显减少；三是社会文化忽视老年人的合法权益；四是现代社会思想强调年轻人的作用而忽视老年人的价值和作用。要提高老年人的社会地位，除了需要建立健全各项法律制度外，最迫切也最重要的还是正确认识老年人口群体的价值与作用。

老年期社会地位变化的原因可以分宏观和微观环境两方面考察。在宏观环境方面，经济的高速发展需要继续社会化和接受能力强的年轻劳动者。老年人反应慢、知识更新能力较弱，因此，老年人的地位与社会变迁率成反比，而且老年人因体力等方面的原因，怕变求稳，难以适应高度流动的社会需求，所以高度的社会移动会降低老年人的地位；另外，缺乏对老年人口群体社会价值和作用的宏观且全面的认识和评价，也是造成老年人口社会地位下降的重要原因。

在微观环境方面，老年人社会地位降低的原因可分为三方面。

第一，老年人口成为企业的经济负担。老年人身体素质较差，医疗负担较重，而医疗费用大部分由企业或者社会承担，加重了社会的运行成本。国家卫生服务调查的数据表明，老年人的医疗费用占 GDP 的份额逐年上升，老年人从生产者转变为消费者，国民资金大量花费在医疗、保健领域，影响了国民收入中用于社会投资的规模。同时，人口老龄化使得领养老金的群体越来越庞大，导致这部分资源无法投入社会再生产，减少了用于社会投资的资金，影响社会投资。此外，老年人的陪护需要中青年劳动力，从而影响这部分劳动力的社会劳动时间，间接影响了企业的经济效益。因此，人口老龄化对社会劳动生产率的提高有一定的抑制作用。老龄化带来的退休制度、养老金制度等一系列社会变革，成为影响企业发展不可预知的因素。

第二，老年人口成为企业中的保守群体。在社会地位发生相应变化的同时，老年人的心理状态也在不断地适应当前变化。从劳动群体转为供养群体后，老年人话语权逐步减退或者消失，经济支配能力被削弱成为弱势群体。这种弱势地位使这部分群体更加安于现状，或者仅仅着眼于维护现有的资源，不自觉地成为了改革或者创新的阻力。此外，在生理学上，神经结构的衰退也使得老年人反应变慢，活动性减弱，有形成内向保守性格的趋势。

第三，老年人口自救自助意识不强。随着我国城市化和人口老龄化加剧，空巢老年人的比例与日俱增。老年人因缺乏自救自助能力而导致意外发生，给社会和家庭带来严重负担。此外，老年人自身思想相对放松，越来越多的老年人日益超脱，不再继续奋斗，仅凭自己的退休金或者儿女的供养安享晚年，这是造成老年人社会地位下降的重要原因。

三、老年人家庭角色和地位的变换

家庭生命周期是家庭发展变化的过程，它是从发展的角度观察家庭的结构、功能、代际关系的变化及其相互关系的。当家庭结构功能发生变化时，家庭的代际关系也会随之变化，从而形成老年期在家庭中的新特点。

家庭是老年人生活的主要天地，家庭角色是老年人的基本角色。老年人在家庭中主要经历共居角色、老伴角色、父（母）亲角色、空巢角色等角色变换。共居角色主要指生活在庞大家庭的老年人，这种角色有助于老年人享受天伦之乐，但多重人际关系也容易给家庭带来摩擦和纷扰。老伴角色多为老年夫妻或带未婚子女的核心家庭中的老年人，老伴在经济支持、日常生活料理和精神慰藉方面发挥着儿女们无法代替的作用。而父（母）亲角色多指丧偶老年人与子女共居的破损家庭或称残缺家庭中的老年人，这种父母角色在权利、义务和社会期望上都远不及中年期的父母角色，更像是家庭助手角色。空巢角色多为无子女或子女不在身边的老年人，此角色老年人生活孤寂感强，缺少与子女的情感交流，如果这些老年人遭遇丧偶的话，会对老年人的身心造成更大的损伤。

大体而言，老年人家庭角色的变换主要是从户主角色到非户主角色的转变，从抚养角色到被赡养角色的转变，是同整个社会家庭结构、功能变化、城乡差异及个体家庭具体变故相关的。同时，老年个体的健康状况、婚姻状况等发生意外都会造成老年人家庭角色发生变化。

随着老年人的家庭角色变化，老年人的家庭地位也发生相应的变化，具体表现为经济地位及话语权的丧失等。老年人家庭地位是老年人晚年生活质量的重要影响因素。老年人家庭地位高，受子女尊敬和关怀，其晚年生活就会享乐幸福；反之，老年人家庭地位低，老年人就会遭冷落甚至被遗弃，就可因无人关注而生活凄凉。老年家庭地位的高低主要通过老年人赡养方式、经济来源和老年家庭构成等状况来反映。首先，国家政府实行的退休保障制度在一定程度上决定了老年人的赡养方式。若退休保障制度完善，老年人可以在没有工作能力的情况下，依靠社会支持的经济收入自给自足，减轻子女赡养负担的同时，容易赢得家庭成员的尊重；若退休保障制度欠缺，老年人的经济来源将完全依靠子女提供，这将严重影响老年人的家庭地位。其次，老年家庭构成也是影响老年家庭地位的重要因素。我国推崇正统的儒家文化思想，其中的孝文化已浸透到社会的每一个角落。因此，越是在庞大的联合家庭，老年人的家庭地位越高，越容易受到家庭成员的尊重。但是，随着经济的发展，庞大家庭趋于解散，城市中以核心家庭居多，老年人的权威地位不断被新的户主削弱，老年人的家庭地位逐渐降低。

（谢　铮　张拓红）

参考文献

[1] 严晓萍. 老龄化背景下社会养老政策支撑体系研究 [J]. 中国市场，2013（23）：81-84.

[2] 苏中文，王晶. 社会性别视角下老年群体经济参与现状分析——基于"第三期中国妇女社会地位调查"吉林省数据分析 [J]. 东北师大学报（哲学社会科学版），2013（4）：153-157.

［3］陈涛. 老年社会学［M］. 北京：中国社会出版社，2009.

［4］张仙桥，李德滨. 中国老年社会学［M］. 北京：社会科学文献出版社，2011.

［5］邬沧萍，姜向群. 老年学概论［M］. 北京：中国人民大学出版社，2011.

［6］林明鲜，刘永策. 城乡人口老龄化与老龄问题研究［M］. 济南：山东人民出版社，2010.

［7］苗建华. 社会发展与老年人的家庭地位［J］. 社会科学，1989（12）：33-37.

［8］吴何女. 试析农村老年人家庭地位边缘化问题［Z］. 贵阳：2011.

［9］孟伦. 网络沟通对老年人家庭角色缺失的补偿［J］. 新闻界，2013（07）：3-8.

［10］伍海霞. 河北农村老年人家庭生命周期及影响因素分析［J］. 人口与经济，2010（04）：71-77.

第二篇
老年保健流行病学的
原则和方法

第七章 老年保健的医学人口学研究方法

生育率降低和（或）期望寿命升高导致总人口中老年人口比例增大的动态过程即为人口老龄化[1]。经济水平、医疗条件大幅提高的今天，人口老龄化已成为一个全球性社会问题。它不但为人类寿命的延长提供证据，也对社会政策、卫生保健服务提出挑战。

老年人口学研究是老龄化问题研究的主要方法。其意义在于：①掌握老年人口时间、空间、人群分布。②建立人口预测模型，为今后人口相关政策提供依据。③综合社会学、经济学、医学等学科共同认识人口老龄化带来的家庭结构改变、养老和医疗保险调整、慢性病患病人数增多等结果[2]。本章将通过对老年人口学研究现状及其描述，来介绍目前人口学研究方法的应用，并使读者对当今世界的老龄化现状有一个全面了解。

第一节 人口老龄化指标和现状

一、老年人口比例

（一）指标定义

世界卫生组织（World Health Organization，WHO）有关老年人的定义有两种：一是实际年龄达到 65 岁及以上即为老年人，二是实际年龄达到 60 岁及以上即为老年人。前者为大部分发达国家所采用，后者为大部分发展中国家（包括中国）采用[3]。

老年人口比例是老年人占全人口的比例，是判断老龄化社会的主要指标。由于老年人定义不同，联合国（United Nations，UN）提出老龄化社会的标准相应分为以下两种：一是某地区或社会 65 岁及以上人口占全人口的 7％以上即为老龄化社会；二是 60 岁及以上人口占全人口的 10％以上即为老龄化社会，目前中国采用此标准。

（二）世界现状

1992 年世界范围内只有 26 个国家 65 岁及以上老年人口超过 200 万，合计约 3.42 亿，占全球人口的 6.2％。而在 2008 年，已经有 38 个国家 65 岁及以上老年人口超过 200 万，合计约 5.06 亿，占全球人口的 7％。预计在 2040 年，全球 65 岁及以上老年人口将达到 13 亿，占全球人口的 14％[2]。

联合国公布的数据显示，老年人口比例在不同国家或地区存在差异。以 60 岁及以上老年人口比例的指标为例，2012 年该指标在世界范围从高到低依次为欧洲（22％）、北美洲（19％）、大洋洲（15％）、亚洲（11％）、拉丁美洲和加勒比海地区（10％）及非洲（6％）。预计到 2050 年，60 岁及以上老年人口比例最高的欧洲将达到 34％，其次为北美洲（27％）、拉丁美洲和加勒比海地区（25％）、大洋洲（24％）和亚洲（24％），该指标最低的非洲也将达到 10％。具体国家和地区比较详见图 7-1-1[4]。

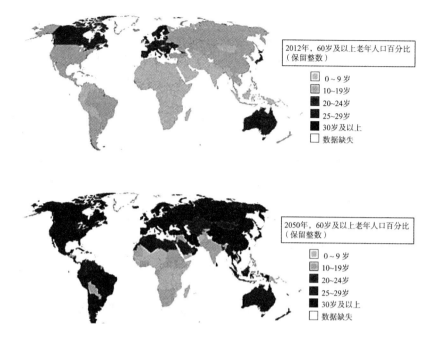

图 7-1-1   2012 和 2050 年 60 岁及以上老年人口百分比在全球范围分布

［资料来源：联合国经社部（United Nations Department of Economic and Social Affairs，UNDESA）：2012 年人口老龄化与发展报告］

（三）中国现状

2010 年中国第六次全国人口普查（以下简称"六普"）表明，60 岁及以上人口已达 1.77 亿，占全国人口 13.26%，其中 65 岁及以上人口已达 1.18 亿，占全国人口 8.87%。预计在 2050 年全国老年人口比例将超过 30%[5]。全国部分地区（重庆、四川、江苏、安徽、辽宁、湖南、上海、山东）60 岁及以上老年人口占地方人口总数的比例较高（如图 7-1-2 所示），老年人口比例均超过 15%[6]。

二、老年人口增长速度

（一）指标定义

某国家或地区 65 岁及以上老年人口比例从 7% 翻倍达到 14% 所用的时间是衡量老年人口增长速度的重要指标，所用时间越长表示老龄化速度越慢，反之表示老龄化速度越快。该指标不仅直接关系到老龄化水平的高低，同时对国家或地区的老年相关政策、社会支持系统有着重要影响[2]。

（二）世界现状

19 世纪末 20 世纪初，战争导致的低生育率、高死亡率和低期望寿命，使得有些国家老年人口比例翻倍所用时间较长[7]。例如法国从 1865 到 1980 年经过了 115 年才使本国 65 岁

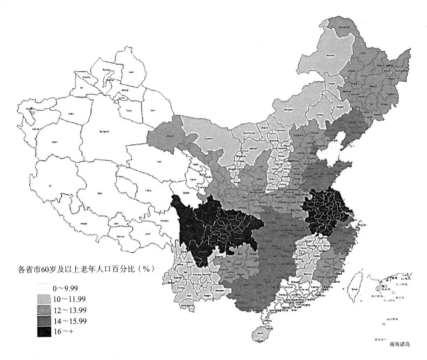

图 7-1-2 2010 年中国各省级行政单位 60 岁及以上老年人口百分比

（资料来源：中华人民共和国国家统计局，2010 年全国人口普查数据）

及以上人口比例从 7％提高至 14％。除美国、澳大利亚和波兰以外，较多发达国家都在 20 世纪末先后达到 14％老年人口比例的水平，所需年代多在 50 年左右（见表 7-1-1）。然而进入 21 世纪，医疗水平提高、国际及地区环境相对稳定提高了老年人口增长速度，尤其影响发展中国家老龄化水平。部分发展中国家需要在 20 年内做好老年人口比例翻倍的准备，需要在短时间内解决有限社会支持资源在不同世代之间合理分配，养老、医疗等社会支持系统压力增大等问题，使得发展中国家面临经济发展水平能否跟上老龄化速度的挑战[2]。

表 7-1-1 发达国家与发展中国家 65 岁及以上老年人口比例从 7％增长到 14％所需年代比较

发达国家				发展中国家			
	7％	14％	所需年代		7％	14％	所需年代
法国	1865	1980	115	阿塞拜疆	2004	2037	33
瑞典	1890	1975	85	智利	1998	2025	27
澳大利亚	1938	2011	73	中国	2000	2026	26
美国	1944	2013	69	斯里兰卡	2002	2026	24
加拿大	1944	2009	65	突尼斯	2008	2032	24
匈牙利	1941	1994	53	泰国	2002	2024	22
西班牙	1947	1992	45	巴西	2011	2032	21
英国	1930	1975	45	哥伦比亚	2017	2036	19
波兰	1966	2011	45	新加坡	2000	2019	19
日本	1970	1996	26	韩国	2000	2018	18

［资料来源：美国人口普查局（U.S. Census Bureau），世界数据库，2008］

（三）中国现状

中国已经在 2000 年 65 岁及以上老年人口比例达 7%，若按照目前老年人口增长速度，预计经过 26 年（即 2026 年）该比例将达到 14%。另外，2010 年第六次全国人口普查数据同 2000 年第五次全国人口普查数据比较，60 岁及以上人口的比例上升 2.93%，年平均增长率为 0.29%，65 岁及以上人口的比例上升 1.91%，年平均增长率为 0.19%。而第五次全国人口普查同 1990 年第四次全国人口普查比较，65 岁及以上人口比例上升 1.39%，年平均增长率为 0.14%[6]。如此看来，目前中国老年人口年平均增长率已经高于 10 年前的速率，提示更需提前做好老龄化现象日趋严重的准备。

三、年龄中位数

（一）指标定义

年龄中位数（median age）是指全体人口按年龄大小排序后居于中间位置的年龄数值，这一数值将全体人口分为数量相这等的两部分[2]。年龄中位数能反映老年人口增加对全体人口年龄结构的影响。

（二）世界现状

世界范围内，年龄中位数最高的国家是日本，2008 年已经达到 43 岁，预计 2040 年将达到 54 岁。年龄中位数最低的是乌干达，2008 年为 15 岁，预计 2040 年将为 16 岁，这与该国持续高生育率、经济水平低和医疗条件较差导致成年人死亡率较高有关。

发达国家年龄中位数普遍高于发展中国家（图 7-1-3），目前发达国家年龄中位数多在 40 岁左右，而发展中国家年龄中位数多在 20～30 岁。无论发达国家或发展中国家，在未来 30 年年龄中位数均呈现上升趋势。

（三）中国现状

由图 7-1-3 可见，2008 年中国人口年龄中位数为 33 岁，预计 2040 年将达到 44 岁，在发展中国家位于较高水平。与发达国家比较，同澳大利亚（37 岁）、美国年龄中位数（36 岁）较为接近。但 30 年后（2040 年），中国年龄中位数可能超过澳大利亚（43 岁）和美国（39 岁）。

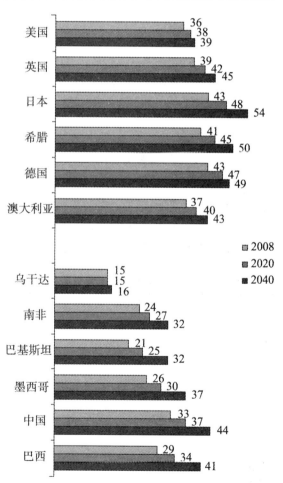

图 7-1-3 12 个国家 2008、2020 及 2040 年的年龄中位数

［资料来源：美国人口普查局（U. S. Census Bureau），世界数据库，2008］

四、长寿水平（老老年）

（一）指标定义

通常将 80 岁及以上老年人作为长寿人口，即老老年（oldest old）。老老年人口绝对数的变化、占全人口的比例以及占老年人口的比例是评价长寿水平的 3 个常见指标。这些指标可反映：①某国家或地区老年保健服务水平，通常老年保健服务水平越高，老老年人口绝对数或相对数均较高。②老老年人口比例的提高，同时会增加某国家或地区面临的养老负担和压力等[2]。

（二）世界现状

老老年人口指标在世界范围的情况可概括为以下 3 点：

1. 老老年人口增长速率较快，其增长速率超过全人口增长速率及老年人口增长速率。预计从 2008 到 2040 年，全球老老年人口将增长 2.33 倍，而全人口将增长 0.33 倍，65 岁及以上老年人口将增长 1.60 倍。

2. 全球半数以上老老年主要生活在中国、美国、印度、日本、德国和俄罗斯这 6 个国家。比例最高的两个国家是中国（17.2％）和美国（11.7％）。

3. 发达国家老老年人口占 65 岁及以上老年人口比例高于发展中国家。2008 年发达国家老老年人口占 65 岁及以上老年人口比例为 26％，发展中国家为 15％。美国和日本是老老年人口占老年人口比例较高的两个国家，分别为 29.5％和 26.4％，预计在 2040 年将分别达到 35.5％和 38％。

（三）中国现状

中国老老年人口呈上升趋势，且增长速度将越来越快（图 7-1-4）。预计在 2050 年，中国 60 岁及以上老年人口将超过总人口的 30％，而老老年人口将达总人口的 7.5％左右，这样的变化趋势将会给中国养老问题带来更多负担和挑战[8]。

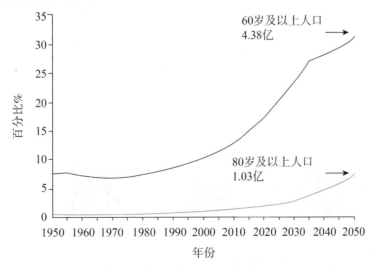

图 7-1-4　中国 60 岁及以上老年人口和老老年人口变化趋势

［资料来源：美国人口普查局（U. S. Census Bureau），世界数据库，2006］

五、老龄化系数

(一) 指标定义

老龄化系数（aging index）又称老少比，是 60 岁及以上（或 65 岁及以上）老年人口与 0～14 岁人口之比，常用每 100 名 0～14 岁人口对应的老年人口数表示。公式为：

$$老龄化系数=\frac{60\ 岁（或\ 65\ 岁）及以上人口}{0～14\ 岁人口}×100$$

联合国推荐使用 60 岁及以上老龄化系数，大部分发达国家采用 65 岁及以上老龄化系数[9]。老龄化系数小于 15 为青年人口型，15～30 为成年人口型，30 以上为老年人口型。

(二) 世界现状

2008 年全球 52 个国家中 65 岁及以上老龄化系数大于 100 的有 11 个，即 10 个欧洲国家和日本。发达国家老龄化系数普遍高于发展中国家。但预计发展中国家老龄化系数增长速度会高于发达国家老龄化系数增长速度[2]。

(三) 中国现状

中国目前大多采用联合国推荐的 60 岁及以上老龄化系数。图 7-1-5 表示中国 2013 年、2050 年及 2100 年人口构成百分比变化趋势，对应的老龄化系数分别为 77.22、223.13 及 225.66。

中国各地区老龄化系数存在差异。2010 年老龄化系数超过 100 的省级行政地区有 10 个，排名前五位的分别是北京、上海、辽宁、天津、江苏，分别为 145.83、174.93、135.08、132.94 和 122.87。

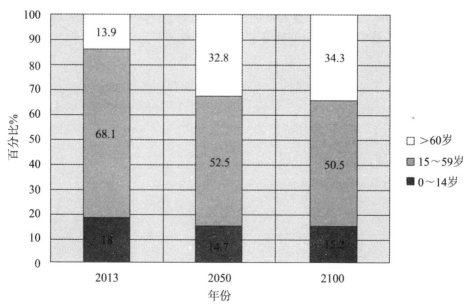

图 7-1-5   中国 2013、2050 及 2100 年人口构成百分比

[资料来源：联合国经社部 （United Nations Department of Economic and Social Affairs, UNDESA），2012 年人口老龄化与发展报告]

六、平均期望寿命和健康期望寿命

(一) 平均期望寿命

1. 指标定义　期望寿命 (life expectancy) 是给定某一年岁后未来尚能存活的年数[10]。通常将出生时的期望寿命 (life expectancy at birth) 称为平均期望寿命 (常用 ε_0 表示)。ε_0 是根据寿命表中各年龄别死亡率计算的指标，不受实际人口年龄构成影响，可综合反映人口死亡水平。对不同国家、不同地区、不同时期平均期望寿命可直接比较，是评价人群健康状况、反映社会经济水平、医疗卫生服务质量等方面的重要指标[1-2]。

2. 世界现状　图 7 - 1 - 6 示 1950—2100 年全球及主要地区平均期望寿命变化趋势，可反映以下三点：

(1) 全球各主要地区平均期望寿命均随着年代增加而提高。北美洲地区平均期望寿命最高 (2005—2010 年平均期望寿命均值为 76.8 岁)，非洲地区平均期望寿命最低 (2005—2010 年平均期望寿命均值为 55.6 岁)[13]。

(2) 全球平均期望寿命变化趋势基本与亚洲地区平均期望寿命变化趋势相同。二者均在 20 世纪 50—70 年代有大幅提高，之后呈现稳步提高趋势。两个超级人口大国 (中国和印度) 健康水平改善对全球平均期望寿命提高贡献巨大[14]。

(3) 平均期望寿命在不同年代的变化特征可反映某地区发生的历史事件 (包括经济、社会及医疗等方面)。例如欧洲地区 20 世纪 60 年代后期到 80 年代后期平均期望寿命处于低水平提高状态，这可能与东欧部分国家 (例如俄罗斯、乌克兰等) 经济衰退相关。非洲地区在 20 世纪 80 年代后期平均期望寿命有小幅降低现象，主要与当时艾滋病流行、地方武装冲突、经济停滞以及结核和疟疾的流行相关[13]。

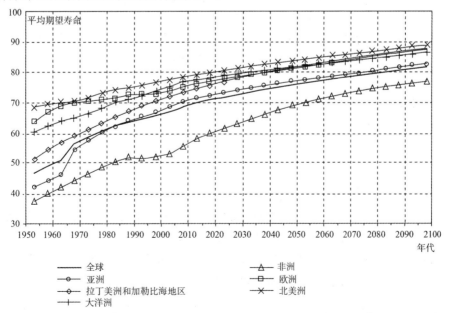

图 7 - 1 - 6　1950—2100 年全球范围及主要地区平均期望寿命变化趋势

[资料来源：联合国经社部 (United Nations Department of Economic and Social Affairs, UNDESA)，2012 年人口老龄化与发展报告]

3. 中国现状   2010 年第六次全国人口普查数据表明中国人口平均期望寿命达到 74.83 岁，比 2000 年 71.40 岁提高了 3.43 岁。中国平均期望寿命现状有如下特点：

（1）男女平均期望寿命均有提高，女性平均期望寿命高于男性且两者差值进一步扩大（表 7-1-2）。2010 年中国男性平均期望寿命为 72.38 岁，比 2000 年提高 2.75 岁；女性为 77.37 岁，比 2000 年提高 4.04 岁。男女平均期望寿命差值与十年前相比，由 3.70 岁扩大到 4.99 岁[15]。中国人口平均期望寿命不断提高的过程中，女性提高速度快于男性。这与世界其他发展中国家平均期望寿命变化规律一致[13]。

（2）中国各地区平均期望寿命存在差异。中国香港及澳门特别行政区平均期望寿命高于中国大陆整体水平。2005—2010 年香港、澳门及中国大陆地区平均期望寿命的均值分别为 82.4、79.2 及 74.4 岁。2010 年中国大陆地区平均期望寿命较高的是上海（80.26 岁）、北京（80.18 岁）、天津（77.89 岁）和浙江（77.73 岁），平均期望寿命较低的是青海（69.96 岁）、云南（69.54 岁）和西藏（68.17 岁）。

表 7-1-2   1981—2010 年中国男性和女性平均期望寿命变化

年份	合计	男性	女性	男女之差
1981	66.77	66.28	69.27	−2.99
1990	68.55	66.84	70.47	−3.63
2000	71.40	69.63	73.33	−3.70
2010	74.83	72.38	77.37	−4.99

（资料来源：中华人民共和国国家统计局，2010 年全国人口普查数据）

（3）中国平均期望寿命高于全球平均水平，但与高收入国家仍有差距。2010 年全球人口平均期望寿命为 69.6 岁，其中高收入国家及地区为 79.8 岁，中等收入国家及地区为 69.1 岁。中国人口平均期望寿命（74.83 岁）高于全球平均水平，且高于中等收入国家水平，但比高收入国家及地区水平低 5 岁左右。从提高幅度看，2000—2010 年中国平均期望寿命提高 3.43 岁，高于全球平均提高的 2.4 岁[15]。

值得注意的是，平均期望寿命强调人出生时所存在的生存概率，并未考虑生活质量，因而就有人提出健康期望寿命的概念。

（二）健康期望寿命

1. 指标定义   世界卫生组织关于健康期望寿命（healthy life expectancy，HLE）定义是在考虑因为疾病、伤害、残疾或残障等因素后，给定某一年岁后，能完全活在健康状态下的平均年数[16]。最早是在 1964 年由 Sanders 提出阐述，但并未给出计算方法[17]。在 1971 年由 Sullivan 提出用寿命表方法结合功能障碍率函数计算健康期望寿命[18]。Sullivan 给出的计算方法较为简单，应用广泛；具体计算步骤如下：

（1）计算年龄别功能障碍率 $_nd_x$：$_nd_x = \dfrac{_nE_x + (_nP_x - _nI_x) \times \text{人群调查中功能障碍率}}{_nP_x}$

其中 $_nP_x$ 表示 x 岁时总人口数，$_nI_x$ 表示依赖社会保健机构生活的人数。

（2）计算生存人年数 $_nL_x$：$_nL_x = e_x l_x - e_{x+n} l_{x+n}$

其中 e_x 表示 x 岁时期望寿命，l_x 表示 x 岁时尚存人数。

③计算健康生存人年数 $_nLWD_x$：$_nLWD_x = _nL_x$（$1 - _nd_x$）

④计算健康期望寿命 HLE_x：$HLE_x =$（$\sum _nLWD_x$）$/l_x$

Sullivan 方法有一定局限性。寿命表数据是根据人群中已经有功能障碍情况计算，而不是当时人群中新发生功能障碍概率计算的健康期望寿命。当人群中功能障碍发生率有变化时，算出的健康期望寿命会有偏性[19]。故有学者提出用纵向数据结合多时态模型（multi-state model）估计健康期望寿命，但因为纵向数据获得难度较大，建立观察时间较长，并未被广泛推广[20]。

2. 世界现状　目前全球健康期望寿命情况可概括为以下 3 点：①全球健康期望寿命有所提高。1990—2010 年全球健康期望寿命提高了大约 4 岁。②女性健康期望寿命高于男性，且提高幅度略高于男性。女性 1990 年出生时健康期望寿命为 58.7 岁，2010 年为 63.2 岁，提高 5.5 岁；男性 1990 年为 54.8 岁，2010 年为 59.0 岁，提高 4.2 岁。③全球健康期望寿命在国家和地区间有差异。日本是目前全球出生时健康期望寿命最高的国家（2010 年男性为 70.6 岁，女性为 75.5 岁），海地是目前全球出生时健康期望寿命最低的国家（2010 年男性为 27.8 岁，女性为 37.1 岁）。北美洲、大洋洲和欧洲西部地区健康期望寿命较高，非洲地区健康期望寿命较低[21]。

3. 中国现状　中国健康期望寿命性别差异和时间变化趋势与全球情况类同。2010 年中国男性出生时健康期望寿命为 65.5 岁，女性为 70.4 岁[21]。1～4 岁之后的健康期望寿命随着年龄增加而下降（详见图 7 - 1 - 7）。有国内研究发现脑血管疾病、吸烟、体力活动及是否丧偶是老年人健康期望寿命的可能影响因素[22]。

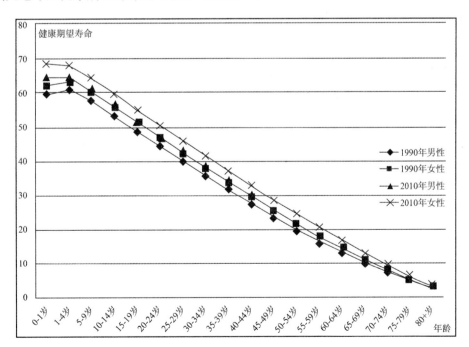

图 7 - 1 - 7　1990、2010 年中国男性及女性健康期望寿命与年龄的关系

［资料来源：华盛顿大学（Washington University），2010 年全球疾病负担研究[23]］

第二节　老年人口的多样性

老年人口多样性表现在老年人在人口学、社会学、经济学上所具备的特征，都将直接或间接影响老年人健康。因此，了解老年人这些特征对制定老年保健政策和规划，有针对性开展老年保健工作是十分必要的。

一、城市和农村分布

老龄化和城市化（即农业人口转化为非农业人口、农村地域转化为非农业地域、农业活动转化为非农业活动的过程[24]）是两项当今社会的突出现象，将二者结合研究出现的交集特征表现为以下三点：

第一，全球大部分地区农村老年人口比例高于城市。2008 年联合国估计全球有 50% 人口居住在城市，城市化进程加速主要表现在青壮年人口在城市居住比例升高，而老年人在农村地区的比例仍然高于城市。此现象可能是青壮年偏向迁入城市务工，待年老后又迁回农村地区生活所造成的[2]。对全球 39 个国家老年人在城市和农村分布比较的研究发现，其中 27 个国家老年人在农村居住比例高于城市[25]。1949—2010 年，中国农村人口比例从 89.36% 持续下降到 50.05%，城市化进程基本与世界趋势相符。2010 年 60 岁及以上老年人居住在城市的比例为 25.54%，城镇的比例为 17.33%，农村的比例为 57.13%。

第二，中国大城市老年人口在城市地区的比例高于农村地区的比例。全球各国家大城市老年人在城市和农村分布比例并没有统一趋势（见表 7 - 2 - 1），爱尔兰都柏林、加拿大蒙特利尔及匈牙利布达佩斯等城市老年人口比例高于国家平均水平；美国洛杉矶、纽约和日本东京等城市老年人口比例低于国家平均水平。中国北京、上海老年人口在城市比例要高于国家平均水平。2010 年第六次全国人口普查数据显示，北京、上海及天津 3 个城市 60 岁及以上老年人口在城市地区（不含镇）比例分别为 78.09 %、77.52% 及 68.09%。

表 7 - 2 - 1　全球 20 所大城市 65 岁及以上老年人口比例与对应国家平均老年人口比例的比较

国家及城市名称	观察年份	城市老年人口比例%	国家平均老年人口比例%
爱尔兰都柏林	2006	12.6	11.0
巴西里约热内卢	2000	9.1	5.9
哥斯达黎加圣何塞	2000	7.7	5.6
古巴哈瓦那	2002	11.5	10.4
加拿大蒙特利尔	2001	14.6	13.0
匈牙利布达佩斯	2001	17.6	15.1
印度加尔各答	2001	6.7	4.8
中国北京	2000	8.6	7.1
中国上海	2000	11.7	7.1
丹麦哥本哈根	2007	10.9	15.3
菲律宾马尼拉	2000	3.5	3.8

续表

国家及城市名称	观察年份	城市老年人口比例%	国家平均老年人口比例%
肯尼亚内罗毕	1999	1.1	3.3
美国洛杉矶	2000	9.7	12.4
美国纽约	2000	11.7	12.4
南方约翰内斯堡	2001	4.1	4.6
日本东京	2005	15.8	17.3
瑞典斯德哥尔摩	2006	14.3	17.4
突尼斯（国家与城市名相同）	2004	6.8	6.8
土耳其伊斯坦布尔	2000	4.1	5.7
英国伦敦	2001	12.4	15.9

［资料来源：美国人口普查局（U. S. Census Bureau），世界数据库，2008］

第三，中国老年人口城市和农村地区分布特征对城市和农村的卫生保健服务均有要求。老年人对医疗保健资源的需求大于青壮年，城市和农村人口年龄的构成对医疗资源配置也会产生相应影响。一方面，城市（尤其是大城市）老年人口比例较高，伴有各种病残的老年比例较高，给城市医疗卫生保健服务提出了挑战。另一方面，农村地区大量老年人口数也不容忽视（图7-2-1）。四川、河南和山东农村地区老年人口数均超过70万，农村地区卫生保健服务资源尚有不足，尤其是青壮年大量涌入城市的今天更突出了农村地区养老问题。

二、性别与婚姻状况

人口学中评价性别分布常用指标为男女性别比，即每100名女性对应男性人口数。虽然大多数国家儿童期男性多于女性，但老年人则是女性多于男性。老年性别与婚姻状况主要表现为以下几方面特征：

第一，随着老年人年龄增加，女性所占比例逐渐增大。男性死亡率从婴儿期开始到整个生命过程均大于女性死亡率，故随着年龄推移女性所占比例逐渐增大[2]。2010年中国数据显示70岁之

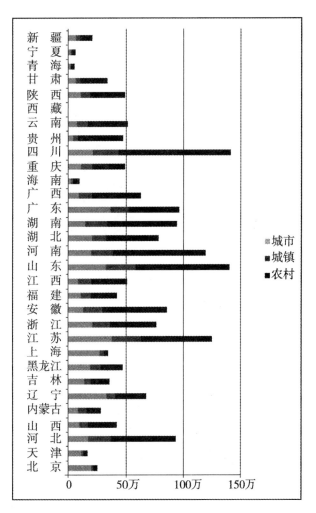

图7-2-1 2010年中国各省级行政单位60岁及以上老年人口城乡分布

（资料来源：中华人民共和国国家统计局，2010年全国人口普查数据）

后老年女性所占比例愈发高于老年男性所占比例（图7-2-2）。

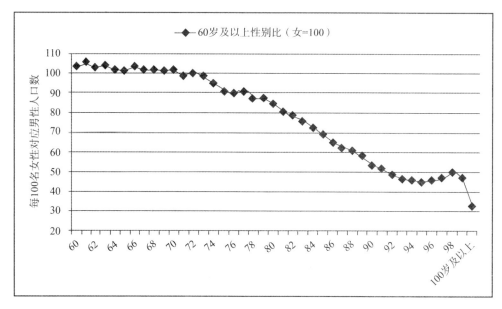

图7-2-2 2010年中国60岁及以上老年人口性别比随年龄变化
（资料来源：中华人民共和国国家统计局，2010年全国人口普查数据）

第二，发达国家男女性别比普遍低于发展中国家，二者性别比差距将不断缩小。2008年发达国家65～79岁老年人男女性别比为76，发展中国家为89，预计到2040年发达国家与发展中国家男女性别比差距将缩小，发达国家为84，发展中国家仍保持89。80岁及以上老年人性别比情况与此类同（图7-2-3）。这主要与发达国家平均期望寿命男女差异逐渐缩小，而发展中国家平均期望寿命男女差异逐渐增大相关[26]。

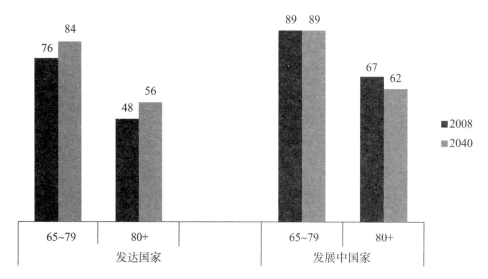

图7-2-3 2008和2040年发达国家和发展中国家65～79岁及80岁以上老年人男女性别比
[资料来源：美国人口普查局（U. S. Census Bureau），世界数据库，2008]

第三，老年女性趋于寡居，老年男性趋于再婚。2006 年联合国数据显示，大多数国家65 岁及以上老年女性结婚率为 30％～40％，而同年龄段老年男性结婚率为 60％～85％；75岁及以上老年女性结婚率为 20％左右，而 75 岁及以上老年男性结婚率能达到 70％左右[27]。造成上述现象的可能原因有：①女性寿命长，寡居率高；②女性再婚通常选择比自己年龄大的男性，选择范围窄；③男性再婚条件（例如经济条件、社会舆论等）优于女性[2]。

三、生活与支持情况

从个体水平来说，老年人生活是由各种生活事件组成的。不良生活事件（例如家庭解体、丧偶、亲友离世等）会对老年人产生负面刺激，应对负面刺激离不开老年人自身心理调适以及家庭或社会的支持。因此，从群体水平来说，老年人生活与社会家庭结构、养老体系、卫生保健服务等密不可分。老年人生活与支持情况可概括为以下三点：

第一，老年女性寡居比例高于老年男性，发达国家较发展中国家老年人寡居比例高。例如丹麦、德国、荷兰等欧洲发达国家男性寡居率多为 20％左右，女性寡居率可达 40％～50％，而发展中国家男性寡居率多为 5％～8％，女性寡居率为 10％左右[2]。

第二，目前全球大多数国家和地区仍然以家庭养老为主，但部分国家家庭养老比例逐渐下降。以老龄化形势最为严峻的日本为例，图 7-2-4 表示日本养老情况在不同年代的特征有：家庭养老比例逐渐下降，而寡居、社会养老比例逐渐升高。值得注意的是，影响老年人家庭养老情况的个体因素有老年人婚姻状况、子女个数、个人身体状况和偏好；社会因素有社会传统风俗、经济状况和资源配置等[2]。

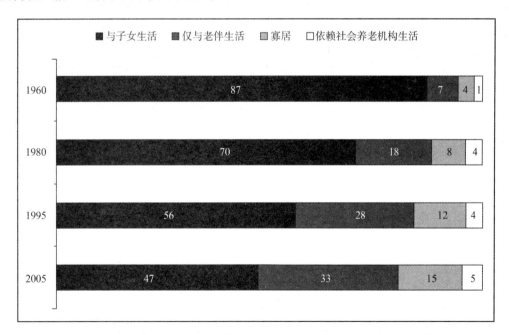

图 7-2-4 1960、1980、1995 及 2005 年日本 65 岁及以上老年人养老情况

［资料来源：日本国立人口及社会保障研究所（Japan National Institute of Population and Social Security Research），2008］

第三，全球老年保健机构的利用差异较大。2001 年发达国家养老机构的利用率在 4％～12％，发展中国家养老机构利用率较发达国家更低。女性和老老年更倾向于在养老机构生活，2007 年澳大利亚健康和福利研究所数据显示养老机构中 71％为女性，54％为 85 岁及以上老年人。除性别和年龄因素以外，老年人婚姻状况、疾病和残疾状况、经济条件、养老机构设置种类和社会风俗等都会影响国家或地区养老机构的利用率[2]。

四、社会抚养情况

社会抚养比是反映社会总体抚养情况的宏观指标，与国家或地区年龄构成相关。常用抚养比有以下三种：

第一，老年抚养比，即 65 岁及以上老年人口与 20～64 岁劳动力人口之比，表示每 100 名劳动力人口对应的老年人口数。中国所用老年抚养比概念略有不同，是 65 岁及以上老年人口与 15～64 岁劳动力人口之比。全球及中国老年抚养比均呈现逐年上升的趋势。2000 年全球 65 岁及以上老年抚养比为 10～20，2020 年为 20～30，2040 年将达到 30～50[2]。中国 1982 年老年抚养比为 8.0，2000 年为 9.9，2010 年为 11.9。

第二，青少年抚养比，即 19 岁及以下青少年人口与 20～64 岁劳动力人口之比，表示每 100 名劳动力人口对应的青少年人口数。目前全球大多数地区青少年抚养比大于老年抚养比，但青少年抚养比呈现下降趋势。2008 年青少年抚养比为 34～124（其中东欧和西欧地区青少年抚养比最低，分别为 34 和 35，而北非和沙哈拉以南非洲地区青少年抚养比最高，分别为 73 和 124）[2]。联合国数据显示 1950—2013 年，发达国家 14 岁及以下青少年占全人群的比例从 27％降至 16％，发展中国家从 38％降至 28％，一定程度上反映了青少年抚养比的下降[28]。1982—2010 年中国青少年抚养比从 54.6 下降到 22.3（图 7 - 2 - 5）①。

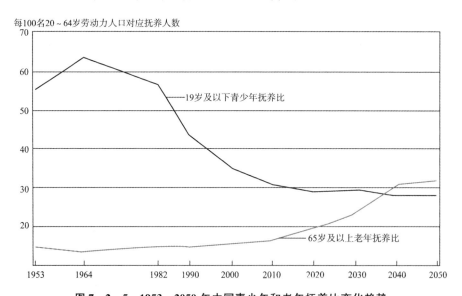

图 7 - 2 - 5   1953—2050 年中国青少年和老年抚养比变化趋势
（资料来源：中国人口普查数据，1953—2000；美国人口普查局，世界数据库，2008）

———————

①此处青少年抚养比（22.3）根据 2010 年普查数据计算而得，而图 7 - 2 - 5 中青少年抚养比基于 2000 年以前数据预测而来，两者存在一定偏差。

第三，总抚养比。即非劳动力人口与劳动力人口之比，同一国家同一时期的总抚养比就等于老年抚养比与青少年抚养比之和。总抚养比变化趋势在各国情况并不统一。中国总抚养比呈现下降趋势。计划生育政策使得出生率持续下降，特别是在 1982—2010 年青少年抚养比下降幅度较大，而老年抚养比上升幅度较小，故中国总抚养比从 62.6 下降至 34.2。1964—1982 年中国生育率很高造成青少年抚养比很高，再过 60 年这批出生率在峰值的人口将进入老年，迅速加快中国社会老龄化进程，使得老年抚养比在 2020—2040 年有明显增高且增高幅度较大。因此，在总抚养比中老年抚养比的比重将有较大提高，尤其是 2040 年之后，老年抚养比的比重将大于青少年抚养比的比重（图 7 - 2 - 5）。

五、教育及文化水平

教育水平与老年人经济和健康状况相关。教育水平高的老年人经济条件、健康行为的意识、医疗保健意识、营养状况等大多优于教育水平低的老年人，教育水平高的老年人死亡率较低，整体健康状况（包括心理、认知功能等）更好[2]。目前全球及中国老年人教育水平分布呈现以下三个特点：

第一，发达国家老年人受教育水平普遍高于发展中国家。同一国家城市地区老年人受教育水平普遍高于农村地区。2005 年多数发达国家 55～64 岁的近老年人中超过 50％接受并完成中学教育，而发展中国家通常同年龄段人群中只有不到 20％接受并完成中学教育（举例见表 7 - 2 - 2）[2]。

表 7 - 2 - 2　部分发展中国家老年人接受并完成中学教育情况百分比

国家名称	观察年代	55～64 岁老年人		65 岁及以上老年人	
		男性	女性	男性	女性
孟加拉国	2004	14.0	0.6	7.9	0.2
中国	2000	5.2	2.2	3.2	0.7
哥伦比亚	2005	7.9	7.6	4.8	4.0
埃及	2005	14.2	6.6	7.5	2.8
印度	2001	10.0	2.6	6.9	1.5
印度尼西亚	2002—2003	9.2	3.9	5.1	1.1
肯尼亚	2003	8.6	1.1	2.1	0.0
马维拉	2004	9.3	1.9	3.0	0.5
秘鲁	2004	22.1	14.7	14.2	11.8

（资料来源：美国人口普查局，世界各国全国调查数据）

同一国家城市地区老年人受教育程度高于农村。2001 年印度全国人口普查数据显示老年人接受并完成中学教育的人口比例从高到低依次为城市男性、农村男性、城市女性和农村女性[2]。2010 年中国人口普查数据显示在城市地区 60～64 岁老年人非文盲率（15 岁以上可识字为非文盲）为 96.06％，城镇为 91.15％，农村为 86.13％。

第二，年龄段较高者受教育程度往往少于年龄段较低者。65 岁及以上老年人文化程度与 55～64 岁老年人文化程度的比较可看出年龄越高，受教育程度相对越低（表 7 - 2 - 2）。

第三,老年男性受教育水平总体上高于老年女性。表7-2-2中显示各国家男性文化程度普遍高于同年龄段女性。

六、就业及退休情况

老年人口在劳动力市场就业率和退休年龄是需要重点关注的两个问题。

第一,劳动力市场就业率最高年龄段为25~44岁,之后随着年龄增长就业率降低。大部分国家25~44岁年龄段男性就业率可达到90%以上,女性就业率人多在70%~80%。65岁及以上欧洲、北美洲及大洋洲老年男性就业率在10%~20%,女性就业率大多在10%以内;非洲、亚洲和拉丁美洲地区65岁及以上老年男性就业率在20%~60%,女性就业率在10%~20%(表7-2-3)。

表7-2-3   2003—2006年部分国家劳动力市场就业率年龄、性别分布

地区和国家	观察年份	男性就业率(%)			女性就业率(%)		
		25~44岁	60~64岁	65岁及以上	25~44岁	60~64岁	65岁及以上
西欧地区							
奥地利	2006	94.4	21.9	5.5	81.7	10.1	2.2
比利时	2006	93.6	22.6	2.7	82.0	10.3	1.0
法国	2005	94.6	15.4	1.6	80.8	13.4	0.8
德国	2006	93.8	42.3	5.0	79.7	24.4	2.2
希腊	2006	95.4	45.2	7.4	74.2	21.8	2.1
意大利	2006	91.2	28.9	6.1	67.0	10.2	1.2
东欧地区							
保加利亚	2006	86.7	38.6	4.6	79.2	11.7	1.5
捷克斯洛伐克	2006	95.8	36.1	6.6	77.3	13.1	2.5
波兰	2006	92.5	26.8	8.2	79.3	12.4	3.3
北美洲及大洋洲地区							
澳大利亚	2006	89.9	56.4	12.1	73.0	33.5	4.3
加拿大	2006	92.0	53.3	12.1	81.8	37.1	5.2
新西兰	2006	91.1	73.1	16.8	74.3	50.0	8.0
美国	2006	91.9	58.6	20.3	75.2	47.0	11.7
非洲地区							
南非	2003	82.9	40.6	25.6	65.4	15.2	9.6
乌干达	2003	(NA)	91.4	72.9	(NA)	80.3	53.7
亚洲地区							
孟加拉	2006	99.2	87.8	66.1	27.3	13.4	8.7
日本	2006	96.1	70.9	29.3	68.0	40.2	13.0
巴基斯坦	2006	97.3	77.5	49.3	23.1	19.1	11.5

续表

地区和国家	观察年份	男性就业率（%）			女性就业率（%）		
		25～44 岁	60～64 岁	65 岁及以上	25～44 岁	60～64 岁	65 岁及以上
新加坡	2006	97.1	62.5	22.0	74.5	26.2	8.3
韩国	2006	90.5	68.5	42.0	61.4	43.8	22.7
土耳其	2006	93.2	39.8	22.0	30.8	14.5	6.6
拉丁美洲							
阿根廷	2004	95.1	76.8	28.3	68.3	38.7	10.7
巴西	2006	94.7	64.9	35.1	71.6	30.9	14.1
智利	2006	93.9	73.2	26.9	55.6	25.3	7.7
墨西哥	2006	96.0	74.0	45.8	52.6	28.5	14.7

（NA）表示 not available，数据缺失。

［资料来源：国际劳工组织（International Labour Organization），2008］

　　第二，大多数国家实际退休年龄小于规定退休年龄，退休后女性剩余期望寿命（即退休年龄后尚能存活年数）高于男性剩余期望寿命。多数欧洲国家男性规定退休年龄为 65 岁，实际退休年龄大多在 60～62 岁。女性在退休后剩余期望寿命有 20～30 年，而男性剩余期望寿命有 15～20 年[2]。

　　值得注意的是，老年人就业及退休与养老金密切相关。老年人口增多加重政府养老金发放压力，虽然延长退休年龄可以暂缓养老金的发放，一定程度上减小政府支付压力，但这个举措又会带来新的社会问题。例如岗位无法及时空出，造成青壮年劳动力市场就业竞争激烈。某些岗位可能是年龄偏大者无法胜任的，延长退休年龄可能对生产力有负面影响[2]。

　　总体来看，无论全球范围或是中国，老龄化趋势愈发明显。老龄化现象从一个侧面反映医疗卫生水平提高的同时，对各个国家的经济、社会、医疗等方面都有重要影响。各国政府，特别是发展中国家和欠发达国家亟须提高认识，制定相应老年人口保障体系从而迎接老龄化问题带来的挑战。

（王碧琦　李立明）

参 考 文 献

［1］Wikipedia. Population ageing ［EB/OL］. Wikipedia, 2013 ［2013/11/22］. http：//en. wikipedia. org/wiki/Population _ ageing.

［2］Kinsell K, He W. An aging world：2008 ［R］. US Census Bureau, International Population Reports，2009.

［3］World Health Organization. Definition of an older or elderly person ［EB/OL］. Geneva：World Health Organization，2013. ［2013 - 12 - 18］. http：//www. who. int/healthinfo/survey/ageingdefnolder/en/.

［4］United Nations. Ageing in the Twenty-First Century：A Celebration and A Challenge ［R］. New York：United Nations Population Fund，2012.

［5］United Nations. World Population Prospects：The 2012 Revision，Highlights and Advance Tables. Working Paper No. ESA/P/WP. 228. ［R］. New York：Department of Economic and Social Affairs，United

Nations，2013.

[6] 中华人民共和国国家统计局. 人口普查公报 [EB/OL]. [2013 - 12 - 11]. http：//www. stats. gov. cn/ tjsj/tjgb/rkpcgb/.

[7] Shetty P. Grey matter：ageing in developing countries [J]. The Lancet，2012，379（9823）：1285 -1287.

[8] David E. Bloom，David Canning，G nther Fink. Population Aging and Economic Growth [R]. Washington D. C. ：the Commission on Growth and Development，The World Bank，2008.

[9] United Nations. Definition of the Indicators of Population Aging，World Population Ageing 1950 - 2050 [R]. New York：Population Division，DESA，United Nations，2012.

[10] Wikipedia. Life expectancy [EB/OL]. 2013 [2013 - 11 - 27]. http：//en. wikipedia. org/wiki/Life _ expectancy.

[11] 王燕，康晓平. 卫生统计学教程 [M]. 北京：北京大学医学出版社，2006.

[12] 中华人民共和国国家统计局. 人口平均预期寿命 [EB/OL]. [2013/11/27]. http：// data. stats. gov. cn/workspace/index? a = q&type = global&dbcode = hgnd&m = hgnd&dimension = zb&code＝A030401&region＝000000

[13] United Nations. World Population Prospects，the 2012 Revision [R]. New York：UN. Department for Economic and Social Affairs，2013.

[14] 任强. 近 50 年来世界人口期望寿命的演变轨迹 [J]. 人口研究，2007，31（5）：75 - 81.

[15] 国务院第六次全国人口普查领导小组办公室. 我国人口平均预期寿命达到 74.83 岁 [EB/OL]. [2013 - 11 - 28]. http：//www. stats. gov. cn/tjsj/tjgb/rkpcgb/qgrkpcgb/201209/t20120921 _ 30330. html.

[16] World Health Organization. Health Status Statistics：Mortality [EB/OL]. Geneva：World Health Organization，2013. [2013 - 11 - 28]. http：//www. who. int/healthinfo/statistics/indhale/en/.

[17] Sanders B S. Measuring community health levels [J]. American Journal of Public Health and the Nations Health，1964，54（7）：1063 - 1070.

[18] Sullivan D F. A single index of mortality and morbidity [J]. HSMHA Health Reports，1971，86（4）：347.

[19] Robine J，Romieu I，Cambois E. Health expectancy indicators [J]. Bulletin-world Health Organization，1999，77：181 - 185.

[20] Khoman E，Weale M. Healthy life expectancy in the EU Member States [R]. European Network of Economic Policy Research Institutes，2007.

[21] Lopez A D，Mathers C D，Ezzati M，et al. Global and regional burden of disease and risk factors，2001：systematic analysis of population health data [J]. The Lancet，2006，367（9524）：1747 - 1757.

[22] 彭慧，何永频，沈冰，等. 上海市老年人健康期望寿命及其影响因素分析 [J]. 中国卫生统计，2011，22（5）：540 - 545.

[23] GHDx. Global Burden of Disease Study 2010（GBD 2010）Data Downloads [EB/OL]. Seattle：Global Health Data Exchange，2013. [2013 - 12 - 18]. http：//ghdx. healthmetricsandevaluation. org/global-burden-disease-study - 2010 - gbd - 2010 - data-downloads.

[24] 张文和，李明. 城市化定义研究 [J]. 城市发展研究，2000，5（32.1）.

[25] Kinsella K G，Velkoff V A. An Aging World：2001 [R]. Government Printing Office，US Census Bureau，2001.

[26] Austad S N. Why women live longer than men：sex differences in longevity [J]. Gender Medicine，2006，3（2）：79 - 92.

[27] United Nations. Demographic and Social Statistics [EB/OL]. United Nations Statistics Division，2013. [2013 - 12 - 21]. http：//unstats. un. org/unsd/demographic/.

第八章 老年流行病学研究方法

老年流行病学研究方法，严格地讲，就是流行病研究方法在老年群体研究中的应用，故其方法的原理同经典的流行病学研究方法是相同的，只是考虑到研究对象在健康、疾病和生活质量上的特点，而进行专门的研究设计和质量控制，从而更真实地反映该人群的健康和疾病状况。因此，国内外大多数经典流行病学教材中并没有单设章节介绍，迄今仅有 *The Epidemiological Study of the Elderly* 和 *Epidemiology in Old Age* 两本参考书，专门阐述老年流行病学研究方法。本章节根据老年流行病学研究的内容，主要介绍几种常用的流行病学研究方法，针对性总结各种研究类型运用于老年群体中的注意事项，并简要列举当前国际老年人流行病学研究的经典实例，以期为读者合理高效的开展老年流行病学研究提供参考。

第一节 描述性研究

描述性研究（descriptive study）的主要任务是描述疾病在人群、时间和地区的分布情况，以了解老年人群疾病的发生、现患、致残和死亡情况及其变动的趋势，并通过这些描述，发现可能的影响因素或老年人群所具备的某些易患特征，进而采取有针对性的防治措施和评价其防治效果。

描述性研究的基本方法就是收集老年健康与疾病的相关资料，通过计算相应的发病率、现患率、致残率和死亡率等病残的频数分布指标，并比较在不同人群、时间和地区中的分布情况，达到寻找病因线索、评价老年人群的健康状况和生活质量，以及评价社区干预措施和效果的目的。老年健康与疾病的相关资料一般包括三种来源：①老年健康的有关记录，如人口统计学资料、职业暴露史资料或病史资料；②个人的医院病历、健康档案及有关的个案调查；③通过社区人群普查或抽样调查以及长期定点的随机调查收集的有关老年健康与疾病的资料。

描述性研究是老年流行病学研究的基本任务，也是后述分析性研究的基础。为了达到不同的研究目的，描述性研究可以分为以下几类。

一、现况研究

现况研究（cross-sectional study）又称横断面研究，研究在特定时间和特定范围内人群中有关因素与疾病或健康状况的关系。由于是在特定的时间内进行调查，故称为横断面研究，又因为所收集的资料和信息不是过去的暴露史，也不是将来的发病或死亡情况，故又称为现况研究。现况研究的特点是在特定时间内同时调查每个人是否患病和可能的影响因素或特征，这样研究时疾病和相关因素或特征是同时存在的，故一般不能进行时间上因果关系的研究。

现况研究包括普查和抽样调查两种。普查即全面调查，指将特定时间和特定范围内全部人群（总体）作为研究对象的调查。而抽样调查，指通过随机抽样的方法，对特定时间、特定范围内人群的一个代表性样本进行调查，以样本的统计量来估计总体参数所在范围，即通过对样本中研究对象的调查研究，来推论其总体的情况。实际工作中，若不是为了早发现和早治疗患者，而是要揭示疾病或健康状况的分布规律就不必进行普查，具体两种方法的适用范围、优点及局限性如表 8-1-1 所示。

表 8-1-1　普查和抽样调查的适用范围、优点及局限性比较

	普查	抽样调查
适用范围	1. 早期发现、早期诊断和早期治疗患者，如老年妇女的宫颈癌普查 2. 了解疾病在老年人群中的分布，如老年性痴呆 3. 了解当地老年的健康水平，如老年营养调查 4. 了解人体各类生理生化指标的正常值范围，如血压水平的测量调查	1. 描述老年人群健康状况或疾病的分布情况 2. 衡量一个国家或地区老年人的生活质量 3. 研究影响老年人健康的各种因素 4. 研究老年疾病或残疾的预防措施及其效果 5. 评价老年健康档案、资料质量等
优点	1. 调查对象为全体目标人群，不存在抽样误差 2. 可以同时调查目标人群中多种疾病或健康状况的分布情况 3. 能发现目标人群中的全部病例，在实现三早（早期发现、早期诊断和早期治疗）预防的同时，全面地描述疾病的分布与特征，为病因研究提供线索	1. 节省人力、物力、财力和时间 2. 由于抽样调查范围小，容易集中精力和时间，调查工作易于做得更细
局限性	1. 不适用于患病率低且无简便易行诊断手段的疾病 2. 由于工作量大而不易细致，难免存在漏查 3. 调查工作人员涉及面广，掌握调查技术和检查方法的熟练程度不一，对调查项目的理解往往很难统一和标准化，不能保证调查质量 4. 耗费人力、物力、财力和时间	1. 设计、实施和分析均相对复杂 2. 对样本人群代表性要求较高，需防止出现偏性结果 3. 不易发现资料的重复或遗漏 4. 不适用于变异过大的研究对象或因素和需要普查普治的疾病 5. 不适用于患病率太低的疾病，若抽样比大于 75%，建议普查

　　注意抽样调查是一种以小测大，以局部估计全体的调查方法。抽样调查的基本要求是能将从样本获得的结果推论到整个群体（总体）。为此，抽样必须随机化，样本量要足够，且调查材料的分布要均匀。目前常用的抽样方法有：简单随机抽样、系统随机抽样（又称机械抽样）、分层抽样、整体抽样和多阶段抽样。每类抽样方法都有各自的优缺点，故应结合调查目的、调查对象与调查内容的特点来进行选择。

二、公共卫生监测

　　公共卫生监测（public health surveillance），源于疾病监测（surveillance of disease），

后者指长期、连续、系统地收集疾病的动态分布及其影响因素的资料，利用科学分析和解释发现某些疾病的发展趋势和分布变化，并及时反馈给对应负责的机构或个人，以便不断地修改和完善疾病的防治策略和措施。最早提出"疾病监测"概念，主要由于调查者在现况调查的基础上，认识到对其中某些重点疾病或项目进行长期的经常性观察很有价值。后来，随着人类疾病谱、病因与死因谱的改变，监测工作的内容逐渐从疾病监测（传染病监测、慢性非传染病监测、死因监测）扩展到症状监测（如发热、腹泻等）、伤害、行为及行为危险因素监测（如吸烟、酗酒等）和其他公共卫生监测（如环境监测、营养监测等）等领域，因此统称为"公共卫生监测"。国内最大的公共卫生监测系统为 2003 年由中国疾病预防控制中心慢性非传染性疾病预防控制中心牵头重新组建的全国疾病监测系统（National Disease Surveillance System）。

公共卫生监测的主要任务包括三个阶段：①连续且系统地收集有关资料；②有序地汇总、分析、解释和测评所收集的资料，转化为有价值的信息；③及时、准确无误地将信息提交给卫生政策的制定者和决策者，并充分合理地利用，从而实现公共卫生监测的最终目的。公共卫生监测常常可以分别或同时采用以人群为基础、以医院为基础和以实验室为基础的监测方式，其中以人群为基础的监测有助于全面了解整个社区人群的健康状况及其影响因素，为社区制定针对性更强的保健服务规划提供可能，许多行为危险因素监测均归于此类。近些年，随着计算机网络技术、地理信息系统（geographic information system，GIS）等现代信息技术的广泛运用，公共卫生监测中信息的收集、整理、分析、传递、反馈等变得更加快捷，极大提高了监测系统的工作效率，使公共卫生策略的制定和干预措施的实施更加及时。

三、历史资料分析

历史资料分析，又称历史回顾法，指研究者通过回顾性调查，提取和利用相关机构日常工作的记录、登记、各类日常报告、统计表格、疾病记录档案等历史资料，开展统计分析并最终获得研究结果。其中历史资料即既有资料，它在研究者开展研究前便已客观存在。历史资料分析可以在短时间内查明一个地区某种疾病流行的基本情况，利用现有的资料分析得到一批流行病学的基本数据，不仅可以补充现况研究资料的不足，又可以深入分析提供历史背景资料。但是值得注意的是，历史资料往往受时间的限制，会出现诊断标准、检测方法的不一致或资料记录不全等情况，因此在利用这类资料时需慎重处理。

四、生态学研究

生态学研究（ecological study），又称相关性研究（correlational study），指在群体水平上研究某种暴露因素与疾病之间的关系，以群体为观察和分析的单位，通过描述不同人群中某因素的暴露状况与疾病的频率，分析该暴露因素与疾病之间的关系。疾病测量的指标可以是发病率、死亡率等；暴露测量的指标常从某些有关部门获取，如不同地区人群的烟草消耗量可以从烟草局获得。

生态学研究的最基本特征是在收集疾病和健康状态以及某暴露因素的资料时，不是以个体为观察和分析的单位，而是以群体为单位（如国家、城市、学校等）。生态学研究的应用范围主要包括：①探索病因未明疾病的病因线索，②个体暴露剂量无法测量时，③所研究暴露因素的人群变异范围很小时，④评价人群干预措施（非个体水平）的效果，⑤评估某种疾病的发展趋势（生态趋势研究）。注意该类研究虽然能通过描述不同人群中某因素的暴露与疾病频率来分析该因素与疾病的关系，但无法得知个体的暴露与效应（疾病）间的关系，如城市机动车数量的增长与居民肺癌发病率之间的相关性分析即是一例。生态学研究是从许多因素中探索病因线索的一种方法，然而其提供的信息是不完全的，只是一种粗线条的描述性研究。该方法最大的缺陷就是可能存在生态学谬误，且混杂因素往往难以控制，因此对结果做结论时要慎重。

近些年，随着我国信息科学和数字卫生领域的发展，越来越多的数据汇总到相关的管理部门，生态学研究对于充分利用这些数据揭示科学问题，具有不可估量的作用。此外，GIS技术在生态学研究中的广泛运用也推动了上述作用的发挥。

综上所述，描述性研究作为流行病学研究中应用最为广泛和普遍的方法，具体包括现况研究、向前随访观察的公共卫生监测、向后延伸一段时间分析历史资料的历史回顾法、从群体水平入手的生态学研究。每种研究都可以获取和掌握大量原始数据，查明各种分布情况，揭示现象并为病因研究提供线索，进而为后续分析性研究提供工作基础。

第二节   分析流行病学研究

分析流行病学研究（analytical study），又称"检验假设的研究"，指在描述性研究的基础上，分析疾病或健康状态与可能的致病因素之间的关系，从而进行致病因素的筛选并形成病因假说和检验病因假说。相比描述性研究，分析性研究最重要的特点就是在研究假设中设立了可供对比分析的两个组，如队列研究。

一、病例对照研究（case-control study）

病例对照研究的基本原理是以当前已经确诊的患有某种特定疾病的一组患者作为病例组，以不患有该病但具有可比性的一组个体作为对照组，通过询问、实验室检查或复查病史，搜集研究对象既往各种可能的危险因素的暴露史，测量并比较病例组与对照组中各因素的暴露比例，经统计学检验，若两组差别有意义，则可认为因素与疾病之间存在统计学上的关联。在评估了各种偏倚对研究结果的影响之后，再借助病因推断技术，推断出某个或某些暴露因素是疾病的危险因素，从而达到探索和检验疾病病因假说的目的。这是一种回顾性的、由结果探索病因的研究方法，是在疾病发生之后去追溯假定的病因因素的方法，是在某种程度上检验病因假说的一种研究方法。

除了研究因素和研究结局的确定外，病例对照研究的设计实施，简单概括为以下四大步骤：

第一步，选择研究对象，具体包括病例组和对照组。病例组的选择原则是，所选病例应是所有病例的无偏代表，而且必须具有统一、明确的诊断标准。病例来源包括新发病例、现患病例或死亡病例，最好选择前者。对照组的选择比较复杂，原则要求除了未患所研究疾病外其他条件尽可能与病例组相同。对照组来源包括病例所在医院的其他患者、病例所在地区的其他人群，分别对应称为以医院为基础的病例对照研究和以社区人群为基础的病例对照研究。注意选择研究对象应保证足够的数量，以保证研究结束时能出现统计学的差异。

第二步，收集有关资料。资料来源一般包括医院病历、登记报告资料、普查资料、职业史记录等，使用较多的是由调查员采用统一的调查表入户询问调查、信访或电话询问完成。注意调查病例和对照的项目、检查方法和标准应完全相同，调查员对两组调查应同样认真，且不宜提出倾向性问题。

第三步，分析资料数据。分析之前，首先需要将病例对照研究的资料整理为四格表形式（表8-2-1）。由于病例组和对照组的目标人群资料往往不易得到，因此一般不宜进行发病率或死亡率的计算，尤其是以医院为基础的病例对照研究。常用分析包括：①判断暴露与结局有无关联。可以利用卡方检验，判断病例组和对照组中有某因素者分别占总例数的比例差异有无统计学意义，若差异有显著性，则表示疾病与某因素的关联并非偶然发生的。②评价暴露与结局关联强度的大小。病例对照研究适用的关联强度指标为比值比（odds ratio，OR），具体含义指暴露者的疾病危险性为非暴露者的多少倍。疾病率小于5%时，OR是RR的极好近似值。

表8-2-1 病例对照研究资料整理表

暴露或特征	疾病		合计
	病例	对照	
有	a	b	$a+b$
无	c	d	$c+d$
合计	$a+c$	$b+d$	t

统计学检验公式为：

$$\chi^2 = \frac{(|ad-bc|-n/2)^2 n}{(a+c)(b+d)(a+b)(c+d)}$$

比值比计算公式为：

$$OR = \frac{ad}{bc}$$

以上表格与公式适用于成组比较的病例对照研究。实际研究中，某些因素与研究因素和研究疾病均有关，当其在比较的人群组中分布不均衡时，可以歪曲（缩小或夸大）研究因素与疾病之间的真实联系。上述因素称为混杂因素，控制混杂因素的一种方式就是在设计病例对照研究时采用配对（matching）方法，具体指选择对照时，强制对照与病例在某些混杂因素（如性别、年龄、职业、民族等）保持一致，进而完成资料的收集与分析。配对病例对照研究的资料整理为四格表形式（见表8-2-2）。

表8-2-2 1∶1配对病例对照研究资料整理表

对照	疾病		对子数
	有暴露史	无暴露史	
有暴露史	a	b	$a+b$
无暴露史	c	d	$c+d$
对子数	$a+c$	$b+d$	t

统计学检验公式为：

$$\chi^2 = \frac{(\mid b-c \mid -1)^2}{b+c}$$

OR 计算公式为：

$$OR = \frac{c}{b}$$

第四步，解读分析结果。对于病例对照研究结果的解说，尤其当分析得到某因素与疾病存在关联的结论时，应考虑该结果到底由何原因造成。因为病例对照研究是一种回顾性观察研究，比较容易产生偏倚，常见的包括选择偏倚、信息偏倚和混杂偏倚。选择偏倚指由于选入的研究对象与未选入的研究对象在某些特征上存在差异而引起的系统误差，常发生于研究的设计阶段，如入院率偏倚、现患病例-新发病例偏倚等；信息偏倚指在信息的收集整理过程中由于测量暴露与结局的方法存在缺陷而造成的系统误差，如回忆偏倚等。混杂偏倚如前所述，指潜在混杂因素在比较的人群组中分布不均衡，歪曲（缩小或夸大）研究因素与疾病之间真实联系的现象。在设计阶段利用限制、匹配、随机化方法，在分析阶段利用标准化、分层分析、多因素模型，可适当控制混杂偏倚。

病例对照研究的优点及局限性详见表8-2-4，注意此处的优点和局限性均是传统的病例对照研究相对于队列研究而言的，至于近年来新发展出来的一些衍生的研究类型，分别从不同角度克服了病例对照研究固有的缺陷。应该说，病例对照研究是流行病学的最重要工具之一，有着巨大的潜力及应用价值。

二、队列研究 (cohort study)

队列研究的基本原理是在一个特定人群中选择所需的研究对象，根据目前或过去某个时期是否暴露于某个待研究因素（危险因素或保护因素），或其不同的暴露水平而将研究对象分成不同的组（如暴露组和非暴露组、高剂量暴露组和低剂量暴露组等），随访观察一段时间，检查并登记各组人群待研究的预期结局的发生情况（如疾病、死亡或其他健康状况），比较各组结局的发生率，从而评价和检验研究因素与结局的关系。在队列研究中，所选研究对象在随访开始时必须是没有出现所研究的结局，但在随访期间有可能出现该结局（如疾病）的人群。暴露组与非暴露组必须有可比性，非暴露组应该是除了未暴露于某因素之外，其余各方面都尽可能与暴露组相同的一组人群。

除了研究因素和研究结局的确定外，队列研究的设计实施，同样简单概括为以下四大步骤：

第一步，研究现场和研究对象的选择。队列研究现场选择的基本要求包括以下几点：①研究对象数量足够；②当地配合程度高；③交通便利；④现场代表性好，经典的如美国州 Framingham 镇的队列人群。研究对象的选择，具体包括暴露人群的选择和对照人群的选择。根据研究的方便与可能，暴露人群通常有下列四种选择：职业人群、特殊暴露人群、一般人群和有组织的人群团体。对照人群选择的基本要求是尽可能保证其与暴露人群的可比性，即对照人群中除未暴露于所研究的因素外，其他各种影响因素或人群特征（年龄、性别等）都应尽可能与暴露组相同或相近。注意：由于队列研究多是前瞻性的，随访过程中会出现失访，要求样本量计算时考虑失访率。

第二步，资料的收集与随访。队列研究资料的收集主要包括基线资料的收集和随访资料的收集。基线资料的收集，指在确定研究对象后，详细收集每个研究对象在研究开始时详细的基本情况，包括暴露的资料（有无暴露及暴露程度）及个体的其他信息。而随访资料的收集，指对暴露人群与对照人群采用相同的随访方法（如面访、电话访问等），坚持追踪到观察终止期，收集内容一般与基线资料内容一致（如持续收集暴露状况的资料，以便及时了解其变化），但随访收集的重点在于结局变量。

第三步，分析资料数据。分析之前，首先需要将队列研究的资料整理为四格表形式（表8-2-3）。队列研究由于时间跨度较大，研究对象经常处于动态变化之中，队列内对象被观察的时间可能很不一致，因此以人为单位计算率就不合理，而应加入时间因素，以人时来计算观察对象的暴露经历。随之，进行相应率的计算时，就应采用暴露人时作为分母。暴露人时定义为观察或随访时间与各单位时间观察人数的乘积，如10人随访10年，其暴露人年为$10×10=100$人年，100人随访1年，其暴露人年同样为$100×1=100$人年。队列研究中暴露与结局有无关联的统计检验为χ^2检验。由于可以实际计算发病率或死亡率，常用衡量关联强度的指标包括相对危险度（relative risk，RR）和归因危险度（attributable risk，AR）。RR与OR类似，同样代表暴露者的疾病危险性为非暴露者的多少倍。而AR为暴露组发病率与对照组发病率相差的绝对值，表示危险特异的归因于暴露因素的程度。

表8-2-3 队列研究资料整理表

	病例	非病例	合计	累积发病率
暴露组	a	b	$a+b$	$\frac{a}{a+b}$
非暴露组	c	d	$c+d$	$\frac{c}{c+d}$
合计	$a+c$	$b+d$	t	

RR和AR的计算公式分别为：

$$RR=\frac{a(c+d)}{c(a+b)} \qquad AR=\frac{a}{(a+b)}-\frac{c}{(c+d)}$$

第四步，解读分析结果。队列研究同样在设计、实施和资料分析等各个环节都可能产生各种偏倚，最常见的为失访偏倚，因此结果解读时同样需要慎重。

队列研究按照研究对象进入队列时间及终止观察的时间不同，分为前瞻性队列研究、历史性队列研究和双向性队列研究，具体选择要根据具体情况审慎决定。相比传统的病例对照研究，队列研究的优点及局限性详见表8-2-4，其实两者的优点及局限性在很大程度上是互补的。

表8-2-4 病例对照研究与队列研究的优点及局限性比较

	病例对照研究	队列研究
研究分组	按疾病结局的有无	按暴露因素的有无
研究方向	由果及因	由因及果
研究周期	较短	较长
研究效率	较高，省人、财、物，可一果多因	较低，耗人、财、物，可一因多果

	病例对照研究	队列研究
资料分析	不能直接计算率和估计 RR	能直接计算率和估计 RR
主要偏倚	存在选择、回忆、混杂偏倚	存在失访、诊断、混杂偏倚
结果结论	控制偏倚后能进行因果推断	可直接进行因果推断
适用条件	罕见病，少发病	多发病
方法作用	探索和检验病因假说	检验病因假说

第三节　实验流行病学研究

实验流行病学研究的基本原理是研究对象被分为两组或多组，分别接受不同的干预（处理或对照）措施，随访观察一段时间，然后比较各组的某（些）结局或效应。实验流行病学研究具有四个基本特点：①实验进行的方向是自实验开始进行纵向前瞻；②实验组和对照组的对象必须来自一个总体的抽样人群，且随机分配到两组；③与分析性研究相同，必须设立对照组；④对实验组施予由研究者控制的干预措施。

实验流行病学研究的设计实施，除施加干预措施外，其余均与队列研究类似，应同时注意以下原则：①实验现场的人口应相对稳定，研究疾病的发病率或死亡率较高；②实验人群的人口统计学特征应与总体一致；③实验样本量应保证实验结束时，实验组和对照组的观察指标可以获得统计学差异；④结局指标选择比较明确的量化指标；⑤实验期限应在保证出现结果的前提下，尽可能缩短。资料分析时，应注意以下研究对象的资料：①不合格的研究对象，②不依从的研究对象，③失访的研究对象。三者均可导致原定的样本量不足、破坏原来的随机化分组，使研究工作效力降低。如三者在实验组和对照组分布不均衡，更会对研究结果的真实性产生影响。结果解读时，由于实验性研究是完全随机分组，人为控制所给予的措施，因此能够排除许多影响结局的因素，从而验证各种类型的假说。

由于该方法人为色彩较浓，且存在医学伦理学问题，故其应用又受到了一定的限制。为此，类实验研究（quasi‐experimental study）应运而生，该方法不完全按照实验研究设计原则进行，或者不进行随机分组（采用自然人群），或者不设立对照组（采用自身前后对照）。类实验研究的特点是人为的控制研究因素或措施而不进行随机分组，从而使研究设计更具有可行性，更适用于在大规模人群中进行预防或干预措施的评价研究，目前开展的以社区为基础的人群干预研究就属于此类。

除了上面介绍的 3 类流行病学研究方法外，尚有理论流行病学及其他一些流行病学研究方法，由于其在老年健康与疾病的研究中应用并不普遍，故不在此一一介绍，如果研究时需要采用其他流行病学方法，可以参考有关的流行病学方法专著。

第四节　研究设计注意事项

尽管各种流行病学研究方法的基本原理，不会因为研究对象的不同而改变，但是不容忽视的是，随着研究对象的改变，各种研究方法的设计实施、分析解读都会有各自特有的注意事项。对于以老年人为研究对象的研究，需要特别注意的事项如表 8‐4‐1 所示。

表 8-4-1　老年人群流行病学研究设计的注意事项

研究阶段	具体步骤	注意事项
对象选择	人群选择	1. 以人群为基础的研究，不要遗漏或剔除集中居住（如养老院、老年医院）的老年人，否则会导致老年人中常见病患病率（如大小便失禁、痴呆等）被低估。相反的，如果仅调查某些集中居住的老年人，则会导致高估。 2. 以人群为基础的研究，开展非常困难。原因有三：首先，知情同意方面，居住于养老院的老年人，只有先得到养老院负责人的知情同意，才有可能进入养老院得到老年人的知情同意。后两条与老年人群认知受损比例较高有关。其一，无论研究目的为何，都需系统评价老年人的认知状况。其二，由于老年人提供信息可靠性较差，必须再经相关知情人（熟知老年人者）交叉核证，致使调查对象的数量翻倍。三者均导致研究成本增加。 3. 注意经济水平较好的老年人倾向于享受条件较好的住所，因此这些地区的研究不能代表全国水平，而是倾向于身体状况更为健康。
	纳入排除标准	现场调查或者随机对照试验（尤其肿瘤方面）中，常常以 60 岁（65 岁或 75 岁）的年龄界限将老年人剔除。该做法本身出发点合理：①老年人身体虚弱，容易产生副作用，尤其若所研究药物与老年人所接受的其他治疗相互作用时，极易出现多种并发症；②很多老年人患有老年痴呆，妨碍了知情同意。但尽管如此，现有将老年人剔除后的研究结果无法直接推广到老年人群体中，导致对应临床证据缺乏。
	抽样方式	目前某些年龄特别大的年龄段在人群中的数量仍相对较少（也许下世纪会有改观），且随着年龄增加，性别构成愈加不均衡。因此，简单随机抽样可能会仅仅抽取到极少数非常老的个体，且其中抽到老年男性的概率更低。若要正确估计上述年龄组，建议分年龄、性别各层内随机抽样，保证每层所抽取样本量相等。后续分析采用整合每层权重的特殊统计方法处理即可。
	样本量计算	1. 样本量计算需提前知道一些参数（期望率、期望均值和方差），具体可从文献、预实验或合理假设得到。注意：若利用从年轻人研究所得参数时，由于许多临床和生化参数的方差随年龄而增加，因此需要将其适当增大后再使用（使样本量更大）。 2. 多变量分析时，模型中每纳入一个自变量，样本量至少增加 10 条。注意结局为二分变量时，如采用 logistic 或 Cox 回归时，该原则具体针对人群中率最低的那种结局所要求。如假设调查对象有 1000 人，老年痴呆患病率为 20%，则可同时研究的变量个数最多为 20 个（20%×1000/10＝20）。 3. 最终调查样本量的确定，需要综合考虑调查对象的参与率、失访率和死亡风险。假设利用常规公式计算的样本量为 N_{Power}，最终研究调查所需样本量为 N_{Final}，则其计算公式为： $N_{Final}＝N_{power}×（1＋死亡率＋不应答率＋失访率）$ 4. 有些时候，老年人会死于被纳入研究到研究者联系调查之间的时间段里，实际实施时，应尽量避免这种情况，尽可能缩短上述间隔。

研究阶段	具体步骤	注意事项
资料收集	结局定义	某些老年疾病由于没有明确的临床或流行病学诊断标准，导致结局判断较为混乱，如 Erkinjuntti 等研究发现，不同研究所报道的老年痴呆患病率从 3%～30%，范围很大，原因即在于此。金标准的缺少，造成错分偏倚，使研究复杂化。
	连续性变量	资料收集时，所有连续性变量，建议尽量收集具体数值，而不要以选择题形式调查分段归属（如年龄段）。事后若想得到分组信息，可根据具体数值再行分组。
	老年人共患病情况	老年人慢性病患病率非常高，且近年呈增加趋势。美国国家健康与营养调查（National Health and Nutrition Examination Survey，NHANES）数据显示，65 岁以上的老年人中，男性和女性患有多种或一种慢性病（支气管炎、糖尿病、冠心病、脑血管事件、慢性下呼吸道疾病）的比例分别为 67.4%、74.6%。该特点导致：①准确定义研究人群，需收集较多参数，增加研究成本。老年人的综合评价需纳入临床、营养、认知/情绪、个体功能和社会等多方面内容，建议使用老年综合评价指数（Comprehensive geriatric assessment，CGA）或由 CGA 推导得到的多维预测指数。②多种并发症导致每种病症的症状都不典型，加大临床诊断难度，对调查员提出较高要求。但随着遗传流行病和分子流行病的发展，采用标志物检测（ApoE）可一定程度弥补上述局限。
	老年人功能状态	开展面向老年人的调查，需要老年人保持良好的功能状态。老年人功能状态评价，常用评价量表包括 Katz 日常活动量表（ADL）、Barthel 指数或功能独立性评定（the Functional Independence Measure）。采用老年人自我评估的调查方式可能会存在高估情况。当质疑所收集信息时，建议以知情人所提供信息为主，或采用直接观察法（医院或者养老院更容易实施）由调查员加以判断，以提高数据质量。注意如涉及多位评估者时，需评价各位评估者之间的一致性。
	现场实施	1. 老年人由于感觉受损，获得知情同意更加困难。 2. 老年人耳聋会降低口头交流的质量，尤其当使用电话调查时。 3. 老年人视力受损会影响阅读，因此任何纸质文字都需书写简洁易懂，同时印刷字体要足够大。 4. 对于认知受损的老年人，除获取调查对象本人的知情同意外，还必须要获得监护人或其他法定代理人的知情同意。较为理想的解决办法是在老年人认知完好时（未出现痴呆时）纳入研究随访观察。注意仅仅获取亲属或其他代理人的知情同意，伦理委员会一般认为并不充分。 5. 对于行动能力受限的老年人，为增加其参与率，建议采用入户调查。 6. 注意某些老年人，很容易疲劳或厌倦，注意力在访谈中会逐渐减弱，导致调查员面临想获取尽可能多的信息与尽可能精简问卷长度的矛盾。为此，建议将调查内容分成两次或多次，但这需要调查员数量充足，无疑增加研究成本。 7. 注意某些老年人，即便先前已完成知情同意，但后续很可能忘记。因此，知情同意一定要书面签署，且建议正式访问之前的一小段时间

研究阶段	具体步骤	注意事项
		内，电话提醒并预约老年人时间。同时，入户调查时，调查员需携带官方许可文件及身份证明材料。 8. 回顾性研究中，由于随年龄增加易出现记忆受损、痴呆等病症，因此需注意调查资料的可靠性。提高方法有两种：结合相关记录文件，借助熟知老年人的知情人所提供的信息交叉核证。两种方法都会增加项目预算。 9. 干预性研究，尤其 RCT 实验中，当以老年人作为研究对象时，要更为谨慎的监测副作用。
数据分析	统计方面	1. 统计分析时，必须要调整年龄、性别，因为老年群体中，不同性别的人口学分布非常不对称。 2. 当患病率比较高时，logistic 回归计算的 OR 不等于 RR，而是高于真实的 RR。老年人中很多病症的患病率都非常高（如骨关节炎、功能受损、痴呆、跌落等）。
结果解读	结果解读	1. 结果解读时，除要考虑上述所有注意事项外，还要考虑队列效应、时代效应和直接与年龄相关的效应（三者本身也密切相关）。具体可适当对比不同时代的队列人群。 2. 研究结果的直接外推性较差，因为每一个老年人都是历经众多危险因素暴露的幸存者，漫长而多样的经历造就了这个群体的复杂性。

值得一提的是，老年人共患病现象广泛存在，不仅是开展老年人研究的注意事项，同时最近也成为老年人研究的一个新的热点方向。单从临床治疗的角度讲，目前很多指南都只考虑单一病种的用药，而对于存在多种共患病的老年人如何处理却证据欠缺[1-2]，亟须新的研究关注。新兴的比较效果研究，一定程度克服了传统 RCT 研究纳入排除标准过于严格的局限，在真实世界人群中探讨不同治疗方案对于不同共患病组合老年人的治疗效果，为相关干预研究的开展提供了契机[3]。当然，真实世界人群中探讨上述问题，还需要大规模人群数据的支持，譬如医保数据、医院病案资料、保险公司数据、大规模人群调查数据等[4]，相信随着问题本身关注度的提高，相关研究也会越来越多[5]。

第五节　老年流行病学研究实例简介

一、美国健康与退休调查（Health and Retirement Study，HRS）

美国健康与退休调查（Health and Retirement Study，HRS）由密歇根大学主持，从 1992 年开始，代表性抽取超过 26 000 名 50 岁以上的中老年人，每 2 年追踪 1 次。HRS 通过深度访谈完成，收集信息包括收入、工作、财产、退休金计划、健康保险、残疾、躯体健康和功能、认知功能、医疗保健支出等。研究主要关注劳动力人口退休前后的健康变化并随访至死亡终点，迄今已发表论文 7000 多篇。项目经费主要来自美国老年研究所（National Institute on Aging，NIA）、社会安全局（Social Security Administration）。该数据可免费共享，具体信息见项目网站 http：//hrsonline. isr. umich. edu/♯9980。

二、英国老年追踪调查 (English Longitudinal Study of Ageing，ELSA)

英国老年追踪调查（English Longitudinal Study of Ageing，ELSA）由伦敦大学学院（London's global university，UCL）、曼彻斯特大学（The University of Manchester）等 4 家机构联合主持，从 2002 年开始，代表性抽样纳入超过 10 000 名 50 岁及以上的中老年人，每 2 年追踪 1 次。ELSA 调查方式包括访谈和自填等，收集信息包括人口学特征、收入、工作、消费、残疾、躯体健康和功能、认知功能、体格检查及血生化指标等。研究主要目的在于为明确探索多种因果关联提供高质量、多维度、多学科的数据基础，迄今共发表论文近 300 篇。作为 HRS 的姊妹篇，ELSA 除由英国政府资助外，同时得到美国 NIA 的扶持。该数据可免费共享，具体信息见项目网站 http：//www.ifs.org.uk/ELSA。

三、欧洲老年与退休调查 (Survey of Health, Ageing and Retirement in Europe，SHARE)

欧洲老年与退休调查（Survey of Health，Ageing and Retirement in Europe，SHARE）是响应欧盟"分析在成员国中建立横向老龄化调查的可能性"号召成立的项目，基线调查始于 2004 年，共从法国、德国、西班牙、瑞典等 19 个欧洲国家纳入超过 85 000 名 50 岁及以上的中老年人，每 2 年追踪 1 次。SHARE 调查方式及收集信息与 ELSA 类似，迄今共发表论文近 400 篇。同样作为 HRS 的姊妹篇，SHARE 除由欧盟及参与国资助外，也得到美国 NIA 的扶持。该数据可免费共享，具体信息见项目网站 http：//www.share－project.org/。

四、韩国老龄纵向调查研究 (Korean Longitudinal Study of Ageing，KLoSA)

韩国老龄纵向调查研究（Korean Longitudinal Study of Ageing，KLoSA）由韩国劳工研究所（Korea Labor Institute，KLI）主持，始于 2006 年，共从全国（除济州岛）代表性抽取近 10 000 名 45 岁及以上的中老年人，每个奇数年追踪 1 次。调查采用无纸化问卷，收集信息参考 HRS、SHARE，包括人口学特征、收入、工作、资产、家庭、健康、主观期望和满意度等。研究目的在于为制定老龄化相关社会、经济政策提供基础性数据，迄今共发表论文近百篇。项目由韩国政府资助，数据可免费共享，具体信息见项目网站 http：//www.kli.re.kr/klosa/en/about/introduce.jsp。

五、日本生活与健康调查 (Japanese Study of Aging and Retirement，JSTAR)

日本生活与健康调查（Japanese Study of Aging and Retirement，JSTAR）由日本经济产业研究所（Research Institute of Economy，Trade and Industry，RIETI）、一桥大学（Hitotsubashi University）和东京大学（The University of Tokyo）联合主持，正式调查始于 2007 年，共在日本东部北海道、仙台、东京足立区、金泽、白川町五城市随机抽取近 4200 名 50～75 岁的中老年人，每 2 年追踪 1 次。调查方式参考 HRS、SHARE，采用向调查对象邮寄问卷（留置调查法，self-completion 或 "drop off" questionnaire）和计算机辅助

面访（computer-assisted personal interview，CAPI）两种方式，收集信息包括人口学特征、经济、健康和社会指标等。研究目的与 KLoSA 相同，但迄今发表论文较少。项目由日本政府资助，数据可免费共享，具体信息见项目网站 http：//www. rieti. go. jp/en/projects/jstar/。

六、中国健康与养老追踪调查（China Health and Retirement Longitudinal Study，CHARLS）

中国健康与养老追踪调查（China Health and Retirement Longitudinal Study，CHARLS）由北京大学、中国医学科学院等机构联合主持，正式调查始于 2011 年，覆盖 150 个县级单位，450 个村级单位，约 1 万户家庭中近 1.8 万 45 岁及以上中老年人，每 2 年追踪 1 次。调查采用无纸化问卷等方式，收集内容包括个人基本信息，家庭结构和经济支持，健康状况，体格测量，医疗服务利用和医疗保险，工作、退休和养老金、收入、消费、资产，以及社区基本情况等。CHARLS 旨在收集一套代表中国 45 岁及以上中老年人家庭和个人的高质量微观数据，用以分析我国人口老龄化问题，推动老龄化问题的跨学科研究，迄今发表论文近百篇。项目得到中国政府、美国 NIA、世界银行的资助，数据也可免费共享，具体信息见项目网站 http://charls. ccer. edu. cn/zh-CN。

此外，印尼、爱尔兰、墨西哥、印度、泰国等其他国家，也都已着手开展类似调查，该研究系列为科学探索各国老龄化问题提供了独特的、高质量的数据库，并为各国之间比较研究提供可能。概括而言，所有调查均有以下特点：①信息维度多。既包括详细的社会经济数据，又包括高质量的身体、心理健康状况（含认知）数据；②随访时间长。长期追踪所有调查对象，观察其生命历程的变化，且调查对象包括退休前的中年人群；③可数据共享。各研究均配套提供完整的数据指南，将去掉调查对象隐私信息的数据无偿共享给所有研究者。

第六节　小结

随着全球及我国老龄化的日益加剧，运用流行病学研究方法，关注并探索老年人群中健康与疾病问题的重要性日益凸显。流行病学研究方法可以解决许多目前存在于老年人群中的研究问题，如老年人群健康指标的构建与评价、老年人卫生保健系统或医疗措施变革的效果评价、老年人群慢性疾病的危险因素、筛检和预防策略等。遗憾的是，当前我们并未找到应对老年人疾病的有效对策，更为严峻的是，未来的老年人，现在已经出生，而未来的疾病和健康需求又很可能与现在的老年人所面临的一切完全不同，这其实就注定了老年人群中开展流行病学研究的任重道远。

（王胜锋　李立明）

参 考 文 献

[1] Wallace RB，Woolson RF. The Epidemiological Study of the Elderly ［M］. New York Oxford：Oxford University Press，1992.

[2] Ebrahim S, Kalache A. Epidemiology in Old Age [M]. London: BMJ Books, 1996.

[3] Ebrahim S. Principles of epidemiology in old age. In: Group BP, ed. Epidemiology in Old Age [M]. London: BMJ Books, 1996: 12 - 21.

[4] Pilotto A, Ferrucci L, Franceschi M, et al. Development and validation of a multidimensional prognostic index for one-year mortality from comprehensive geriatric assessment in hospitalized older patients [J]. Rejuvenation Res, 2008, 11: 151 - 161.

[5] Barnett K, Mercer S W, Norbury M, et al. Epidemiology of multimorbidity and implications for health care, research, and medical education: a cross-sectional study [J]. The Lancet, 2012, 380 (9836): 37 - 43.

[6] Boyd C M, Fortin M. Future of multimorbidity research: how should understanding of multimorbidity inform health system design [J]. Public Health Rev, 2010, 32 (2): 451 - 474.

[7] Tinetti M E, Studenski S A. Comparative effectiveness research and patients with multiple chronic conditions [J]. New England Journal of Medicine, 2011, 364 (26): 2478 - 2481.

[8] Multimorbidity Patterns in the Elderly A New Approach of Disease Clustering Identifies Complex Interrelations between Chronic Conditions [J]. Plos One, 2010, 5 (12): e15941.

[9] Marengoni A, Rizzuto D, Wang H X, et al. Patterns of chronic multimorbidity in the elderly population [J]. Journal of the American Geriatrics Society, 2009, 57 (2): 225 - 230.

第九章　老年社会学研究方法

第一节　老年社会学资料的特点

一、研究对象的特点

老年社会学研究的对象是年龄在 60 岁及以上的人口，尽管有关老年的社会现象及其规律非常有趣且吸引人，但是由于调查对象的社会、生理和心理特点，使得相关研究具有特殊挑战性。

1. 老年期在社会、生理和心理变化上相对于人生其他年龄段具有特殊性。在一些社会形态下，主流价值观往往认为衰老意味着负面的、消极的、不可逆的变化，老龄化与社会生产力丧失、社会资本减少、成为社会负担等联系起来。社会和老年人自己不能正确认识到衰老是人生的自然阶段，与之相伴的社会角色和地位变化同样是一个自然过程。这使得社会和老年人对高龄问题本身较为敏感，存在负面认知。

2. 老年人往往与一种或多种慢性疾病或残障相伴。由于躯体活动能力和健康状况的衰退，使得老年人群的身心问题与社会问题紧密交错在一起，难以单独区分出前因后果。许多慢性病的防治需要考虑到社会决定因素，老年人医疗费用、养老服务费用问题也是很多国家所面临的重大社会问题。因此，研究老年人群必须从多角度综合分析和解释问题。

3. 由于躯体、生理和病理变化，对于很多高龄老年人来说，健康状况好坏直接影响到他们的认知力、记忆力、耐力、语言表达能力、情绪的控制与表达程度和方式。这些因素可能对社会学研究中的资料收集产生影响，从而影响到资料的信度和效度。这一问题在其他成年组中并不突出。

4. 高龄老年人的问题与低龄老年人有所差异。高龄老年人失去同龄亲人和朋友的概率增大，躯体活动能力和社会活动能力大大下降。高龄老年人中许多人在认知力、记忆力、语言表达能力和健康状况上的衰退更为严重，这提示我们在资料收集的方法和内容（包括众多老年量表）方面均需要作出相应调整。

二、社会学研究方法的特点

在第六章中，我们介绍了有关于老年社会学的各种理论，这些理论来源于社会生活，但是又不同于具体的社会生活。社会学理论是以抽象的概念来说明社会现象的本质，是一套加以系统陈述的、以可靠的经验资料为基础并在逻辑上相互联系的命题。

（一）概念化和操作化

老年社会学关心的是与老年有关的社会现象和社会问题，如何将现实生活中的具体的社会现象和问题转化为研究问题，并采用有效的、可测量的工具进行测量，这就涉及概念化与操作化。

人们对于错综复杂的社会事实都会形成自己的感知和认识，而且不同人所形成的认识有差异，而概念化（conceptualization）就是将模糊的、不精确的观念明确化、精确化的思维过程，是我们给出一个概念的具体含义的过程。例如，社会学家涂尔干在他的代表作《自杀论》中使用"失范"（anomie）来概括一种社会动荡、社会规范失序、社会成员焦虑迷惘的社会现象。再比如，我们可以用社会角色和老年角色两个基本概念来描述社会对于进入老年期的人们的行为期望及其变化，用角色丛、角色冲突整合描述和解释角色变化过程中出现的问题。通过概念化，将我们所观察到的现象和问题概括为一系列概念，这些概念的特征之一就是抽象性。

操作化（operationalization）是将概念具体化为可以测量的指标或指数的过程。通过操作化形成的指标或指数要可以测量，并且要反映概念的变异范围。例如，在老年研究中，我们可以用人均收入、受教育程度、职业类型这3个指标来测量老年人的社会地位。通过这样的操作化，抽象的社会地位这一概念就可以变为可以测量的3个指标，同时3个指标结合起来能够很好地反映一个人的社会地位。

（二）评价测量的质量

对于测量质量的评价有精度（precision）和准度（accuracy）两个标准。精度是指测量变量的精确程度。例如，对于收入的测量可以询问具体金额，也可以询问一个大致范围，二者的精确程度显然不同。对精度的选择主要是依据研究问题的需要而决定。准度是指测量的准确程度、可信程度。无论测量的精度如何，每次测量都力求准确。同时，精度与准度是两个不同的概念，不精确的测量有可能是准确的，例如，具有学士学位要比受教育年限16年的精度要低，但是这种测量准确。

社会科学研究者使用信度和效度两个技术性指标来评价测量的质量。信度（reliability）是指使用相同研究方法重复测量同一对象时得到相同研究结果的可能性，它是对于测量工具可靠性的测量。评价信度有不同的方法：①重测信度：是指用同一份测量工具（问卷或量表）对同一群被测量者前后调查2次，根据调查结果计算其相关系数。这是测量信度较好的方法，但须注意2次测量间隔时间要适当。②折半信度：将调查来的结果按照题目的单、双数分成两半积分，再根据各个样本的两部分总分，计算其相关系数。它可以检测出调查工具所询问的各项问题是否都针对同样的研究内容。③复本信度：对一项调查的问题，让被调查对象接受测量，同时接受这份调查工具的复本的调查，根据结果计算其相关系数。

效度（validity）就是正确性程度，是指测量工具所获得的结果在多大程度上反映了概念的真实含义，它是对测量工具有效性的测量。评价效度的方法很多，大体上分为：①内容效度，或称表面效度，是指测量结果与人们共识的一致性程度。检查内容效度就是检查由概念到指标的经验推演是否符合逻辑和是否有效。对此只能凭借人们的主观判断和共同定义。②准则效度，又称效标效度，假设测量同一个概念有多种方法，其中一种称为准则，其他的方法就可以与这一种进行比较而判断其效度。③建构效度，是指测量工具是否反映了概念和命题的内部结构。

由于老年人群作为研究对象的特征，使得老年社会学资料的收集具有特殊性，需要强调的是一些老年人的理解记忆等因素可能会影响资料的准确性和可重复性。因此，在处理资料前，对于这类资料的准确性和精确性的评估尤其重要，应当注意有关技巧。

第二节 老年社会学重要概念的测量

一、年龄

年龄是老年社会学测量中最基本的概念之一。通常要询问以下两个问题获得："您现在多大年纪了?"和（或）"您在什么时候出生的?"。对上述两问题答案的合理性可通过外貌做出简单估计。一般看上去的年龄与人的实际年龄相去不会太远。然而单凭外貌不足以精确估计年龄。家人或朋友提供的信息，出生证明、身份证等注有出生年月或年龄的文件将有助于推算和证实年龄报告的准确性。

一般来说年龄是相对容易准确测量的变量。年龄信息失真的可能性除记录时笔误或推算错误外，回答错误的人可能对记住年龄和生日有困难，或者年龄对他们来说已不很重要或显得不很重要；有些老年人因对衰老的恐惧，可能会向自己和他人"隐瞒"年龄。还有一些人需要特别隐瞒真实年龄以获得某种与年龄相关的资源和机会，如经济资助、住房福利，寻找配偶。年龄记录的准确性取决于前述的准确记录的产生和贮存，还取决于随时间变化能否及时更新信息。

1. "您现在多大年纪了?" 通常，该问题期望按完整年岁回答，是最近一次过生日时的年龄数。年龄也可按小时或天计算，50 岁的人的年龄大约是 18 262 天。但通常研究中倾向更粗些计算，即按年计。某些特殊情况下常按 5 岁一组年龄段进行统计，还有按 10 岁一组统计的。

2. "您是什么时候出生的?" 这个问题与第一个问题产生的信息等同，但收集的难度稍大些，理由是：①这是过去发生事件的记录，不是目前特征，容易产生回忆偏性；②要清楚地说出出生年尚可，但确切的月和日对老年人的记忆力是个挑战；③西历与地方旧历之间易混淆，如阴历称法、朝代年号算法等。

通常人们使用日历年龄来反映年纪大小，但许多学科仍在研究"生物钟"控制下的人代谢过程因人而异，表现出不同的衰老速率和方式。因此人们又使用各种称谓的年龄，如生物年龄、生理年龄、心理年龄和社会年龄等。

二、自理程度（依赖程度）

自理程度是相对依赖而言的，故在此主要从依赖和依赖程度展开讨论。向全人口中的依赖性群组提供支持性服务是近几十年来各国，尤其是工业发达国家卫生和福利政策的共同主题之一。从人口统计学角度，将全人口中小于 15 岁和大于 60 岁或 65 岁的人群划分为依赖性人群，与 15～59 或 64 岁的劳动力人口相对，又称为负担人口。这部分人群比例的变化关系到由家庭、社会和卫生服务所需提供的人力和财力的变化，因而有关的社会学研究已成为制定政策的重要信息来源。

从一般意义上看，任何人对空气、水和食物等物质都有生物学意义上的依赖。老年社会学所关心的是依赖的社会性质。Heuvel 曾指出依赖性总是与社会关系相关联，与残疾和功能障碍的概念不同，不仅是个体某种状态，还隐含着与他人之间的一种关系状态。Wilkin 提出依赖性是个体在其需要得到公众和重要他人认同的条件下依靠于他人帮助满足这些需要的状况。在此之前，对依赖性与无助、权力丧失、自主性等概念之间的关系已有一些研究，在此简略。

依赖程度可从 2 个角度划分：①按个体所需他人帮助的类型划分，②按依赖性的原因划分。Blenker（1969）、V Heuvel（1976）和 WHO（1980）均倾向以需要类型为划分基点。在 WHO 提出的框架中，对帮助的需要分 6 类，包括引导、日常生活、移动、就业、社会整合和经济、情感。按造成依赖的原因划分为 5 种，包括：①在生命周期的特定阶段出现的依赖性，如儿童和老年人所表现的，通常可预期；②不可预期的危机性依赖，如丧偶、战争后造成的依赖；③由残疾造成的依赖，残疾可以由先天或后天的原因造成；④人格依赖，由于神经系统的变化造成的精神或神经性改变，如 Boldfarb 1969 年提出的人格脆弱型老年人；⑤社会文化依赖，由文化价值和道德规范上的原因所造成，如男性对女性在家务上的依赖或女性对男性经济上的依赖等。

具体到每一个人，其所具有的依赖性可能不止一类，而是多类的混合。实际测量依赖程度时也并非面面俱到：老年人群的研究常常只涉及日常活动能力、移动性和安全等几类，且基本假设最常使用的老年人的依赖性是由于残疾和功能障碍造成的。

依赖程度是一项重要的测量内容，测量上的方式多种多样，评价的标准各有异同。有些照料的任务十分繁重，且可能与受照顾个体的私人生活活动很密切，但必须要由人承担下来，作为某种文化信仰的重要组成部分。一般的标准是越与私人生活活动关系密切的照料任务（如帮助洗澡与打扫屋子相比），表明受照顾的老年人依赖程度越大，即自理程度越低。另外，依赖发生和持续的时间长短也是反映依赖程度高低的标准之一，短时的和一时性的依赖（如急病造成）与长期的无时间限制的依赖是不同的。大小便失禁对幼儿和高龄老年人的解释会迥然不同。

1. 从谁的角度看   行为判断因人而异，重要性和意义也因人不同。老年人可能指望得到他人在家务事上的帮助，但找人帮忙洗澡却会感到难以启齿或无助可求。求助他人来做家务也还会遇到不少烦锁的问题。不少长期独居的老年人行为更独立，他们的依赖程度相对要低，更不愿意向人求助。

2. 行为表现和能力   依赖程度或自理程度基本从两个角度来测定，即是否做了某个活动，和是否在他人帮助下或独立地有能力完成某个活动。按前一种方法得到的结果可能因有些人能做却不做的情况造成偏性，后一种方法反映一种可能存在的能力或行为，但不等于行动必然出现，根本没料理过家务的"健康"老年人谁敢说一定能做饭呢？因此测定时需考虑所要研究的问题的出发点，所要达到的目的，必要时也可以两个角度都进行评估。前面提到对老年人最主要的评估内容是日常生活活动能力，其最常用的评定量表有 2 个，即日常（生活）活动能力量表（ADL）和工具性日常生活活动量表（IADL）。前者的"ADL"是"activity of daily life"的缩写，是在 1963 年由 Katz 等提出的 ADL 指数基础发展起来的，基本项目有 7 项，即吃饭、洗澡、上厕所、穿衣、走动、控制大小便、梳妆修饰等。后者 IADT 中"I"是"instrumental"的缩写，是 1966 年 Rosow 和 Breslau 提出的罗素功能健康量表的基础上发展起来的，目前测定项目达 15 项之多，但基本项目亦可归为 7 项，即做饭、洗衣、打扫、打电话、写信、读书和日常采购。由于实际生活方式因地域和文化不同，这些项目可结合研究人群的特点适当调整。

三、社会支持程度

社会支持含义丰富，以至于有人曾提出它不应作为一个研究用的名词。人们关注社会支持的关键在于它对人的精神和躯体健康的影响，更确切地说在于它对应激效应的防御作用。因此，政策制定者和服务提供者都将社会支持视为一种积极重要的社会资源，去努力寻找和发掘。正因如此，有关社会支持的研究也很多。

社会支持的通俗理解是帮助、扶助或某种关心和照顾，并且通过个人所有的社会关系来实现。这些社会关系遍及家庭、邻里、朋友和社区。给予这种帮助的人通常是身边的子女、父母或朋友。生活中遇到的其他人如专业人员、店员或理发师所给予的"自然而然"的帮助也是社会支持的组成部分。

对社会支持描述的角度和内容是多方面的。最基本的两种划分是将社会支持分为实际（用）支持和情感支持。前者主要是生活中多方面的实用性扶助；后者又称表达性支持，包括触摸和亲昵、社会整合、教养、安慰和指导等。尽管概念上可以划分出多个方面，但具体到个体社会支持可能以混合形式体现：如给老年人送衣物作礼物，既是在物质上给予实际帮助，又是一种亲情和安慰的表达性支持。

无论社会支持以何种形式实现，社会支持所体现的行为出现与否与得到支持的老年人如何感知和评估这种支持应作区别对待。这是对社会支持程度进行评价时常常遇到的易混淆的概念。老年人对获得的社会支持的满意程度和感知程度与老年人所具有的精神状态、人格特征和老年人对给予帮助者的期望程度等因素有关。

反映现有各种社会关系的许多指标如婚姻状况、会员身份有无，均是反映社会支持程度最常用的方式，与这些指标直接有关的概念是社会参与和社会整合。配偶健在与否可以用于提示社会支持中亲情和安慰的表达性支持水平的高低。另一常用方法是用个人所有社会关系网的数量来反映，例如了解朋友的数量，亲戚和同住家庭成员的数量以及与这些人接触的频率。通过问卷和量表反映社会支持概念中的多个组成部分也是重要测量方法，分访谈和自填两类，如社会互动访谈问卷、亚利桑社会支持访谈问卷、人际支持评估量表及社会支持评定量表。这些量表的特点是项目多，内容全面，包括了实质性和表达性，以及这些支持的资源状况，但收集资料所需花费的时间和人力较多。

四、生活质量

生活质量（又称生命质量或生活品质）自 20 世纪 30 年代中提出至今已在各年龄人群涉及的多领域中得到了广泛研究和应用。近几十年，世界各国对人口老化问题倍加关注，使人们积极探讨老年生活质量问题。老年生活质量的概念引发了不少研究上、政策上和实践上的课题，从而对促进老年社会学及有关学科发展，对深化研究、产生新理论起到了核心推动作用。美国的老年生活质量研究收集了各种境况中老年人生活环境和生活体验的资料，用以发展了一些解释成功适应老年生活的社会老化理论，其中最具影响力的是 20 世纪 60 年代提出的老化脱离（解脱）理论。以英国为代表的欧洲各国的研究集中于揭示贫困病弱老年人群的生活质量，以促进社会福利政策的改善。中国对老年生活质量的研究主要描述农村和城市背景的老年人的境况。

　　生活质量的概念是多维的，没有固定的外延界定，如同"需求""贫困"等抽象概念，无论其组成还是评估标准都存在着争议。按照世界卫生组织对于健康的定义：健康是个体生理、心理和社会功能的完好状态，老年人的生活质量是对其生理、心理健康和社会适应所处某种状态的综合评价。这种评价一般有客观指标和主观指标之分。

　　在将生活质量概念操作化过程中，有一些以老年人群为核心的生活质量评价量表已建立起来。例如，1998年由世界卫生组织欧洲办公室开发的老年人专用生命质量评价量表（LEIPAD），将生活质量分为社会功能、生活满意度、抑郁、认知功能、自我保健、生理功能、性功能等7个维度49个条目。此外，还有一些不是以老年人作为特定目标的生活质量量表也被使用在老年人的生活质量测量中，并且取得较好效果。具有代表性的是美国波士顿健康研究所的健康调查简表SF-36量表，包括从生理功能、生理职能、机体疼痛、综合健康、活力、社会功能、情感职能、心理健康8个维度来综合评价人群的生理、心理的健康水平，适用于普通人群的生活质量测量。另一个有代表性的量表是世界卫生组织的生命质量测定量表WHOQOL-100和WHOQOL-BREF，包含与健康相关生命质量的5个领域：生理健康、心理状态、独立能力、社会关系和周围环境。此外，由欧洲生活质量项目研究组开发的欧洲五维度健康量表（EQ-5D），分为3个层次和5个领域，分别是行动、自我照顾、平常活动、疼痛/不舒服、焦虑/沮丧，也是简明而高效的对生活质量的测量工具。

第三节　老年社会学资料收集的方法

　　老年社会学的资料收集方法相比一般社会学研究方法的资料收集方法并无特别大的差别，这里总结归纳为两大类别：定性研究方法和定量研究方法。

一、定性研究方法

（一）概述

　　定性研究方法是以研究者本人作为研究工具，在自然情境下采用多种资料收集方法对社会现象进行整体性探究，使用归纳法分析资料和形成理论，通过与研究对象互动对其行为和意义建构获得解释性理解的一种活动。定性研究方法适合于以下3种情景的研究问题：①不能采用简单定量研究方法的社会研究或者研究议题，特别是一些敏感性问题。②在自然情境下研究被调查对象的态度和行为，例如我们调查老年人对于中国传统文化中"养老"的涵义的理解。③适合研究较长时间发生的社会过程和事件，例如对于"长寿村"的形成的研究。正如有研究者所总结的，适合定性研究的主题包括：实践、事件、场景、角色、关系、群体、组织、群落、社会世界、生活方式或亚文化群体。

　　在一般情况下，定性研究方法既可以单独使用，也可以与定量研究方法相互印证和支持，共同回答研究问题。定性研究可以辅助定量研究设计和提出研究假设；同样还可以协助分析和解释定量研究结果，二者相互结合，可以综合、全面、深入地揭示事物的现况及相关事物的内在本质和规律。在一些快速政策评估项目中，定性研究可以在时间、财力等资源有限的情况下，给出关于问题的初步回答。

　　在实施定性研究的时候，可以采取不同方式选取调查对象进行调查。定性研究的抽样方法属于非概率抽样、目的抽样。可以包括以下几种主要方法：

1. 强度抽样 抽取较高信息密度和强度的个案进行调查。在探寻老年人健康生活方式与长寿的关系的时候，可以寻找百岁以上老年人最为关键的知情人，进行调查。

2. 最大差异抽样 是指找出现象最大异质性，抽取差别最大的调查对象进行调查，以反映现象的全貌。例如，我们可以选取对于某种治疗方式依从性最好和最差的两类人群进行调查，探寻他们在使用某种治疗方式方面的促进和阻碍因素。

3. 关键个案抽样 我们在调查事情发展过程的时候，往往会选择对事情产生决定性影响的个案。例如在对老年期痴呆综合征的研究中，我们以一位患阿尔茨海默病的老年人作为个案展开研究，为了解该患者的患病过程和日常生活情况，我们可以对承担日常照护职责的子女和保姆进行调查。

4. 理论抽样 是指根据我们所检索到的资料文献提示来选取调查对象。例如文献显示50 岁以上肥胖型女性是患老年性膝关节增生性关节炎的高危人群，我们因此可以有针对性地选取这部分人展开调查。

5. 证实和证伪个案抽样 与上面所提及的理论抽样相联系，研究者可以根据理论假设，有目的地寻找调查对象以证实或推翻原假设。

（二）访谈法

1. 访谈的形式 访谈法是最为普遍使用的一种定性资料收集方法，也是社会调查中使用最为广泛的研究方法之一。访谈的过程实际上是访问者与被访问者双方面对面的互动过程，访问资料正是这种社会互动的产物。

访谈法可以根据访问者和被访者的人数分为不同形式：个人深度访谈、三人组访谈、成对组访谈、多组访谈、焦点组访谈等。

个人深度访谈（in-depth interview，IDI）是最为常见的一种访谈方式，采取"一对一"的方式，访问者根据大致的研究计划与受访者交谈、互动。

三人组、成对组或多组访谈有助于被调查对象消除紧张感，适合于一些敏感话题的调查。按照调查员与调查对象的数量不同，三人组是指两个访问者调查一个被访者；成对组是指调查员同时调查两个被访者，例如失能老年人与其照护者往往是在一起的，所以可以同时对两人进行访谈；多组访谈是指在一个空间内，有多个个人深度访谈同时进行。

焦点组访谈（focus group discussion，FGD）是一类较为特殊的访谈形式，一般包括 1名访问者、1～2 名记录员或观察员、6～10 个被访问者。其优点是可以模拟一个自然的社会环境，调查参与者在其中发生互动，便于捕捉社会环境中的现实生活资料；具有很高的表面效度；而且结果快速，成本较低。其缺点是对于访问控制有难度，对主持人的技巧要求较高，不同焦点组之间的差异难于处理。此外，由于现场嘈杂，对于录音和后期资料整理也带来一些挑战。

2. 访谈提纲的设计 个人深度访谈不是按照一组特定的、不变的问题来进行提问和回答，而是根据一份访谈提纲与被调查对象发生互动，获得信息。访谈提纲对于访谈过程来说非常重要，一般来说，对于访谈提纲的设计需要遵循以下原则：①反映研究目的，严格按照概念化和操作化的过程形成访谈提纲；②问题要具有内在逻辑顺序，一般采用由普遍到特殊、由面及点的顺序来组织问题；③尽可能是开放性问题；④不要进行诱导性提问；⑤在设计问题的时候要考虑到可能的回答及问题的追问；⑥定性访谈的提纲设计是反复的，当一个问题的信息已经饱和之后，可以将该问题从访谈提纲上删除，纳入新的问题。

3. 访谈的过程和技巧　如前所述，访谈是一种社会交往的过程，调查中调查者与被调查者之间形成了一种社会互动关系，而访问资料的深度和质量取决于这种社会互动过程组织的好坏。调查者只有通过访问与调查对象建立起基本的信任和一定的认同感，并根据对方的具体情况进行访谈，才能使得被访问者积极提供资料。尤其是在老年研究中，被调查对象的社会阅历丰富，对人和事物的认知相对于其他年龄层的成年人更加固化，这要求访问员必须具备良好的访谈技巧。在不同阶段，访问员需要注意的技巧有：

（1）访问的准备：调查员需要对访问提纲充分熟悉，同时还要充分准备与调查内容有关的各种知识，包括对被调查对象本人、社会关系、所处社区的人文环境和社会文化特征进行初步了解。对于被调查对象本人，要尽可能充分了解其基本情况，例如性别、年龄、职业、文化程度、经历、当前的思想状况、身体和精神状况等。另外，对于一些个人或社区有特殊禁忌的情况，调查员要深入了解，如果在访问中触犯了这类禁忌，可能会引起被调查对象情感上的不愉快而导致调查不能顺利进行。与被调查对象约定调查地点和时间，是调查前的一项重要准备。尤其是老年人相对于其他年龄段人群较为健忘，因此在调查前需要有再次电话提醒和确认。另外，准备好调查的工具，包括纸笔、照相机、录音设备、介绍信、证件等都是在访问前必需的准备。

（2）访问过程：在访问中，调查者要注意提问和回答的技巧。具体而言，提问要尽可能用开放式问题，要注意追问，避免使用封闭性问题和诱导提问。要注意在倾听过程中自己的表情、动作、肢体语言等。在访问过程中，调查员要控制好访问的节奏，从一个话题转换到另一个话题的时候要注意使用一些过渡性的功能性问题，使话题保持自然连贯；如果被访者跑题，要注意引导回原来话题；当被访者对问题的回答含糊不清的时候要注意进行追问。

（3）结束访问：结束访谈要掌握两个原则：一是适可而止，访问时间不宜过长，一般1～2 小时；二是要把握住结束谈话的时机。可以总结访谈要点，与被访者一起核实这些要点，并询问被访者是否还有需要补充的内容。结束的时候要对被访者表示感谢。如果访谈过程中有录音，还可以询问被访者是否需要录音记录反馈。

（4）访谈记录：访谈的目的就是要获得资料，这些资料是由记录得来的。因此，要尽快整理出访谈记录。需要注意文件和录音等数据的安全性，可以对访谈编号，确保隐私。此外，每天调查结束后，研究团队成员应该开会讨论访谈进展、获得信息及访谈提纲是否需要改动。

（三）观察法

1. 观察法的分类　观察法是另一种比较常用的定性资料收集方法。区别于人们日常生活中的观察，作为一种定性研究方法，观察法的特点是：①具有一定的研究目的；②事先做好理论准备或者理论假设；③设计好观察计划，并进行有计划的观察活动和记录；④观察者经过一定的专业训练；⑤观察的结果可以被重复验证。

按照研究者在现场中的参与程度不同，观察法可以分为两大类，一类是参与式观察，也就是说，研究者参与到所观察的社会现象和社会生活中去，成为社会生活的一部分，与观察场景中的其他社会成员发生互动，就像我们到医院中以实习医生的身份参与到与患者、医生、护士的日常互动中去，同时完成观察任务，就是一种参与式观察；另一类则是非参与式观察，研究者置身于所观察的事物之外，冷眼旁观所发生的社会现象，例如我们同样在医院中观察，但是不参与到任何诊疗行为中，只是对医患双方就医行为进行观察。

2. 观察法的特点　观察法具有以下优点：①可以当时当地观察到现象或行为的发生，从而掌握第一手资料；②对于被观察对象的干扰较小，可以在自然条件下获得被调查对象的真实行为；③特别适用于研究无语言文字沟通的调查对象，因此对于一些语言沟通能力退化或丧失的老年人研究对象来说，观察法具有得天独厚的优势；④观察法还可以弥补其他研究方法的缺陷，例如调查对象不愿意接受访谈或者问卷调查的时候。此外，由于问卷或访谈调查可以因为记忆不清或者其他主观原因收集到不真实的回答，观察法可以为其他方法做出有效补充，验证其他资料。

与此同时，观察法也具有一定局限性：①难以控制环境变量和时间变量，很难进行数量分析和统计推断；②对少数人的观察或者一次性的观察也会产生调查资料的偏差；③观察的主观性和情感性较强，容易受到调查者本人的价值观和情感因素影响；④观察法还涉及一些特殊的伦理问题，例如观察者到底是表明还是隐瞒自己的身份开始参与式观察。另外，当观察的内容涉及被调查对象的隐私的时候，观察者需要特别注意确保对调查对象无伤害。

3. 观察法的实施　任何观察首先都要考虑如何制订观察计划：观察谁？观察什么？何时何地进行观察？观察者与被观察者是什么样的关系？如何得到准确的观察资料？

在对上述问题进行了周密计划之后，研究者可以考虑进入现场。在现场调查中，最重要的一个工作是进行观察过程中的记录。这种记录可以包括实地所发生的事情——研究者所看到的发生的事情，也包括经过研究者理解和诠释的所发生的事情——研究者认为已经发生的事情。对这些事实进行记录要忠实于原始场景，采用"深描"的方式，注意记录细节。在记录的方式上，可以采用不同的策略。最直接的方式是实时记录，也就是说一边观察一边记录。但是有时候在现场不允许研究者进行实时记录，可以采取替代方法。一种替代方式是回忆式记录，在完成当天的调查之后，再回忆记录；另外一种称为分段式记录，也就是说在观察的过程中间歇式地进行记录。这些策略可以根据现场实际情况，由研究者灵活掌握和决定。

二、定量研究方法

(一) 概述

定量研究方法是主要搜集用数量表示的资料或信息，并对数据进行量化处理、检验和分析，从而获得有意义结论的研究过程。

与定性研究方法相比，二者不仅在所收集的资料类型方面有区别，在研究内容、研究设计、研究工具、分析方法、研究情境和适合的研究等方面都有一些具体的区别。因此，研究者需要根据研究主题和研究目的，选择合适的研究方法，进而得到合适的研究结果。

区别	定性研究方法	定量研究方法
资料类型	文字	数量
研究内容	过程，事件，故事	事实，结果，变量
研究设计	灵活，不断推进	结构性
研究工具	访谈，观察，实物	问卷，量表

续表

区别	定性研究方法	定量研究方法
分析方式	归纳法为主	演绎法为主
研究情境	自然的，开放的	控制的，情境无涉
适合研究	特殊现象，深入研究	一般现象，平面研究

（二）问卷法

1. 问卷法的调查方式、优点和缺点　定量研究方法的主要形式有问卷法和量表法两种。其中，问卷法最为常用，被认为是社会调查的基础，社会学家 C. A. Moser 曾说过"10 项社会调查中有 9 项是采用问卷法进行的"。问卷法不仅仅是社会学研究最为常用的研究方法，在流行病学研究中也被广泛使用。这里主要介绍社会学研究中问卷设计的一些特点和使用技巧。

问卷法可以采用多种方式，如一些入户调查（door to door interview），采用随机抽样，信度和效度较高，但是成本高，拒访率也比较高。尤其是在城市社区，老年人往往出于安全因素等考虑，不愿意接受入户问卷调查。作为替代方法，问卷发放还可以采用街头拦截访问（intercept interview），作为一种非概率抽样，这种方法效率高，但是抽样不具备代表性，此外不适合过长、复杂问卷。电话调查（telephone interview）在固定电话和手机普及率非常高的今天也得到推广，这种调查方式比较适合于交通距离比较远的调查，也可以解决封闭住宅小区难以入户的问题，但是这种调查面临抽样代表性问题。邮寄问卷调查（mail survey）作为一种非常传统的调查方式，在很多国家仍然得到较好使用，这种调查方式成本低，时间充足，特别适合调查敏感和隐私问题，例如有研究者曾经用这种方式调查已去世老年人的家属对于老年人姑息治疗的态度。但是由于目前我国邮政系统的服务质量堪忧，邮寄问卷的回收率是一大挑战。

问卷法的优点在于：节省时间、经费和人力；可以保证研究调查结果的客观性，避免主观偏见；形式规范，调查结果便于统计处理与分析；匿名性好；此外，问卷法可以进行大规模的调查，了解被访者的基本态度与行为。

问卷法也具有一些缺点，在我们考虑使用问卷法的时候需要注意：调查结果广而不深；不可能深入探讨某一问题及其原因；问卷调查比较呆板，没有弹性；对被访者的文化程度、认知能力有一定的要求，对于老年人调查可能有一定障碍；自填问卷的质量常常得不到保证，回答率/回收率也难以保证。

2. 问卷设计的基本步骤　问卷设计要注意避免两个极端：一个是过于随意设计问题，想到哪儿写到哪儿，另一个极端是过于刚性，将成熟的量表照搬为问卷。科学的问卷设计需要遵循从确定研究目的、到概念化、再到操作化的过程。问题的设计应当以变量操作化的结果作为基础。

问卷设计的基本步骤包括：

（1）探索性工作：了解研究目的，根据研究目的形成概念和命题，再将概念和命题操作化。了解问题可能的选项。

（2）设计问卷初稿：根据概念和命题操作化的结果，设计具体的问卷题目，并将题目组合起来，按照一定的内在逻辑排列，形成问卷初稿。

（3）试用和修改：将问卷初稿在小范围人群中进行试填，对发现的问题进行讨论和修改。在试填中特别需要关注问卷的回收率和有效回收率，发现未能回收问卷的主要原因。还需要关注那些没有回答的题目、填答错误的题目和态度集中的题目，将不合适的地方进行修改。

（4）排版和印刷：经过1~2轮的试用和修改之后，问卷经过修订可以定稿、排版和印刷。问卷的版式要尽可能的简短、整洁，一道问题和答案尽可能排列在一页纸上，不要断开。

3. 问卷的基本格式　一份问卷大致可以分为3个部分：

（1）开篇说明：包括卷首语，一般是一段话，交代说明调查目的、被调查对象选择标准、调查人身份等，同时也是实现知情同意书的作用。此外在这部分还有填答说明，说明题目是单选还是多选，用什么方式填选。

（2）主体部分：主要包括问题和答案，后面我们将介绍一些问题和答案设计的技巧。

（3）其他信息：除了上述我们所熟悉的问卷包含的内容之外，还有一些容易被人们所忽视的信息，这些信息对于后期的数据录入和处理同样非常重要。包括被访者的基本信息（编码、联系方式等）、调查过程的记录、督导信息记录和编码框。

4. 问题和答案设计的技巧

（1）选择合适的问题形式：理论上问卷可以设计开放式问题也可以设计封闭式问题，但是由于开放式问题需要填答者自己填写较多内容，很多人不愿意填答，一般而言漏答率较高。我们不建议在问卷中设计开放式问题，如果必须要设计的话，尽可能减少开放式问题的数量，并放在问卷的末尾部分。

（2）问题要清楚：问题要遵循 KISS（keep it simple and short）法则，即保持问题简单而短小。尽可能在问题中不设计从句，不要有因果、转折、假设等论证。

（3）避免双重问题：一个问题只问一个信息，不要问两个或以上的问题。例如，有人设计了这样的问题："您有时间坚持锻炼身体吗？"，这其中其实包含了两层信息：是否有时间和能否坚持锻炼身体，难以准确测量被调查对象的态度。

（4）提问受访者能够回答而且愿意回答的问题：问卷设计者应当尽量从被调查对象的角度考虑问题，要问受访者能够回答的问题。例如，有人在问卷中设计了这样的问题："您家族里3代以内亲属有高血压患者吗？"，因为家族3代其实人数非常众多，被调查对象未必能够知道每个亲属的患病情况，因此很难做出准确回答。另外，还有一些比较敏感的问题也使被调查对象不愿意回答，也应当在问卷中尽量避免。

（5）尽可能不要使用否定句、双重否定句或者被动语态：否定或者双重否定句以及被动语态都会增加阅读者的认知负担，而且有研究表明，人们对于否定表述会倾向于持更为宽容的态度，因此，在问卷的问题设计中尽量不要使用否定句、双重否定句或者被动语态。

（6）一般而言，答案要满足互斥性和穷尽性两个标准：在答案设计的时候，选项之间要尽可能彼此互斥，另外，选项的集合要穷尽所有可能的对于题目的回答。

（谢　铮　张拓红）

参考文献

［1］袁方，王汉生．社会研究方法教程．北京：北京大学出版社，2004．

［2］艾尔·巴比．社会研究方法．北京：华夏出版社，2009．

［3］陈向明．质的研究方法与社会科学研究．北京：教育科学出版社，2006．

第十章　老年保健管理研究方法

老年保健管理（health care management for old people）就是用管理学的理论和方法来探索如何把有限的卫生资源、社会资源进行合理分配，为老年人群提供最佳的保健服务，即在有限的资源条件下创造出最大的服务效益。老年保健管理研究包括老年保健政策研究、老年保健服务研究和老年保健项目评价。

第一节　老年保健政策研究

一、老年保健政策回顾

（一）国际老年保健政策

1991 年，联合国大会通过《联合国老年人原则》，大会鼓励各国政府尽可能将这些原则纳入本国国家方案，其目的是保证对老年人状况的优先关注，具体原则包括独立、参与、照顾、自我充实和尊严 5 个方面；1992 年联合国大会通过《世界老龄问题宣言》，并决定将 1999 年定为"国际老年人年"，主题为建立"不分年龄，人人共享"的社会。

1990 年 WHO 提出健康老龄化（healthy aging），并于 1996 年发布《关于健康与老龄化的巴西利亚宣言》，健康老龄化是指个人在进入老年期时仍能保持生理、心理和社会的良好适应状态；1999 年 WHO 提出积极老龄化（active aging），并于 2002 出版《积极老龄化：一个政策框架》，所谓"积极"是指不断参与社会、经济、文化、精神和公民事务，不仅仅指身体的活动能力或参加体力劳动的能力；积极老龄化是以联合国老年人原则为理论基础而提出的一个政策框架，强调"为了提高老年人的生活质量而优化其健康、参与及保障的机会的过程"。2012 年 WHO 和马来西亚健康老龄化协会共同主办了首届世界健康老龄化大会，再次强调健康老龄化是这个世界面临的一项主要挑战，有必要加强人们对生命全程促进良好健康问题的了解，鼓励积极健康的老龄化。

（二）中国老年保健政策

为应对我国人口的老龄化问题，我国相继出台了系列老年保健相关的政策，包括国家层面的法律、法规和各部门的政策、指导性意见等。

在国家法律方面，2009 年修订的《中华人民共和国民法通则》明确提出要保障老年人的健康和合法权益；2012 年修订的《中华人民共和国老年人权益保障法》中，提出要建立和完善以居家为基础、社区为依托、机构为支撑的社会养老服务体系，强调赡养人应当履行对老年人经济上供养、生活上照料和精神上慰藉的义务，并使患病的老年人及时得到治疗和护理；国家则通过基本养老保险制度和基本医疗保险制度保障老年人的基本生活和基本医疗需要，逐步开展长期护理保障工作，满足老年人的护理需求。

在国家和各部门的政策规划方面，2011 年国务院办公厅印发《中国老龄事业发展"十二五"规划》，提出建立健全老龄战略规划体系、社会养老保障体系、老年健康支持体系、老龄服务体系、老年宜居环境体系和老年群众工作体系，努力实现老有所养、老有所医、老有所教、老有所学、老有所为、老有所乐的工作目标；2011 年国务院印发的《社会养老服务体系建设规划（2011—2015 年）》强调社会养老服务体系建设应坚持政府主导，鼓励社会参与，不断完善管理制度，丰富服务内容，健全服务标准，满足人民群众日益增长的养老服务需求；在规划中也明确提出居家养老、社区养老和机构养老的服务功能和建设任务。医疗卫生方面，2009 年、2011 年卫生部印发的《国家基本公共卫生服务规范》均将老年人列为社区卫生服务的重点人群并对社区老年人的健康管理提出明确的服务规范；2011 年卫生部的《中国护理事业发展规划纲要（2011—2015 年）》提出探索建立长期护理服务体系，提高对长期卧床患者、晚期姑息治疗患者、老年慢性病患者等人群提供长期护理、康复、健康教育、临终关怀等服务的能力。

二、常用的老年保健政策分析方法

政策分析（policy analysis）是对政策的调研、制订、分析、筛选、实施和评价的全过程进行研究的方法。政策分析的基本要素有政策问题、政策目标、政策资源、政策评价标准、政策效果、政策环境和政策信息。老年保健政策分析的常用方法包括利益相关者分析、SWOT 分析、政策图解法、政策网络分析、场力分析等。本章将重点介绍利益相关者分析和 SWOT 分析。

（一）利益相关者分析

利益相关者分析作为一种研究工具和方法，可以用于分析组织、机构或者个人在政策决策和实施中的行为、作用和影响，开始主要是用于企业经济管理领域，目前已经广泛应用于卫生服务领域，包括卫生政策分析、各类卫生机构的管理和卫生项目管理等。在老年保健相关政策方面，曾有学者就我国社区基本公共卫生服务、社区卫生服务机构实行收支两条线管理、城市社区双向转诊制度等进行利益相关者分析。

利益相关者（stakeholder）一词首先由斯坦福大学研究学院的学者于 1963 年提出，1983 年美国经济学家 Freeman 将利益相关者定义为任何能影响组织目标的实现或目标实现后可能影响到的团体和个人。利益相关者分析就是分析影响决策的人或团体，他们的利益、立场和所拥有的资源状况，以估计其行为、作用和影响力大小。

利益相关者分析的基本步骤包括：

1. 确定利益相关者。主要是分析某个政策可能对哪些人或团体产生影响，并列出清单。利益相关者/集团需要从该政策有关的大量机构和团体中寻找，下面的提示问题有助于利益相关者/集团的确定：

（1）谁可能从中得到好处？

（2）谁可能受到负面的影响？

（3）是否找到了支持者和反对者？

（4）是否找到了容易受到伤害的群体？

（5）这些利益相关集团之间的关系是什么？

2. 估计利益相关者的利益以及政策目标对其利益的可能影响。由于某些利益相关者的利益可能并不十分容易判断，尤其是当这些利益是隐藏的、多方面的或者是与政策目标相冲突的时候。建议采用下面的提示来发现这些利益相关者：

（1）政策目标实现后，对各个利益相关者/集体有什么影响？

（2）各集团可能得到的好处是什么？

（3）各集团哪些方面的利益与政策目标相冲突？

（4）各集团拥有的资源是什么？

为回答以上问题，需要深入、系统的调研与分析，可以通过调查、访谈、现有文件资料的查阅等方法估计利益相关者的利益及其政策目标对其利益的影响。

3. 评估利益相关者动用资源的能力，即利益相关者的影响力。当某个组织的利益与政策目标相符合或相冲突的时候，它可能动用其资源来支持或者反对政策目标的实现，具体资源包括经济/物质资源、社会地位/威望、接触/控制关键信息、合法性和强制力等。如著名经济学家依靠其拥有的知识和信息，影响一个国家的宏观经济政策，是利用物质资源的例子；董事会拥有法定权力影响总经理的经营决策，是合法性的资源。动用资源的能力可以分成 5 个等级：很高、高、中等、低、很低。

4. 判断各个利益相关者的立场。根据他们的利益与政策目标的关系，确定他们是支持还是反对政策目标的实现，也可以采用等级划分法，把他们的立场分成 5~7 个等级。

利益相关者分析的优点是能够让决策者更好地了解哪些人、哪些集团可能影响决策，他们的利益和他们所拥有的资源如何，估计这些集团影响力的大小，从而使决策者心中有数，对重要的集团加以关注，以保证政策目标的实现。但是，由于利益相关集团分析更多地关注各个集团本身，对于可能影响决策的所有集团缺乏一个整体的了解，所以利益相关者分析常适用于在政策分析的前期进行。

（二）SWOT 分析

SWOT 分析是战略管理的重要技术，最初用于企业管理领域，现也较多应用于卫生服务领域，包括卫生政策的发展与制定等。在老年保健政策方面，曾有学者对我国长期护理问题进行 SWOT 分析，也有学者曾对社区提供老年人出院延续性护理、老龄化对社区卫生服务发展的影响以及地区的老龄产业进行 SWOT 分析。

SWOT 分析由美国旧金山大学 Weihrich 教授于 1982 提出，SWOT 是优势（strength）、劣势（weakness）、机会（opportunity）和威胁（threat）四个英文单词的缩写。SWOT 分析即是对自身的内部、外部因素进行综合分析，其中 S、W 是指组织的优势与劣势，属于内部因素；O、T 是周围环境中存在的机会和威胁，属于外部因素。S、W、O、T 的定义和常用界定问题见表 10 - 1 - 1。

表 10 - 1 - 1　SWOT 的定义和界定

项目	定义	举例	常用界定问题
优势	指组织拥有的任何内部资产（包括技术、内驱力、技能、资金、商务关系等），这些内部资产有利于组织实现目标，克服劣势	熟练的人力、成熟的知识和技术、与服务对象的良好关系等	我们擅长什么？ 我们在竞争中做得如何？ 我们的资源如何？

项目	定义	举例	常用界定问题
劣势	指组织内部的一些不足，可能会阻碍组织实现目标	缺乏内驱力、缺乏交通设施、产品和服务提供存在问题、声誉不好等	我们哪里做得不好？ 我们的服务对象对哪里不满意？
机会	指任何外部环境或者趋势，有利于组织实现一个特定目标	顾客的购买力提高、高质量新产品市场出现、对本组织产品有利的新技术开发成功	你希望看到若干年之后发生什么样的变化？
挑战	指任何外部环境或者趋势，不利于组织实现一个特定目标	出现一个新的竞争者、顾客缺乏购买力、政府对本组织产品流通的限制政策	有什么东西是别人有而我们没有的？ 哪些未来变化会影响我们的组织？

通过 SWOT 分析要解决的问题，包括：

（1）我们的目标是什么？

（2）我们的服务对象需要什么？

（3）我们与竞争对手的不同之处是什么？

（4）我们如何改善自己的服务？

（5）我们如何区分内部因素（S、W）和外部因素（O、T）。

SWOT 分析的基本步骤，包括：

（1）由熟悉相关内容的人员组成分析团队；

（2）分析团队通过头脑风暴法等找出组织所具有的优势、劣势、机会和威胁，注意尽量一次只分析一个主题，如团队成员首先就存在的优势进行分析，充分找到可能的优势，并归纳总结，团队成员基本认同之后，再进行下一主题（如劣势）的讨论，逐步完成 4 个主题的讨论；

（3）最后可以形成 SWOT 分析图表，即将各种主要内部优势、劣势和外部的机会和威胁，依照一定形式排列、制成图表，从而为领导者和管理者进行策略分析、做出正确的决策和规划提供依据。

SWOT 分析的应用实例：2001 年我国成功加入世界贸易组织（WTO），医疗服务属于服务贸易范畴，要遵守服务贸易总协定（GATS），GATS 要求降低市场准入，提倡国民待遇，如跨境支付、境外消费、商业存在、自然人的流动。我国卫生部门的承诺对于跨境交付和境外消费，市场准入和国民待遇没有限制；在商业存在方面，允许外国服务提供者与中方合资设立医院和诊所，外资比例不超过 70%，外方可控股，不可独资，根据中国实际需要有数量限制，且医务人员大多数为中国公民，对服务提供者的补贴不作承诺；在自然人流动方面，允许具有本国颁发专业证书的外国医生在获得卫生部许可后在中国提供为期半年的服务，并可延长至一年。

在此背景下，我国学者针对加入 WTO 对我国公立医院发展的影响进行了 SWOT 分析。分析结果如图 10-1-1。

优势（S）	劣势（W）
☆公立医院是医疗保险定点单位，长期在医疗服务市场上占据主导地位 ☆国家对公立医院有各种优待，如税收减免、财政补贴等 ☆规模较大，技术力量雄厚 ☆社会声誉和公众形象良好 ☆基础设施较好 ☆地理位置有优势，交通便利，就医方便	☆公立医院产权制度不清，政府干预过多 ☆运行机制不灵活，难以适应市场机制要求 ☆服务价格受到管制 ☆人事分配制度僵化，激励机制存在缺陷 ☆后勤保障运行成本高 ☆经营管理人才缺乏
机遇（O）	挑战（T）
☆可以学习国外先进的管理经验，有利于提高医疗服务管理水平 ☆随着医学领域科研和交流增多，可促进临床医学的繁荣和诊断治疗水平的提高 ☆中外合资医院和民营医院的不断增多，有利于明确公立医院的市场定位和其在医疗服务体系中的职责，使公立医院从多重社会角色冲突中解脱出来，贯彻非营利的本质属性 ☆有利于开拓国际医疗服务市场	☆医疗机构之间竞争更加剧烈 ☆公立医疗机构人才流失的挑战 ☆公立医院的管理结构面临挑战

图 10-1-1　加入 WTO 对我国公立医院发展影响的 SWOT 分析

第二节　老年保健服务研究

老年保健服务研究是从老年保健服务的供方、需方和第三方及其相互关系出发，研究老年人群的健康状况和保健服务需要量，分析可能提供的保健服务资源及服务能力，研究服务供需间的平衡，及如何协调各相关部门、系统以更高地效率、效益向老年人提供医疗护理、保健康复、生活照料等服务，其目的是为了合理组织老年保健事业，以有限的人力、物力、财力、技术和信息等资源尽可能满足老年人的保健服务需要，从而保护和提高老年人的健康水平，改善老年人的生活质量。

老年保健服务研究将服务需要和提供作为一个系统过程，运用系统分析的基本原理和方法，研究老年人群的保健服务需要、服务资源投入、服务利用、服务产出以及效果。老年保健服务研究的主要内容包括老年保健服务的需要及其影响因素、服务资源的投入、服务利用、服务效果评价及服务体系的经济学分析等。本节将以老年保健服务的需要和利用研究为主介绍主要研究方法及常用数据资源。

一、老年保健服务需要和利用研究

（一）基本概念

1. 需要和需求　需要和需求是两个紧密相关，但又不完全相同的概念。在经济学中，需要是指人们对某种物品或服务的一种欲望或意愿；需求是人们在一定时期内、一定价格水平下愿意并有能力消费的物品或服务的量。在实际生活中，并不是人们的所有需要都能转化为需求，需要能否转化为需求受个体收入水平、家庭、社会因素等的共同影响。

2. 老年保健服务需要与需求　老年保健服务需要是依据老年人的实际健康状况与理想

的健康水平之间存在差距而提出的医疗护理、保健康复、生活照料等服务的客观需要，包括个人认识到、未认识到的需要；由于老年人个体对保健需要的认知可能存在差异性和被动性，老年保健服务需要的评判也可以是由专业人员经过评估而确定。老年保健服务需求则是老年人对医疗护理、保健康复、生活照顾等服务需要的主观意愿，注意不一定所有需求都是客观、合理、必需的。

3. 老年保健服务利用 是指老年人实际利用的保健服务数量，是老年人服务需要、服务供给相互制约的结果。

（二）常用指标

主要来自于卫生服务调查。具体计算方式可参考卫生服务研究的相关书籍。

1. 老年保健服务需要评价指标 包括患病、残疾、活动受限、影响正常生活和工作（休工、休学、卧床）。具体指标有：两周病伤患病率（每千调查居民中调查前两周内的患病人数或人次数）、慢性病患病率（每千调查居民中调查前半年内患有医生明确诊断慢性病的人数或人次数）、残疾率（一定期间内每千人口中实际存在的残疾人数）、失能率（一定期间内每千人口中实际存在的失能人数。失能通常是指由于病伤引起的、身体功能的暂时受限，具体指穿衣、洗澡、大小便等日常活动需要他人的帮助）。

2. 老年保健服务利用常用评价指标 包括公共卫生服务、门诊服务、住院服务的利用情况等。公共卫生服务的利用情况包括计划免疫、健康教育、传染病控制、慢病管理等服务利用情况，通常需要机构调查和老年人调查相结合的方法收集信息，了解老年人群一定时期内接受服务的种类与数量；常采用实际接受的服务量与按计划目标应提供的服务量相比较的方法。指标包括：老年人健康管理率、老年人计划免疫接种率、高血压患者健康管理率、高血压患者规范管理率、糖尿病患者健康管理率、糖尿病患者规范健康管理率等。门诊服务利用情况指标包括两周患病就诊率、两周患者未就诊率，住院服务利用情况包括住院率、住院天数及未住院率。

（三）常用研究方法

老年保健服务需要和利用的研究可以采用定量研究的方法，也可以采用定性研究方法，如老年保健服务需要、服务利用情况和影响因素的调查、影响服务利用的访谈、参与式观察、案例研究等，详见第九章。

（四）老年保健服务研究的相关数据资源

1. 国家卫生服务调查 国家卫生服务调查是政府为掌握城乡居民的健康状况、卫生服务需要和需求变化的规律、医疗保障水平、卫生服务利用及其影响因素等信息，在全国范围内抽取一定数量的样本地区，采用居民调查和服务提供机构调查相结合，定量调查与定性调查相结合、代表性调查与专题研究相结合的方法而开展的调查。国家卫生服务调查自1993年开始，每5年进行1次，截止到2013年，共开展了5次国家卫生服务，其中最核心的是家庭健康调查。为保证调查结果的可比性，5次家庭健康调查在核心内容方面保持了较好的一致性。以2013年调查方案为例，样本覆盖全国31个省，156个县，93 600户（近30万人口），调查内容主要包括：①城乡居民人口与社会经济学特征；②城乡居民卫生服务需要；

健康状况的自我评价、居民两周病伤情况、慢性病患病情况等；③城乡居民卫生服务需求与利用：疾病治疗情况、需求未满足程度及原因、居民利用公共卫生服务情况、门诊和住院服务利用类型、水平及费用等；④城乡居民医疗保障：不同医疗保险制度的覆盖程度、补偿水平、居民对医疗保障制度的利用等；⑤城乡居民对医疗卫生服务提供过程和结果的满意度；⑥妇女、儿童、老年人口等重点人群在卫生服务利用方面的特殊需要；⑦医务人员工作特征、工作感受、执业环境等。具体资源见国家卫生和计划生育委员会网站（http：// www. moh. gov. cn/mohwsbwstjxxzx/s8211/list. shtml）。

2. 中国居民营养与健康现状调查　　我国营养与健康状况监测，自 1982 年始，每 10 年进行 1 次全国营养调查；在 2002 年的调查中，除营养监测指标，增加了健康状况的内容；2010 年开始将居民营养与健康状况调查作为常规性的营养监测，每 5 年完成 1 周期的全国营养与健康状况监测工作。以 2010 年调查为例，本次调查涉及全国 34 个城市，调研方案包括询问调查、医学体检、实验室检测和膳食调查 4 个部分。其中询问调查包括家庭询问调查和社区基本信息调查，家庭询问调查内容包括家庭成员基本情况、经济收入、调查对象一般情况（年龄、民族、婚姻状况、教育、职业等）、健康状况（主要慢性疾病的现患状况及家族史）以及吸烟、饮酒情况等，社区基本信息调查表内容包括辖区人口、经济、社会及医疗卫生保健。医学体检是对抽样人群中所有 6 岁及以上人群测量身高、体重、腰围和血压。实验室检测是对所有参加医学体检的人群采集静脉血测定血红蛋白、空腹血糖、血脂、血清维生素 A、血浆维生素 D 及铁蛋白、C 反应蛋白等。膳食调查包括连续 3 天 24 小时膳食询问和家庭调味品称重调查、食物频率法问卷调查和即食食品问卷调查。具体的研究结果和数据信息可见相关调查报告。

3. 中国城乡老年人口状况追踪调查　　经国家统计局批准，在民政部、全国老龄办指导和支持下，中国老龄科学研究中心于 2000 年、2006 年、2010 年进行了 3 次中国城乡老年人口状况调查，调查目的是了解我国城乡老年人随着时间变化的动态情况，调查内容包括老年人基本状况和人口学及社会学特征、经济供养与保障、医疗保健和生活照料、社区服务、精神文化需求、参与社会发展的机制和形式、基层组织和管理。其中老年人的健康状况自我评估、医疗保障覆盖率、老年人生活自理能力、照料及服务需求等数据对老年保健服务需要的评估与预测提供了数据支持。具体调研结果与数据信息见中国老龄研究中心出版的系列调研报告及其网站（http：//www. crca. cn/channel/ 135. html）。

4. 中国老年健康影响因素跟踪调查（Chinese Longitudinal Healthy Longevity Survey, **CLHLS**）　　CLHLS 是针对老年人群进行的一项多学科、大范围的纵向追踪调查，涉及全国 22 个省 801 个县，于 1998 年、2000 年、2002 年、2005 年、2008 年、2011 年进行了 6 次调查，其中第 6 次调查由北京大学与中国疾病预防控制中心联合开展，调查内容包括老年人个人及家庭基本状况、社会与经济背景及家庭结构、对健康状况与生活质量状况的自我评价、性格心理特征、认知功能、生活方式、日常活动能力、经济来源、经济状况、生活照料、生病时的照料者、能否得到及时治疗与医疗费支付者等；同时还对老年人进行最基本的健康体检，体检内容包括身高、体重、血压、心率、肢体活动能力等。具体数据资源见北京大学老龄健康与发展研究中心网站（http：//web5. pku. edu. cn/ageing/html/projects. htm）。

5. 中国健康与养老追踪调查（China Health and Retirement Longitudinal Survey, **CHARLS**）　　CHALRS 全国基线调查于 2011 年开展，覆盖全国 150 个县级单位，约 1 万户家庭，每 2 年追踪 1 次，调查内容包括个人基本信息，家庭结构和经济支持，健康状况，体格测量，医疗服务利用和医疗保险，工作、退休和养老金、收入、消费、资产，以及社区基本情况等。具体数据资源见北京大学 CHALRS 项目网站（http：//charls. ccer. edu. cn/zh-CN）。

二、老年保健服务的其他研究

（一）老年保健人力资源研究

老年保健服务人力资源是指经过相关专业训练，具备一定专业知识和技能，为老年人提供各类卫生保健服务的人员，包括卫生技术人员、卫生管理人员、其他技术人员等。人力资源作为老年保健服务各类资源中最重要的资源，人力资源的研究与合理配置对于老年保健事业的发展具有重要作用。

老年保健人力资源研究主要是通过调查法采集数据信息，了解老年保健人力的数量、结构、分布。其中人力数量可用绝对数和相对数表示，绝对数表示实际拥有量，如 2010 年我国卫生机构中卫生人员共 820.7 万人，其中卫生技术人员有 587.6 万人，占 71.5%；为了表示不同时期、不同地区卫生人力的水平，通常用相对数来表示，如每千人口的执业（助理）医师数、每千人口注册护士数、每千人口的老年护理师数等。人力结构可以反映老年保健人力的质量，说明人力结构的合理性，包括合理的性别、年龄结构、专业结构、职称结构和学历结构等。人力分布包括地理分布、地域分布等。例如，2010 年中国每千人口卫生人员数量，城市为 7.62 人，农村为 3.04 人，城市超过农村；东部地区的每千人口卫生技术人员数量超过中西部，东部、中部和西北每千人口卫生技术人员数量分别为 4.6、3.5 和 3.2 人。

为了解全国卫生资源配置与医疗服务利用、效率和质量情况，卫生部制定了《全国卫生资源与医疗服务调查制度》，要求各级医疗卫生机构每年通过卫生管理信息系统报送卫生统计表格，其中机构调查表统称为卫统 1 表，人力基本信息调查表为卫统 2 表，卫统 1 表和卫统 2 表中涉及卫生人力的主要内容可为老年保健服务人力资源的研究提供数据支持。

（二）老年保健服务区域规划研究

老年保健服务区域规划是指在一定的区域范围内，根据自然生态环境、社会经济发展、人群疾病负担、主要卫生问题和保健服务需求等因素，确定区域内老年保健发展目标、模式、规模和速度，统筹规划、合理配置卫生资源，改善和提供区域内老年保健服务数量和质量，向全体老年居民提供公平、有效的保健服务的过程。老年保健区域规划的任务包括确定区域发展目标与发展策略、优化资源配置、加强区域规划与管理能力。老年保健服务区域规划的内容包括形势分析，在形势分析基础上确定老年保健服务的主要问题与优先发展领域，制定老年保健服务的区域发展目标、发展策略和具体的实施计划，以及区域规划的实施和规划实施过程的监督与评价。

在区域规划中，可通过老年保健服务研究，收集所需要的信息，进行形势分析，分析区域主要老年保健问题和确定资源配置要求。具体包括：

1. 开展基线调查，收集与分析规划信息 包括区域的自然与社会经济状况、老年保健事业发展现状，后者包括老年保健服务资源调查、服务提供情况调查、服务需要和需求调查、服务需求预测等。

2. 分析区域主要保健问题 可以从区域老年人的保健服务需要和服务资源两个角度进

行。服务需要可以分析人群的健康状况及其影响因素，区域资源配置主要是分析各类老年保健服务机构的数量、结构等；进一步分析区域老年保健服务的供给、需求及供需平衡情况，以明确区域服务资源配置中存在的问题。

3. 制定区域服务资源配置要求　老年保健服务资源配置应遵循的基本原则包括供需平衡、可及性、布局和结构合理、注重效率和效益等原则。制定保健服务资源配置要求的常用方法包括保健服务需要量法、保健服务需求量法、服务目标法和服务资源/人口比值法。

（1）保健服务需要量法：是根据人群健康状况及其变化提出老年保健服务的需要量，是指排除了社会经济、人口特征、卫生服务可得性和医疗保障制度等因素影响后的服务需要量。老年人对保健服务的客观需要可以通过适当样本的服务调查获取，包括老年人的患病率、失能率、年需要住院率等；也可以由专业人员根据经验提出服务标准，如《国家基本公共卫生服务规范（2011）》要求社区机构为辖区内 65 岁以上老年人，每年提供 1 次健康管理服务，包括生活方式和健康状况评估、体格检查、辅助检查和健康指导，那就要求按照辖区老年人口情况，配置必需的医生和护士为其提供健康管理服务。

（2）保健服务需求量法：老年人对保健服务的利用受到许多因素的影响，一些保健服务的需要难以转化为需求。因此，可以用老年保健服务利用率作为实际满足的有效需求，以此为基础，考虑未满足的、潜在的需求。老年保健服务需求量也可以通过适当样本的服务调查获取，包括老年人的患病率、失能率、两周就诊率、社区照顾资源的利用率等。

（3）保健服务目标法：是先制定出服务产出量目标，再转换成老年保健服务资源需要量，如 1 名全科医生的 1 年门诊量为 4000 人次，有多少门诊总量，就可以计算出需要多少门诊医生。老年保健服务提供目标量可以由专家根据老年保健服务需要量、服务资源/人口比值等基础资料制订。

（4）服务资源/人口比值法：是利用信息最少的一种方法，用于一些结构比较单纯、服务需要量比较稳定的指标，可以直接用人口比值进行计算。人口比值法是世界卫生组织提出的，适用于卫生人力需要量预测与配置的四种经典方法之一。如《城市社区卫生服务机构设置和编制标准指导意见》要求社区卫生服务中心按每万名居民配备 2~3 名全科医师，1 名公共卫生医师，全科医师与护士按 1：1 的标准配备。因此，在进行社区卫生服务人力资源配置时，就可以根据社区总人口数确定需要配置的全科医师、公共卫生医师和护士数量。

第三节　老年保健项目评估研究

一、项目与项目评估

项目，一般指社会项目，通常是一种干预。社会项目的来源和目的多种多样，主要来自于政府部门、基金会、慈善捐赠和非政府组织。例如，我国已经开展过 10 多项来自于世界银行的贷款项目，涉及传染病控制、城乡卫生体系加强、农业、水利等多个方面；向我国提供项目支持的有多个国家的双边发展机构（如英国政府国际发展署），也有联合国、世界卫生组织等多边机构；此外，我国政府也开展了很多社会项目，如"降消"项目（降低孕产妇死亡率、消灭新生儿破伤风）。目前，在老龄健康领域正在开展"中国健康老龄化与应对策略"项目以及"新家庭计划"项目，内容涵盖家庭中的妇女、儿童和老年人。

社会项目评估是运用社会研究程序，系统地调查社会干预项目的绩效。即研究者运用社会研究方法，研究、评价并帮助改善社会项目的所有重要方面，包括社会问题诊断、项目问题概念化与项目设计、项目实施与管理、结果及其影响。

项目评估的关键起点是评估问题的提出。一般来说，项目不是凭空产生的，一定是研究问题驱动的，例如，中国面临着快速老龄化，其 65 岁及以上人口从 7％增长到 15％所需要的时间只有 23 年，而法国经历了 115 年；目前已经进入老龄化的国家一般都是经济发达国家，有较为雄厚的社会经济基础，向老年人提供以税收或者社会保险为基础的社会福利，但我国面临着"未富先老"的重大挑战。这一问题引发了全社会对于老龄化应对策略的思考，例如卫生计生委就设立了"新家庭计划"项目，开展全方位家庭保健，应对老龄化所带来的诸多健康和社会照料问题。

从事项目评估的人员需要经过社会科学的基础训练，熟练掌握社会理论、资料搜集和统计技术。此外，他们还需要有通过文献阅读、参加会议、向同行学习的能力，快速熟悉和掌握任务领域问题的能力。如果从事跨文化项目评估，还需要具备良好的跨文化沟通能力，包括语言能力。

二、项目评估方法

项目评估方法分成以下五大类：需求评估、项目理论评估、过程评估、影响（结果）评估和效率评估。以下分别简单介绍这几类方法。

1. 需求评估 当研究问题已经提出，则面临着是否存在解决方案的考虑。如上文提到，应对快速人口老龄化，什么策略可以有效地发挥作用？此时的评估重点就在于：这个社会问题的性质、重要性和分布状况如何？干预问题的必要性？现有环境对干预的概念化和设计的意义是什么？此时所进行的评估就是需求评估，非常类似流行病学的病因研究，以及社会医学的社会诊断研究，所采用的调查研究方法和指标也基本相同。

2. 项目理论评估 当需求评估完成，了解到干预的需要，还需要评估是否有合适的项目来解决问题。项目理论评估的目的是，进行项目的概念化和设计，以便能够反映目标问题的基本假设，并提出有根据的、可行的方法来解决问题。这涉及项目实施与目标达成之间的一系列假设和预期，理论性强，所以被称为项目理论评估。

3. 过程评估 当项目开始实施时，关注的重点是实施的程度和效果。过程评估又称为项目监测、执行评估，对项目过程、活动和项目的实际操作情况，项目的管理、财务的运行状况等进行全面的衡量，保证项目朝着预定的目标前进，避免走过多弯路。其中重要的是对实施方法进行定义和操作化，以便按照预期标准描述实施的过程。

4. 影响（结果）评估 当项目基本完成，需要了解项目在一定社会环境中产生了哪些预想的对环境的改进，所以这种评估通常被称为结果评估。其基本目标是评价某项干预活动的净效果，会利用多种社会科学、流行病学和统计学的技术排除混杂因素的影响，获得项目干预的纯粹效果。

5. 效率评估 项目是否可持续、可推广，不能仅看结果，还需要考虑成本。效率评估运用经济学的成本分析方法，采用成本效益、成本效果、成本效用分析等方法，给出项目是否可以继续做下去的答案。例如，在日本曾经开展过某种癌的筛查项目，但实施 10 年后的效率评估研究认为，虽然有一定的结果（拯救了一些不该失去的生命），但成本效益很低，最终政府取消了该项目。

第四节　老年保健管理其他研究方法

一、Delphi 法

Delphi 法，中文译为德尔菲或特尔斐法，是一种专家咨询法，即采取匿名的方式广泛征求专家的意见，经过反复多次的信息交流和反馈修正，使专家的意见逐步趋向一致，最后根据专家的综合意见，对咨询内容做出评价的一种定量与定性相结合的评价方法。

20 世纪 70 年代中期开始，Delphi 法在卫生领域中得到较为广泛的应用，包括卫生教育、卫生服务、卫生管理、卫生政策等研究与实践的各个方面。在老年保健管理方面，曾有学者通过 Delphi 法构建老年人健康综合功能评价量表、社区-居家式老年人长期照护评价指标体系、养老院老年人护理分级标准、居家老年冠心病患者健康管理模式等。

Delphi 法的基本步骤包括：

1. 编制专家咨询表　主要包括填写说明、问卷主体、专家情况调查表 3 部分，其中问卷主体按咨询内容的层次编制，便于专家对每一条咨询内容做出评价，一般采用 5 级或 4 级评价，专家情况调查包括专家的基本信息、对咨询内容的熟悉程度和判断依据。专家基本信息包括年龄、性别、职称、联系方式等。对咨询内容的熟悉程度，采用专家自评方式，可将熟悉程度分为 5 或 6 个等级。判断依据是指专家对咨询内容作出判断的依据和每项依据对判断的影响程度大小；其中判断依据主要考虑理论分析、实践经验、国内外同行了解、直观感觉 4 个方面，可按大、中、小将影响程度分 3 个等级。

2. 选择合适的咨询专家　根据咨询内容，选择相关领域，有一定经验的专家进行咨询，以保证咨询结果的权威性、代表性、可靠性；专家咨询人数一般为 15～50 人，对于一些重大问题，专家人数可适当扩大。

3. 分轮咨询　可以采用 E-mail、邮寄的方式发放问卷；第一轮时，将咨询表发给各位专家，专家对每个条目逐一给出其咨询意见，包括具体的等级评价和修改建议；根据第一轮的咨询结果和专家意见，研究小组讨论并修正咨询条目形成新的咨询表，进行下一轮咨询；如此反复，直到专家意见趋向一致，完成咨询；一般需进行 3～4 轮咨询。

4. 结果处理　应用统计分析方法，对专家应答结果进行分析，包括专家积极系数、专家权威程度、专家意见的协调程度和集中程度；其中专家积极系数常用专家咨询表的回收率反映；专家权威程度（Cr），则根据专家的熟悉程度系数（Cs）和判断依据系数（Ca）来计算，$Cr=(Cs+Ca)/2$；专家意见协调程度，常用变异系数和协调系数进行评价；专家意见集中程度，常用均数、满分频率、等级总和等来评价；可以根据专家意见的集中程度和协调程度、及专家的具体建议删除指标和修改指标。

Delphi 法有助于充分发挥各专家的作用、集思广益、综合各专家意见，获得较具有代表性、可靠性、准确性的咨询结果，但 Delphi 法所需要的时间较长，同时也需要一定的技巧，妥善组织并保持与各位专家的联系，保证多轮的咨询过程得以顺利完成。

二、投入产出分析

投入产出分析法（input-output analysis，简称 IO 分析），又称"部门联系平衡"分析法，最早由美国经济学家 W. Leontief 提出。IO 分析是一种计量经济学分析方法，主要是通过编制投入产出表及建立相应的数学模型，描述经济体系（国民经济、地区经济、部门经济、公司或企业经济单位）中各个部门间及各个部门内部投入与产出的相互依存关系，并进行投入产出的计量分析预测，从而为经济管理部门和生产单位从事经济平衡、计划管理、经济预测等提供科学的依据。投入产出分析法自提出以来，被广泛地应用于各个领域的经济预测和经济活动分析，包括卫生领域的经济活动，如区域卫生资源利用、各类型卫生机构的内部管理、卫生项目的投入产出分析等。曾有学者就我国三级医疗卫生服务机构的投入产出效率、卫生监督体系的投入产出情况、省医药卫生重点学科的投入产出等进行分析。

投入产出分析的核心是形成投入产出表和投入产出数学模型，其中投入产出表是指反映各种产品生产投入来源和去向的一种棋盘式表格；投入产出模型是指用数学形式体现投入产出表所反映的经济内容的线性代数方程组。投入产出表和模型，能够清晰地反映国民经济、各部门、各产业之间在生产过程中的直接与间接联系，以及各部门、各产业生产与分配使用、生产与消耗之间的平衡关系。根据预测对象即需要的不同，投入产出表与投入产出模型的类型可以有不同，按照时间概念，可以分为动态的投入产出模型和静态的投入产出模型；按照计量单位，可以分为实物型投入产出模型和价值型投入产出模型，其中实物型投入产出模型，根据投入的内容不同，分为劳动投入产出模型、固定资产投入产出模型和能量投入产出模型等。

投入产出分析法在老年保健管理领域的应用，有利于综合研究老年保健事业相关各部门之间的相互依存关系，可以用投入产出表中的各种系数，直接对老年保健事业的总产品（如老年健康水平、生活质量的提高）、中间产品（如健康行为改变）、老年保健服务投入、经营、消耗的过程进行数量分析、平衡核算和计划计算，从而有助于推动老年保健事业管理的现代化、精细化、科学化。

（万巧琴　张拓红）

参考文献

[1] 孔越，陈娟 . 社区卫生服务满意度指标体系中专家咨询法的可靠性分析 [J]. 解放军预防医学杂志，2007（04）：259 - 261.

[2] 张斓，黄建始 . 中国城市社区人群健康评估指标体系建立 [J]. 中国公共卫生，2010（11）：1378 - 1380.

[3] 雷海潮，吴国安，刘金峰，等 . 加入 WTO 后我国公立医院发展的 SWOT 分析 [J]. 中国医院管理，2002（02）：1 - 3.

[4] 梁万年 . 卫生事业管理学 [M]. 2nd ed. 北京：人民卫生出版社，2007.

[5] 郭岩，陈育德 . 卫生事业管理 [M]. 北京：北京大学医学出版社，2006.

[6] 卢祖洵 . 社会医学 [M]. 北京：科学出版社，2003.

[7] 陈育德，张拓红 . 卫生服务研究：理论与实践 [M]. 北京：北京大学医学出版社，2013.

[8] 罗西 P. H.，弗里曼 H. E.，利普西 M. W. 项目评估：方法与技术 [M]. 北京：华夏出版社，2002.

第十一章 老年人生活质量及其评价方法

第一节 生活质量评价产生的历史背景

生活质量（quality of life，QOL）又称为生命质量、生存质量，最初产生于社会学领域。社会学意义上的 QOL 可分为宏观、微观两个层次。宏观层次研究人口群体的生活质量，如世界、国家、地区人口的生活质量；微观层次研究个体、家庭的生活质量。医学上研究 QOL，就是将 QOL 的理论和医学实践结合起来，因此形成了健康相关生活质量（health related quality of life，HRQOL）。HRQOL 是在生物-心理-社会医学模式下产生的一种新的健康视角，并由此引发了一系列测量技术的诞生。与传统"生活水平"概念不同的是，HRQOL 强调人们精神、文化等高级需求的满足程度以及对周围环境的评价，可以同时对个体的生理、心理和社会功能状态这三个方面进行评估，已成为现代医学模式下医疗保健服务有效性的一个重要指标[1-2]。随着人们对健康本质和内涵认识的不断深化，人群健康状况发生的巨大变化，以及人们对健康需求的提高，HRQOL 评价的产生成为历史的必然，它不仅关注患者的存活时间，而且关注患者的存活质量；它不仅考虑客观的生理指标，还强调患者的主观感受和功能状况；它不仅用于指导临床治疗，还用于指导患者的康复和卫生决策[3-4]。到目前为止，无论是国内或国外，HRQOL 已广泛应用于老年人、慢性病患者、癌症患者等人群的健康评价，进而对相应人群的健康管理提出科学、合理的要求。

总体来说，HRQOL 研究之所以得到如此迅速的发展，主要有以下几个原因[5-7]：

1. 人口老龄化将是 21 世纪不可逆转的世界性趋势，而中国也在 1999 年步入老龄化社会，是较早进入老龄化社会的发展中国家之一。因此，世界各国如何在现有条件下，尤其是发展中国家如何在尚未实现现代化条件下应对老龄化社会的挑战，延迟老年人生活自理的年限，提高其生命质量，已成为全球学者共同关注的社会问题[8-9]。

2. 传统的健康指标，比如死亡率（mortality）、期望寿命（life expectancy）、发病率（incidence）等是反应人群健康状况并被广泛应用的健康指标，在监测人群健康水平、评价卫生服务效果和指导卫生工作中曾起到非常重要的作用。同时，在实际应用中又分化产生了许多指标，比如疾病别死亡率、年龄别死亡率、去死因期望寿命、潜在寿命损失年、寿命损失率等。这些衍生指标的产生对于揭示不同人群中存在的健康问题、指导卫生服务具有重大的意义。然而，随着社会经济的发展、人们生活水平的提高以及医疗保健措施的日益完备，人群的健康状况与过去相比已经发生了根本性的变化，比如死亡率大幅度降低、平均期望寿命显著延长且日趋达到一个比较稳定的水平[10-11]。因此，这也导致不同国家、地区间两指标的差异日趋缩小，故仅用死亡率和期望寿命两指标反应人群健康状况、评价卫生保健工作、指导医疗卫生资源投入、确定工作重点的作用明显降低，有必要寻找更加敏感的指标。同时，传统指标注重的是生理状况，而忽视了存活状态，并且是一维的，但人的生活包含了方方面面，是多维的，因此仍单纯使用传统指标判断健康水平显得较为片面。

3. 由于死亡率和期望寿命未能够反映生存人员的情况，因此出现了患病率（morbidity）指标，以反映生存者的健康问题。而随着一些过去发生率较高的疾病，比如各种传染病、营养不良性疾病，已经得到有效控制[12]，且不同患者的疾病严重程度亦相差甚远，因此仅仅用患病率反映这些特殊人群的健康也存在很大的局限性。尤其对于老年人，本身患某些慢性退行性疾病的可能性较大，甚至可以说不可避免，单纯用患病率作为衡量其健康的指标，敏感性令人质疑。

4. 由于患病率仅仅表现特定时间内某人群的病例比例，即仅从人群健康这一维度描述人群的患病情况，研究者期望从新的角度阐述人群的生活状态。同时，由于慢性病，比如肿瘤、心脑血管疾病、呼吸系统疾病等疾病的治疗受到现有医疗技术的限制，目前往往仅能够以控制和改善疾病症状、防治疾病恶化以及延长患者期望寿命作为评价指标。但是，对于这样的患者来说，疾病并未治愈、带病生存期长，因此，为探索如何在老年人疾病状态下衡量老年人生存的状态，也需要寻求新的能反映生存的多维状态的指标。生活质量指标的产生正是顺应发展需要而产生的。

在医学科技日新月异的今天，疾病谱和医学的概念与几十年前已经大相径庭，WHO 最新的对于健康的定义是"健康是生理、心理、精神和社会方面的一种动态的圆满状态，而不仅仅是没有疾病和虚弱"[13]，传统的死亡率、期望寿命和患病率等指标仅反映的是消极的健康躯体方面，并未能反映现代人更看重活得好而不仅仅是活得长的积极心态。因此，人们开始探索新的健康测量指标，生活质量就是在这样的历史背景下产生的，某种程度上可以说是健康测量发展的必然结果。

第二节　生活质量的产生背景、定义和特点

一、生活质量的产生背景

如前所述，QOL 作为一个专门的研究术语最早出现于社会学领域，早在 1929 年，威廉·奥格博（William Ogburn F）就对这方面研究表示了极大的兴趣。当时经济复苏后的美国社会出现了世风日下、犯罪增加、社会动荡的局面，因此，人们亟待建立更全面地反映社会发展和人们生活水平的社会学指标。在此背景下，1933 年胡佛研究中心发表了专著《近期美国动向》，讨论和报告美国各个方面的动向。随后相应的研究日益增多，主要包括两大主流：社会指标研究和生活质量研究。

1957 年密西根大学 Gurin、Veroff 和 Felod 联合几大院校进行了一次全国随机抽样调查，主要研究美国民众的精神健康和幸福感，发现幸福感（well-being）与 2 个独立状态（正向与负向情感：positive and negative feelings）相关。Hadley Cantril 在 1965 年发表了13 国关于生活满意度程度和良好感觉比较的研究报告，他们认为 QOL 是"对于生活及其各个方面的评价和总结"。因此，QOL 不仅表达个人对生活总体的满意程度及对生活方面的感受，而且为研究个人生活各个方面（比如婚姻、家庭、工作）的相对重要性提供了比较基础和评价依据[14]。

不过社会学家主要从个人的社会属性，依据人们生活的社会环境揭示 QOL，很少涉及人的健康问题。其实，人的健康问题是人们生活中极为重要的方面，撇开健康问题去研究QOL 是不全面的。因此，医学家们开始致力于从人的生物、心理、社会方面来研究 QOL问题。Karnofsky 和 Burchenal 于 1949 年创立了"机能状况量表"，首次对癌症患者进行躯体功能测量，评价癌症患者化疗后生活质量变化及疗效，这标志着 HRQOL 研究在医学界

应用的开始[15]。1976 年 Priesman 等用线性模拟自我评估（linear analogue self-assessment）对乳癌患者化疗前后的健康感觉、情绪、活动水平、疼痛、恶心、食欲、家庭事务能力、社会活动、焦虑水平进行测定。到 1985 年，美国食品药品监督管理局（U. S. Food and Drug Administration，FDA）开始在接受新药时须同时递交药物对患者生存质量和生存时间的资料。

二、生活质量的概念

对于 QOL 来说，其涉及心理、社会、文化、经济以及精神等不同层面，因此不同文化背景、生活环境、道德价值观以及对生活的不同感受，产生不同的 QOL 的定义。目前比较公认的是 1993 年 WHO 生活质量研讨大会上提出的定义：QOL 就是个体在其所在的文化、风俗习惯的背景下，由其生活的标准、理想追求的目标所决定的，对其目前社会地位、生活状态的认识和满意程度。而截至目前，尚未有 HRQOL 的统一定义，根据国内外的研究，可归纳出：HRQOL 是指在健康、疾病、意外损伤或医疗干预等的影响下，测定与个人生活事件联系的健康状态和主观满意度，是具有一定生命数量（生命数量是指个体生存时间的长度，对患者来说就是其接受某一特定医疗干预后的生存时间，对一般人来说就是平均期望寿命）的人在一定时点上的生活质量表现，其研究对象可以是健康者或患者，研究内容是个人生活事件（确定因素）与个人健康状态和主观满意度（变化因素）之间的关系。所以，老年人生活质量的定义应从老年保健医学角度来概括，即老年人个体或群体对自己的身体、精神、家庭和社会生活美满程度等的多方面全面的评价[16]。

三、生活质量的特点

HRQOL 评价方法作为一种新的健康测量和评价技术，有其独特的优越性，主要体现在以下几个方面：

1. HRQOL 是多维的，不但包括躯体健康、心理健康、社会适应能力，还包括其生存环境的状况，如经济收入情况、住房情况、邻里关系、工作情况、卫生服务的可及性、社会服务的利用情况等。

2. HRQOL 同时测量个体的健康和疾病状况。传统的医学诊断原则是简单地将所有人分为两类：患病的和不患病的，这种简单的疾病模式在医学思想中一直占据主导地位，几乎从未受到质疑。直到 1954 年，George Pickering 提出了革新的意见：将健康和疾病截然区分的想法是一个人为的假象[17]。HRQOL 可以对所有个体的生活质量状况进行评估，避免了简单的疾病二维思想。

3. HRQOL 更关注疾病造成的后果。过去健康测量指标只注意是否发病或患病本身，而对疾病所造成的躯体功能、心理状态的改变及社会适应能力未加测量。这不足以了解疾病的全部，不能了解到健康的进一步变化。生活质量在一定程度上克服了这一缺点，非常注意疾病所造成的功能、心理等方面的结果，为卫生服务和社会服务需求提供了间接的依据。

4. HRQOL 评价的主体是被测量者。过去的健康测量中，医生、护士和流行病学家往往作为健康测量的主体，通过躯体健康检查和心理测量来确定躯体和心理疾病的存在。在新的医学模式下，人们不仅被作为生物的人，也被视为一个社会的人，所以人的切身感受备受重视，动摇了医务人员在健康测量中的垄断地位。在现场调查和自填式问卷调查中，患者或被调查者的应答成为健康资料的重要来源。心理状况测试中测量主体的变化体现得尤其充分。

5. HRQOL 研究主要是收集被测量者的主观感受资料，相比于体格检查、生化检测等客观指标，生活质量所获得的主观指标具有自身的特点：①可获得其他检查方法不能得到的信息，比如疼痛、情绪、满意度、幸福感、对自身健康状况的认识等；②获得资料的方式简单便利、费用低，不会给受试者躯体造成痛苦；③主观感觉提供了卫生服务需求的信息，因为主观感觉会决定和影响被测量者利用卫生服务的可能性。

6. HRQOL 评价既可以反映群体健康，又可以揭示个体生活质量的高低。旧的健康测量指标实际上是通过人群中部分人的患病死亡情况间接反映整个人群的健康水平，通过患病及其严重程度来判断是否健康是不全面的，不能反映健康的全部内涵。而生活质量从多维角度评价健康，其不仅可反映特定人群总的健康水平，而且可以对个体健康状况进行测定。

7. HRQOL 测量的终点不同。过去反映健康的指标是建立在生存和是否发病的基础上的，以生存时间长短和是否患病作为衡量标准，测量终点定义为死亡或患病的那一时点。而生活质量测量任何时点乃至患病若干年后的躯体功能、心理状况及社会适应能力，因此测量终点可以距离诊断时间更远。

第三节　生活质量测量的内容和指标

根据 HRQOL 的基本概念，生活质量评价就是具有一定生命数量的人在一定时点上的生命质量的表现。其中，死亡表示生活质量和生命数量的全部消失，健康或疾病是一个连续变动而且不能截然区分的状态，生活质量随时间推移显示出平衡、改善和不断降低 3 种状态。1995 年，Ferrell 将 HRQOL 的概念进行了具体化，他认为 HRQOL 至少包括躯体健康、心理健康、社会健康以及精神健康 4 个方面。在综述大量有关 HRQOL 的文献后，我们发现其至少包括以下几个方面的内容：

一、躯体健康

躯体健康（physical health）是生活质量评价中最基本也是非常重要的方面，比如自身各种生理活动有无限制、休息和睡眠是否正常、肢体残疾缺陷情况等，具体可分为以下4类：

1. 疾病的躯体症状　由于老年人健康受损和患各种慢性疾病的比例较高，甚至不可避免，针对一般人群的量表，应重点突出几个症状，比如疼痛、眩晕、身体不适等。

2. 日常活动能力　包括正常人日常生活中必须完成的动作，比如吃饭、穿衣、上厕所、上下床等，丧失这一功能即失去生活自理的能力。

3. 工具使用的日常活动能力　反映老年人社会适应能力，包括购物、处理金钱、做饭、做家务、旅游等内容，失去此层次功能，则不能进行正常的社会活动，其活动范围将被限制在家庭狭小的区域内。

4. 主观身体健康　即个体对于自身状况的程度判定。

二、心理健康

心理健康（psychological health）是反映健康的一个重要维度，同时也是最难确定和评估的方面：

1. 心理健康的范围很难确定，不可能将心理健康者和不正常者完全分开。

2. 心理异常可以有许多不同的表现形式，比如抑郁、焦虑、狂躁等，很难对心理进行全面的测试，更难以发现所有的心理异常。

3. 尽管躯体健康的差异通常意味着心理健康状况的差异，但是有些心理上的变化并不一定会在外在行为中表现出来，所以一般心理健康的测量包括行为失调和心理应激症状的频率和强度两方面的内容。获得这些信息最有效的方法是直接询问，这也导致所获得的结果受文化程度影响较大，调查对象可能会误解或不能理解。

4. 在众多的心理健康包含的内容中，焦虑、抑郁、行为和感情控制、认知功能以及反映正向健康的指标，比如幸福感、生活满意度等是生活质量研究的主要内容。

三、社会功能

世界卫生组织对"社会功能（social function）良好"的定义是一个人的外显行为和内在行为都能适应复杂的社会环境变化，能为他人所理解，为社会所接受，行为符合社会身份，与他人保持正常协调的人际关系。在实际应用中，社会功能方面的研究相对躯体健康和心理健康研究较少。Motta 等曾指出，仅仅维持身体和认知功能良好的百岁老年人，不能作为"成功老龄化"的原型，因为他们没有维持任何社会或生产性活动，暗示社会功能良好是成功老龄化的一个关键指标[18]。

社会功能包括社会交往（比如走访亲戚、朋友等）和社会支持（即社会关系对本身的支持程度）。由于社会交往只片面强调了交往的范围和数量，即社会资源的充分程度，未强调社会支持的效果和质量，故对于个人交往质量的评价更为重要。社会支持包括情感性支持和实质性支持，前者指当需要帮助时，感知到支持的可获得性；后者则是实际可得到的[19]。社会支持不能够直接观察得到，只能通过个人的判断和直接询问获得。社会支持的测量结果代表了个人对相互关系充分性的评价，包括可信赖并能倾诉心里话的人以及提供社会支持的数量。如果某人受到别人的关心照顾、爱意并感到自己有存在的必要性，并且能够投身到丰富的社会生活中去，则可以说这个人的社会健康状况较好。

四、角色功能

角色功能（role function）是指从事正常角色活动的能力，包括正式的工作、社会活动、家务活动等。这种能力经常由于躯体功能下降而受到影响，是健康与否的重要表现之一。一般来讲，角色功能受限于躯体健康，同时，严重的心理障碍也可破坏承担角色的能力。部分研究者认为，角色功能和社会功能可以交互使用或者角色功能可以分散在心理和社会功能中，但严格来讲，它们之间还是有差异的，应该分别进行解释。

五、主观健康

主观健康（general perceived health）也可以称为自我评价的健康，是健康测量和生活质量评价中广泛应用的指标，可以反映躯体功能、心理健康、患病情况等生活质量总体状况，它具有以下特点：

1. 主观健康状况不能从以上 4 项中获得，也很难单纯依靠体格检查或者实验室检查确定，需要被测量者对自身的健康状况进行综合的评价；

2. 功能障碍活动受限和行为紊乱等测量指标是负向的，不能反映健康的整个范围，而主观健康可以反映完满健康至健康极差之间这样一个广泛的空间；

3. 主观健康状况还可以反映人群的卫生服务需要和利用程度，有研究者发现良好的主观健康者健康问题少、就诊次数少、住院天数少；

4. 主观健康是无创性测量，花费较小，但是其实是基于个体的口头报告，因此存在一定的偏倚[20]。

除了以上 5 个反映健康内涵的指标方面之外，生活质量研究还需要收集生活中的主客观信息，比如社会经济状况、住房情况、家庭关系、邻里关系、各种慢性病的患病情况和伴随症状、卫生服务和社会服务的可及性、饮食习惯、营养状况以及对生活的满意度等。

生活质量研究内容、定义以及问卷中的项目见表 11 - 3 - 1。

表 11 - 3 - 1   生活质量测定内容、定义以及问卷项目

内容	定义	项目
一、身体方面		
1. 身体活动受限	生活不能自理，活动、运动受限	洗澡、穿衣需要人帮助，一天中大部分时间在床上、轮椅上，完全不能走路
2. 身体功能	能进行日常生活	能走路、上山、上楼梯、参加体育活动以及运动量大的活动
3. 卧床天数	由于健康不佳卧床休息	在过去 30 天内，有几天由于健康不佳卧床，卧床是整天卧床还是一天中的大部分时间卧床
4. 身体健康状况	个人评价身体健康	个人给身体形态和状况评分
二、心理方面		
1. 焦虑/压抑	感到焦虑、神经易激动、紧张、压抑、忧郁、消沉	感到压抑或非常不高兴，由于激动或紧张而不安
2. 心理健康	正向感觉的强度和频度	高兴、愉快、生活满足，早上醒来盼望一天生活得有趣、振奋、心情轻松，感觉情绪稳定
3. 行为情绪控制	在特殊时期能控制行为、思想、感情	思想、情感、行为失去控制，突然哭、笑

续表

内容	定义	项目
4. 认知功能	对时间、地点、记忆的定向，思维的广度、机敏度	感到糊涂，忘记了很多事，比平时做的错事多
三、社会方面		
1. 人际交往	与亲戚和朋友的接触频度	走访亲朋好友的次数与以往走访的次数相比
2. 社会资源	在特定时间与亲朋好友打电话的次数，社会关系网和社会系带的质量和数量	在过去的几个月内与亲朋好友打电话的频度，亲朋好友的数目及交往的人数
四、角色方面		
角色能力	由于健康状况不佳，工作、家务受限情况	在大多数职责活动中首先，由于健康不佳，工作时走路减少，不能胜任正常工作
五、健康自我认知方面		
1. 目前的健康状况	给目前的健康状况评分	分为很好、好、一般、差、较差
2. 未来健康的展望	预期未来的健康状况	我认为今后会很好、好、一般、差、较差
3. 痛苦	评价痛苦的强度、持续时间、频度和由于痛苦而造成的活动受限	过去 3 个月内痛苦的种类、频度、强度

第四节　生活质量的测定工具

HRQOL 是一个内涵非常广泛但又很抽象的概念，要对其进行测量，需要在对其进行准确定义以及构建相应指标体系的基础上，利用相应的测量工具进行测定。通常我们选用现成的量表进行测定，那么对于量表的选择就需要充分考虑其效度和信度[21-23]，除此之外，针对不同的调查，还需要结合量表的长度、受试者年龄、文化等因素进行综合考虑，具体如下：

1. 效度　效度（validity）是指测量结果的有效性或正确性，传统上定义为能测量到所测对象的程度。根据测验问卷调查的目的和效度的评估方法不同分为内容效度、效标关联效度和结构效度。

（1）内容效度：内容效度（content validity）是指通过测量内容的系统检查，确定该问卷是否为所需要测量内容的代表性取样。编制测定量表不可能包含所测量的全部内容，只能选择其中具有代表性的样本，通过观察被测量者在部分题目的反映来推测在总体中的表现。所以在构造生活质量指标体系时应十分注意量表的总体结构和量表的内容选样。

（2）效标关联效度：亦称作标准效度（criterion validity），反映的是量表预测个体行为表现有效性的程度。被测者在量表上的表现应与某种外在的标准进行比较，此即效标。标准效度考虑测试分数或结果与效标之间的关联程度。

（3）结构效度：结构效度（construct validity）是指量表能够测量到理论上结构或特质的程度，也就是问卷所测量的概念能显示出实际意义并符合理论上的假设。

2. 信度　信度（reliability）是指测量结果的一致性和可靠性，只有量表具有良好的稳定性、一致性和可重复性，才能保证测量结果的真实可靠。根据测量误差来源的不同，信度可分为重测信度（test‐retest）、副本信度（alternation）、内部一致性信度（internal consistency reliability）、评分者信度（scorer）、分半信度（split‐half reliability）等，具体定义如下：

（1）重测信度：同一批受试者间隔一定时间前后 2 次测定结果的相关系数。

（2）副本信度：编制同样性质的题目 2 份，对同一批受试者测定结果的相关系数。

（3）内部一致性信度：采用量表中各题目得分的相关系数表示题目间的一致性。

（4）评分者信度：用同一批受试者不同测试或评分者间测定结果的相关系数。

（5）分半信度：将一份量表分为对等的两半，受试者在这两半测试测定结果的相关系数。

3. 量表长度　在实际操作过程中，除了需要考虑量表的效度和信度，问卷的长度和评价的时间也需要给予适当的考虑。问卷的内容越多、范围越广，可以增加收集到的信息，但与此同时，受试者可能会因为调查时间过长而反感，导致信度下降。因此，恰当地选择问题、评价的领域、条目数和评价的时间，也是保证调查质量的重要方面。

4. 受试者因素　此外，在针对不同年龄、文化水平受试者时，研究者还需要考虑量表内容的复杂程度，避免因为受试者不理解量表内容而造成误填，比如针对文化水平较低的受试者，研究者应尽量选择难度较低、自填内容较少的量表。

经过学者们多年不懈的探索和努力，HRQOL 测定领域已经发展出许多具有良好信度和效度的量表，既可用于单项调查研究，又可用于综合分析研究。由于国外对于生活质量的研究起步较早，故目前较为成熟的中文版生活质量测定量表多由原国外经典量表经过翻译、汉化所得，现将生活质量部分测量量表介绍如下[5‐6,23‐25]。

一、用于老年人日常生活活动测定的量表

1. PULSES 量表（The PULSE Profile；Eugene Moswitf 和 Cairbre B Mccann，1957）
PULSES 量表用于评价慢性病患者和老年人的独立生活能力、预测康复的可能性、评估病情的进展情况，也可以作为社区卫生服务需求预测的工具。其中 P（physical condition）表示躯体健康状况，主要是各种慢性病患病情况；U（upper limb functions）表示上肢功能；L（lower limb functions）表示下肢功能；S（sensory components）表示感官部分，包含语言、视觉、听觉能力；E（excretory function）表示排泄功能；S（mental and emotional status）表示精神和情感状况。

2. BARTHEL 指数（The BARTHEL Index；Florence L，Mahoney 和 Dorothea W Barthel，1955）　以前称为 Maryland 功能障碍指数。主要用于监测治疗前后独立生活功能的变化，体现需要护理的程度。适用于患有神经肌肉和神经骨骼疾病的长期住院的老年人，也用于实施康复治疗的患者，用以预测住院时间或卧床天数的长短，也可以作为疗效判定的工具。该量表包括 10 个项目，反映进食、上下床活动、驱动轮椅、上下楼、穿脱衣服、大小便控制等（见表 11‐4‐1）。

表 11 - 4 - 1　BARTHEL 量表

	自理	稍依赖	较大依赖	完全依赖
吃饭	10	5	0	0
活动（从轮椅到床并返回）	15	10	5	
个人卫生（洗脸、梳头、刷牙）	5	0	0	
上厕所（擦、提裤、冲洗）	10	5	0	
洗澡	5	0		
平面行走 45m	15	10	5（用轮椅）	0
上下楼梯	10	5	0	0
穿衣（包括穿鞋、系鞋带）	10	5	0	
大便控制	10	5（偶能控制）	0	
小便控制	10	5（偶能控制）	0	

评分：<20 分，极重；20～45 分，重度；50～70 分，中度；75～95 分，轻度功能障碍。

3. 独立生活指数（the index of independence in activities of daily living or index of ADL; Sidney Katz，1959）　起初用于测量老年人及患脑卒中和髋骨骨折患者的躯体功能，现用于测量评价慢性病的严重程度及治疗效果，还可用于预测某些疾病的发展。Katz 认为功能活动的丧失按特定顺序进行，复杂的功能首先丧失，简单的动作丧失较迟。量表中的 3 个项目具有等级序列关系。ADL 指数无疑是最广泛应用的功能指数，曾用于儿童、成年人、精神异常及严重躯体残疾的人群。ADL 项目包括洗澡、穿衣、上厕所、上下床活动、大小便控制，具有较强的可操作性。除上述基本的 ADL 项目之外，工具性 ADL（instrumental activities of daily living，IADL）是指人们在社区中独立生活所需的关键性的较高级的技能，包括家务杂事、炊事、采购、骑车或驾车、处理个人事务等，大多需借助工具进行。

用于 ADL 测量的量表尚有 Kenny 生活自理评价量表（Kenny Self - care Evaluation；Herbert A Schoening，1965，Revised 1973）、躯体生活自理量表（The Physical Self - maintenance Scale；M Powell Lawton 和 Elaine M Brody，1969）、功能状况评价方法（The Function Status Rating System；Stephen K Forer，1981）、Katz 日常生活功能指数（Katz Index of ADL；Katz，1959）、健康评价问卷（Health Assessment Questionnaire；Fries，1980）等。

用于 IADL 测量的量表包括有快速功能障碍评价量表（A Rapid Disability Rating Scale；Margoret W Linn，1967，Revised 1982）、功能状况指数（The Functional Status Index；Alan M Jette，1978，Revised 1980）、功能活动问卷（The Function of Activities Questionnaire，FAQ；Robert L Peffer，1982，Revised 1984）、OECD 长期功能障碍问卷（The OECD Long-Term Disability Questionnaire；Organization for Economic Cooperation and Development，1981）、Lambeth 功能障碍筛选问卷（The Lambeth Disability Screening Questionnaire；Donald L Patricr et al.，1981）、功能障碍和损伤访问量表（The Disability and Impairment Interview Schedule；AE Benett 和 Jessie Garrad，1970）、身体功能测试（Medical Outcomes Study Physical Functioning Measure；Stewart，1992）、功能自测系统（Functional Autonomy Measurement System；Hebert，1984）等。

部分功能障碍测定量表的项目设置情况见表 11 - 4 - 2 和表 11 - 4 - 3。

表 11 - 4 - 2　功能障碍问卷项目构成情况

项目	ADL 量表						IADL 量表						
	PULSES	BI	ADL	KSE	PSS	FSRS	RSRS	FSI	PECS	FAQ	OECD	LDSQ	DIIS
生活自理	1	7	5	56	5	9	6	14	8		3	4	5
活动能力	1	3	1	19	1	5	2	10	5		5	5	5
旅行								1	3	1	1	2	
身体活动	1			10			1	7	3		3	2	
家庭管理							1	11	1	5		1	4
医疗状况	1						2		23		6		
感觉	1						2		2		4	3	
心理状况	1					7	2			9	3		
工作							1	5				2	1
资源								4					
社会交往						2			6			1	
业余活动							1	2	1				
交际						7	1		8		1		
行为问题							1						
问题总数	6	10	6	85	6	30	18	46	79	10	16	25	17

注：BI（BARTHEL Index），BARTHEL Index 功能指数；ADL（Index of Activities of Daily Life），日常生活功能指数；KES（Kenny Self - care Evaluation），Kenny 自理能力评价量表；PSS（Physical Self-maintenance Scale），自理能力评级量表；FSRS（Function Status Rating System），功能状况评价系统；RDRS（Rapid Disability Rating Scale），功能障碍快速评价量表；FSI（Functional Status Index），功能活动指数；PECS（Patient Evaluation Conference System），患者功能评价系统；FAQ（Function of Activities Questionnaire），功能活动问卷；OECD（OECD Long-Term Disability Questionnaire），长期功能障碍问卷；LDSQ（Lambeth Disability Screening Questionnaire）；功能障碍筛选问卷；DIIS（Disability and Impairment Interview Schedule）；功能障碍和损伤访问量表。

表 11 - 4 - 3　功能健康状况测量问卷基本情况

问卷名称	指标类型	项目数量	用途	使用者	应用程度	信度		效度	
						充分性	结果	充分性	结果
ADL 量表									
PULSE	等级	6	临床	专家	许多	＋	＋＋	＋	＋＋
BI	等级	10	临床	专家	许多	＋＋＋	＋＋＋	＋＋＋	＋＋
ADL	等级	6	临床	专家	许多	＋	＋	＋	＋＋

续表

问卷名称	指标类型	项目数量	用途	使用者	应用程度	信度		效度	
						充分性	结果	充分性	结果
KSE	等级	85	临床	调查员	几个	＋	＋	＋	＋＋
PSS	等级	14	调查，研究	专家	很少	＋	＋＋	＋	＋＋
FSRS	等级	30	临床	专家	很少	＋	＋＋	＋	＋
KIADL	等级	85	临床	专家	几个	＋	＋	＋	＋＋
HAQ	等级	20	临床，研究	自己，专家许多		＋＋＋	＋＋＋	＋＋＋	＋＋＋
IADL 量表									
RDRS	等级	18	研究	专家	几个	＋	＋＋	＋	＋
FSI	等级	54	调查，临床	调查员	很少	＋＋	＋＋	＋＋	＋＋
PECS	等级	79	临床	专家	很少	＋	＋	＋＋	＋
FAQ	等级	10	调查	调查员	很少	＋	＋	＋＋	＋＋
OECD	等级	16	调查	自己	许多	＋＋	＋	＋＋	＋
LDSQ	等级	25	调查	自己	很少	＋	？	＋＋	＋＋
DIIS	等级	17	调查	调查员	很少	＋	＋	＋	＋
MOSPFM	等级	14	调查	自己	很少	＋	＋＋	＋	＋
SMAF	等级	29	临床	专家	几个	＋＋	＋＋	＋＋	＋＋＋

注:结果：0 无结果报告　　　　　　　充分性：0 无信度效度的证据
　　　　? 结果不可解释　　　　　　　　　　　＋仅有非常基本的信息
　　　　＋信度效度较差　　　　　　　　　　　＋＋有报导信度效度较好
　　　　＋＋信度效度充分　　　　　　　　　　＋＋＋所有信度效度均已检验
　　　　＋＋＋信度效度良好

　　该注释适用于以下所有问卷基本情况介绍表格。BI（BARTHEL Index），BARTHEL Index 功能指数；ADL（Index of Activities of Daily Life），日常生活功能指数；KES（Kenny Self‐care Evaluation），Kenny 自理能力评价量表；PSS（Physical Self‐maintenance Scale），自理能力评级量表；FSRS（Function Status Rating System），功能状况评价系统；KIADL（Katz Index of ADL），Katz 日常生活功能指数；HAQ（Health Assessment Questionnaire），健康评价问卷；RDRS（Rapid Disability Rating Scale），功能障碍快速评价量表；FSI（Functional Status Index），功能活动指数；PECS（Patient Evaluation Conference System），患者功能评价系统；FAQ（Function of Activities Questionnaire），功能活动问卷；OECD（OECD Long‐Term Disability Questionnaire），长期功能障碍问卷；LDSQ（Lambeth Disability Screening Questionnaire），功能障碍筛选问卷；DIIS（Disability and Impairment Interview Schedule），功能障碍和损伤访问量表；MOSPFM（Medical Outcomes Study Physical Functioning Measure），身体功能测试；SMAF（Functional Autonomy Measurement System），功能自测系统。

二、用于心理健康测量的量表

1. 22 项精神症状筛选分（The Twenty-two Item Screening Score of Psychiatric Symptoms; Thomas S Langnor，1962）　　该量表可粗略地表明人们由于一般精神症状而致生活功能损伤，用于确定心理疾病，而不是去确定其类型和程度，也不用于探测脑组织损伤、心理障碍或社会病理特性。表中项目主要来自美国军队神经精神筛查工具（The United States Army's Neuropsychiatric Screening Adjust）和明尼苏达多向人格问卷（The Minnesoda Multiphasic Personality Inventory），22 个项目反映焦虑抑郁和其他精神障碍的躯体症状，记录情绪状况的主观判断。该量表得分可以估测轻度精神症状和精神躯体症状。

2. 情感平衡量表（The Affect Balance Scale, ABS; Norman M Bradburn，1965，Revised 1969）　　该量表是由 10 个项目组成的小型心理测量工具，用以揭示一般人群对日常生活中的事件正向或负向的心理反应，作为反映幸福度和心理健康的良好指标。该量表测定个人应付日常生活中紧张事件的能力而不能确定精神或心理障碍，后者在紧张状态解除时仍继续存在。量表采取自填的方式，可使用有、无二分变量，也可以通过正负情感经历的频度利用 3、4、5 分的记录方法，3 分量表（经常、有时、从不）最为常用。量表总分通过正向得分减去负向得分获得。

3. 总体心理健康问卷（The General Well-being Schedule, GWB; Harold J Duppy，1977）　　又称为精神心理健康指数（psychological mental health index），提供了一个简单且范围广泛的心理健康和紧张的主观感觉指标，可用于社会调查中，也用于反映被试者内在的心理状况，而非经济收入、工作环境、邻里关系等外部状态。该量表记录正向和负向情感，并以焦虑、抑郁、总体健康、正向心理健康、自控能力及生命活力 3 个维向反映。量表由 18 个问题构成，前 14 个问题应用 6 分制计分，而后 4 个问题是用 0～10 分制计分，高分代表较好的心理健康水平，而低分代表较严重的心理应激。10 个项目组成的 GWB 缩短量表已广泛应用。

4. 心理健康问卷（the mental health inventory, MHI; RAND Corporation 和 John E Ware，1979）　　该量表是测量心理紧张和心理健康的工具，并常在人群调查中应用。因为在人群中绝大多数人很少或根本不出现最常出现的心理症状，所以为增加测量的准确性，该量表关注人们的基本特征，比如感到愉快、对生活有兴趣或享受人生等。为了使该量表具有心理健康的多维性，量表包括了焦虑、抑郁、行为感情控制、正向情感、情感关系等。MHI 是自填式问卷，主要测定过去一个月的心理健康状况。

5. 流调用抑郁量表（the center for epidemiological studies depression, CES-D; Radloff，1977）　　该量表是在一般人群中用以测定抑郁症状水平的应用最为广泛的工具之一，包含 20 个项目，各个项目是以多个有良好信效度的抑郁测定量表中获得的。16 个负向指标用以代表抑郁的情绪、犯罪感和无价值感、无助感、无望感、食欲下降、睡眠障碍。4 个正向指标用以代表正向的情感。CES D 测量的是前 1 周的抑郁症状发生频度，1 周内少于 1 大的得分为 0，1 周内 5～7 天有抑郁症状发生的得分为 3。

6. 焦虑自评量表（self-rating anxiety scale, SAS; Zung，1971）　　该量表适用于具有焦虑症状的成年人，具有广泛的适用性。其由 20 个项目组成，采用四级评分法，主要测定症状出现的频率。自评者评定前，要让他把整个量表的填写方法及每条问题的涵义弄清楚，然后做出独立的、不受任何人影响的自我评定。

除了上述 5 种心理健康量表外，还有健康观点问卷（The Health Opinion Survey，HOS；Alliterm Macmillan，First Used in 1951，Published in1957）、总体健康问卷（The General Health Questionnaire，GHQ；David Goldberg，1972）、正负向情感量表（Positive and Negative Affect Scale；Watson，Clarkand Tellegen，1988）、健康理解问卷（Health Perceptions Questionnaire；Ware，1979）等。心理健康测定量表的基本情况见表 11 - 4 - 4。

表 11 - 4 - 4　心理健康状况测量问卷基本情况

问卷名称	指标类型	项目数量	用途	使用者	应用程度	信度 充分性	信度 结果	效度 充分性	效度 结果
HOS	等级	20	调查	自己	许多	++	++	+++	++
SSPS	等级	22	调查	自己	许多	++	++	++	++
ABS	等级	10	调查	自己	许多	++	+	++	++
GWS	等级	18	调查	自己	几个	+++	+++	+++	+++
MHI	等级	38	调查	自己	很少	+	++	++	
GHQ	等级	60	调查	自己	许多	+++	+++	+++	+++
PNAS	等级	20	调查	自己	许多	+++	+++	+++	+++
HPQ	等级	33	调查	自己	几个	+++	++	++	++

注：HOS（Health Opinion Survey），健康观点问卷；SSPS（Twenty-two Item Screening Score of Psychiatric Symptoms），22 项精神症状筛选分；ABS（Affect Balance Scale），情感平衡量表；GWS（General Well-being Schedule），总体心理健康问卷；MHI（Mental Health Inventory），心理健康问卷；GHQ（General Health Questionnaire），总体健康问卷；PNAS（Positive and Negative Affect Scale），正负向情感量表；HPQ（Health Perceptions Questionnaire），健康理解问卷。

三、用于社会健康测量的量表

1. 社会关系量表（The Social Relationship Scale，SRS；H Mcfarlane，1981）　该量表用以测定个人社会关系网络的大小和社会关系在缓解生活紧张对健康不良影响中的作用，是生活事件研究中常用的研究手段。应答者要确定在经历生活改变的过程中谁将给予其帮助和支持，生活变化主要包括以下几个方面：①与工作有关的事件，②与金钱和财物有关的事件，③家庭事件，④个人健康事件，⑤个人和社会事件，⑥一般的社会事件。从 SRS 中可以得到 3 方面的信息，即社会网络的数量、社会网络的质量以及社会关系的互惠程度。

2. 社会支持问卷（The Social Support Questionnaire，SSQ；Lrwin G Sarason，1983）该问卷为自填式问卷，包括 27 条项目，用于测试个体在应激事件中能获得帮助或可信赖的人数以及获得支持的满意程度。应答者要回答两个问题：一是列出可信赖、依靠的人，最多 9 人；二是要对获得支持的满意程度做出评价，采用 6 级评分标准，从非常不满意到非常满意。根据回答情况计算得到支持分（number score）、总支持分（SSQN）、满意分（SSQS）。与其他的社会支持量表相比，该量表更注重社会支持的质量，综合个体对社会支持的感觉，强调社会支持在紧张事件中对健康影响的缓冲作用。

3. Katz 适应量表（The Katz Adjustment Scale；Martin M Katz，1963）   该量表最初用于精神患者治疗后社会适应能力的测量，后来也用于一般人群。该量表除了包括患者自身判断外，还参考患者亲戚的判断，涉及精神症状、社会行为、家庭活动和休闲活动等。Katz 适应量表主要测量受试者在社区内生活的适应能力，这种适应即与所处环境平衡、无精神障碍、无个人烦恼、有适当的社会交往、能承担适当的社会角色等。除了个体完好状态和满意度等自身感觉之外，此量表还反映其他人对个体角色的评价和满意程度，这也是该量表的独到之处。该量表由 3 个分量表组成：R_1 型由 127 个项目构成，用于亲戚对患者精神作出评价；R_2 型由 16 个项目组成，是有关社会期望个体活动的表现，包括社会责任、自我保健、社区活动；R_3 型与 R_2 型项目相同，只是由受试者的家属填写。

4. 社会健康问卷（The Social Health Battery；RAND Corporation，1978）   该问卷为自填式，主要测量个体社会支持网络系统，测量社会资源以及与亲戚、朋友交往的频率。问卷共有 11 个项目，包括两类客观指标：一是社会资源即社会交往的数量，二是社会交往的频率。问卷涉及家庭、友谊以及社会生活方面的情况，由于去除了与工作有关的行为和那些可能影响交往的项目，也不包含对以往社会关系的满意程度，使得该问卷具有广泛的适应性。问卷采用定量结合权重的评分方法，即采用封闭式和开放式应答相结合的方式，从而按照项目的重要程度赋予不同的权重，进一步得到最后得分来反映社会健康水平。

5. 社会适应量表（The Social Adjustment Scale，SAS；Myrna M Weissman，1971）   该量表原本用于抑郁患者药物治疗效果的评价，但问世后便广泛应用于各种患者及健康人的社会健康评价中。SAS 有 2 个不同的版本，即访谈调查表和自评调查表。2 个版本均由 42 个问题组成，涉及 3 个不同领域的角色功能，比如工作雇员、家庭主妇、学生等（问题 1—18），业余社会活动（问题 19—29），家庭关系（问题 30—37），婚姻角色（问题 38—46），父母角色（问题 47—50），家庭成员（问题 51—54）。

除此之外，用于评价社会健康方面的量表还包括社会适应不良问卷（The Social Maladjustment，Schedule Anthony W clare，1978）、社会功能障碍评价量表（The Social Dysfunction Rating Scale，SDRS；Margaret W Linn，1969）、社会功能问卷（The Social Functioning Schedule，SFS；Marina Remington 和 PJ Tyrer，1979）、社会交往调查问卷（The Interview Schedule for Social Interaction；Scou Henderson，1980）、评价不良适应的结构和量化调查问卷（The Structured and Scaled Interview to assess Maladjustment，SSIsM；Barry J Gruland，1972）、MOS 社会支持调查（MOS Social Support Survey；Sherbourne 和 Stewart，1991）、Duke-UNC 功能社会支持问卷（Duke-UNC Functional Social Support Questionnaire；Broadhead，1988）、Duke 社会支持和压力量表（Duke Social Support and Stress Scale；Parkerson，1989）等。社会健康状况测量问卷基本情况见表 11 - 4 - 5。

表 11-4-5 社会健康状况测量问卷基本情况

问卷名称	指标类型	项目数量	用途	使用者	应用程度	信度 充分性	信度 结果	效度 充分性	效度 结果
SRS	等级	6	研究	自己,调查员	很少	+	++	+	+
SSQ	等级	27	研究	自己	几个	++	++	++	++
SMS	等级	42	临床,调查	调查员	很少	+	+	+	+
KAS	等级	205	临床,调查	自己	许多	++	++	++	++
SHB	等级	11	调查	自己	很少	+	+	+	
SDRS	等级	21	研究	专家	几个	+	++	+	++
SFS	等级	121	临床	专家	很少	+	+	++	++
ISSI	等级	52	研究,临床	调查员	很少	++	++	+++	++
SSIAM	等级	60	临床,研究	调查员	几个	+	++	+	+
SAS	等级	42	临床,调查	自己	许多	+++	++	+++	+++
MOS-SSS	等级	20	调查	自己	很少	+	++	++	+
DUFSSQ	等级	8	临床	自己	很少	+	+	++	+
DSSSS	等级	24	研究	自己	几个	++	++	++	+

注：SRS (Social Relationship Scale)，社会关系量表；SSQ (Social Support Questionnaire)，社会支持问卷；SMS (Social Maladjustment Schedule)，社会适应不良问卷；KAS (Katz Adjustment Scale)，Katz 适应量表；SHB (Social Health Battery)，社会健康问卷；SDRS (Social Dysfunction Rating Scale)，社会功能障碍评价量表；SFS (Social Functioning Schedule)，社会功能问卷；ISSI (Interview Schedule for Social Interaction)，社会交往调查问卷；SSIAM (Structured and Scaled Interview to assess Maladjustment)，评价不良适应的结构和量化调查问卷；SAS (Social Adjustment Scale)，社会适应量表；MOS-SSS (MOS Social Support Survey)，MOS 社会支持调查；DUFSSQ (Duke-UNC Functional Social Support Questionnaire)，Duke-UNC 功能社会支持问卷；DSSSS (Duke Social Support and Stress Scale)，Duke 社会支持和压力量表。

四、主观生活质量测量量表

1. 生活满意度指数（The Life Satisfaction Index，LSI；Bemice L Neugarten 和 Rodeert J Havighurst，1961） 生活满意度指数是老年研究中应用较为广泛的一个量表。LSI 主要反映老年人心理健康，包含了许多反映正向健康的指标。生活满意度是指个人对生活总的观点、实际情况与期望，以及自己与他人之间的差距。LSI 包括对生活的兴趣、决心和毅力、知足感、自我概念及情绪 5 个方面，综合反映生活的满意程度。该量表包括 3 个独立的分量表：其一是他评量表，即生活满意度评定量表（Life Satisfaction Rating Scale，LSR）；另外两个分量表是自评量表，分别为生活满意度指数 A（Life Satisfaction Index A，LSIA）和生活满意度指数 B（Life Satisfaction Index B，LSIB）。LSR 又包含 5 个 1～5 分制的子量表，故其得分在 5（满意度最低）和 25（满意度最高）之间。LSIA 由与 LSR 相关程度最高的

20 项同意和不同意式条目组成，而 LSIB 由与 LSR 高度相关的开放式、清单式的 12 项条目组成。LSIA 得分为 0～20 分，而 LSIB 得分为 0～22 分。

2. 生活质量指数（The Quality of Life Index；QL‐Index；WO Spitzer，1980）   生活质量指数用以测量癌症和其他慢性病患者的完满健康，用于治疗和支持治疗的效果评价。生活质量本身是多维的，所以设计者认为主观生活质量应考虑躯体、社会和情感的作用，对疾病的态度，家庭关系以及疾病费用等。该量表共有 5 个条目，分别测定活动、日常生活、健康、近期支持和总体精神状况，每条目 3 级计分（2、1、0），高分代表生活质量良好[26]。尽管此量表仅含 15 个分项目，完成问卷调查仅需 2～3min，但此量表内涵丰富并与经典测量工具具有较高的相关性。

3. 完满健康的 4 个简单指标（Four Single Item Indicators of Well-being；FM Anderws，1976）   完满健康的 4 个简单指标可用于测量生活满意度，或反映健康经济状况、住房情况等更加具体的方面，即可用于人群调查，也可以用于临床背景的研究。Andrews 强调生活质量评价中的主观部分，他认为：生活质量不仅仅是个人躯体、个体间的关系和社会背景的状况，也应该重视个人本身或者他人的评价。4 个指标用于生活质量的主观评价而非躯体、心理、社会三方面的指标，分别是高兴-痛苦的指标、面部表情的指标、生活满意度评价的梯度指标和生活经历。

用于主观生活质量评价的量表尚有费城老年中心情感量表（Philadelphia Geriatric Center Morale Scale；M Powell Lawton，1972）。各量表的基本情况见表 11‐4‐6。

表 11‐4‐6   主观生活质量测量问卷基本情况

问卷名称	指标类型	项目数量	用途	使用者	应用程度	信度		效度	
						充分性	结果	充分性	结果
QL-Index	等级	5	临床	自己	许多	++	++	++	++
IWB	等级	1	调查	自己	几个	+	+	+	++
LSIA	等级	20	调查	自己	许多	++	+++	+++	++
PGCWS	等级	22	临床，调查	自己	很少	++	++	++	++

注：QL‐Index（Quality of Life Index），生活质量指数；IWB（Four Single Item Indicators of Well-being），完满健康的四个简单指标；LSIA（Life Satisfaction Index），生活满意度指数 A；PGCWS（Philadelphia Geriatric Center Morale Scale），费城老年中心情感量表。

前面主要介绍了用于日常生活活动、心理健康、社会健康和主观生活质量方面的量表，这些量表只针对生活质量的某一个领域，反映该领域的特定问题。如前所述，生活质量是多维的，包括躯体、心理、社会等诸多方面的内容，在此基础上，出现了部分反映总体健康和生活质量的量表，部分较为成熟的量表情况见表 11‐4‐7 和表 11‐4‐8。

表 11-4-7 生活质量综合问卷项目设置情况

项目	AIMS	PAMIE	FAI	NHP	SIP	MAI	OARS	CARE	QWB
生活自理	3	15	2	1	12	5	5		1
活动能力	7	2	1	5	24	2	2	27	3
旅行	2				4	4	1		2
身体活动	6		5	2	7	1	1	39	4
家庭管理	6				10	6	7		4
医疗状况	5	8	1	11	9	45	27	107	4
感觉*		2	2			2	2	25	
认知*		14	6		10		10	6	19
焦虑*	6	5		3	3	1	2		
抑郁*	6	7		7	3	7	4	29	
其他*			2	1	1	3	15		
工作			8		9		7	7	4
资源			4			25	27	34	
社会支持			2			7	4	34	
社会交往	4	11	2	3	20	27	6		
业余活动			8		2	2			
行为问题		12	1				2		
交际	1	4		9					
其他					5	7	8		
问题总数	45	77	40	38	136	147	120	329	18*

注：表示心理健康项目。

AIMS（Arthritis Impact Measurement Scale），关节炎影响测定量表；PAMIE（The Physical and Mental Impairment Function Evaluation），躯体、心理功能损伤评价量表；FAI（Functional Assessment Inventory），功能评价量表；NHP（Nottingham Health Profile），Nottingham 健康问卷；SIP（Sickness Impact Profile），疾病影响问卷；MAI（Multilevel Functional Instrument），功能测量工具；MFAQ（Multidimensional Functional Assessment Questionnaire），多功能评价问卷；CARE（The Comprehensive Assessment and Referral Evaluation），综合评价量表；QWB（The Quality of Well-being Scale），生活质量测定量表。

表 11 - 4 - 8　生活质量综合问卷基本情况

问卷名称	指标类型	项目数量	用途	使用者	应用程度	信度		效度	
						充分性	结果	充分性	结果
AIMS	等级	57	临床	自己	许多	+++	++	+++	++
PAMIE	等级	77	临床	专家	几个	+	+	+	+
FAI	等级	40	临床	专家	几个	+	++	++	++
NHP	二分	45	临床，调查	自己	许多	++	++	++	++
SIP	二分	136	研究，调查	自己	许多	+++	+++	+++	+++
MAI	等级	147	调查	调查员	很少	++	++	++	++
QWB	等级	18	研究	调查员	许多	++	+++	+++	+++
WHOQOL	等级	100	临床，调查	自己	几个	++	+++	++	+++
SF - 36	等级	36	调查	自己	许多	++	+++	+++	+++
SF - 12	等级	12	调查	自己	许多	++	+++	+++	+++

注：AIMS（Arthritis Impact Measurement Scale），关节炎影响测定量表；PAMIE（The Physical and Mental Impairment Function Evaluation），躯体、心理功能损伤评价量表；FAI（Functional Assessment Inventory），功能评价量表；NHP（Nottingham Health Profile），Nottingham 健康问卷；SIP（Sickness Impact Profile），疾病影响问卷；MAI（Multilevel Functional Instrument），功能测量工具；MFAQ（Multidimensional Functional Assessment Questionnaire），多功能评价问卷；CARE（The Comprehensive Assessment and Referral Evaluation），综合评价量表；QWB（The Quality of Well-being Scale），生活质量测定量表；WHOQOL（WHO Quality of Life Scale），世界卫生组织生存质量测定量表；SF-36（Short-Form-36 Health Survey），健康调查简表（36）；SF-12（Short-Form-12 Health Survey），健康调查简表（12）。

第五节　生活质量评价的步骤和方法

一、研究目的的确定和研究对象的选择

1. 根据待解决的问题，确认是否需要利用 HRQOL 评价来解决该问题。

2. 确认需要解决 HRQOL 哪个方面的问题，比如功能、心理健康、社会健康抑或主观生活健康等。同时明确该方面的研究能够解决哪些具体的问题，比如探索疾病的影响因素、发现高危人群、评价干预措施效果等。

3. 根据研究目的确定研究对象或者选择代表性人群。

二、样本量估计

HRQOL 一般包含多个维度和条目，可根据多变量分析的经验和方法来估算样本量。Kendall 认为，作为一个粗糙的工作原则，样本量可以取变量数的 10 倍。一般认为，至少是变量数的 5~10 倍。生活质量测定的条目数一般均在 20 个以上，若以每个条目作为分析变量，则至少应测 100 例。必要时可以用多变量多组比较的样本量估算方法，但需要获得生活

质量的变异大小。若以综合指标作为分析对象，则所需的样本量相对较小。另外，如果需要按某些因素（比如性别、年龄、民族等）进行分层分析，需要保证每一层均有足够的样本量。

三、成立研究工作组

研究工作组应包括与测评研究对象生活质量相关的所有人员，包括医学研究专家、测量学专家、临床医生、护士等。

四、测量工具的选择

分析研究对象可能存在的问题及所涉及的内容，并据此选择相应的测量工具。测量工具的选择主要考虑量表的效度和信度（见本章第四节），同时在效度和信度一定的情况下，考虑研究对象的耐心，应选择条目少、调查时间短的量表。

五、量表条目的标准化解读

在研究工作组以及测量工具选定后，研究者需要对量表的各个条目的概念和内容给出标准化的解读，从而在正式调查过程中能够统一提问方式，使研究结果具有可比性。

六、质量控制

包括调查员的选择、培训、制定调查员手册以及调查过程的监督，由于生活质量本身就是一个抽象的概念，个人对于概念不同的理解、甚至表达方式的不同都有可能造成调查对象的回答不同，因此应特别重视质量控制环节。

七、资料的整理、分析

在资料收集完成后对数据进行双人双录入，按照研究目的进行数据分析，一方面可以利用生活质量分指标分别进行反映，但其缺点是过于烦琐，难以直观地反映生活质量的优劣；另一方面可以通过综合分析法构建综合指标，综合直观地反映生活质量水平，常用的方法包括健康指数法、主成分分析法、层次分析法、综合评分法、标准化评分法等。

第六节　生活质量研究需注意的问题

随着社会向现代化方向的不断发展，世界范围内的生活质量研究从 20 世纪中期开始进入了一个快速发展的新阶段。而我国自 20 世纪 70 年代末开始的整个社会的改革开放，也引发各个学科对于生活质量问题的关注和探索，国内的生活质量研究开始于 20 世纪 80 年代初期[27]。随着生活质量理论体系的逐步建立，指标体系也日趋完善并出现了许多具有良好效度、信度的测量工具，使得生活质量的研究更加具有操作性，这也促进了生活质量评价在患者以及一般人群中的广泛应用。然而，在生活质量的研究中还存在许多问题有待解决，下面列举存在的主要问题：

1. 测量工具的修订 生活质量的测量工具多是由国外学者发明，通过一系列信效度的评价，形成了特定经济、文化、人群等背景下具有良好信效度的生活质量测定量表。这些量表在中国人群中是否适用是值得考究的一个问题，比如说宗教问题，在国外可能是一个普遍存在甚至必需的问题，也是人与人之间沟通的一种方式，但在中国却不是如此。因此，不能盲目照搬国外的生活质量量表，必须根据中国的实际情况进行适当的修订。

2. 量表翻译的质量控制 由于多数生活质量量表本身为英文，首先要将其翻译成中文，在这一过程中应进行翻译的质量控制。比如对于量表的翻译应采用正反翻译法（forward - backward），即先由一个人把量表由英文翻译成中文，再由另一个人将量表重新翻译成英文，经过反复的校对，保证翻译的准确性；另外由于英文和中文本身的差异，有时部分内容在翻译成中文时如果直译，按照中文的思维会略显别扭，此时可以适当进行意译，但仍应忠于原问卷意思。如果量表的引入不甚严格，导致与原始量表内容差异较大，会使调查结果的可信性和可比性大大下降。

3. 汉化量表的信度和效度评价 原始量表在经过翻译、修订等过程后，需要在研究对象中对汉化后的量表进行信度、效度的再评价，而不应直接使用。信度、效度过低的量表需要再行修订，直至获得较为满意的信度、效度为止。

4. 量表的合理选择 如前所述，生活质量是一个多维的概念，那么针对不同维度的生活质量，又有许多不同的量表来反映，并且不同量表的内容、准确性以及获取资料的方式也不尽相同。这样的优点是研究者可以利用不同的量表从不同的角度获得自己所关注的信息，但同时也说明该类信息的测量不存在"金标准"，不同量表获得的信息之间可能缺乏可比性。所以，研究者应该根据自身的研究目的，结合研究对象特点、调查时间长短，选择使用较为广泛的测量工具。

5. 生活质量综合评定量表的谨慎选用 多数生活质量的量表是从生活质量的某个维度，比如功能水平、心理健康、社会健康等，单独反映该维度特定人群的生活质量，使人们很难对生活质量的综合水平有明确的认识。因此，部分学者开发出生活质量的综合评定量表，对生活质量不同维度的信息进行整合，从而利用综合指数来反映生活质量。但对于相对单独指标来说，综合指标使用得仍然较少，尚无广泛使用或受到公认的生活质量综合评定指标。同时，由于综合指标整合了多方面的信息，也造成了部分信息的缺失，反而不如单独指标反映的问题详尽。

6. 生活质量研究重点的地区差异 生活质量既包括了主观生活感受，又包括了客观生活条件。在实际研究中，我们应该注意，作为生活质量基础内涵的客观生活条件很大程度上与社会经济发展密不可分，同时处于不同经济发展水平的人们的主观感受也不尽相同，这一点对于中国人群的生活质量研究具有重要的指导意义。对于社会经济发展相对落后的广大农村地区，特别是西部地区和贫困群体，应强调其客观生活质量的研究及其改善方面；而对于相对富裕的群体来说，生活质量的研究重点应放在主观生活质量及其影响因素方面。

7. 生活质量研究的全程质量控制 相比于其他研究，生活质量的研究显得更为抽象，那么如何保证生活质量调查的高质量进行，使研究结果能够真正反映受试者生活质量的真实水平，则是每一位研究者需要提前确认的重要工作。从研究目的的确定、研究对象和测量工具的选择、调查员的培训、调查过程中的质控、数据录入以及最后的数据分析，研究者均应制定相应的标准并保证其能够在整个研究中高效地执行。

（周　斌　曹卫华）

参 考 文 献

［1］ Felce D, Perry J. Quality of life: its definition and measurement ［J］. Res Dev Disabil, 1995, 16 (1): 51 - 74.

［2］ Felce D. Defining and applying the concept of quality of life ［J］. J Intellect Disabil Res, 1997, 41 (Pt 2): 126 - 135.

［3］ 李鲁. 社会医学 ［M］. 北京：人民卫生出版社，2012.

［4］ 龚幼龙. 社会医学 ［M］. 北京：人民卫生出版社，2000.

［5］ 李立明. 老年保健流行病学 ［M］. 北京：北京医科大学、中国协和医科大学联合出版社，1996.

［6］ 沈炽. 老年流行病学 ［M］. 北京：军事医学科学出版社，2008.

［7］ Van den Broeck J, Brestoff J R. Epidemiology: Principles and Practical Guidelines ［M］. New York London: Springer Dordrecht Heidelberg, 2013.

［8］ 曹文静，孙建萍，张露，等. 老年人生活质量研究进展 ［J］. 护理研究，2008 (08)：661 - 663.

［9］ Flaherty J H, Liu M L, Ding L, et al. China: the aging giant ［J］. Journal of the American Geriatrics Society, 2007, 55 (8): 1295 - 1300.

［10］ 任强. 近 50 年来世界人口期望寿命的演变轨迹 ［J］. 人口研究，2007 (05)：75 - 81.

［11］ World Health Organization. Global status report on noncommunicable diseases ［R］. 2010.

［12］ 蔡佳音. 我国 5 岁以下儿童营养问题及影响因素研究 ［D］. 北京协和医学院，2013.

［13］ 詹思延. 流行病学 ［M］. 北京：人民卫生出版社，2012.

［14］ 易松国. 生活质量研究进展综述 ［J］. 深圳大学学报（人文社会科学版），1998 (01)：102 - 109.

［15］ Padilla G V, Presant C, Grant M M, et al. Quality of life index for patients with cancer ［J］. Research in Nursing & Health, 1983, 6 (3): 117 - 126.

［16］ 王艳梅，赵新祥，张艳芬. 老年人生活质量影响因素的研究 ［J］. 医学综述，2008 (05)：705 - 707.

［17］ Geoffrey R. Rose's Strategy of Preventive Medicine ［M］. 北京：中国协和医科大学出版社，2009.

［18］ 李海峰，陈天勇. 老年社会功能与主观幸福感 ［J］. 心理科学进展，2009 (04)：759 - 765.

［19］ 李建新. 老年人口生活质量与社会支持的关系研究 ［J］. 人口研究，2007 (03)：50 - 60.

［20］ 李运明，陈长生，苑继承，等. 主观健康测量及定量化估计方法的研究进展 ［J］. 现代生物医学进展，2013 (20)：3997 - 4000.

［21］ 刘朝杰. 问卷的信度与效度评价 ［J］. 中国慢性病预防与控制，1997 (04)：32 - 35.

［22］ Lewis R. Aiken. 心理测量与评估 ［M］. 北京：北京师范大学出版社，2006.

［23］ Mcdowell I. Measuring health: a guide to rating scales and questionnaires ［M］. Oxford University Press, 2006.

［24］ 汪向东，王希林，马弘. 心理卫生评定量表手册 ［M］. 北京：中国心理卫生杂志社，1999.

［25］ 戴晓阳. 常用心理评估量表手册 ［M］. 北京：人民军医出版社，2010.

［26］ 关念红，张晋碚，易欢琼，等. 老年心身疾病患者生活质量指数对照研究 ［J］. 中国行为医学科学，2001, 10 (4): 326 - 327.

［27］ 风笑天. 生活质量研究：近三十年回顾及相关问题探讨 ［J］. 社会科学研究，2007 (6)：18 - 8.

第三篇
老年常见病的流行病学

第十二章　老年脑血管病的流行病学研究

脑血管病（cerebrovascular diseases）是由于脑血管破裂出血或血栓形成，引起的以脑部出血性或缺血性损伤症状为主要临床表现的一组神经系统疾病，主要指脑卒中（stroke）。该病常见于中年以上人群的急性发作，严重者可发生意识障碍和肢体瘫痪，是造成人类死亡和残疾的主要疾病。2010 年世界卫生组织（World Health Organization，WHO）最新修订的国际疾病分类（International Classification of Diseases，ICD）第 11 版中将脑血管病主要分为短暂性脑缺血发作（transient ischemic attack，TIA）、缺血性脑卒中（cerebral ischemic stroke）、脑出血（intracerebral hemorrhage，ICH）和蛛网膜下腔出血（subarachnoid hemorrhage，SAH）。

脑卒中是全球第二位死因，根据 *Lancet* 杂志最新发表的 2010 年全球疾病负担研究显示，1990—2010 年，尽管在过去 20 年内全球范围内年龄标化脑卒中死亡率在下降，但每年新发脑卒中的病例数、死亡人数以及相关的伤残负担仍然很大。如果继续保持这种趋势，预计 2030 年全球将有 7000 万脑卒中患者，1200 万人死于脑卒中，脑卒中导致的伤残调整寿命（disability adjusted life year，DALY）将超过 2 亿人年。该研究还对我国的数据进一步分析发现，2010 年中国的首位死因为脑卒中（170 万人死亡），心脑血管疾病（包括脑卒中和缺血性心脏病）在中国约占 DALY 的 15.2%，居于各类病因的第一位。并且，随着我国老龄化进程的不断加快，脑卒中造成的疾病负担将日益严重。因此，预防和控制脑卒中是当前老年保健中的重要和紧迫的课题之一。

第一节　概述

一、脑卒中定义的更新发展

脑卒中，又称卒中或脑血管意外（cerebrovascular accident），是一组突然起病，以局灶性神经功能缺失为共同特征的急性脑血管疾病，临床上常以猝然昏倒，不省人事，或伴有口眼歪斜、言语不利和偏瘫为主要表现。WHO 在 20 世纪 70 年代给出脑卒中的传统定义为"具有急性进行性的血管源性的中枢神经系统局灶性或大范围的功能障碍，并且持续时间超过 24 小时或引起死亡的临床症候群"。该定义包括了所有的病理类型：缺血性脑卒中（脑梗死）和出血性脑卒中（脑出血及蛛网膜下腔出血）；而 TIA 因其脑功能障碍的持续时间不超过 24 小时，区别于缺血性脑卒中。

2009 年美国心脏协会（American Heart Association，AHA）/美国卒中协会（American Stroke Association，ASA）在 *Stroke* 杂志上更新了 TIA 的定义为"由局灶性脑、脊髓或视网膜缺血导致的短暂性神经功能缺损发作，没有急性梗死"，新的 TIA 定义指出症状持续时间不再是诊断的关键，而是否存在梗死才是 TIA 和脑卒中的区别所在。同样，传统的脑卒中定义也主要依据于临床症状，却没有考虑到近年来神经影像学等技术的发展。鉴于此，2013 年 AHA/ASA 组织了包括神经科学、影像学、临床研究、流行病学和公共卫生等方面专家，共同制定了面向 21 世纪的脑卒中新定义的共识性声明，并发表在 *Stroke* 杂志上。

根据 AHA/ASA 的新定义，"脑卒中"这一术语被广泛用于以下方面：中枢神经系统梗死（central nervous system infarction）是指基于持续性损害的神经病理学、神经影像学和（或）临床证据发现的由缺血所导致的脑、脊髓或视网膜的细胞死亡。缺血性脑卒中（ischemic stroke）特指伴有明显症状的中枢神经系统梗死，而静息性梗死（silent infarction）顾名思义是指未引起已知症状的梗死。脑出血（intracerebral hemorrhage）指的是非创伤性脑实质或脑室系统局灶血液积聚所导致的迅速发生的神经功能障碍的临床症状。蛛网膜下腔出血（subarachnoid hemorrhage）则是指非创伤性出血进入蛛网膜下腔所导致的迅速发生的神经功能障碍的临床症状和（或）头痛。

二、脑卒中定义变化对流行病学研究的影响

AHA/ASA 对于脑卒中的新定义结合了临床和组织学标准，特别将静息性脑梗死纳入新的脑卒中定义，强调了关注亚临床形式的脑血管病的必要性。一方面，随着计算机断层扫描（computed tomography，CT）和核磁共振成像（magnetic resonance imaging，MRI）等现代影像学技术的广泛应用，已经能够在普通人群中识别静息性脑梗死。这些静息性病变，即使是在无症状的患者，也并非只是影像学发现，还与可能的不良结局有关，具体包括认知和功能衰退等其他老年期疾病，而且还会增加未来缺血性或出血性脑卒中的风险。例如，有研究对那些无脑卒中病史的急性脑卒中患者进行 CT 扫描发现，10%～38% 的患者之前曾经有过梗死灶。另一项研究显示，15% 的无症状颈动脉狭窄患者存在 CT 所见的静息性脑梗死。人群研究显示，独立于其他的血管和脑卒中危险因素，静息性脑梗死可增加临床脑卒中的发病风险约为 2～4 倍，提示静息性脑梗死将可能作为一种目前还未被纳入的脑卒中预警标志。

另一方面，从老年保健流行病学的角度，这种考虑的重要性还在于人口老龄化后将有更多的人群达到脑卒中发病的年龄，造成疾病负担的影响。在一些利用 MRI 评估的研究中，静息性脑梗死的患病率为 8%～28%，这种差异主要与年龄有关。例如，在一项平均年龄为 59 岁的日本队列研究中，静息性脑梗死的患病率为 10%，而在心血管健康研究中的患病率高达 28%（平均年龄 75 岁，多数为美国黑人）。静息性脑梗死的发病率也随年龄、既往脑梗死和高血压的增多而增高，在 2 项采用 MRI 扫描的队列研究中，老年人群的静息性脑梗死的年发病率约 3%。人群研究显示静息性脑梗死的患病率约为临床脑卒中的 5 倍，若将此病变纳入新定义的脑卒中，会使脑卒中患病率迅速升至普通人群的 15%～20%，提示脑血管病的负担极其严重，值得高度重视。

需要注意的是，随着脑卒中定义的更新变化，流行病学研究在进行有关脑卒中发病的长期变化趋势的监测时，将会面临重要问题：即随着时间变化，临床应用的影像学检查类型和技术的可及性都会发生变化，导致不同时期对脑卒中的诊断采用了不同的方法。因此，AHA/ASA 建议在这类研究中，应保留传统的脑卒中定义，即临床脑卒中的症状或体征持续时间超过 24 小时；并且同时使用新、旧两种定义，可为观察影像学对有关脑卒中发病率和死亡率的时间趋势的影响提供依据。另外，脑卒中的新定义还包含了脊髓和视网膜的梗死，而在目前通常情况下，流行病学研究并未将其包括在内，AHA/ASA 建议在对脑卒中进行全球公共卫生监测时，如果有可能，静息性脑卒中等亚组也需要尽量报告，这将有助于

监测脑卒中在不同时间和地区的发展趋势。

第二节　脑卒中的分布

一、人群分布

（一）年龄分布

脑卒中作为一种典型的老年病，具有明显的年龄分布特点。年龄增长对心脑血管系统的累积效应以及脑卒中相关危险因素的不断增加，显著升高了脑卒中的发病风险。脑卒中通常发病在 50 岁及以上，55 岁以后年龄每增加 10 岁，脑卒中发病风险增加 2 倍，而 75 岁以上年龄组最高发病率约为 35～44 岁年龄组的 30 倍。根据 2010 年全球疾病负担研究的数据，75 岁以下人群中患脑卒中的伤残负担占 DALY 的 71.7%，每年发病人数约占 62%，总患病人数占 69.8%，死亡患者占总死亡患者的比例为 45.4%；高收入的发达国家脑卒中的平均发病年龄和死亡年龄分别为 74.5 岁和 80.4 岁，而中低收入的发展中国家则分别是 69.4 岁和 72.1 岁，显示中低收入的发展中国家脑卒中发病的年轻化趋势，这将造成更大的疾病负担。2002 年中国居民营养与健康状况调查发现，我国现存脑卒中患者的发病年龄呈偏态分布，中位数为 60 岁，32.4% 的患者发病在 60 岁以上。

（二）性别分布

总体而言，男性普遍比女性更易患脑卒中，脑卒中患病率男性高于女性。2002 年中国居民营养与健康状况调查的数据显示，中国 35 岁及以上人群脑卒中标化患病率为 1111.5/10 万，男性为 1258.9/10 万，高于女性（959.3/10 万）。脑卒中发病率的男女性别比约为（1.3～1.5）∶1。在各年龄段男性脑卒中发病率也高于女性，但是在 35～44 岁及 85 岁以上年龄组例外。在年轻女性中，使用口服避孕药和怀孕增加其脑卒中的发病风险，而在高年龄组由于患有心脑血管疾病的男性过早发生相关的死亡事件，可能造成老年女性发病风险更高。

（三）种族分布

从种族分布来看，脑卒中的发病风险具有有色人种高于白色人种的特点，例如 2005 年美国白人女性年龄调整的脑卒中发病率为 44.0/10 万，黑人女性为 60.7/10 万，白人男性和黑人男性则分别为 44.7/10 万和 70.5/10 万。黑色人种具有更高的脑卒中发病率和病死率的部分原因可能是黑色人种有更高的高血压、肥胖和糖尿病患病率，但是这些危险因素的流行并不能解释全部的高风险。平均来看，我国汉族人群脑卒中的发病率也高于少数民族，年龄标化年发病率之比约为 1.14∶1，但脑卒中发病率最高与最低的均为少数民族，分别分布于东北与华南，似乎与我国高血压患病率的地区分布一致。

二、地区分布

脑卒中具有明显的地区分布差异，这种分布差异不仅表现在世界各国间的发病率和死亡率不同，也表现在一个国家内不同地区间的差异。许多国家先后开展了大量的脑卒中流行病学研究，但由于诊断标准或资料来源等不同而差异较大，并且发病率和死亡率的数据需要采用标准人口构成进行年龄调整后才能进行比较。1984—1993 年，WHO 在 12 个国家 20 多个中心实施的"多国心血管病趋势和决定因素监测"（multi-national Monitoring of trends and determinants in Cardiovascular disease，MONICA）方案，采用统一的标准和方法衡量不同国家心脑血管疾病的发病率、死亡率及其 10 年的动态变化趋势，并将发病率和死亡率资料采用世界人口构成进行标化，因而具有较好的可比性。WHO 的 MONICA 研究表明 35～64 岁人群脑卒中的世界平均年发病率为 140.00/10 万～200.00/10 万，东方国家的发病率远高于西方国家；脑卒中死亡率前苏联最高，中国北京的女性脑卒中死亡率居第 2 位，男性脑卒中死亡率居于前列。

中国脑卒中发病率、死亡率和患病率在不同地区的差异很大，具有明显的南北梯度。我国脑卒中的年龄标化患病率平均约为 259.86/10 万～719/10 万，在北方城市（哈尔滨或北京）为 1249/10 万～1285/10 万，明显高于南方农村的 95/10 万。脑卒中患病率也是城市（295.30/10 万～377.63/10 万）高于农村（193.56/10 万）。根据 2002 年中国居民营养与健康状况调查的数据，城市居民脑卒中标化患病率为 1544.8/10 万，明显高于农村（758.1/10 万）；北方地区居民的脑卒中标化患病率（1479.3/10 万）明显高于南方（719.6/10 万）；东、中、西部地区居民的脑卒中标化患病率分别为 1469.0/10 万、1085.4/10 万和 614.9/10 万。SINO-MONICA 研究也显示了北高南低的梯度特点：黑龙江最高，安徽和福建最低。有研究显示在中国高血压患病率与脑卒中发病率（$r=0.838$，$P<0.001$）及死亡率（$r=0.841$，$P<0.001$）具有明显的相关性，脑卒中发病的地区差异很大程度上由高血压患病的分布差异决定的。2013 年最新发表的一篇系统综述指出，中国的脑卒中高发带（stroke belt）存在于中国北部及西部 9 省区，也提示高血压和超重的人群患病率较高至少为其部分原因。

三、时间变化趋势

最新的全球疾病负担研究的数据显示，与 1990 年相比，2010 年全球脑卒中的发病人数、患病人数和死亡人数分别增加了 68%、84% 和 26%，部分原因是由于人口增长以及人口老龄化。高收入的发达国家脑卒中年龄标化发病率和死亡率分别降低了 12% 和 37%，原因可能与积极推广预防和控制心脑血管疾病危险因素的策略改善有关；而中低收入的发展中国家由于医疗资源的可及性和危险因素的控制效果有限，虽然脑卒中的年龄标化死亡率有所下降（20%），但其年龄标化发病率仍在升高（12%），另外考虑到一些脑卒中患者未就医，因此，这种升高的程度可能还会被低估。

我国由于缺乏长期连续的监测资料，脑卒中的时间变化趋势并不明确。上个世纪的 SINO-MONICA 研究的监测数据显示，1987—1993 年中国男性脑卒中发病率升高仅出现在吉林（每年 18.9%）、黑龙江（每年 7.0%）和江苏（8.9%），中国女性脑卒中发病率升高仅出现在黑龙江（每年 4.0%）和江苏（每年 8.1%）。总体而言，中国脑卒中的发病率呈逐年上升的趋势。而根据中国卫生统计年鉴的数据，1988—2004 年脑卒中死亡率在 20 世纪 90 年代末期达到高峰，2000 年以后开始下降，虽然原因尚不清楚，但这一趋势与美国、加拿大和瑞士等一些发达国家的趋势相似。

脑卒中的发病率和死亡率也有较明显的季节性。最新的一项研究选取了我国不同气候带的 8 个典型城市，结果发现极端气温（夏季热浪或冬季寒潮）会显著增加居民脑卒中死亡率，与正常气温相比，夏季热浪或冬季寒潮可使居民脑卒中死亡风险分别增加 14％和 45％。另外，夏季热浪或冬季寒潮影响脑卒中的方式截然不同：夏季热浪效应持续时间短暂，3～4 天后其健康危害消失，而冬季寒潮效应持续时间则较长，可达 15～20 天。

四、脑卒中的类型分布

世界范围内脑卒中发病均以缺血性脑卒中为主，约占总数的 55％～80％。不同国家之间缺血性与出血性脑卒中的比例存在差异，在发达国家将近 67.3％～80.5％的脑卒中患者是缺血性脑卒中，6.5％～19.6％的是出血性脑卒中，大约 0.8％～7.0％为蛛网膜下腔出血，2.0％～14.5％为未分型。东亚人群包括中国和日本的出血性脑卒中比例（30％～40％）明显高于西方国家（10％～20％），这种差异经过 CT 和尸检证实确实存在。最近的一篇系统综述指出造成上述种族差异可能的原因是各种脑卒中危险因素（如高血压、糖尿病、肥胖以及盐摄入量、吸烟、社会经济状况和遗传）的比例有所不同。但是，近年来随着经济高速发展，饮食结构和危险因素在人群中的变化，我国人群缺血性脑卒中发病率不断上升，并且随着年龄的增长，缺血性脑卒中的比例也在增高。SINO - MONICA 北京项目收集了北京 7 个区县 1984—2004 年间 14 584 例 25～74 岁发生急性脑卒中事件的数据，结果显示平均每年出血性脑卒中的发病率下降 1.7％，而缺血性脑卒中发病率上升了 8.7％。需要注意的是，早期一些以社区为基础的研究由于并没有经过 CT 确诊，分型结果可能并不准确。

第三节　脑卒中的危险因素

脑卒中已被证明是由多种危险因素长期累积作用的结果。根据大量的流行病学研究结果，脑卒中的危险因素可主要分为三类：①不可改变和控制的因素，如年龄、性别、种族以及遗传因素；②可控制或改变的因素，如个体生活方式、吸烟、饮酒及饮食习惯等；③机体与环境因素相结合，可调节或预防的，如高血压、糖尿病等。现将脑卒中的主要危险因素做一概括介绍。

一、高血压

高血压已被公认为脑卒中最重要的独立危险因素，无论是对缺血性脑卒中还是出血性脑卒中，血压与脑卒中之间存在强的、连续的、一致的及独立的相关性，并且是有预测意义和病因学意义的。即使是血压处于正常范围内，血压越高，相应的脑卒中风险也越大。无论收缩压还是舒张压升高，对脑卒中发病风险都呈直线上升的关系。例如，"中国七城市脑卒中干预试验研究"在 37 661 名 35 岁以上人群中发现，不论在干预组或对照组的队列人群中，脑卒中发病率均随收缩压及舒张压的升高而升高。另外，在老年人群中，控制单纯收缩期高血压（收缩压≥160 mmHg，舒张压<90 mmHg）非常重要。例如，老年人收缩期高血压项目（Systolic Hypertension in the Elderly Program，SHEP）研究发现，噻嗪类利尿剂治疗组的脑卒中发病风险可降低 36％（95％ CI 18％～50％，$P=0.003$）。但是由于大多数降压

治疗的临床试验都未包括高龄高血压患者（年龄≥80岁），进一步评价高龄患者血压治疗收益的研究显得非常必要。

二、糖尿病

大量流行病学研究均证实，糖尿病是缺血性脑卒中的独立危险因素，相对危险度（relative risk，RR）波动于1.8～6倍。虽然通过血糖控制可以降低糖尿病患者微血管并发症的发病风险，但目前尚无证据表明可降低脑卒中发病的短期风险。尽管如此，更积极的降压治疗却可降低伴有糖尿病的高血压患者的脑卒中发生率。例如，心脏转归预防评价（Heart Outcomes Prevention Evaluation，HOPE）研究比较了高危患者在常规治疗基础上联合应用血管紧张素转化酶抑制剂（angiotensin converting enzyme inhibitors，ACEI）的效果，对3577例有心血管病史或其他某项心血管危险因素的糖尿病患者进行亚组分析显示，脑卒中事件发生率降低了33%（95%CI 10%～50%，$P=0.0074$）。此外，对糖尿病患者，尤其是有更多危险因素者，进行他汀类药物治疗可以降低首次脑卒中发病风险。新靶点治疗（Treating to New Targets，TNT）研究中对冠状动脉粥样硬化性心脏病合并糖尿病的受试人群进行后期分析，对比应用大剂量阿托伐他汀（80 mg/d）严格控制低密度脂蛋白胆固醇和低剂量阿托伐他汀（10 mg/d）的效果。在平均随访4.9年后，大剂量组脑血管事件发生率下降40%（HR=0.69，95%CI 0.48～0.98，$P=0.037$）。

三、心房颤动及其他心脏疾病

心房颤动（atrial fibrillation，AF）是缺血性脑卒中的一个独立的危险因素，心房颤动可以诱导左心耳形成血栓栓子，因此，即使患者没有心血管疾病的情况下也可以使缺血性脑卒中风险增加4～5倍。在美国，心房颤动导致的栓子栓塞约占所有缺血性脑卒中的10%，在老年患者中所占比例更大。我国14个省市共29 079人的流行病学调查显示心房颤动患者中脑卒中的发生率达到12.1%，以缺血性脑卒中为主，明显高于非心房颤动人群的2.3%（$P<0.01$）。除心房颤动外，与脑卒中的高风险相关的心脏疾病包括房性心律失常（如病窦综合征）、左心房血栓、原发性心脏肿瘤、赘生物和人工心脏瓣膜。其他增加脑卒中风险的心脏疾病还包括扩张型心肌病、冠状动脉疾病、心脏瓣膜疾病和心内膜炎等。

四、血胆固醇水平

大多数流行病学研究中发现了高胆固醇水平和缺血性脑卒中发病风险增加之间的关系，例如多重危险因素干预试验（Multiple Risk Factor Intervention Trial，MRFIT）在35万男性人群中发现，随着胆固醇水平的升高，非出血性卒中的相应死亡风险也逐渐升高。而在样本量为352 033的亚太合作队列研究（Asia Pacific Cohort Studies Collaboration，APCSC）中，结果显示总胆固醇水平每提高1 mmol/L，缺血性脑卒中的发病风险上升25%（95% CI 13%～40%）。对于评估胆固醇水平和缺血性卒中发病风险之间关系的研究来说，或许一些研究分析中的不同类型的缺血性脑卒中干扰了研究结果，后续研究应进一步细分亚型。

大多数研究也都提示低胆固醇水平与出血性脑卒中发病风险增加存在联系。在MRFIT

研究中，总胆固醇浓度低于 4.14 mmol/L 与高于这一浓度的人群相比，男性脑出血的死亡风险增加了 3 倍。APCSC 研究显示，总胆固醇每增加 1 mmol/L，出血性脑卒中的风险就下降 20%（95%CI：8%~30%）。但与此相反，韩国医疗保险协作研究（Korean Medical Insurance Corporation Study）显示在其纳入的约 115 000 例男性中，低血清胆固醇并不是脑出血的一个独立危险因素。总体而言，流行病学研究提示，总人群中的脑卒中风险与总胆固醇水平之间具有竞争性的相关联系：高总胆固醇可能与缺血性脑卒中发病风险升高相关，而较低的总胆固醇水平与脑出血发病风险增高相关。

五、肥胖和体质指数

大量前瞻性研究已经证明肥胖与脑卒中发病风险的增高相关。一项 meta 分析发现，体质指数（body mass index，BMI）与脑卒中病死率之间存在一种非线性关联：在排除吸烟后，当 BMI 在 25~50 kg/m² 的范围内时，BMI 每增加 5 kg/m²，脑卒中死亡的风险相应增加 40%；在更低的 BMI 范围内（15~25 kg/m²），BMI 与脑卒中病死率没有关系。BMI 与脑卒中的直接关系，即便在多变量分析中控制其他心脑血管危险因素（血压、血脂和糖尿病），仍然是持续存在的，但关系的强度总体来说是减弱的。虽然目前还没有临床试验证明减肥对脑卒中风险的影响，但许多试验表明减肥对个体血压的影响。一项包括 25 项试验结果的 meta 分析发现，体重平均每下降 5.1 kg，平均收缩压和舒张压分别降低 4.4 mmHg 和 3.6 mmHg，从而可能降低脑卒中的风险。

六、缺乏体力活动

2008 年《美国体力活动指南》推荐，成人每周至少应进行 150min 的中等强度或者 75min 的高强度有氧体力活动，或者等价的中等和高强度结合的有氧活动，积极参加体力活动的男性和女性脑卒中发病和死亡风险比极少活动者低 25%~30%。另外两项 meta 分析和前瞻性研究也一致表明，规律的体力活动可以预防脑卒中。总体上，体力活动与脑卒中的关系不受性别或年龄的影响。体力活动的量或强度与脑卒中风险之间的剂量-反应关系有可能与性别存在着交互作用：在女性中活动强度越大，获益越大；而在男性中，活动强度较大却没有明显的获益。体力活动的保护作用可能部分是通过降低血压和控制脑血管疾病的其他危险因素介导的，包括糖尿病和肥胖。其他生物学机制也与体力活动相关，包括降低血浆纤维蛋白原和血小板活性以及提高血浆组织纤溶酶原激活物活性和高密度脂蛋白胆固醇水平。

七、吸烟

吸烟可使缺血性脑卒中和蛛网膜下腔出血发病风险增加，但对脑出血的影响目前尚无定论。一项包括 32 项研究的 meta 分析发现，与不吸烟者相比，吸烟者发生缺血性脑卒中、蛛网膜下腔出血、脑出血的相对风险依次为 1.9（95%CI 1.7~2.2）、2.9（95%CI 2.5~3.5）和 0.74（95%CI 0.56~0.98）。吸烟可能通过对动脉粥样硬化血管血栓形成的急性效应以及加重血管动脉粥样硬化的慢性效应增加脑卒中发病风险。吸烟还可能增强其他脑卒中危险因素的作用，如口服避孕药（oral contraceptives，OCs）。例如，OCs 和吸烟在缺血性脑卒中发病中有协同作用。以不吸烟且未服用 OCs 的女性为参照组，吸烟但不服用 OCs 的女性缺血性脑卒中的比值比（odds ratio，OR）为 1.3（95％CI 0.7～2.1），不吸烟但服用 OCs 的女性 OR 值为 2.1（95％CI 1.0～4.5），而既吸烟又服用 OCs 的女性则增高达 7.2 倍（95％CI 3.2～16.1）；吸烟与服用 OCs 对于出血性脑卒中也存在协同效应。同样以不吸烟且未服用 OCs 的女性作为参照组，吸烟但不服用 OCs 的女性发生出血性脑卒中的 OR 值为 1.6（95％CI 1.2～2.0），不吸烟但服用 OCs 的女性 OR 值为 1.5（95％CI：1.1～2.1），而既吸烟又服用 OCs 的女性 OR 值则为 3.7（95％CI：2.4～5.7）。上述结果提示吸烟与口服避孕药在脑卒中发病中具有交互作用。

八、过量饮酒

过量饮酒是所有脑卒中亚型的危险因素。大多数研究提示，饮酒量与脑卒中及缺血性脑卒中的发病风险呈"J"形关系，即少量或中度饮酒具有保护作用，而大量饮酒则会增加脑卒中的发病风险。相比而言，饮酒量与出血性脑卒中的关系则为线性关系。少量到中度饮酒可增加高密度脂蛋白胆固醇水平，减少血小板聚集，降低血浆纤维蛋白原浓度，增加胰岛素敏感性和葡萄糖代谢。过量饮酒可导致高血压、高凝状态、脑血流量减少和心房颤动风险增高。一项包括 43 685 名男性和 71 243 名女性的前瞻性队列研究发现，酒精摄入量与缺血性脑卒中风险呈"J"形关系：轻度饮酒的女性脑卒中风险较低，而每天饮酒量超过 30ml 的女性脑卒中发病风险增加 40％（缺血性脑卒中 RR＝1.41，95％CI 1.07～1.88；出血性脑卒中 RR＝1.40，95％CI 0.86～2.28），男性结果相似但无统计学意义。

九、饮食与营养

在观察性研究中发现水果和蔬菜的摄入量与脑卒中发病风险有关。一项 meta 分析表明，水果和蔬菜的摄入量与后续脑卒中发生呈明显的负相关：与每天摄入水果和蔬菜少于 3 份的人相比，摄入 3～5 份（RR＝0.88，95％CI 0.79～0.98）和多于 5 份的人（RR＝0.72，95％CI 0.66～0.79）缺血性脑卒中相对风险降低。富含水果和蔬菜的饮食可以降低血压，大量证据都提示，饮食从各方面与高血压的发病机制有关，而高血压是缺血性脑卒中主要的可干预危险因素。最近 AHA 一份声明指出，多种饮食可导致血压升高，特别是高盐饮食，低钾饮食，以及不适当的饮食结构；黑人血压升高对上述饮食更加敏感，而日本和我国的脑卒中和高血压在地区分布上的差异，也与居民饮食中盐的摄入有一定的平行关系。

十、高同型半胱氨酸血症

同型半胱氨酸（homocysteine，HCY）是一种氨基酸，是必需氨基酸甲硫氨酸的代谢产物。血 HCY 水平升高通常是代谢途径中酶活性降低所致，例如亚甲基四氢叶酸还原酶（methylenetetrahydrofolate reductase，MTHFR）缺陷，或者由于胞嘧啶 677 位点的点突变被胸腺嘧啶核苷替代生成的 MTHFR 不耐热变异体（MTHFR C677T）。高同型半胱氨酸血症也可由维生素 B_6、B_{12} 或叶酸营养缺陷所致，它们是 MTHFR 的辅因子。血浆 HCY 水平升高使包括脑卒中在内的动脉粥样硬化性血管病的危险性增加 2～3 倍，HCY 水平增加

$5\mu mol/L$，脑卒中风险增加59%；HCY水平超过$6.5\mu mol/L$时，心脑血管疾病的风险依然增加，血HCY水平与心脑血管疾病风险呈正向线性关系。大样本流行病学研究证实，高同型半胱氨酸血症与高血压同时存在时，对心脑血管事件的发生有着显著的协同作用，较单纯存在高血压的患者高出约5倍，较正常人高出25～30倍。最新的《中国高血压防治指南2010》已将血HCY水平升高超过$10\mu mol/L$列入我国人群心脑血管疾病的危险因素。

叶酸与维生素B_6和B_{12}联合使用，可降低血浆同型半胱氨酸浓度，但对于降低脑卒中风险的研究结果并不一致。心脏转归预防评价2（Heart Outcomes Prevention Evaluation，HOPE-2）研究和维生素预防脑卒中（Vitamin Intervention for Stroke Prevention，VISP）均提示联合应用叶酸与维生素B_6和B_{12}治疗，可以降低血浆同型半胱氨酸浓度，但并没有降低脑卒中等心脑血管事件的发生。一项meta分析显示，补充叶酸可使脑卒中风险降低18%（RR=0.82，95% CI 0.68～1.00，$P=0.045$），脑卒中风险普遍降低的研究主要是在没有强化叶酸干预的地区，并且选择的人群是既往无脑卒中病史，持续治疗在3年以上，且血浆同型半胱氨酸水平降低至少20%。

十一、遗传因素

脑卒中具有明显的家族遗传倾向，一项meta分析显示阳性脑卒中家族史会增加近30%的脑卒中发病风险（OR=1.3，95% CI 1.2～1.5，$P<0.01$），双生子研究也发现同卵双胞胎发生脑卒中的风险是异卵双胞胎的1.65倍。由于脑卒中主要分为缺血性脑卒中、脑出血和蛛网膜下腔出血3种不同类型，脑卒中是一种遗传异质性很强的复杂疾病，即便对于所占比例最高的缺血性脑卒中，其不同亚型也具有不同的遗传度：缺血性脑卒中总的遗传度为37.9%，其中大动脉粥样硬化型最高（40.3%），心源性的遗传度为32.6%，而小血管型的最低（16.1%）。近年来全基因组关联研究（genome-wide association study，GWAS）陆续发现了一些与缺血性脑卒中相关联的遗传位点，这些位点主要有两个特点：第一，这些位点在机制上与缺血性脑卒中发病通路有关，如心房颤动、动脉硬化以及凝血机制等。第二，这些位点具有亚型特异性，例如与心脏发育相关PITX2基因附近的4q25的常见变异心房颤动及心源性梗死有关，位于染色体16q22的ZFHX3（锌指蛋白3）基因的一个位点也与心房颤动及心源性梗死有关，另外在肿瘤抑制基因CDKN2A和CDKN2B附近的9p21染色体上的6个常见变异，最初发现与心肌梗死及动脉硬化等血管疾病有关，现已发现其同样与动脉粥样硬化性梗死相关。凝血和纤溶通路位点如ABO基因rs505922位点与大动脉以及心源性梗死有关。最近的一项GWAS研究又有一个新的位点HDAC9（组蛋白脱乙酰酶9）被发现与大动脉粥样硬化性梗死有关联，并且另一项样本量为12 389的meta分析又重复验证了该结果。

由于目前具体的基因治疗暂不可行，遗传因素通常与年龄、性别及种族一起被列在"不可干预因素"的行列，上述GWAS研究发现的基因位点距离临床转化应用似乎还相距甚远，今后的研究还需要说明对这些基因位点的检测，如何促进风险评估和预测的发展或在患者治疗的药物基因组学方面提高其成本效益比。通过基因检测实现个体化医疗有可能提高二级预防药物治疗的安全性。例如，氯吡格雷是一种需要细胞色素P450酶复合物激活以完成其代谢的药物。近期的几项研究表明细胞色素P450 2C19（cytochrome P450 2C19，CYP2C19）的遗传多态性调节氯吡格雷的代谢活性，可导致服药的急性冠状动脉综合征患者出现心血管方面并发症的危险增高。

　　另外，不同基因型也可以作为研究的分层因素，分别评估在不同基因型各层内的发病风险或治疗效益。例如，前已述及的血同型半胱氨酸水平升高是脑卒中发病的危险因素，叶酸与维生素 B_6 和 B_{12} 联合使用，虽可降低血浆同型半胱氨酸浓度，但对于降低脑卒中风险的研究结果并不一致。血同型半胱氨酸水平升高多发生在具有 1 个或者多个 MTHFR C677T 等位基因拷贝的个体。近期的一项 meta 分析包括了全球 273 项遗传研究数据库（共计 59 995 人发生脑卒中事件 20 885 例）和 13 项通过降低 HCY 预防脑卒中发病风险的随机临床试验数据库（共计 45 549 人发生脑卒中事件 2314 例），结果显示在叶酸水平已经升高或者通过政策进行叶酸强化干预的地区，MTHFR 基因 C677T 位点的 TT 基因型与非 TT 基因间的差异与随机对照临床试验的研究结果一致，均未发现降 HCY 对减少脑卒中风险有益；但是在叶酸低水平的亚洲地区，补充叶酸降低血 HCY，可降低脑卒中风险 22% 左右（RR＝0.78，95% CI 0.68～0.90）。更重要的是，该研究也进一步提示今后可以根据 MTHFR 基因 C677T 位点的不同基因型分层，采用孟德尔随机化（Mendelian randomization）的方法控制混杂偏倚和反向因果关联对研究结果的影响。

　　基于上述思路，目前正在进行的中国脑卒中一级预防研究（China Stroke Primary Prevention Trial，CSPPT）拟在低叶酸水平的中国人群中纳入 MTHFR C677T 基因型已知的约 20 000 例原发性高血压患者，根据 MTHFR C677T 基因型分层后随机分组，分别给予马来酸依那普利叶酸片或依那普利片双盲治疗 5 年，比较不同治疗组脑卒中和其他心脑血管事件终点的发生率差异及其与 C677T 基因多态性的关系。CSPPT 及马来酸依那普利叶酸片用于伴有高同型半胱氨酸血症的高血压患者脑卒中预防的比较效果研究（comparative effectiveness research，CER），将为依那普利叶酸片在高血压治疗基础上进一步防治脑卒中的疗效提供量化的获益依据；同时，也将为评价叶酸与依那普利以及其他降压药的联合使用预防心脑血管事件的有效性与安全性提供证据。

第四节　脑卒中的预防

　　脑卒中的主要危险因素中，大部分是可以通过各种有效措施加以控制和治疗的。世界各国，包括我国在内开展的脑卒中综合防治干预研究，已经取得积极的成果，证明能够有效降低脑卒中的发病率和死亡率。例如，20 世纪 70 年代著名的芬兰北卡累利阿计划（North Karelia Project），通过在社区建立危险因素监测系统，积极开展戒烟、限盐、提高蔬菜水果的摄入，以及监测并控制血压等干预措施，使芬兰的脑卒中发病率和病死率从 1991—2002 年逐年下降，其中 75～84 岁年龄组老年人群首发脑卒中的年发病率平均每年下降幅度男性为 2.6%（95% CI 3.0%～2.2%），女性为 3.2%（95% CI 3.5%～2.9%）。"中国七城市脑卒中干预试验研究"从 1986 年起在我国 7 个城市开展了以社区人群为基础的脑卒中预防研究，其中北京和长沙两个城市的社区干预一直持续到 1999 年，在干预队列 5319 人中对脑卒中相关危险因素基线筛查出的高危对象进行社区干预，干预 12 年后，与 5506 人的对照队列相比，干预队列的脑卒中发病率（HR＝0.78，95% CI 0.66～0.92）和死亡率（HR＝0.27，95% CI 0.17～0.42）明显降低。由于脑卒中发病是多种危险因素长期积累作用的结果，因此预防脑卒中应采用综合预防策略。在老年期，脑卒中的预防主要包括：①一级预防：针对危险因素的病因预防；②二级预防：对已患病的老年人群早期发现、早期诊断、早期治疗；③三级预防：避免脑卒中的复发，防止残疾，恢复机体功能。

一、综合预防策略

预防脑卒中等心脑血管疾病的效果主要取决于个体的心脑血管疾病的综合危险，而不只是以上的单一危险因素。尽管多数危险因素对脑卒中发病都有独立影响，但在预测总体风险或选择适当的干预方案时，还需要考虑各个危险因素之间可能存在重要的交互作用。在综合危险因素评估策略中，首先需要估计个体未来发生心脑血管疾病的综合风险，即考虑危险因素的数目并对不同的因素给予不同的权重，建立基于由大规模前瞻性队列研究（如美国的Framingham）所产生的心脑血管疾病预测方程，来预测个体未来发生心脑血管疾病的综合风险。近年来国际上各种心脑血管疾病防治指南均强调了综合风险评估的重要性，例如WHO推荐根据血压和其他危险因素将个体10年心血管病风险分级。

与传统单个危险因素策略相比，基于综合危险因素评估的策略可以量化所期望的治疗效果，以获得最优的成本效果比，似乎更适用于具有多种危险因素的老年人群，特别是70岁以上的人群。因此，针对老年人群脑血管病的综合预防策略需要综合考虑各类证据。例如，一系列证据显示降压药物预防脑卒中的效果优于降脂治疗，治疗剂量的叶酸并没有明显的副作用，以及阿司匹林不适用于有出血性脑卒中倾向的人群。鉴于此，针对我国人群，特别是农村人群脑血管病的高发，降压药物应优于降脂药物，伴有高同型半胱氨酸血症的高血压患者，应同时给予补充叶酸治疗，但考虑到我国人群（特别是农村人群）出血性脑卒中风险较高，对阿司匹林的广泛使用应特别谨慎。预防心脑血管病的复合制剂（polypill），如前述的马来酸依那普利叶酸复合片就是这种思路的集中体现，对中低收入的发展中国家更有实际意义。近期印度的一项的二期临床试验（Indian Polycap Study）结果表明，复合制剂至少可以预防60％以上的心血管事件（包括脑卒中），该结果已被最新的欧洲心血管疾病预防临床实践指南（2012版）收录。

需要注意的是，WHO推荐以及欧美国家的心脑血管疾病预防指南采用的危险评估方法多是基于美国Framingham心脏研究的风险预测方程，主要适用于白种人，在我国人群直接使用会导致明显高估；另外白种人发病以冠心病为主，Framingham心脏研究的风险预测方程对于脑卒中发病风险的预测并不一定可靠。因此，我国心脑血管疾病预防策略应使用基于中国人群建立的风险预测方程。

二、一级预防

脑卒中的一级预防（病因预防）是通过对未患病者进行危险因素的干预，防止和减少人群中脑卒中相关危险因素的发生，以降低脑卒中发病率为最终目的。主要措施包括：

（一）预防高血压

如前所述，国内外实践均已证明积极预防和降低高血压的发生能有效地减少脑卒中的发生和死亡。由于高血压病在35岁以后开始上升，因此预防高血压应从中青年早期开始。根据我国最新的高血压防治指南，预防高血压主要可以通过健康教育的手段，改变不良生活方式，如控制体重、合理饮食、减少食盐摄入、戒烟和限制饮酒等以达到预防的目的。例如，

1992—1995 年我国的一项以社区为基础的脑卒中预防研究选取了北京、上海和长沙 3 个城市社区以及北京房山 1 个农村社区共 40 万人群，干预措施包括社区健康教育以及高血压高危人群的血压控制和管理，对照社区无特殊干预措施，干预 4 年后发现干预社区脑卒中发病率和死亡率分别降低 21.4% 和 33.2%。这一结果说明以社区为基础的高血压预防措施对减少脑卒中发病效果明显且切实可行。

（二）合理饮食

合理的膳食结构，保持血胆固醇水平在正常范围内是预防脑卒中的一项重要措施。最新的《中国卒中一级预防指南（2010）》建议每天饮食种类应多样化，使能量和营养的摄入趋于合理，采用包括水果、蔬菜和低脂奶制品以及总脂肪和饱和脂肪含量较低的均衡食谱。降低钠摄入量和增加钾摄入量，有利于降低血压，从而降低脑卒中的发病风险。中国人群推荐的食盐摄入量每天不超过 6g，钾摄入量高于每天 4.7g，每日总脂肪摄入量应低于总热量的 30%，饱和脂肪少于 10%，每日摄入新鲜蔬菜 400～500g、水果 100g、肉类 50～100g、鱼虾类 50g、蛋类每周 3～4 个、奶类每日 250g、食用油每日 20～50g，并且少吃糖类和甜食。

（三）不吸烟和控制饮酒

吸烟可引起小动脉痉挛，减少脑血流量，加速动脉硬化。Framingham 研究显示戒烟 2 年后脑卒中发病风险明显下降，5 年后接近不吸烟者的水平。因此，不吸烟、避免被动吸烟以及戒烟都是有效预防脑卒中的措施。另外，动员全社会参与，继续加强健康教育，提高公众对吸烟危害的认识，并促进政府部门尽快制定公共场所禁止吸烟的法规，以减少被动吸烟的危害；在社区人群中，可采用综合性控烟措施（包括心理辅导、尼古丁替代疗法、口服戒烟药物等）对吸烟者进行干预。过量饮酒能加速血压上升，并造成心肌收缩力下降、肝功能损害等危害，因此饮酒者应适度，不能酗酒，男性每日饮酒的酒精含量不应超过 25g，女性减半；而对于不饮酒者，《中国卒中一级预防指南（2010）》已经明确，并不提倡用少量饮酒的方法预防心脑血管疾病。

（四）开展适量的运动

长期坚持体育运动对控制体重、促进血液循环、增强心血管功能是有益的。体力活动能够降低不同性别、种族和不同年龄层次人群的脑卒中发病风险。对于成年人（部分高龄和身体因病不宜运动者除外），每周至少有 5 天，每天 30～45min 的运动（如快走、慢跑、骑自行车或其他有氧代谢运动）；而对于老年人和高血压患者，应采用适合自己的运动方式（如太极拳、门球等），并在进行体力活动之前，考虑进行心脏应激检查，全方位考虑运动限度并合理制定相应的个体化运动方案。

三、二级预防

脑卒中的二级预防就是对已患有脑卒中的老年人群早期发现、早期诊断、早期治疗，主要措施包括：

（一）定期接受健康检查

对于老年人而言，定期健康检查，能对自己的机体健康状况及时了解，特别是应定期测量自己的血压水平，并了解血压变化情况。无高血压史的老年人，每半年应检查 1 次，有高血压史且已经有效控制的患者，至少每 3 个月检查 1 次。

（二）积极治疗并控制危险因素

在脑卒中发生后，继续积极治疗和控制各种危险因素，是二级预防的基本内容。有效控制和治疗高血压、糖尿病及脂代谢异常，能够降低脑卒中的复发率并改善患者的预后。一系列大型临床试验如 HOPE 等研究结果一致显示，积极、合理地治疗高血压，能够显著降低脑卒中发病风险，以血管紧张素转化酶抑制剂为主的血压调控治疗可降低脑卒中发生和再发风险；糖尿病合并高血压患者应严格控制血压在 130/80 mmHg 以下，糖尿病合并高血压时，降血压药物以血管紧张素转化酶抑制剂、血管紧张素 II 受体拮抗剂类在降低心脑血管事件方面获益明显；另外，在严格控制血糖、血压的基础上联合他汀类调脂药物可以降低脑卒中的风险，但对老年人的调脂治疗应个体化，起始剂量不宜过大，并予以严密监测。上述措施已经成为目前脑卒中二级预防的主要参考依据，并被写入《中国缺血性脑卒中和短暂性脑缺血发作二级预防指南（2010）》。

（三）对 TIA 和心房颤动及时发现并治疗

TIA 是脑卒中的先兆，但是由于 TIA 发病短暂且无后遗症状，因而容易被忽视。因此，老年人应对日常生活中发生的一过性脑缺血症状，如突发一侧运动障碍、感觉障碍等引起高度警惕，及时去医院就诊，进行详细检查并请医生给予指导。心房颤动患者中缺血性脑卒中的发生率达到 12.1%，对老年人危害更加严重。因此老年人需定期体检，早期发现心房颤动。确诊为心房颤动的患者，应根据危险因素分层、出血风险评估进行专科治疗。

四、三级预防

脑卒中的三级预防主要指脑卒中发病后期对患者进行合理、适当的康复治疗措施，防止病情恶化或导致残疾，预防严重并发症和后遗症，尽量延长老年人的健康期望寿命。其主要内容包括康复医疗、训练指导、心理疏导、知识普及等方面，以尽可能恢复或补偿患者缺损的功能，增强其参与社会生活的能力为主要目的。例如，近年来逐渐普及的卒中单元（stroke unit）就是一种脑卒中住院患者的组织化医疗管理模式，它采取多学科、多专业人员的团队工作方式，强调早期康复治疗，系统综述研究表明卒中单元可明显降低脑卒中患者的病死率和致残率。关于脑卒中康复治疗等内容已超出本章范畴，具体内容请参考《中国脑卒中康复治疗指南（2011 完全版）》。

（唐　迅）

参考文献

［1］Feigin VL，Forouzanfar MH，Krishnamurthi R，et al. Global and regional burden of stroke during 1990 - 2010：findings from the Global Burden of Disease Study 2010 ［J］. Lancet，2014，383（9913）：245 - 254.

［2］Yang G，Wang Y，Zeng Y，et al. Rapid health transition in China，1990 - 2010：findings from the Global Burden of Disease Study 2010 ［J］. Lancet，2013，381（9882）：1987 - 2015.

［3］Sacco RL，Kasner SE，Broderick JP，et al. An updated definition of stroke for the 21st century：a statement for healthcare professionals from the American Heart Association/American Stroke Association ［J］. Stroke，2013，44（7）：2064 - 2089.

［4］翟屹，王文志，赵文华，等. 我国 35 岁以上居民脑卒中患病情况和发病年龄 ［J］. 中华预防医学杂志，2009，43（12）：1069 - 1072.

［5］Thorvaldsen P，Kuulasmaa K，Rajakangas AM，et al. Stroke trends in the WHO MONICA project ［J］. Stroke，1997，28（3）：500 - 506.

［6］Liu M，Wu B，Wang WZ，et al. Stroke in China：epidemiology，prevention，and management strategies ［J］. Lancet neurology，2007，6（5）：456 - 464.

［7］Wu Z，Yao C，Zhao D，et al. Sino-MONICA project：a collaborative study on trends and determinants in cardiovascular diseases in China，Part i：morbidity and mortality monitoring ［J］. Circulation，2001，103（3）：462 - 468.

［8］Xu G，Ma M，Liu X，et al. Is there a stroke belt in China and why? ［J］ Stroke，2013，44（7）：1775 - 1783.

［9］Zhao D，Liu J，Wang W，et al. Epidemiological transition of stroke in China：twenty-one-year observational study from the Sino-MONICA-Beijing Project ［J］. Stroke，2008，39（6）：1668 - 1674.

［10］Tsai CF，Thomas B，Sudlow CL. Epidemiology of stroke and its subtypes in Chinese vs white populations：a systematic review ［J］. Neurology，2013，81（3）：264 - 272.

［11］Goldstein LB，Bushnell CD，Adams RJ，et al. Guidelines for the primary prevention of stroke：a guideline for healthcare professionals from the American Heart Association/American Stroke Association ［J］. Stroke，2011，42（2）：517 - 584.

［12］中华医学会神经病学分会脑血管病学组"卒中一级预防指南"撰写组. 中国卒中一级预防指南 2010 ［J］. 中华神经科杂志，2011，44（4）：282 - 288.

［13］Bevan S，Traylor M，Adib-Samii P，et al. Genetic heritability of ischemic stroke and the contribution of previously reported candidate gene and genomewide associations ［J］. Stroke，2012，43（12）：3161 -3167.

［14］Ganesh SK，Arnett DK，Assimes TL，et al. Genetics and genomics for the prevention and treatment of cardiovascular disease：update：a scientific statement from the American Heart Association ［J］. Circulation，2013，128（25）：2813 - 2851.

［15］Holmes MV，Newcombe P，Hubacek JA，et al. Effect modification by population dietary folate on the association between MTHFR genotype，homocysteine，and stroke risk：a meta-analysis of genetic studies and randomised trials ［J］. Lancet，2011，378（9791）：584 - 594.

［16］Pajunen P，Paakkonen R，Hamalainen H，et al. Trends in fatal and nonfatal strokes among persons aged 35 to > or =85 years during 1991 - 2002 in Finland ［J］. Stroke，2005，36（2）：244 - 248.

［17］方向华，杨期东，吴升平，等. 不同危险因素人群的社区脑卒中干预效果评估 ［J］. 中华流行病学杂志，2007，28（1）：49 - 52.

［18］中华医学会神经病学分会脑血管病学组"缺血性脑卒中二级预防指南"撰写组. 中国缺血性脑卒中和短暂性脑缺血发作二级预防指南 2010 ［J］. 中华神经科杂志，2010，43（2）：154 - 160.

第十三章　老年高血压的流行病学研究

世界上超过 1/3 的成年人都有血压升高的问题，全球高血压患病率超过 20%。据世界卫生组织（WHO）2013 年的《全球高血压简报》称，高血压每年造成的死亡人数高达 900 万。WHO 报告还显示，发达国家男性死亡者中，20.1% 是由高血压导致的，女性更高，为 23.9%；以我国为代表的太平洋西岸国家中，归因于高血压的死亡率在男性约为 12.7%，女性为 15.1%。此外，心血管疾病（包括脑卒中和心脏病）死亡的半数都是由高血压带来的。高血压所致伤残调整寿命年（DALYs）也占相当大的比例，在发达国家，男性为 11.2%，女性为 10.6%；在太平洋西岸国家，该比例在男性和女性中分别约为 4.9% 和 5.1%。在经济成本上，美国 2009 年管理高血压的直接和间接成本据估计高达 510 亿美元。

高血压与很多慢性病的发生有密切关系。高血压是心血管疾病的重要危险因素，据美国全国联合委员会对于高血压的第七次评估报告（Joint National Committee on Prevention, Detection, Evaluation, and Treatment of High Blood Pressure, JNC Ⅶ），从 115/75 mmHg 开始，血压每升高 20/10 mmHg，心血管疾病的危险就增加 1 倍。同时，高血压还是肾衰竭的一个重要的独立危险因素。

老年人的高血压疾病负担更加严重。高血压患病率在 60 岁及以上老年人口中明显增加，很多国家这个年龄段老年人中高血压患病率达到甚至超过 50%。据 Framingham 心脏研究（Framingham Heart Study, FHS）估计，中年（55～65 岁）血压正常者（收缩压 < 120 mmHg，舒张压 < 80 mmHg）在此后 20 年间罹患高血压的危险大于 90%。并且，老年人的高血压更不容易控制，也更容易造成器官损伤和心血管事件。因此，老年人高血压在心血管疾病乃至整个慢性病的控制和管理中非常重要。

第一节　高血压的诊断和病理生理

高血压的诊断同时依据收缩压和舒张压，严格来讲，高血压的诊断需要根据在不同情况下多次的测量结果（例如间隔 1 周以上的 2 次测量结果），而且每次测量至少有静坐 5min 后的 2 个读数。目前高血压的诊断标准是，收缩压和（或）舒张压超过 140/90 mmHg。收缩压在 120～139 mmHg 和（或）舒张压在 80～99 mmHg 间为高血压前期，或称为正常高值。当收缩压超过 140 mmHg 而舒张压不到 90 mmHg 时诊断为单纯收缩期高血压（isolated systolic hypertension），反之，当舒张压超过 90 mmHg 而收缩压不到 140 mmHg 时诊断为单纯舒张期高血压（isolated diastolic hypertension）。但是特殊情况下，血压控制的标准更高，例如糖尿病患者的血压控制目标是 < 130/80 mmHg。

对于老年人，高血压的诊断标准应灵活掌握。实践中，可将高血压定义为，当血压可通过采用医疗处理（药物或生活方式改变）而获益时的血压水平。例如，可能 ≤ 79 岁的老年人收缩压控制在 140 mmHg 以下是合适的，那么就以该值作为标准诊断高血压，而对于 ≥ 80 岁的老年人，若耐受，则 140～145 mmHg 的标准也是可行的。

高血压包括原发性和继发性两种。原发性高血压（primary hypertension or essential hypertension）约占总数的 90％，多于 50～60 岁时发病，病因未知，70％～80％有家族史；继发性高血压（secondary hypertension）约占总数的 10％，在临床上可与原发性高血压清楚区分，可能是由于肾病、肾动脉狭窄、醛固酮增多症、嗜铬细胞瘤、使用非甾体类消炎药、睡眠呼吸暂停综合征、甲状腺功能亢进等原因导致，当去除病因后，可以治愈或明显缓解。

　　血压与年龄的相关强度很高，并且两者之间的关系非常复杂。50 岁之前，收缩压和舒张压都没有剧烈变化；到 50 岁之后，收缩压持续稳步上升，甚至持续到 80 岁或 90 岁时仍在升高，而舒张压则在 40 岁后开始下降。因此，收缩期高血压的患病率与人群年龄呈正相关，这与老年人血管结构和功能变化有很大关系。在美国，一半以上的 65 岁以上老年人有收缩期高血压或合并收缩舒张期高血压（combined systolic-diastolic hypertension）；相反，舒张期高血压随着年龄的增长逐渐减少甚至消失，占 65 岁以上老年高血压患者的 10％以下。

　　许多导致老年人血压升高的因素和环节之间彼此相关，而其相对作用大小在不同个体上又不尽相同。研究得较多的高血压病理生理因素是盐摄入量、肥胖和胰岛素抵抗、血管僵硬度、肾素-血管紧张素-醛固酮系统以及交感神经系统。例如，大血管随着年龄的增长变得不那么有弹性而使脉搏波传导速度增加，最终导致收缩压增高；而睡眠呼吸暂停综合征虽然与单纯收缩期高血压的发生有很大关系，但这一现象多限于 60 岁以下成年人。在过去几年中，也发现了一些其他病理生理因素，包括血管内皮功能障碍（表现为内皮素和一氧化氮的变化）、神经血管异常等。

　　另外，随着年龄的增长，顽固性高血压也越来越多，在改变了不良生活方式并且应用了最大耐受剂量的合理联合的降压药物（包括利尿剂）后，血压仍然在目标水平之上。其原因有多方面，包括动脉僵硬度增加、降压药物效力减弱、基线血压更高、器官损伤严重、盐摄入量过多、超重和肥胖、烟酒使用、治疗依从性差等。因此，治疗 ≥ 85 岁老年人的高血压可能会弊大于利。

第二节　高血压的分布

　　2000 年世界成年人高血压患病率为 26.4％，其中男性患病率为 26.6％、女性患病率为 26.1％。据最新的研究报告估计，到 2050 年，全球成年人高血压患病率估计将达 29.2％（其中男性为 29.0％、女性为 29.5％）。患病人数方面，2000 年，全球患高血压的成年人总数约为 9.57 亿～9.87 亿，其中约 3.29 亿～3.36 亿在发达国家，6.25 亿～6.54 亿在发展中国家；预计到 2050 年，全球高血压患病总人数将增加 60％左右，达 15.4 亿～15.8 亿。

一、人群分布

（一）性别、年龄分布

　　高血压的患病率随着年龄增加而升高，在不同的性别和民族都是这个趋势。研究表明，年龄每增加 10 岁，高血压的发病率大约增加 5％。美国 2007—2010 年全国健康和营养调查（National Health and Nutrition Examination Survey，NHANES）显示，男性 20～34 岁组的年龄别高血压患率为 9.1％，在 35～44 岁组增加到 24.4％，45～54 岁组为 37.7％，55～64 岁组为 52.0％，65～74 岁组为 63.9％，75 岁及以上年龄组高达 72.1％；女性各年龄别高血压的患病率依次为 6.7%、17.6%、34.0%、52.0%、70.8%以及 80.1%。由此还可以看到，随着年龄的增加，女性高血压患病率增长速度更快，虽然 55 岁以下时女性高血压患病率低于男性，但是到 65 岁以上时反超男性。图 13-2-1 显示了收缩压和舒张压随年龄变化的趋势。

2014 年发表的最新流行病学调查结果显示，我国高血压患病率为 29.6%（95%CI 28.9%~30.4%），男性患病率（31.2%）高于女性（28.0%），60 岁及以上老年人的患病率高达 58.2%（95%CI 56.5%~59.9%）。

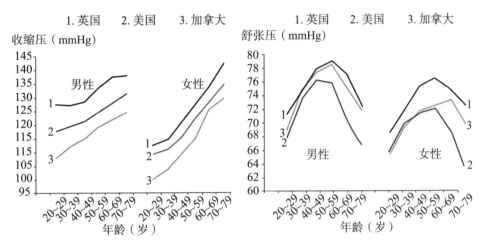

图 13-2-1　不同年龄的血压平均值变化趋势

（资料出处：BMJ Open，2013，e003423）

（二）种族分布

黑人高血压的患病率已增加了 50%，在美国，非裔美国人有最高的年龄标准化高血压患病率（40%），而白人为 27%。美国和英国的研究都显示，黑人中高血压的患病率更高，其知晓率却比白人低。高血压的死亡率在黑人中也更高，例如，非洲加勒比地区出生者的高血压死亡率是美国本土出生者的 3.5 倍。

墨西哥裔美国人高血压的患病率和发病率与非西班牙裔白人相近或更低，前者的年龄标准化高血压患病率为 20.6%，后者为 23.3%。总体上，墨西哥裔美国人和美洲印第安人的血压控制率低于非西班牙裔白人和黑人。

亚裔美国人的高血压患病率低于美国白人，有研究显示两者分别是 16.1%和 28.5%。在社区调查平均年龄 74 岁的亚裔美国人，高血压患病率、知晓率和治疗率分别是 51.9%、37.9%和 24.9%，并且年纪越大，高血压的控制越差，不过老年人的高血压知晓率和治疗率都高于中年人。

有研究者对美国 3146 名 45~84 岁人口进行了将近 5 年的随访，高血压的发病率在不同民族间有较大差别，白人、黑人、西班牙裔和华裔中分别是 56.8/千人年、84.9/千人年、65.7/千人年和 52.2/千人年，黑人和西班牙裔高于白人，而华裔与白人无显著差异。但是，随着年龄的增长，高血压的发病率在黑人和白人间的差别逐渐缩小甚至消失。当校正了年龄、性别和研究地点后，与白人相比，黑人 45~54 岁组的高血压发病率比（incidence rate ratio，IRR）是 2.05，55～64 岁组为 1.63，65～74 岁组为 1.67，而 75～84 岁组的白人和黑人高血压发病率比为 0.97（95%CI　0.56～1.66）。表 13-2-1 显示 50 岁以上不同种族美国人高血压知晓率、治疗率和控制率。

表 13-2-1　不同种族、性别和年龄成人高血压知晓率、治疗率、控制率

人群性别、年龄（岁）	知晓率（%）	治疗率（%）	控制率（%）
墨西哥裔男性，50～69	67.3	56.1	28.4
非西班牙裔白人男性，50～69	76.5	68.1	48.1
非西班牙裔黑人男性，50～69	80.7	72.9	39.6
墨西哥裔男性，≥70	71.2	62.7	25.1
非西班牙裔白人男性，≥70	73.0	65.7	34.8
非西班牙裔黑人男性，≥70	75.1	70.2	28.6
墨西哥裔女性，50～69	72.2	60.0	28.0
非西班牙裔白人女性，50～69	79.6	68.9	39.6
非西班牙裔黑人女性，50～69	87.7	80.3	43.0
墨西哥裔女性，≥70	66.4	58.5	19.0
非西班牙裔白人女性，≥70	70.7	63.9	25.8
非西班牙裔黑人女性，≥70	81.6	77.7	26.0

资料出处：Circulation，2011，123：2434-2506

二、地区分布

（一）患病率的地区分布

高血压患病率在不同地区间差异很大，全球范围内，最低的是印度农村男性，为 3.4%，而最高的为波兰女性，高达 72.5%。图 13-2-2 是最新的世界高血压患病率统计地图，其中高血压定义为收缩压≥ 140 mmHg 和（或）舒张压≥ 90 mmHg 或正在服用降压药物。

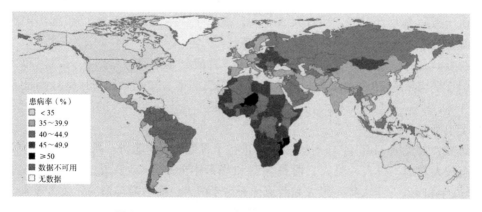

图 13-2-2　世界 25 岁及以上成人高血压分布图

（资料出处：http：//gamapserver.who.int/gho/interactive_charts/ncd/risk_factors/blood_pressure_prevalence/atlas.html）

在发达国家，高血压患病率为20％～50％不等。美国2000年成年男性高血压患病率为27.1％、女性为30.1％。而同时期加拿大的全国调查得到与美国相近的患病率，即估计约410万18～74岁的加拿大人患高血压。欧洲西部地区的高血压患病率比北美洲相对较高，西班牙的国家血压研究报告，农村居民高血压患病率（49.4％）高于城市居民（43.2％）。欧洲东部前苏联地区仅有波兰的高血压调查结果，其患病率性别差异不大，总体患病率约为70.7％，是当时高血压患病率最高的地区。在亚洲的新加坡，第二次全国健康调查主要在中国裔、马来西亚裔和印度裔中开展，马来西亚裔的高血压患病率最高为32.3％，其次是中国裔（26.0％），最低的是印度裔（23.7％）。最近有研究者比较了英国（2006年）、美国（2007—2010年）和加拿大（2007—2009年）3国20～79岁人口的高血压流行病学调查结果，血压正常者（不包括高血压前期）的比例分别为34.2％（标准误0.7％）、50.3％（标准误0.8％）和66.1％（标准误1.7％），而高血压患病率依次为30.0％（标准误0.7％）、29.1％（标准误0.8％）和19.5％（标准误0.6％）。

发展中国家的高血压患病率总体上比发达国家略低。拉丁美洲1/3人口有高血压问题；古巴黑人高血压患病率（46％）高于白人（43％），但两者的差别小于美国；加勒比地区3个国家的高血压整体患病率为26.6％；埃及国家高血压项目报告了患病率的地区差别，其中两个地区不到20％，而另外4个地区接近30％；伊朗伊斯法罕城市女性高血压患病率（29.0％）高于男性（24.0％），而农村女性（10.0％）低于农村男性（13.0％）；印度多数地区的高血压患病率在20％到30％之间，而印度农村高血压患病率低至约5％；在泰国，约510万35岁以上成人患高血压，城市患病率（26.0％）高于农村（18.0％）；韩国不同地区高血压患病率亦不同，城市明显高于农村。据WHO报告，2008年我国25岁及以上人群的高血压患病率为38.6％，其中北部高于南部，农村和城市的年龄别患病率相近。

在经济最不发达的非洲南部地区，高血压患病率低于经济发达地区。喀麦隆城市地区和农村地区的高血压患病率分别为15.9％和11.7％，坦桑尼亚分别为29.2％和31.8％，非洲高血压患病率最高的是津巴布韦，甚至高于发达国家。非洲男性和女性高血压患病率总体差别不大，但是，非洲男性（23.5％）和其他有色人种的男性（27.3％）患病率低于女性（分别为25％和29.6％），而白人男性（33.5％）和亚裔或印度裔男性（28％）患病率却高于女性（分别为23.3％和25.3％）。

（二）知晓率、治疗率、控制率的地区分布

高血压的知晓率、治疗率和控制率在不同的国家和地区间差别十分明显。在几乎所有的高收入国家，高血压基本都能得到及时的诊断，并且还可以用低成本的药物达到控制的目的，从而减少相关心血管病的发病和死亡，大概1/2～2/3的患者知道自己患高血压，约1/3～1/2的患者接受了治疗，在治疗者中，高血压控制率为30％～50％（西班牙仅15.5％）。对比英国、美国和加拿大3国的最新调查结果，高血压知晓率依次为65.3％（标准误1.2％）、81.1％（标准误1.0％）、83.4％（标准误1.8％），治疗率依次为51.3％（标准误1.2％）、74.0％（标准误1.1％）、79.9％（标准误2.0％），控制率依次为27.3％（标准误1.1％）、52.8％（标准误1.0％）、65.8％（标准误2.0％）。但是，发展中国家有许多高血压患者并未得到及时诊断，也因此不能采取降压治疗。发展中国家的高血压知晓率、治疗率和控制率分别为25％～50％、10％～50％、20％～50％。不过，加勒比地区的高血压知晓率、治疗率和控制率为全球最高。

三、时间分布

(一) 患病率的时间分布

1980 年，世界卫生组织（WHO）成员国中，欧洲地区将近 40% 的成年人、美洲地区 31% 的成年人患有高血压，2008 年这个比例分别下降至 30% 和 23%。

NHANES Ⅲ（1988—1994 年）前期调查结果表明，美国各民族的高血压患病率总体上在下降，但是调查后期出现了高血压患病率再次上升的现象。NHANES Ⅲ 的年龄标准化高血压患病率为 24.4%，而 NHANES 1999—2004 增至 28.9%（≥ 60 岁组高血压患病率为 66.3%），至今（NHANES 2010），高血压患病人数已升至 7790 万（约总人口的 1/3），其中老年人患病率更高。

著名的 MONICA 研究（Monitoring Trends and Determinants in Cardiovascular Disease）显示，1982—1997 年间，欧洲的高血压患病率显著下降。另据英国全国调查结果，成人患病率在 1994 年和 1998 年接近，分别为 38% 和 37%。

我国曾在 1958—1959 年、1979—1980 年、1991 年分别进行过 3 次全国性的高血压流行病学调查，15 岁以上人口高血压患病率分别是 5.11%、7.73%、13.58%，呈快速上升趋势。2000—2001 年的调查（InterASIA）结果显示，我国 35～74 岁组的男性高血压患病率为 28.6%，女性为 25.8%，年龄标化患病率分别是 28.8% 和 26.6%。2002 年中国居民营养与健康状况调查结果显示，我国 18 岁及以上成人高血压患病率为 18.8%，即约 1.53 亿成年人是高血压患者，男性患病率（20%）显著高于女性（17%），而且城市患病率高于农村。其他亚洲地区国家的高血压患病率也有不同程度的增长，新加坡的高血压患病率从 1992 年的 22.5% 增加到 1998 年的 26.6%，印度的高血压患病率也有显著增加，增长幅度城市大于农村。

(二) 知晓率、治疗率和控制率的时间分布

高血压的知晓率、治疗率和控制率随着时间的推移也有所变化，整体上呈上升趋势。在 NHANES Ⅱ（1976—1980 年）和 NHANES Ⅲ 调查的 12 年间，美国高血压的知晓率从 51% 增加到 68.5%，白人的知晓率提高幅度大于黑人，女性略高于男性。1988—2000 年，高血压的知晓率基本持平，而治疗率和控制率分别增加了 6% 和 6.4%。NHANES 1999—2004 期间，高血压的知晓率（71.8%）、治疗率（61.4%）和控制率（35.1%）均高于 NHANES Ⅲ，后者的 3 个比例依次为 68.5%、53.1% 和 26.1%。图 13 - 2 - 3 为美国高血压控制率的时间趋势。欧洲国家调查表明，英国高血压知晓率、治疗率和控制率分别从 1994 年的 46.0%、31.6%、7.1% 增加到 1998 年的 52.2%、38.0%、10.7%；德国 1984—1994 年间，高血压知晓率基本不变，男性为 50%，女性为 60%，但高血压治疗率男性增长了 7.9%、女性增长了 4.1%。

在发展中国家，高血压的知晓率、治疗率和控制率有明显改善，例如：在我国，1991 年第三次全国高血压调查的高血压知晓率、治疗率和控制率分别为 26.3%、12.1% 和 2.8%，到 2000 年分别增至 44.7%、28.2% 和 8.1%，而 2002 年中国居民营养和健康现状调查结果显示高血压知晓率、治疗率和控制率分别为 30.2%、24.7% 和 6.1%。2014 年最

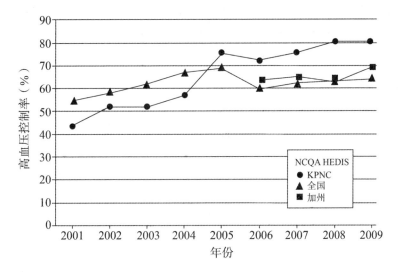

图 13 - 2 - 3　高血压控制率随时间变化的趋势

（资料出处：JAMA，2013，310：699 - 705）

新的流行病学调查结果显示，我国高血压知晓率、治疗率和控制率分别为 42.6%、34.1% 和 9.3%。图 13 - 2 - 4 显示中国健康与营养调查（China Health and Nutrition Survey，CHNS）60 岁及以上老年人高血压患病率、知晓率、治疗率、控制率逐年变化趋势。

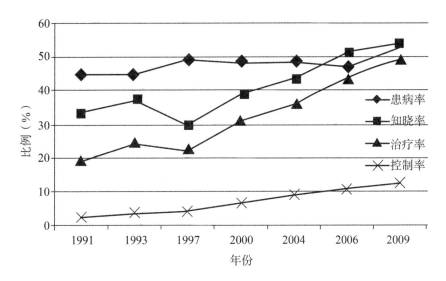

图 13 - 2 - 4　中国健康与营养调查老年人高血压患病率、知晓率、治疗率和控制率

（资料出处：Int J Cardiol，2012，158：326 - 329）

第三节　老年高血压的危险因素研究

大量的高血压危险因素研究表明，高血压的发病原因非常复杂，不仅其危险因素有多种，而且各危险因素之间可能存在交互作用。在宏观层面，全球化、快速城市化、老龄化、收入、教育、住房等社会决定因素使高血压发病率逐年升高，例如失业可能导致压力增大继而带来高血压问题。在微观层面，高血压的危险因素主要是个体的行为方式，包括不健康饮食、缺乏体力活动以及过多的酒精摄入等。

一、饮食

（一）钠/盐摄入量

血压随着食盐（氯化钠）摄入量增加而上升，这已在动物实验、流行病学调查和临床试验、meta 分析中得到证实。例如，生态学研究发现，不发达国家的高血压患病率低可能是由于吃盐少。最近的一项 meta 分析显示，尿钠每减少 75 mmol/d（减盐 4.4 g/d），收缩压平均下降 4.18 mmHg（95%CI 3.18～5.18 mmHg）、舒张压平均下降 2.06 mmHg（95% CI 1.45～2.67 mmHg）。

钠摄入量和血压之间存剂量反应关系。对 412 名平均收缩收缩压为 120～159 mmHg、舒张压为 80～95 mmHg 的成人进行饮食控制，随着钠摄入量的减少（平均尿钠含量 142 mmol/d 降到 107 mmol/d），收缩压下降 2.1 mmHg（$P < 0.001$）；而钠摄入量最低者（平均尿钠含量 65 mmol/d），收缩压又下降 4.6 mmHg（$P < 0.001$）。这种剂量反应关系是非线性的，降压绝对值随着初始钠摄入量和基线血压的降低而减少。

（二）饮酒

观察性研究和临床试验都表明，饮酒量和血压呈剂量反应关系，尤其是对饮酒量 ≥ 2 drink/d 者（1 drink ＝ 355 ml 啤酒，或 148 ml 酒精度 12% 的红酒，或 44 ml 酒精度 40% 的蒸馏酒），而且饮用不同的酒类（啤酒、红酒和白酒）对高血压有相似的效应量。在校正了年龄、肥胖、钠摄入量后这一关系仍然稳健。

（三）钾摄入量

动物实验和观察性流行病学研究都发现了钾的降压作用，目前已有至少 3 个临床试验的 meta 分析证明了钾摄入量与血压的负向关联，而且这种关联在血压正常者和高血压患者中均存在。钾的降压效果与钠密切相关，钠摄入量越高，钾的降压效果越明显；2×2 析因试验还发现，对于控制钠盐摄入量者，补钾并不能进一步降低血压水平。

（四）咖啡

对高血压患者，咖啡因摄入使血压在 3h 后急速上升。老年人对咖啡因的代谢和生理反应与年轻人相似，但是也有研究发现，老年人饮用咖啡量为 200～300mg 范围时，某些身体系统对咖啡因的反应可能更高。另外还有小型研究显示，老年人饮用咖啡后，24h 平均收缩压比不饮咖啡者高 4.8 mmHg（$P = 0.03$），24h 平均舒张压高 3.0 mmHg（$P = 0.01$），该结果表明老年高血压患者有可能因减少咖啡饮用量而受益。但是，一些研究还发现，咖啡可使不常饮用者的血压短期内升高，在经常饮用者中不引起血压上升，这可能是因为咖啡中含有的其他化合物中和了咖啡因的升压作用。

（五）脂肪

膳食中的脂肪与血压有密切的关系。美国一项大规模前瞻性队列研究分析了 39 岁及以上健康女性的膳食脂肪与高血压发病的关系，在校正了其他饮食因素后，饱和脂肪酸、单不饱和脂肪酸、反式脂肪酸与高血压的发病有显著性关联，最高五分位数组和最低五分位数组的比值比和 95％置信区间分别为 1.12 （1.05～1.20）、1.11 （1.04～1.18）、1.15 （1.08～1.22），而多不饱和脂肪酸的摄入与高血压发病无显著性关联。

（六）维生素 D

一项前瞻性观察性研究发现，对血压正常的研究对象，基线 25-羟基维生素 D 水平＜15 ng/ml 者 4 年后发生高血压的相对危险是≥ 30 ng/ml 者的 2.67 倍 （95％CI 1.05～6.79），这可能是因为 25-羟基维生素 D 可降低甲状旁腺素 （PTH） 水平，继而抑制血压升高。但后来有研究报道，血浆 25-羟基维生素 D 水平与基线收缩压相关，但与 14 年后高血压发病率无关。目前仍缺乏维生素降压随机对照试验的相关证据，仅有的 VitDISH 干预研究发现，对 70 岁以上的收缩期高血压患者，补充维生素 D 并不能显著降低血压。

二、肥胖和体力活动

（一）肥胖

在超重和肥胖老年人（包括代谢综合征患者）中，肥胖相关的健康问题加剧了年龄增长带来的病理生理改变，最终影响心脏、血管和肾结构，这可能对心血管事件的发生有不良影响。1999—2004 年间，通过对体质指数 （body mass index，BMI） 的校正发现，美国人口BMI 的增加解释了几乎全部男性高血压患病率的增长和部分女性患病率的增长。

（二）体力活动

芬兰的随访研究表明，男性中度和高度体力活动者的高血压发病危险分别是轻度体力活动者的 0.63 倍和 0.59 倍，女性分别为 0.82 倍和 0.71 倍。另一研究结果显示，低度体力活动者与高度体力活动者相比，年龄标准化的高血压发病相对危险是 1.73 （95％CI 1.13～2.65）。对某地社区老年人进行横断面流行病学调查发现，32.9％的老年人有活跃的体力活动，其高血压患病危险是另外 67.1％不活跃老年人的 0.4 倍 （95％CI 0.16～0.97）。

三、生长发育相关因素

（一）生命早期特征

越来越多的证据提示，成人血压可能由一系列胚胎期、婴儿期及儿童期相关特征决定，也就是说，成人高血压与生命早期因素有很大关系。最近的研究表明，来自社会经济水平差的地区、母亲有妊娠高血压、母亲孕期吸烟、出生体重低、非母乳喂养、婴儿期高钠饮食以及儿童和青少年期肥胖者成年后血压水平更高。但是，与此相关的机制并不清楚，所以也没有适当的生命早期干预方式。

（二）性激素

老年女性绝经后激素水平的变化是否使血压升高仍无定论，很大一部分原因是由于性激素对血压的作用是非常复杂的，并且这种作用与年龄、其他心血管危险因素（如体重、血脂）存在交互。

相对于血压正常的男性，睾酮水平在接受高血压治疗的男性和单纯收缩期高血压男性中显著更低，分别低 15％和 21％。在校正 BMI 后，单纯收缩期高血压男性的血浆睾酮水平仍低于血压正常男性，而接受高血压治疗的男性与血压正常男性已无差别。多元回归分析得到睾酮水平与收缩压在 3 组男性中均呈强相关，但对于舒张压，仅血压正常男性的舒张压与睾酮水平显著相关。还需要更多的研究来解释血压与激素水平的关系。

四、遗传因素

（一）冠状动脉疾病家族史

研究表明，若父母双方均患高血压，则子女患高血压的危险增加 250％，而且亲代与子代的血压相关性远高于夫妻之间，说明高血压患病受遗传因素影响。

冠状动脉事件家族史使个体发生心血管事件的危险增加 2～12 倍，但是老年人这方面的研究极少。仅有 Framingham 心脏研究结果，30～59 岁组调查对象的父母若患冠状动脉疾病，则本人的患病风险增高 3 倍，而≥ 60 岁者的患病风险是上述风险的 2 倍，不过这一现象仅在老年女性中出现。有限的数据并未充分证明老年人的家族冠状动脉疾病史是重要的危险因素。

（二）基因突变和基因多态性

仅有极少数的高血压是因为单个基因突变造成的，相关的突变包括远端肾小管上皮钠通道（导致利德尔综合征）、盐皮质激素受体、嵌合型醛固酮合成酶（导致 I 型家族性醛固酮增多症）等基因，这些突变遗传给子代几乎总是发生高血压。

高血压还受许多基因表达的影响。涉及 3 万多样本的大型遗传流行病学研究（genome-wide association studies，GWAS）识别了 30 多种与高血压发病相关的基因变异或基因多态性，例如：肾上腺素受体基因、血管紧张素原基因、α-内收蛋白、β-3 亚基 G 蛋白。遗传连锁研究也发现了几个可能含有能引起血压变化位点的基因。基因变异或基因多态性还可与饮食因素（如钠摄入量、减肥膳食）发生交互作用。但是，无论单个基因变异，还是多基因变异同时发生，其对高血压发病的作用相对都比较弱。

五、环境因素

移民流行病学调查表明高血压发病受环境因素影响，而且可能与性别存在交互作用。例如，肯尼亚移民到城市的调查对象的血压水平比仍居住于农村者高；移民到美国的墨西哥女性比墨西哥本土女性的高血压患病危险高，而老年男性正相反，即美国墨西哥裔男性高血压患病率低于墨西哥本土男性。

六、其他

横断面流行病学调查提示维生素 C 与血压呈负相关，但不同研究的结果并不一致，而且随机对照试验也不是总能得到维生素 C 有降压效果。另外，部分流行病学调查和试验研究认为钙和镁也可以降低血压，前者还能减弱钠盐的升压作用，但两种矿物质的降压效应均极小。最近一项来自法国的研究发现，父母有糖尿病病史、TCF7L2 rs7903146 多态性（增加糖尿病易感性）和胰岛素分泌率下降与高血压发生密切相关。另据报道，儿童时期有自愈性肾小球疾病病史增加成年后高血压风险。

第四节　老年高血压的防治策略与措施

总体上，高血压预防应用互补的全人群策略和高危人群策略。生活方式干预在老年人中的降压效果要优于年轻人。然而，在生命早期即应用预防措施有最大的长期健康效益。

一、预防策略

美国国家高血压教育计划目前推荐的高血压初级预防策略，同时采用了全人群策略和高危人群策略。这两种策略是互为补充的。前者的目标是降低人群血压水平的总体分布，如图 13-4-1 所示，整个人群的血压分布水平左移一些，就能减少大量的高血压相关疾病的负担；后者的目标是最大限度地降低高血压高危个体的血压水平，它还需要血压复查机构、转诊渠道等物质基础。

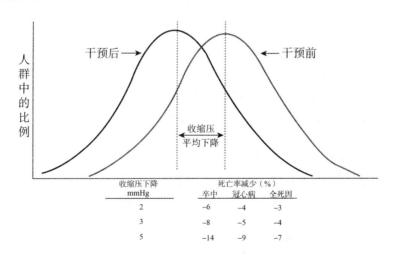

收缩压下降 mmHg	死亡率减少（%）		
	卒中	冠心病	全死因
2	-6	-4	-3
3	-8	-5	-4
5	-14	-9	-7

图 13-4-1　收缩压分布与相关疾病死亡率的关系

（资料出处：JAMA，2002，288：1882-1888）

（一）全人群策略

Geoffrey Rose 对全人群策略的阐述最为系统。他指出，疾病本质上是连续的，而非二分类的，比如高血压与正常血压之分只是为了记录和描述方便。依此类推，"高危"也只是处于危险连续谱内的一部分。预防医学上还有这样的公理，即相对于暴露于高危因素的小规模人口，暴露于很小危险的大规模人口会产生更多的病例。因此，对于健康危害中等而人群中比例较高的危险因素，更合适的预防策略是全人群策略。

Rose 还认为（1982），"期望个体行为有别于其同伴是徒劳的；更好的方法是寻求行为范式和环境的总体变化，这样人们才会采纳行为干预"。

全人群策略主要包括政府立法、税收或经济激励以及公众健康促进行动，例如，提供参与安全、方便、有趣的体力活动的机会。全人群策略的成功需要在医疗服务的过程中包容民族、文化、语言、宗教和社会因素的多样性，在基层（如社区卫生服务中心）应当能够提供适合不同文化的教育信息和生活方式支持服务，并提供有效的行为改变模式。

总体而言，全人群策略的潜在收益是巨大的。在降压过程中，相对筛查与治疗高血压患者，全人群危险因素控制对降压的成本效益更高。同时，全人群策略的挑战也是巨大的，因为能为社区带来明显血压改善的方法常常仅给参与的个体带来极小的益处，所以个体参与的积极性不高。

（二）高危人群策略

高危人群策略即改变高危个体健康行为的策略，它在调动个体配合度方面优势较大，因为高危个体对当下危险因素的感受和对未来健康代价的权衡要更深刻。高危指血压高于理想水平、高血压家族史、超重或肥胖、某些种族（如黑人）、静坐生活方式、摄入钠盐过量、钾摄入不足、饮酒过度等。高危群体不易定位，可通过全人群策略扩大高危个体的覆盖面。对高危基因，基因筛查有时有用，但目前不易实现。

高危人群策略通常是在医疗提供者与个体的交流中实现的，所以可首先改变医疗提供者的健康选择，再以其为中介推广高血压预防措施。

（三）高血压预防策略

总之，上述两种策略是互补的，预防实践中很少有非此即彼的选择，关键是找到二者之间的平衡点，结合起来才能发挥最大的作用。但是，应当优先考虑：①人群干预而非高危个体干预；②一级预防而非二级预防；③控制远端危险而非近端危险。对此，Rose 总结道，疾病预防需要建立更开放的疾病-健康观，要认识到疾病的最终决定因素主要是经济和社会因素，因此疾病预防也要首先从经济和社会入手。

我国目前的高血压预防控制策略是以医院为基础的、以药物治疗为手段的。但是这种策略无论对于降低患病率、还是提高控制率，效果都不大。而且，若公共卫生策略仅着重治疗已知的高血压患者，那么显而易见，其作用肯定是微小的。所以，我国高血压的控制还应建立在全人群基础上，要能同时提高知晓率和控制率，并且促进饮食和生活方式的改善。达到此目标需要政策制定者、医疗专家、社区卫生服务人员以及全人群的通力合作。

二、预防措施

多年来，高血压研究产出了大量的证据，为初级预防措施的制定提供参考。美国全国高血压教育项目协调委员会（National High Blood Pressure Education Program Coordinating

Committee）推荐的预防措施全部为改变不良生活方式，其效果可与药物降压比拟，还能维持很长的时间（3 年以上）。随着研究的深入，出现了新的但证据不那么确凿的预防措施。与此同时，这些措施如何有效地实施也决定着高血压预防控制的成效。

（一）预防措施

1. 控制体重　有研究者在 181 名血压正常人中进行的高血压预防试验，经过 18 个月的减肥干预，干预组的体重平均减少了 3.5 kg，收缩压和舒张压分别下降了 5.8 mmHg 和 3.2 mmHg。随访 7 年后，干预组的高血压发病率为 18.9％，而对照组为 40.5％。结果表明，减肥措施可降低高血压发病率，而且其效果可持续较长时间。在该项目的第二阶段，595 人通过减肥咨询也使高血压发病率下降 21％。另据报道，若研究对象减重 4.4 kg，并且维持这一体重，随访 3 年后，收缩压和舒张压分别下降 5.0 mmHg 和 7.0 mmHg。

Cochrane 协作组织最近发表的一项 meta 分析结果表明，通过减肥的饮食干预，原发性高血压患者的收缩压和舒张压分别下降 4.5 mmHg 和 3.2 mmHg。

老年人超重很普遍，因此减肥会对预防和减缓高血压进展有重大效果。

2. 低钠膳食　临床试验表明，钠摄入量减少可预防 20％的高血压发病，而无论是否控制了体重。总体上，减钠可显著降低收缩压，不过对于血压正常者，降低水平有限。例如，有研究报告，尿钠平均每减少 1.8 g/d（78 mmol/d），血压正常者的收缩压和舒张压分别下降 1.9 mmHg 和 1.1 mmHg，而高血压患者分别下降 5.0 mmHg 和 2.7 mmHg。

对老年人高血压的最优预防措施可能是降低钠盐摄入量。我国 GenSalt 研究表明，连续 7 天减少食盐摄入量到 3 g/d（钠含量 51.3 mmol/d），能显著降低血压，并且年龄越大降压效果越好，对于≥54 岁者，收缩压下降 9.05 mmHg，舒张压下降 3.78 mmHg。一项大规模长期社区随机对照试验研究表明，对血压已由药物控制良好的老年高血压患者，若适量减少膳食中钠的摄入量，收缩压可降低 4.3 mmHg；若同时进行减肥干预，收缩压可降低 5.5 mmHg。

为保证营养需求，每人每天应摄入 1.5 g（65 mmol/d）钠，但是由于目前很难达到这个目标，所以推荐的钠摄入量为 2.4 g/d（100 mmol/d）。

3. 增加体力活动　一项纳入了 27 个随机对照试验的 meta 分析表明，在参与有氧体力活动的血压正常者中，收缩压比对照组下降 4.04 mmHg（95％CI 2.75～5.32 mm Hg）。另有研究表明，常规有氧体力活动可使舒张压平均下降 2.5 mmHg。参与任何类型的体力活动均能降低血压。体力活动还能加强减肥的降压效果。

4. 饮酒适度　有 meta 分析表明，减少酒精摄入量可降低血压，并且两者存在剂量-反应关系。纳入的随机对照试验干预对象的饮酒量减少了 76％（16％～100％），其收缩压下降 3.56 mmHg、舒张压下降 1.80 mmHg。

5. 补钾　研究表明，无论血压正常者还是高血压患者，补钾都能降低血压。一项 meta 分析得到，补钾 2 g/d（尿钾净增 50 mmol/d）可使血压正常者的收缩压下降 1.8 mmHg、舒张压下降 1.0 mmHg，可使高血压患者降低 4.4 mmHg 和 2.5 mmHg，而且，钠摄入量越高，补钾的降压效果越好。

6. 改善饮食　近年来，DASH（Dietary Approaches to Stop Hypertension）饮食的降压效果越来越明显，尤其是对老年人，可能因为老年人更易于改善饮食并维持下去。

在为期 8 周的 DASH 试验中，比较了普通美式饮食（水果、蔬菜、奶制品含量低，脂肪含量高）、富含水果和蔬菜的饮食以及 DASH 饮食的降压效果，结果发现 DASH 组 326

名血压正常者的收缩压下降 3.5 mmHg（$P < 0.001$）。研究还发现，年龄越大，饮食干预的降压效果越明显。

7. 其他 有证据表明补钙可稍微降低血压，而且这种效果仅出现在高血压患者中，但仍推荐成人每天摄入 1.0～1.2 g 钙。鱼油（ω-3 多不饱和脂肪酸）对高血压患者也有一定的降压作用，但对血压正常者作用很小或不显著，而且还有嗳气和鱼腥味等不良反应。虽然相当多的人开始服用人参、银杏叶提取物等中草药或植物膳食补充剂，但是其活性成分变化很大，也没有统一的标准，因此以其预防高血压的证据并不充足。

除了改变不健康的生活方式之外，还有研究者验证了其他预防措施的效果。例如，随机对照试验 TROPHY（trial of preventing hypertension）对 30～65 岁高血压前期（血压≤139/89 mm Hg）的试验对象进行药物治疗（坎地沙坦，16 mg/d），2 年后治疗组的高血压发病率为 13.6%，而安慰剂组的高血压发病率为 40.4%，发病相对危险为 0.34（95%CI 0.25～0.44），这提示对高血压前期进行治疗是可行的。

最后，针对老年人的预防措施不如年轻人那么多，改变生活方式可能是唯一必要且有效的方法。除了上述预防措施，老年人还应积极戒烟、少喝咖啡和减轻精神压力。

（二）预防措施的实施

无论全人群策略还是高危人群策略，都强调 6 种有效的高血压预防措施，即参与中等强度体力活动、维持正常体重、限制酒精摄入、减少钠摄入量、保持适当的钾摄入量、饮食调整。这些方法不仅有助于预防血压升高，还能起到降压效果。表 13-4-1 列举了这些预防措施的控制目标。

表 13-4-1 高血压的初级预防措施

行为方式	改善目标
维持正常体重	体质指数：18.5～24.9 kg/m²
减少膳食钠摄入量	钠摄入量 < 100 mmol/d，即每天约 6 g 氯化钠或 2.4 g 钠
常规有氧体力活动	每天（或几乎每天）至少 30 min
如饮酒应适量	乙醇摄入：男性 < 30 ml/d，女性和体重过轻者 < 15 ml/d
维持膳食钾摄入量	> 90 mmol/d（3.5 g/d）
DASH 膳食	多吃富含蔬菜、水果、低脂肪/低饱和脂肪奶制品的食物

资料出处：JAMA，2002，288：1882-1888。

2004 年，WHO 启动了名为 DPAS（Diet，Physical Activity and Health）的全球战略，在社区推广高成本效益的饮食和体力活动措施，2007 年出台了人群预防的行动指南，2010 年与英国发布联合报告《建立并启动人群减盐环境策略》。

在欧洲和北美的发达国家，由于食品加工过程中添加的钠盐约占个体钠摄入量的 3/4，所以美国鼓励食品产业（包括制造商和餐馆）10 年间减盐 50%。对此有两种方式：①政府与食品产业合作，鼓励在普遍消费的加工食品的营养标签上明示钠盐含量并逐步减少，预计这一措施可减少 15% 的钠盐摄入量，进而降低收缩压水平；②政府立法减盐，成本较高、效果更好，预计可减少 30% 的钠盐摄入量。虽然通过立法强制执行的效果比工业界自愿配合的效果更好，但是具体选择哪一种还应该根据具体国情确定。

我国 2007 年更新了居民营养指南。因为我国 72％的钠是通过家庭烹调食物而摄入的，所以限盐以减少烹调用量为主，例如定制 1 g 或 2 g 盐勺发给居民、鼓励使用低钠盐（65％氯化钠、25％氯化钾、10％硫酸镁）。

预防措施的实践有诸多固有困难，包括文化差异、缺少资金支持、医护人员不重视健康教育、没有体力活动场所、制作低钠和低能量食物的成本太高、商店促销大份食物等。很明显，克服这些障碍需要多管齐下的方法。

市场、广告传递的信息会改变个人偏好，当信息完备且技术成熟时，某些健康行为改变就更容易被采纳，不过，其他的行为干预可能因消耗更多的资源且风险降低少，而需要政府来积极推动。与此同时，个体的选择也很重要。社会学家认为，首先要让干预对象理解预防措施的重要性，这样，在转变为行为的过程中，人们才会更慎重地对待个人偏好与健康收益。

三、疾病管理

高血压疾病管理是提高其控制率的有效措施，因为高血压患者的危险因素水平并不见得有所下降。例如，加拿大的一项研究发现，新诊断的高血压患者中，过度饮酒和肥胖问题甚至比诊断前更突出。有研究提出了实施大规模高血压项目来提高其控制率的宏观政策，美国某专门的高血压注册系统可将高血压控制率提高几乎 1 倍（从 43.6％提高到 80.4％）。

常规患者管理包括治疗、健康教育、随访、转诊等，对老年人最好采用以患者为中心的管理模式。这种模式下的医疗专家为包括临床专家、护士、心理医师及其他相关人员的团队，医疗服务提供方注重与患者交流，充分保证其知情权和决定权，同时提高患者依从性，过程中可采用远程医疗和移动医疗技术。

老年人高血压的治疗必须是个体化治疗，主要采用药物治疗，通过支架控制血压的效果并不明显。芬兰最新的一项人群基础的注册研究表明，未坚持药物降压治疗患者与降压患者相比，随访 2 年间卒中死亡风险增加近 3 倍。收缩压＞ 160 mmHg 时开始降压治疗的成本效益最好，而若以 140 mmHg 为阈值，虽然能使更多患者的病情得到缓解，但成本更高，也会增加药物副作用。是否开始降压治疗还应考虑其对生活质量的潜在影响，以及患者喜好和价值观，特别是对于老年人，因为其生活质量可能比生存时间更重要。

绝大多数老年高血压患者需要使用 2 种以上药物，若诊断时的血压比目标血压高 20/10 mmHg 以上，应直接使用 2 种降压药物。药物治疗主要为标准剂量的阿替洛尔（β 受体阻滞剂，50 mg/d）和氢氯噻嗪（利尿剂，25 mg/d），治疗前收缩压越低，血压降低值越小，降压水平大概是初始收缩压与 115 mmHg 之差的 1/3。不过最近有人提出 β 受体阻滞剂不应作为老年高血压患者的一线治疗药物，除非同时患有冠心病。个体化治疗还应每年至少复诊 4次、健康教育 1.5 次，同时进行肾功能、血脂谱、血糖检测。

因为降压过度对老年人有害无益，所以老年人需要随时监测血压，在家自测血压是一种很好的方法。血压自测结果对制订治疗方案同等重要，不过因为门诊测量偏倚会随着年龄的增长而加剧（如白大衣效应），所以自测血压甚至比门诊监测血压有更好的预后准确性。但是，须知自测和自报血压会有较大的测量误差。

（张　婷）

参考文献

[1] Aronow WS, Fleg JL, Pepine CJ, et al. ACCF/AHA 2011 expert consensus document on hypertension in the elderly: a report of the American College of Cardiology Foundation Task Force on Clinical Expert Consensus Documents [J]. Circulation, 2011, 123: 2434 - 2506.

[2] Chobanian AV. Clinical practice: Isolated systolic hypertension in the elderly [J]. N Engl J Med, 2007, 357: 789 - 796.

[3] Chobanian AV, Bakris GL, Black HR, et al. The seventh report of the Joint National Committee on prevention, detection, Evaluation, and treatment of high blood pressure: the JNC 7 report [J]. JAMA, 2003, 289: 2560 - 2572.

[4] Wu Y, Huxley R, Li L, et al. Prevalence, awareness, treatment, and control of hypertension in China: data from the China National Nutrition and Health Survey 2002 [J]. Circulation, 2008, 118: 2679 - 2686.

[5] Carson AP, Howard G, Burke GL, et al. Ethnic differences in hypertension incidence among middle-aged and older adults: the multi-ethnic study of atherosclerosis [J]. Hypertension, 2011, 57: 1101 - 1107.

[6] Whelton PK, He J, Appel LJ, et al. Primary prevention of hypertension: clinical and public health advisory from the National High Blood Pressure Education Program [J]. JAMA, 2002, 288: 1882 - 1888.

[7] WHO. A Global Brief on Hypertension-Silent Killer, Global Public Health Crisis. World Health Organization, 2013.

[8] Yliharsila H, Eriksson JG, Forsen T, et al. Self-perpetuating effects of birth size on blood pressure levels in elderly people [J]. Hypertension, 2003, 41: 446 - 450.

[9] He FJ, Li J, Macgregor GA. Effect of longer term modest salt reduction on blood pressure: Cochrane systematic review and meta-analysis of randomised trials [J]. BMJ, 2013, 346: f1325.

[10] He J, Gu D, Chen J, et al. Gender difference in blood pressure responses to dietary sodium intervention in the GenSalt study [J]. J Hypertens, 2009, 27: 48 - 54.

[11] Ritz E, Amann K, Koleganova N, et al. Prenatal programming-effects on blood pressure and renal function [J]. Nat Rev Nephrol, 2011, 7: 137 - 144.

[12] Ehret GB, Munroe PB, Rice KM, et al. Genetic variants in novel pathways influence blood pressure and cardiovascular disease risk [J]. Nature, 2011, 478: 103 - 109.

[13] Wang L, Manson JE, Forman JP, et al. Dietary fatty acids and the risk of hypertension in middle-aged and older women [J]. Hypertension, 2010, 56: 598 - 604.

[14] He FJ, MacGregor GA. A comprehensive review on salt and health and current experience of worldwide salt reduction programmes [J]. J Hum Hypertens, 2009, 23: 363 - 384.

[15] Zhao D, Qi Y, Zheng Z, et al. Dietary factors associated with hypertension [J]. Nat Rev Cardiol, 2011, 8: 456 - 465.

[16] Vaidya A, Forman JP. Vitamin D and hypertension: current evidence and future directions [J]. Hypertension, 2010, 56: 774 - 779.

[17] Margolis KL, Ray RM, Van Horn L, et al. Effect of calcium and vitamin D supplementation on blood pressure: the Women's Health Initiative Randomized Trial [J]. Hypertension, 2008, 52: 847 - 855.

[18] Mesas AE, Leon-Munoz LM, Rodriguez-Artalejo F, et al. The effect of coffee on blood pressure and cardiovascular disease in hypertensive individuals: a systematic review and meta-analysis [J]. Am J Clin Nutr, 2011, 94: 1113 - 1126.

[19] Appel LJ, Brands MW, Daniels SR, et al. Dietary approaches to prevent and treat hypertension: a scientific statement from the American Heart Association [J]. Hypertension, 2006, 47: 296 - 308.

[20] Fogari R, Preti P, Zoppi A, et al. Serum testosterone levels and arterial blood pressure in the elderly [J]. Hypertens Res, 2005, 28: 625 - 630.

[21] Fu Q, Vongpatanasin W, Levine BD. Neural and nonneural mechanisms for sex differences in elderly hypertension: can exercise training help? [J]. Hypertension, 2008, 52: 787 - 794.

[22] Blumenthal JA, Babyak MA, Hinderliter A, et al. Effects of the DASH diet alone and in combination with exercise and weight loss on blood pressure and cardiovascular biomarkers in men and women with high blood pressure: the ENCORE study [J]. Arch Intern Med, 2010, 170: 126 - 135.

[23] Julius S, Nesbitt SD, Egan BM, et al. Feasibility of treating prehypertension with an angiotensin-receptor blocker [J]. N Engl J Med, 2006, 354: 1685 - 1697.

[24] Jaffe MG, Lee GA, Young JD, et al. Improved blood pressure control associated with a large-scale hypertension program [J]. JAMA, 2013, 310: 699 - 705.

[25] Mancia G, Fagard R, Narkiewicz K, et al. 2013 ESH/ESC guidelines for the management of arterial hypertension: the task force for the management of arterial hypertension of the European Society of Hypertension (ESH) and of the European Society of Cardiology (ESC) [J]. Eur Heart J, 2013, 34: 2159 -2219.

[26] Lim GB. Hypertension: Vitamin D supplementation lacks benefit in systolic hypertension [J]. Nat Rev Cardiol, 2013, 10: 615.

[27] Bonnet F, Roussel R, Natali A, et al. Parental history of type 2 diabetes, TCF7L2 variant and lower insulin secretion are associated with incident hypertension: data from the DESIR and RISC cohorts. Diabetologia, 2013, 56: 2414 - 2423.

[28] Herttua K, Tab k AG, Martikainen P, et al. Adherence to antihypertensive therapy prior to the first presentation of stroke in hypertensive adults: population - based study [J]. Eur Heart J, 2013, 34: 2933 - 2939.

[29] Vivante A, Twig G, Tirosh A, et al. Childhood history of resolved glomerular disease and risk of hypertension during adulthood [J]. JAMA, 2014, 311: 1155 - 1157.

[30] O'Keefe JH, Bhatti SK, Patil HR, et al. Effects of habitual coffee consumption on cardiometabolic disease, cardiovascular health, and all-cause mortality [J]. J Am Coll Cardiol, 2013, 62: 1043 - 1051.

[31] Joffres M, Falaschetti E, Gillespie C, et al. Hypertension prevalence, awareness, treatment and control in national surveys from England, the USA and Canada, and correlation with stroke and ischaemic heart disease mortality: a cross-sectional study [J]. BMJ Open, 2013, 3: e003423.

[32] Cruickshank J. β - blocker therapy for patients with hypertension [J]. JAMA, 2014, 311: 862 - 863.

[33] James PA, Oparil S, Carter BL, et al. 2014 evidence-based guideline for the management of high blood pressure in adults: report from the panel members appointed to the Eighth Joint National Committee (JNC 8) [J]. JAMA, 2014, 311: 507 - 520.

[34] Wang J, Zhang L, Wang F, et al. Prevalence, awareness, treatment, and control of hypertension in China: results from a national survey [J]. Am J Hypertens, 2014, doi: 10. 1093/ajh/hpu053.

[35] Xi B, Liang Y, Reilly KH, et al. Trends in prevalence, awareness, treatment, and control of hypertension among Chinese adults 1991 - 2009 [J]. Int J Cardiol, 2012, 158: 326 - 329.

第十四章 老年冠心病的流行病学研究

第一节 概述

冠状动脉粥样硬化性心脏病（coronary heart disease，CHD），简称冠心病，是指"由冠状动脉功能性改变或器质性病变引起的冠状动脉血流和心肌需求之间不平衡而导致的心肌损害"。其常见的类型包括：①无症状型冠心病，②心绞痛型冠心病，③心肌梗死型冠心病，④缺血性心肌病型冠心病，⑤猝死型冠心病。

冠心病是最常见的心血管疾病，也是造成全球居民疾病和死亡的首要因素。20 世纪初，心血管疾病导致的死亡仅占总死亡的 10%，然而到了 21 世纪初，心血管疾病导致的死亡达 1670 万人，占总死亡的 29.2%，其中冠心病导致的死亡约 720 万，占全死因死亡总数的 12.2%。而从疾病负担的角度来看，2010 年冠心病造成的伤残调整生命年（disability adjusted life year，DALY）约 1.3 亿年，与 1990 年相比增加了 29.2%[1]。20 世纪 70 年代以来，冠心病的发病率和死亡率在发达国家开始呈下降趋势，但尽管如此，冠心病仍然是多数发达国家成人最主要的死亡原因。美国 2014 年心脏病及卒中数据（Heart Disease and Stroke Statistics）显示，美国每 6 例死亡者中即有 1 例死于冠心病，平均每分钟都会有 1 人死于冠心病，美国的冠心病相关死亡人数达 54 万人，这其中 65 岁以上的老年人占了 80%[2]。随着世界人口的老龄化，每年心血管病的死亡人数仍将持续上升，预计到 2020 年，全球每年心血管病将导致 2500 万人死亡，占总死亡的 36.3%。在亚洲，冠心病的发病水平虽不及西方国家那样高，但是由于社会经济的发展和生活方式的西方化，冠心病的发病率和死亡率正呈现上升趋势。例如日本农村社区居民冠心病在 1996—2003 年的发病率比 1980—1987 年增加了 48.5%[3]。

就国内而言，冠心病已经成为我国居民心脑血管疾病死亡的第二大原因，仅次于脑卒中。《中国心血管病报告 2010》显示[4]，2009 年中国居民冠心病粗死亡率城市为 94.9/10 万，农村为 71.27/10 万，因冠心病致死的人数约 72 万，占总死亡人数的 7.7%；相关 DALY 约 520 万年，占总数的 2.6%[5]。近 20 年来，我国冠心病死亡率在城乡均有大幅度增长，并随人群年龄的增长呈现出逐渐升高的趋势[6]。冠心病已成为我国 65 岁以上老年人的首要疾病死因[7]。据统计，我国心血管疾病的主要医疗费用每年达 1301.17 亿元人民币，其增长速度接近我国国内生产总值增长速度的 2 倍，给社会造成了巨大经济负担。

因此，无论发达国家还是发展中国家，了解冠心病在老年人群中的流行特征，探索其病因并开展有效的预防措施并且加以科学评价，已成为当前各国疾病预防工作中的重要任务。

第二节　老年冠心病的分布特征

一、人群分布

（一）年龄

冠心病多发于中老年人，美国 Framingham 队列研究结果显示，男性一生中在 40 岁之后患冠心病的风险估计为 49%，女性为 32%。对于男性和女性，冠心病的发病风险都随年龄的增加而增加（表 14-2-1）。一般男性年龄超过 45 岁，大约每增长 10 岁发病率上升 1 倍。女性的发病起始年龄比男性平均晚 10 年[8]，大约在 55 岁。同样，冠心病死亡率也随年龄增长而升高，国内研究资料表明，65 岁以上老年人心脏病的死亡率为 1286.9/10 万人年，而在 65 岁以下人群中这一数字为 159.1/10 万人年[9]。

表 14-2-1　不同年龄和性别的冠心病发病率（‰）

年龄（岁）	男性	女性
35～44	8.2	1.2
45～54	21.6	6.9
55～64	40.3	19.8
65～74	45.1	27.2
75～84	50.5	46.8

（二）性别

冠心病发病率和死亡率还存在性别差异。芬兰一项研究表明，相对于 40～49 岁年龄组，60～69 岁年龄组中男性和女性发生冠心病的风险分别为 7.22 倍和 3.49 倍，并且在所有年龄组中都显示男性高于女性。冠心病的死亡率也是男性明显高于女性。在 35～44 岁白人中，男性冠心病的死亡率是女性的 5.2 倍，然而女性在绝经期后冠心病的死亡率迅速上升，因此缩小了男女之间的差异。全球每年冠心病死亡人数男性约 380 万人，女性约 340 万人。我国也是同样，2009 年中国卫生统计年鉴资料显示，城市居民冠心病粗死亡率在男性为 93.55/10 万，女性为 89.22/10 万；天津死因登记资料显示，1999—2008 年间男女冠心病死亡率之比为（1.20～1.55）∶1。

（三）种族

不同种族之间，冠心病的发病率和死亡率有一定差异。以往的研究均指出白人冠心病的发病率和死亡率低于黑人。美国疾病预防控制中心（Centers for Disease Control and Prevention，CDC）2010 年数据显示，冠心病的死亡率在白人男女中分别为 151.9/10 万和 83.3/10 万，在黑人男女中则分别为 169.0/10 万和 104.9/10 万[11]。美国 NHLBI - sponsored ARIC 研究显示，45～64 岁人群中白人男性、白人女性、黑人男性、黑人女性的平均年龄别冠心病发病率依次为每 1000 人年 12.5、4.0、10.6、5.1。

（四）其他

此外，从国外调查材料来看，脑力劳动者冠心病患病率高于体力劳动者。国内资料还表明，民族、职业、文化水平及其他社会经济因素的差别也可以导致冠心病患病率的差异。

二、地区分布

冠心病的流行情况与社会经济和地理环境有关，因此世界各国冠心病的发病率和死亡率存在明显差异，甚至同一个国家的不同地区亦存在差异。根据 WHO MONICA 研究报道，世界各国 10 年平均冠心病事件发生率，男性最高为芬兰（835/10 000），最低为中国（81/10 000）；女性最高为英国（265/10 000），最低为西班牙（35/10 000）[12]。此外，不同国家之间冠心病年龄别死亡率也不同，一项对欧洲冠心病死亡率的研究表明，西欧各国死亡率明显高于南欧（见图 14-2-1）。

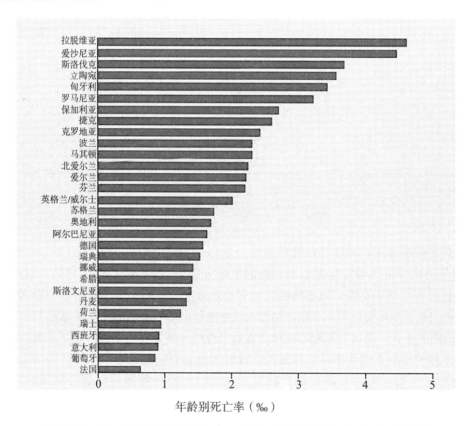

图 14-2-1 2000 年欧洲各国 45～74 岁人群冠心病年龄别死亡率 (‰)[13]

我国心血管病发病率和死亡率存在着明显的地区差异，北方省市发病率普遍高于南方省市，最高和最低地区发病率之比男性为 16.9:1，女性为 18.9:1。1983—2000 年，我国北京城乡冠心病发病率为 69.81/10 万人年～83.42/10 万人年，而广州城乡为 22.52/10 万人年～58.43/10 万人年。除此之外，还存在城市高于农村、发达沿海地区高于相对落后内地的趋势[14]。2004 年，35 岁以上的人群中城市男性冠心病年龄别死亡率为 128.0/10 万，城市女性为 97.8/10 万；农村男性为 79.7/10 万，农村女性为 57.3/10 万[15]。

三、时间分布

20 世纪 70 年代以来，多数发达国家心血管病发病率、死亡率呈现下降趋势，而中国和东欧发展中国家则呈现上升趋势[16]。

1980—2002 年，美国冠心病的年龄别死亡率在男性和女性分别下降了 52% 和 49%。对于男性，年平均下降率在 80 年代为 2.9%，90 年代为 2.6%，2000—2002 年平均为 4.4%；对于女性依次为 2.6%、2.4% 和 4.4%[17]。2010 年美国冠心病总体死亡率为 113.6/10 万；2000—2010 年，冠心病的归因死亡率平均每年降低 39.2%[11]。

对于中国，1980—2000 年，冠心病的年龄别死亡率在男性和女性分别上升了近 30% 和 20%[15]。北京地区心血管患者群监测（MONICA 研究）也发现相同的趋势。自 1984—1999 年，35～74 岁人群年龄别冠心病死亡率男性增加了 41%，女性增加了 39%。在广州，冠心病死亡率也从 1976 年的 4.1/10 万，增加至 1984 年的 19.8/10[18]。2000 年以后，中国死因登记和分类系统显示冠心病的死亡率呈下降趋势，这与疾病编号系统的变更有关。1984—1997 年，男性每年心血管疾病发病率上升 2.7%，女性上升 1.2%。自从 2000 年以后，国内没有大型的队列研究数据显示冠心病的发病率。

第三节　老年冠心病的危险因素研究及进展

冠心病的危险因素一般通过影响一种或几种病理生理机制而促进冠心病的形成，而且不一定和疾病有直接的因果联系，只是通过某个环节起作用。近几十年来冠心病发病机制的研究工作取得了较大进展。到目前为止，已有文献报道的冠心病危险因素多达 300 种。美国心脏病学会第 5 次 CHD 预防讨论会文件中提出了新的危险因素分类（表 14 - 3 - 1）。

表 14 - 3 - 1　冠心病危险因素的类别

类别	描述	主要危险因素
1	致病性危险因素	吸烟、高血压、高 TC（或高 LDL-C，高载脂蛋白 B）、低 HDL-C、糖尿病
2	斑块负荷危险因素	年龄、静息心电图非特异性 ST 段改变
3	条件性危险因素	高 TG、高脂蛋白 α、高同型半胱氨酸、C 反应蛋白、凝血因子
4	诱发性危险因素	超重、腹型肥胖、早发 CHD 家族史、男性、行为因素、胰岛素抵抗
5	易感性危险因素	左心室肥厚

注：TC（total cholesterol），总胆固醇；LDL-C（low-density lipoprotein cholesterol），低密度脂蛋白；HDL-C（high-density lipoprotein cholesterol），高密度脂蛋白；TG（triglycerides），三酰甘油。

吸烟、高血压、血脂异常、糖尿病被认为是上述危险因素中最重要的，导致了人群中超过 90% 及高危人群中 50% 的额外风险。有研究表明，随着年龄的增加，冠心病与其危险因素之间的关联减弱，如 Framingham 队列研究表明，随着年龄的增加，冠心病与吸烟、胆固醇之间的关联降低，然而也有研究表明，随着年龄增加，冠心病与其危险因素之间仍存在显著关联[19]。随年龄的增加，血脂异常与冠心病之间的关系一直存在争议。哥本哈根的一项心脏队列研究显示，血浆胆固醇水平与心血管疾病之间的关联随着年龄的增加而降低，在80岁以上老年人中，这种关联甚至消失。国内的一项研究则表明，血浆胆固醇和低密度脂蛋白水平与冠心病之间存在明显的正相关，即使是在80岁以上的老年人中[20]。美国全国健康与营养调查项目流行病学随访研究（National Health and Nutrition Examination Survey I Epidemiologic Follow-up Study，NHEFS）指出，收缩压、吸烟情况和糖尿病在各个年龄组的人群中都是冠心病的独立危险因素[21]。

本章节分别讨论高血压、血脂异常、吸烟、糖尿病等几种主要危险因素。

（一）高血压

高血压被认为是冠心病的重要危险因素。流行病学研究已经证实，血压水平与冠心病风险在病因学上有密切关系。在一项针对前瞻性观察研究的荟萃分析中，共纳入全球41个人群约100万成人，平均随访12年，结果表明，血压水平与冠心病事件的相对风险呈连续、独立、对数线性的正相关。血压范围从115/75mmHg到185/115mmHg（1mmHg＝0.133kPa），收缩压（systolic blood pressure，SBP）每升高20mmHg或舒张压（diastolic blood pressure，DBP）每升高10mmHg，冠心病的风险翻倍[22]。包括中国13个人群的亚太队列研究（APCSC）也证实血压水平与冠心病事件密切相关，并且比在西方人群中的关系更强，亚洲人群收缩压每升高10mmHg，发生致死性心肌梗死的风险增加31%，而在西方人群中只增加21%[23]。我国研究资料显示，高血压是我国人群发生心血管事件的首要危险因素，其独立致病的相对危险度为3.4，人群归因危险度百分比为35%[24]。

血压与心血管疾病的关联与年龄有关。一项研究表明，在60岁以下人群中，SBP和DBP均可预测心血管疾病风险，而在60岁以上人群中，只有SBP显著增加心血管疾病的风险[25]。单纯收缩期高血压（isolated systolic hypertension，ISH）是一种常见的高血压类型，在老年高血压患者中占有一定比例，有资料表明可以达到半数以上。大量流行病学研究表明，老年单纯收缩期高血压的病死率明显高于经典的高血压，不仅易发并发症，也是高血压患者致死的主要临床类型。关于血压水平的定义及分类见表14-3-2。

表14-3-2　血压水平的定义及分类

类别	收缩压（mmHg）	舒张压（mmHg）
理想血压	<120	<80
正常血压	<130	<85
正常高值	130~139	85~89
1级高血压（轻度）	140~159	90~99
亚组：临界高血压	140~149	90~94
2级高血压（中度）	160~179	100~109
3级高血压（重度）	≥180	≥110
单纯收缩期高血压	≥140	<90

有研究结果表明，抗高血压治疗可以有效地降低冠心病的发病风险，据国际上大量随机对照降压临床试验结果，收缩压每降低10~14mmHg和（或）舒张压每降低5~6mmHg，

冠心病患病人数减少 1/6[26]。美国老年收缩期高血压规划的随访结果表明，治疗组冠心病的发病率下降 25％，总死亡率下降 25％，并且对 80 岁以上的患者同样受益。我国 4 项临床试验的综合分析表明，收缩压每降低 9mmHg 和（或）舒张压每降低 4mmHg，冠心病发病率下降 3％。因此，降低高血压患者的血压，使其达到目标水平，可降低冠心病的危险[27]。据《2002 年全国居民营养调查和健康状况调查》估算，目前我国高血压患者有 2.0 亿，但无论北方或南方，城市或农村，血压控制率均低于 10％。降低我国冠心病发病率和病死率，亟须加强高血压知识普及和提高血压尤其是收缩压控制率。

（二）血脂异常

血脂异常是血液中脂类代谢异常的简称，血脂异常可以导致或者加重心血管疾病的发生或发展，是心血管疾病最重要和最基础的危险因素。我国流行病学研究资料表明，血脂异常导致冠心病发病的人群归因危险度百分比为 11.4％。能导致冠心病的血脂异常主要包括：血清总胆固醇（total cholesterol，TC）水平过高，血清低密度脂蛋白胆固醇（LDL－C）水平过高，血清三酰甘油（triglycerides，TG）水平过高，血清高密度脂蛋白胆固醇（HDL－C）水平过低。血脂水平分层标准见表 14－3－3。

表 14－3－3　血脂水平分层标准[28]单位：mmol/L（mg/dl）

分层	TC	LDL－C	HDL－C	TG
合适范围	<5.18	<3.37	≥1.04	<1.70
	(200)	(130)	(40)	(150)
边缘升高	5.18~6.19	3.37~4.12	(1.70~2.25)	
	(200~239)	(130~159)		
升高	≥6.22	≥4.14	≥1.55	≥2.26
	(240)	(160)	(60)	(200)
降低			<1.04	
			(40)	

在中年人群中有大量研究已经证实了血脂与冠心病的关系。一系列大规模临床试验，尤其是国外一些具有里程碑意义的临床试验结果证实，TC 和（或）LDL－C 的升高是 CHD 最主要的独立危险因素之一，降脂治疗具有显著减少 CHD 事件的巨大益处[29]。但是这种关联是否随年龄增长而被削弱，并且 80 岁以上的老年人是否会因降血脂而受益仍存在争议。国内一项队列研究表明，老年人群中 TC 和 LDL－C 与冠心病的发生呈明显正相关，并且在80 岁以上老年人中，高的 TC 和 HDL－C 仍然是 CHD 的危险因素，对于老年人甚至老年冠心病患者，在其健康状况允许的前提下，降血脂治疗仍然被认为是可行的[30]。

随着社会经济的发展、人民生活水平的提高和生活方式的变化，我国居民的平均血清TC 水平正逐步升高。2008 年中国国家糖尿病和代谢紊乱研究（The China National Diabetes and Metabolic Disorders Study）结果显示，中国成年人年龄别 TC 升高率为 9.0％，TC边缘升高率为 22.5％；年龄别 LDL－C 升高率为 3.5％，LDL－C 边缘升高率为 13.9％[31]。TC 和 LDL－C 升高率在男性和女性都随年龄增高，50~69 岁组达到高峰，70 岁以后略有降低；50 岁以前男性高于女性，50 岁以后女性明显增高，甚至高于男性。虽然目前我国人群血清 TC 和 LDL－C 水平仍低于西方人群，但由于人种和族裔的关系，血脂增高对国人的危害要远远高于西方人。

为此，《中国成人血脂异常防治指南》分析了血脂异常与冠心病发病风险的关系，并结合其他危险因素，提出适合我国人群疾病和危险因素特点的、以血脂异常为基础的危险分层方案，以期更好地指导我国的血脂异常防治工作。血脂异常的危险分层如表 14 - 3 - 4 所示。

表 14 - 3 - 4　血脂异常危险分层方案

合并其他危险因素 *	血脂异常分层	
	TC 5.18～6.19mmol/L 或 LDL-C 3.37～4.12mmol/L	TC≥6.22mmol/L 或 LDL-C≥4.14mmol/L
无高血压且其他危险因素<3 项	低危（<2.5%）	低危（<5%）
高血压或其他危险因素≥3 项	低危（<5%）	中危（5%～10%）
高血压且其他危险因素 1～2 项	中危（5%～10%）	高危（10%～15%）
高血压且其他危险因素≥3 项	高危（10%～15%）	高危（>15%）

＊：其他危险因素包括年龄（男性≥45 岁或女性≥55 岁）、吸烟、糖尿病、低 HDL - C、肥胖。括号内表示一个 50 岁人今后 10 年发生冠心病的绝对危险。

（三）吸烟

众所周知，吸烟是导致冠心病的一个独立危险因素。烟草燃烧时释放的烟雾中与心血管疾病有关的化学物质有十余种，其中能激惹和加重心血管疾病的主要成分是尼古丁和一氧化碳。尼古丁通过作用于不同的受体导致血管收缩、血压升高、血栓形成，一氧化碳通过与血红蛋白结合形成没有运送氧气功能的碳合血红蛋白，导致动脉壁缺氧，促发动脉粥样硬化。

日前，我国男性吸烟率进入了平台期，但年轻女性吸烟率仍略有增加，总计吸烟者 3.5 亿人。吸烟是我国冠心病发病和死亡的重要危险因素，心血管死亡人数的 30%～40% 由吸烟引起。吸烟者高血压、冠心病及周围血管病的发病率均明显较高。流行病学研究结果表明，吸烟与心血管病发病和死亡相关并呈明显的剂量反应关系，吸烟者的冠心病发病率较不吸烟者高 3.5 倍，死亡率高 6 倍。吸烟与冠心病之间的关系存在性别差异，国外一项荟萃研究[32]表明女性吸烟者发生冠心病的风险是男性的 1.25 倍。

目前，我国被动吸烟者 5.4 亿人，被动吸烟对冠心病的影响也不容忽视。20 世纪 80 年代以来，关于被动吸烟与冠心病发病及死亡的关系的研究越来越多，结果显示，被动吸烟会使冠心病的发生风险增加 30%，被动吸烟者发生冠心病的风险是无被动吸烟者的 1.31 倍[33]，死亡风险是其 1.2～3.6 倍。多数研究还显示，上述危险性有随被动吸烟量的增加而增加的趋势。

（四）糖尿病

糖尿病是遍及全球的主要的非传染性慢性疾病之一。老年糖尿病患者并发心血管疾病是其发病和死亡的最主要原因，2004 年美国疾病预防控制中心（CDC）数据显示，68% 的糖尿病患者死于心脏病。糖尿病作为冠心病的独立危险因素。糖尿病患者发生冠心病死亡的风险是非患者的 3～4 倍[34]。有研究表明血糖水平在 4.6mmol/L 以上时，其水平与冠心病的死亡率之间有明确的剂量反应关系[35]。此外，糖尿病还会增加高血压、血脂异常的患病风险，进而间接增加冠心病发病风险。糖尿病诊断标准见表 14 - 3 - 5。

有研究指出糖尿病引起冠心病发病和死亡的风险在女性中大于男性，可能与糖尿病导致的冠心病相关危险因素（如高血压、血脂异常）在女性中更为明显有关。因此，当调整上述因素后，研究发现虽然女性糖尿病患者的冠心病死亡风险高于男性糖尿病患者，但差异并不具有统计学意义[36]。

表 14-3-5　目前我国使用的糖尿病和其他类型高血糖诊断标准

诊断类型	血糖水平
正常血糖	空腹血糖<6.1 mmol/L，餐后 2 h 血糖<7.8 mmol/L
糖尿病	空腹血糖≥7.0 mmol/L 及（或）餐后 2h 血糖≥11.1 mmol/L
糖耐量受损	空腹血糖<7.0 mmol/L 及餐后 2 h 血糖>7.8 mmol/L，但<11.1 mmol/L
空腹血糖受损	空腹血糖 6.1~6.9mmol/L 及餐后 2 h 血糖<7.8 mmol/L

备注：近年国际上更推荐用糖化血红蛋白（HbAIc）>6.5%诊断糖尿病，但由于测定方法需要标准化以及价格较昂贵，国内尚未正式列入诊断标准。

中华医学会糖尿病学分会 2007—2008 年调查我国部分大城市≥20 岁人群，发现糖尿病患病率随年龄、体重增加而增加，在 20~39 岁、40~59 岁、≥60 岁年龄组中患病率分别为 3.2%、11.5%和 20.4%[37]。60 岁以前男性糖尿病患病率高于女性，而 60 岁以后女性患病率逐渐增加，70 岁以后两者接近相同。糖尿病在中国人群中已经达到流行水平，尤其是在老年人群中，造成了严重的疾病负担，亟须建立早期预防和发现的诊断策略。

（五）肥胖和超重

对肥胖和超重是否是冠心病的危险因素长期争论不休。流行病学研究发现，超重和肥胖与心血管病的发病和死亡呈显著正相关。Calle 等对 100 万例健康人随访 16 年，结果显示超重、肥胖使心血管病死亡风险分别增加 1.5 倍、2~3 倍，BMI 在 22.5~25.0 kg/m² 者死亡率低，BMI>25.0 kg/m² 后，每增加 5 kg/m²，总死亡率增加 30%[24, 38]。但对于肥胖是否为冠心病的独立危险因素仍存在争议，目前多把它当作冠心病的诱发性危险因素。具体机制可能与体内脂肪过度积蓄引起高胰岛素血症、胰岛素抵抗、高血压和血脂异常等多种心血管病危险因素水平增加有关。

近半个世纪以来，超重和肥胖在世界范围内呈广泛流行的趋势，这与经济发展后带来的不健康生活方式（高脂肪、高热量的饮食和缺少运动）密切相关。在美国等发达国家，肥胖早已成为一个社会问题，在我国这一流行趋势也日益明显。《中国居民营养与健康状况调查》显示，2009 年我国人群超重率和肥胖率已达 15.7%和 10.7%，而 1993 年仅为 9.4%和 4.0%[39]。

衡量超重和肥胖的指标有 BMI［计算公式为：体重（kg）/身高（m）²］和腰围。前者通常反映全身肥胖程度，后者主要反映腹部脂肪蓄积（中心型肥胖）的程度，两者都可以较好地预测心血管病的危险。虽然近来一些研究提示腰围、腰臀比在预测心血管病危险方面要优于 BMI，但相对而言，BMI 的测量误差最小，因此 BMI 仍是最简便、实用且更为精确的测量指标。当然，如果有条件，同时应用两个指标预测价值更好。

（六）年龄

冠心病的发病率和死亡率均随年龄的增加而升高，不论男性和女性都具有这个特点。但年龄因素的作用可能应归于与之相应的血清总胆固醇、血压等其他危险因素的变化，而不是其本身。

（七）性别

女性发生冠心病的起始年龄一般比男性晚 10～15 年，在绝经期前，其发生冠心病的风险低于男性，绝经期后发病率上升，男女间差异缩小。由此有学者推测女性的内源性雌激素在某种程度上可能是一种保护因素，随着绝经期的到来其失去作用导致发病率上升。然而关于内源性激素与冠心病发生风险的前瞻性队列研究结果则表明，基线雌激素水平与冠心病的发生不存在关联。另外一项巢式病例对照研究表明，在调整高血压、BMI、胆固醇等其他危险因素后，雌激素与冠心病发生风险之间的关联消失[40]。此外，还有学者研究发现，这种冠心病风险的性别差异实际上是与 Y 染色体造成的高密度脂蛋白（HDL）水平在男性中高于女性有关[41]。

（八）缺少体力活动

国内外大量观察性研究已经证实体力活动和心血管疾病发生风险之间的负向关联，但该关联是否为因果关系尚需要前瞻性队列研究加以证实。若干针对前瞻性队列研究的荟萃分析表明，在人群中积极进行中等强度的体育锻炼可以降低平均 20％～35％ 的 CHD 发病风险[42-43]。此外，老年人群中也发现了类似结果。Sesso 等[44]发现，体力活动水平在 4000 千卡/周以上的老年人发生冠心病的风险仅为体力活动水平在 1000 千卡/周以下老年人的 68％（95％ CI 0.41～0.96）。同时，研究发现一定范围内，体力活动与冠心病的发病风险之间存在剂量反应关系。目前，流行病学、临床和实验室的论据都已经充分肯定了中等到重度体力活动和预防冠心病之间的关联。

《中国居民营养与健康状况调查报告》结果表明，目前我国城市居民（尤其是中青年）普遍缺乏体力活动；其中经常参加锻炼的人仅占 15.1％，偶尔锻炼者占 6.5％，从不锻炼者占 78.4％。缺少体力活动已经成为严重影响公众心血管健康的重要问题。在倡导积极体育锻炼的同时，要注意运动的强度因人而异，对于那些平时不习惯于运动者，强烈体力活动可能触发一小部分患者急性心肌梗死发作。对于心血管疾病患者或者高危者，锻炼强度更应该适当降低。

（九）行为类型与精神应激

美国加州心脏病专家 Meyer Friedman 在 1961 年首次提出了冠心患者的 A 型行为特点，其基本行为特征为竞争意识强，对他人有敌意，易愤怒、紧张和冲动等[45]。当在不同国家和人群中进行 A 型行为的研究时，上述关联并不一致，使得二者关系仍存在争议。有学者推测，A 型行为包括多方面的内容，可能只有其中某些方面具有致病性。随后，越来越多的研究开始关注消极情感特征（如抑郁、焦虑、愤怒）与冠心病的关系。一系列的观察性研究和实验性研究发现并证实了上述心理特征与冠心病发病率、死亡率之间的关联。但应注意，其中关于负性心理特征与冠心病的关联研究结果尚不一致。其中，研究证据最为充分的为抑郁与冠心病之间的关联，已证实抑郁为冠心病的一个独立危险因素，同时也是影响冠心病患者预后、生活质量的重要因素之一。在这些研究的基础上，1996 年荷兰学者 Denollet 指出，心理因素间的相互作用比单一的心理变量更具有心血管病理意义，并构建了一种更具整合力的人格结构——D 型人格，增强了对冠心病的预测力[46]。D 型人格又称为忧伤型人格，包括消极情感（negative affectivity，NA）和社交抑制两个维度（social inhibition，SI）。对 D 型人格的研究方法没有采用对 A 型行为的结构式访谈的方法，而是对现存的、成熟的人格理论进行聚合和因子分析，这种方法使 D 型人格 NA 和 SI 两个因子分别与五大人格理论中两个广泛并且稳定的维度——"神经质"和"外向性"对应。除此以外，该研究方法能够进一步整合以后的研究成果。众多研究均表明，D 型人格能够预测冠心病及其不良预后的发生[47-48]。

精神应激能够增加冠心病的发病风险。国外研究表明慢性的工作应激和离婚能增加男性患冠心病的概率。与对照组相比，有 3 种以上不同工作应激源的研究对象患冠心病的风险是其 1.26 倍（95% CI 1.07～1.48）；与已婚男性相比，离婚男性患冠心病的风险为其 1.37 倍（95% CI 1.09～1.72）[49]。目前，关于精神应激导致冠心病的机制仍错综复杂，尚没有定论，建议考虑两点：①血压和心率增加可以提示耗氧量增加，可能是缺血发作的一个重要触发机制；②实验结果表明，精神应激可触发冠状动脉的异常收缩，由此猜测精神应激可以通过心肌氧耗和氧供的改变来触发心肌缺血。

第四节　老年冠心病的防治策略与措施

一、一级预防

虽然冠心病的病因复杂，但从理论上讲是可以预防的，除了年龄、性别和某些遗传因素外，其余的危险因素都是可以改变的。自 20 世纪 40 年代起，美国冠心病死亡率持续升高，至 1968 年，高达 336.5/10 万，随之政府开始重视预防，并主抓控制胆固醇、降压和戒烟。到 2000 年，冠心病死亡率下降了 50%，同时全人群胆固醇水平下降了 0.34mmol/L，收缩压下降了 5.1 mmHg，吸烟率下降了 11.7%，对死亡率下降的贡献率分别为 24%、20% 和 12%。同时，近 30 年来，西欧各国因加强对心血管危险因素的控制，促使冠心病死亡率平均下降了 20%～40%[50-52]，具体各种危险因素控制的贡献率为 44%～76% 不等[52]（详见图 14-4-1）。欧美发达国家的经验均有力提示，一级预防对降低冠心病发病率和死亡率至关重要。

冠心病的一级预防主要是针对冠心病的病因，采取综合措施，使人群中已存在的危险因素水平不超过正常值上限，或在疾病处于亚临床阶段并未发生明显症状时，减缓病变进展过程，推迟或防止临床症状的发生。

心血管疾病的发生是多种危险因素共同作用的结果，流行病学研究明确显示，个体冠心病的发病风险与危险因素的总体负荷有关。从 20 世纪末开始，国际上各种心血管疾病防治指南均强调心血管疾病一级预防中整体危险评估和危险分层治疗策略的重要性。Framingham 研究提出利用个体的年龄、性别、SBP 和 TC、HDL-C、是否患糖尿病和是否吸烟 7 个指标估算个体的冠心病发病风险，欧洲则利用年龄、性别、SBP、TC 和是否吸烟 5 个指标

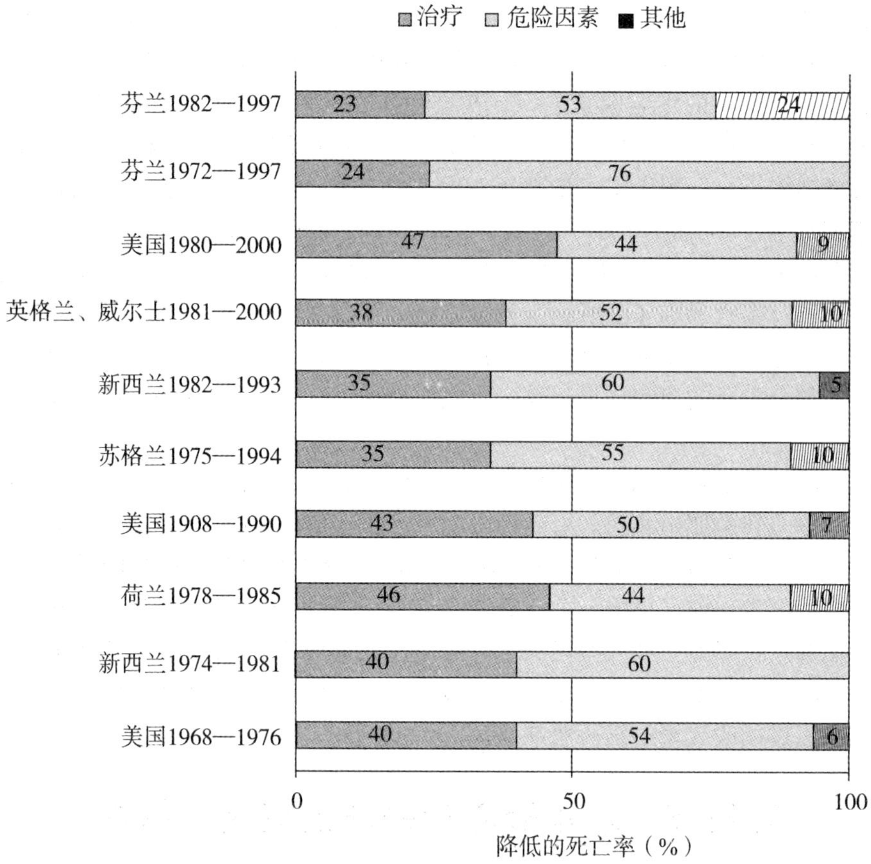

图 14-4-1 治疗方式和危险因素控制解释的冠心病死亡率降低的比例

构建 SCORE 危险评估模型进行心血管疾病风险预测。对于我国，由于 Framingham 风险评分模型高估了国人的心血管疾病发病风险，为此，国家"十五"科技攻关计划项目设立"冠心病、脑卒中综合危险度评估及干预方案的研究"课题，在过去近 20 年连续工作的基础上，采用数据拟合模型，构建了中国人缺血性心血管发病危险的评估方法和简易评估工具[53]（图 14-4-2），与 Framingham 模型相比，我们未纳入 HDL-C，而增加了 BMI。该模型可以预测未来 10 年内心肌梗死、脑卒中和心血管疾病死亡的风险。由于研究人群入组时年龄范围为 35～59 岁，因此该模型用于此范围之外的其他年龄组人群时，结果仅供参考。

尽管危险因素负荷最重的个体发生冠心病事件的危险最高，但由于主要危险因素（如胆固醇水平）在人群中呈近正态分布，中等危险的个体数量最多，发生冠心病事件的数量也相应最多。基于此，一级预防可以通过两种方式进行：①全人群策略，即面向全人群，以健康教育、健康促进为主要手段，适合于改变人群中的危险因素，例如吸烟和不良饮食习惯。②高危人群策略，即通过某种手段查出具有高危因素的人群，对高危人群不仅给予宣传教育等健康指导，往往还需配合治疗工作。

英国国家冠心病服务计划（National Service Framework for Coronary Heart Disease, NSF for CHD）推荐两种干预策略并重，即把对整个人群的普遍预防和对高危人群的重点预防结合起来，二者相互补充，可以提高效率。

冠心病一级预防的全人群策略中，最重要的措施通过对公众的健康教育，改变其不良的生活方式，降低危险因素在人群中的水平。一级预防的内容包括以下几个方面（表14-4-1）。

男性

第一步：评分			
年龄（岁）	得分	收缩压（mm Hg）	得分
35～39	0	＜120	-2
40～44	1	120～129	0
45～49	2	130～139	1
50～54	3	140～159	2
55～59	4	160～179	5
≥60岁，每增加5岁得分加1分		≥180	8
体质指数（kg/m²）	得分	总胆固醇（mg/dl）	得分
＜24	0	＜200	0
24～27.9	1	≥200	1
≥28	2		
吸烟	得分	糖尿病	得分
否	0	否	0
是	2	是	1

第二步：计算总得分（所有得分相加）

第三步：查绝对危险

总分	10年ICVD绝对危险（%）	总分	10年ICVD绝对危险（%）
≤-1	0.3	9	7.3
0	0.5	10	9.7
1	0.6	11	12.8
2	0.8	12	16.8
3	1.1	13	21.7
4	1.5	14	27.7
5	2.1	15	35.3
6	2.9	16	44.3
7	3.9	≥17	≥52.6
8	5.4		

第四步：与参考标准比较，求得相对危险

10年ICVD绝对危险（%）参考标准

年龄（岁）	平均危险	最低危险*
35～39	1.0	0.3
40～44	1.4	0.4
45～49	1.9	0.5
50～54	2.6	0.7
55～59	3.6	1.0

女性

第一步：评分			
年龄（岁）	得分	收缩压（mm Hg）	得分
35～39	0	＜120	-2
40～44	1	120～129	0
45～49	2	130～139	1
50～54	3	140～159	2
55～59	4	160～179	3
≥60岁，每增加5岁得分加1分		≥180	4
体质指数（kg/m²）	得分	总胆固醇（mg/dl）	得分
＜24	0	＜200	0
24～27.9	1	≥200	1
≥28	2		
吸烟	得分	糖尿病	得分
否	0	否	0
是	1	是	2

第二步：计算总得分（所有得分相加）

第三步：查绝对危险

总分	10年ICVD绝对危险（%）	总分	10年ICVD绝对危险（%）
-2	0.1	6	2.9
-1	0.2	7	3.9
0	0.2	8	5.4
1	0.2	9	7.3
2	0.3	10	9.7
3	0.5	11	12.8
4	1.5	12	16.8
5	2.1	≥13	21.7

第四步：与参考标准比较，求得相对危险

10年ICVD绝对危险（%）参考标准

年龄（岁）	平均危险	最低危险*
35～39	0.3	0.1
40～44	0.4	0.1
45～49	0.6	0.2
50～54	0.9	0.3
55～59	1.4	0.5

注：最低危险是根据收缩压＜120 mmHg、体制指数＜24kg/m²、总胆固醇＜140mg/dl、不吸烟且无糖尿病的同龄人所求得的危险

图14-4-2　中国人缺血性心血管疾病10年发病危险度评估

表 14 - 4 - 1 针对老年人进行冠心病病因的一级预防

危险因素干预及目标	建议
吸烟 目标：完全戒烟，无烟草暴露	评估老年人戒烟的意愿，协助其戒烟并制订计划，定期随访督促其逐步减少吸烟量，同时避免二手烟的暴露
血压 控制目标：< 140/90mmHg；若存在胰岛素抵抗或者心力衰竭，则 < 130/85mmHg；若患糖尿病，则<130/80mmHg	对于初发高血压者进行强化生活方式干预，如降低体重，减少食盐摄入，多食水果蔬菜等低热量食物，限制饮酒，适当体育锻炼。对于合并胰岛素抵抗或者糖尿病患者同时进行药物降血压治疗
饮食 目标：平衡饮食	提倡多食用水果、蔬菜、低脂肪食物如鱼肉、瘦肉等。保证能量摄入与能量消耗平衡，力争做到饱和脂肪的摄入量<能量供给的 10%，胆固醇摄入量<300mg/d，限制盐的摄入（<6g/d），限制饮酒
体育锻炼 目标：至少 30min 的中等强度的体育锻炼	根据老年人的体力特点指导其进行适宜的活动，锻炼项目应因人而异，如慢跑、散步、太极拳（剑）、门球等。在安排运动负荷时要量力而行，切忌过大，同时要做到持之以恒，循序渐进
血脂控制 首要目标：若存在一个危险因素 LDL-C<160mg/dl，存在两个及以上危险因素 LDL-C<130 mg/dl，合并糖尿病患者 LDL-C <100 mg/dl	定期体检和改变膳食结构，由饱和脂肪提供的能量<7%，胆固醇的摄入<200 mg/d，除此之外首选他汀类药物降低 LDL-C
控制体重 目标：达到和维持理想体重（BMI18.5～23.9 kg/m²），腰围控制在男≤90 cm、女≤85 cm	通过控制饮食和增加体育锻炼来降低体重，超重和肥胖者适宜在 6～12 个月内减轻体重的 5%～10%
控制糖尿病 目标：正常空腹血糖（<110 mg/dl），糖化血红蛋白接近正常（<7%）	第一步是饮食和锻炼，第二步是口服降糖药，第三步是胰岛素治疗，同时积极治疗其他危险因素

二、二级预防

冠心病的二级预防是针对冠心病患者采取药物或者非药物的治疗措施，防止疾病加重或复发，如戒烟、控制体重、降血压和降血脂治疗等。

冠心病患者的早发现、早诊断对于二级预防的及时实施十分重要。为保证二级预防措施的落实，可以根据人力、物力、财力的情况选用普查、筛检等不同方法来实现。普查是早期、全面发现疾病的方法，但是普查工作不宜广泛应用，因为在短时期内需要集中大量人力、物力。筛检是早期发现疾病的主要办法，对冠心病的筛检包括以下几个方面。

（一）确定筛查对象

男性＞40岁，女性＞50岁或者绝经后则应该进行风险评估；有明确的一个或者多个危险因素者（如吸烟、肥胖、已知高脂血症）；早发家族史或者有重大危险因素者；有相应症状的患者。

（二）危险人群筛查

根据国人缺血性心血管疾病10年发病危险度评估计算发病绝对风险，进行危险人群分层，发病绝对危险在5%～10%属于低危人群，10%～20%属于中危人群，＞20%则属于高危人群。WHO规定极高危人群无需通过危险评估确定分层，这些人群包括：①明确心血管疾病［心绞痛、冠心病（CHD）、心肌梗死、短暂性脑缺血发作（TIA）、脑血管疾病（CeVD）、外周血管疾病（PVD）、冠状动脉再血管化或颈动脉内膜切除术（CEA）后］的患者；②未确诊心血管疾病但 TC≥8mmol/L 或 LDL-C≥6mmol/L 或 TC/ HDL-C＞8 的患者；③未确诊心血管疾病但血压持续升高至＞160～170/100～105 mmHg 的患者；④ 1 型或2型糖尿病患者，无明显肾病或肾功能受损；⑤肾衰竭或肾功能受损者。

（三）冠心病患者筛查

对于冠心病危险人群，除按照一级预防的措施进行健康教育，还应该及时进行临床症状评估及必要的实验室检查，以早期发现冠心病病变，从而早期进行二级预防的干预。

1. 一般评估 临床症状和体征、过去史（家族史、疾病史、吸烟史、饮食习惯）、体检（血压、心率、足背动脉、心肺听诊、身高、体重、腰围、心电图、胸部 X 线片）。

2. 中危人群的辅助检查

（1）实验室检查：包括血清肌酐、C 反应蛋白（CRP）、凝血因子的检查，同时对怀疑心肌梗死者进行肌酸激酶同工酶（CK - MB）、肌钙蛋白、肌红蛋白的检查。

（2）颈动脉超声、冠状动脉钙化扫描：欧洲心脏病学会建议将颈动脉超声、冠状动脉钙化扫描作为中危人群的补充风险评估[54]。

（3）无创负荷试验、冠状动脉 CT 血管造影（冠状动脉 CTA）检查。

3. 高危人群的辅助检查 CTA 是冠心病诊断和治疗的金标准，对于高危人群应直接进行 CTA 检查。

通过以上危险因素评估、临床症状评估、实验室检查和必要的辅助检查可以早期发现冠心病患者，从而早期开展二级预防。2001 年美国心脏病协会提出冠心病的二级预防措施指南之后，大量的临床试验已经证实这种预防措施的有效性。该指南结合新的临床试验结果于2006 年进行了修订，有关冠心病患者的具体二级预防措施见表14 - 4 - 2。

表 14 - 4 - 2 美国心脏病协会冠心病患者二级预防措施[55]

干预目标	建议
吸烟	
• 目标：完全戒烟，无烟草暴露	• 强烈建议患者及其家庭戒烟
	• 提供咨询，尼古丁替代治疗
	• 正式的戒烟程序
血压	
目标：＜140/90mmHg；若合并糖尿病或者慢性肾疾病，则＜130/80mmHg	对于所有的患者：
	• 强化生活方式干预，如降低体重，减少食盐摄入，多食水果蔬菜等低热量食物，限制饮酒，适当体育锻炼。
	对于血压≥140/90mmHg（或者如果合并慢性肾疾病或糖尿病，≥130/80mmHg）：
	• 使用 β 受体阻滞剂和（或）血管紧张素转化酶抑制剂联合噻嗪类药物以达到降压目标
血脂	
目标：LDL-C＜100mg/dl；如果 TC≥200mg/dl，非高密度脂蛋白＜130mg/dl *	对于所有的患者：
	• 减少摄入饱和脂肪（＜能量供给的 7%）、反式脂肪酸，胆固醇（＜200mg/d）
	• 增加摄入植物甾烷醇/固醇（2g/d）和膳食纤维（10g/d），进一步降低 LDL - C
	• 增加体育锻炼，控制体重
	• 鼓励通过摄入鱼肉或者胶囊（1g/d）摄入 ω - 3 脂肪酸，如果三酰甘油水平过高，则需要增加剂量
	• 对于住院患者，进行降血脂治疗
体育锻炼	
目标：30min，7 天/周（至少 5 天/周）	• 对所有患者进行运动测试，评价危险度以指导运动
	• 对于所有患者，鼓励 30～60min 的中等强度有氧运动，如快走、慢跑等
	• 对于高危患者，进行医疗监测
控制体重	
目标：BMI 18.5～24.9 kg/m², 腰围控制在男≤40 英寸、女≤35 英寸（1 英寸＝2.54 cm）	• 通过控制饮食和增加体育锻炼来降低体重
	• 对于腰围≥40 英寸的男性和≥35 英寸的女性（1 英寸＝2.54cm），建议改变生活方式，并预防代谢综合征
	• 最初减肥目标应为减轻基线体重的 10%
控制糖尿病	
目标：糖化血红蛋白＜7%	• 改变生活方式结合药物治疗，使糖化血红蛋白接近正常
	• 控制其他危险因素
	• 联合患者初级保健医生进行糖尿病护理

续表

干预目标	建议
抗血小板药物/抗凝血药	• 所有患者开始服用阿司匹林（75～162mg/d），有禁忌证者除外 • 急性冠状动脉综合征或经皮冠状动脉介入支架置入患者需服用氯吡格雷 75mg/d 联合阿司匹林长达 12 个月 • 阵发性或慢性心房颤动患者和心肌梗死后患者，不能服用阿司匹林的，可按 2～3 倍的比例使用华法林 • 伴有出血风险的患者则联合使用华法林与阿司匹林和（或）氯吡格雷，同时密切监测
肾素-血管紧张素-醛固酮系统抑制剂	血管紧张素转化酶（ACE）抑制剂： • 左室射血分数＜40％及合并高血压、糖尿病、慢性肾病的患者，有禁忌证者除外 血管紧张素Ⅱ受体阻滞剂： • 有 ACE 抑制剂禁忌证的患者、心力衰竭或左室射血分数＜40％的心肌梗死患者 醛固酮抑制剂： • 心肌梗死后患者，无肾功能不全和高钾血症，已经接受 ACE 抑制剂和血管紧张素Ⅱ受体阻滞剂的治疗，左室射血分数＜40％，合并糖尿病或心力衰竭者
β受体阻滞剂	心肌梗死、急性冠状动脉综合征或左心功能不全伴或不伴心力衰竭患者使用，有禁忌证者除外
接种流感疫苗	所有患者均应接种流感疫苗

*非高密度脂蛋白＝总胆固醇－高密度脂蛋白

三、三级预防

冠心病的三级预防主要是针对患有急性心肌梗死或严重心律失常的患者进行抢救和治疗。由于此时病变已经比较严重，因此难度较大、费用昂贵，属于被动措施。

鉴于我国尚处在冠心病发病上升时期，面对业已沉重的医疗费用负担和医疗资源不足的局面，我们应当采用将一级预防措施作为防治重点，同时提高二级和三级预防水平的综合策略。

另外，冠心病的预防可以并入现有的初级卫生保健服务网中，这是一项面向全体公民的最基本的保健工作。许多国家把初级卫生保健当作一项公益性很强的事业来抓，在机构配置、战略定位、项目支持、普及教育等方面都给予重点投入。我国初级卫生保健基金会自 1996 年建立以来，已经逐步形成了疾病普查、卫生人员培训、资助基层卫生服务机构服务能力建设的公益项目，努力为健康促进、预防保健、合理治疗等领域开展系列化公益项目。针对冠心病，我国初级卫生保健工作需要依靠政府、卫生保健系统和卫生人员的共同努力（表14-4-3），向降低冠心病死亡率、减少相关医疗花费的目标迈进。

表 14-4-3   冠心病的预防、发现与治疗

途径	预防	发现	治疗
政府	控制烟草；减盐防控高血压政策；食品营养标签的规范管理；改善健身条件，加强多元化公共休育服务供给；宣传饮酒危害的政策	提高冠心病知识的普及率，宣传早期发现的必要性	确保人人能够负担得起基本治疗药物
卫生保健系统	制定健康促进规划，培训卫生人员	建立危险因素和冠心病监测系统，采用经济有效的、早期发现冠心病危险因素的工具	能够进行常规的短期和长期治疗
卫生人员	定期了解患者危险因素的控制情况，戒烟治疗	评估危险因素；强化生活方式干预和药物治疗并进	以临床证据为基础的治疗方案和可负担的基本药物

（廖春晓）

参 考 文 献

[1] Murray C J, Vos T, Lozano R, et al. Disability-adjusted life years (DALYs) for 291 diseases and injuries in 21 regions, 1990－2010: a systematic analysis for the Global Burden of Disease Study 2010 [J]. The Lancet, 2013, 380 (9859): 2197－2223.

[2] Go A S, Mozaffarian D, Roger V L, et al. Heart Disease and Stroke Statistics—2014 Update A Report From the American Heart Association [J]. Circulation, 2014, 129 (3): e28－e292.

[3] Kitamura A, Sato S, Kiyama M, et al. Trends in the incidence of coronary heart disease and stroke and their risk factors in Japan, 1964 to 2003: the Akita-Osaka study [J]. J Am Coll Cardiol, 2008, 52 (1): 71－79.

[4] 陈伟伟，杜万良，高润霖. 中国心血管病报告 2010 [Z]. 北京：中国大百科全书出版社，2011.

[5] WHO. World health statistics 2009 [M]. World Health Organization, 2009.

[6] 中华人民共和国卫生部. 2009 年中国卫生统计年鉴 [M]. 北京：中国协和医科大学出版社，2010.

[7] Gaziano T A, Bitton A, Anand S, et al. Growing epidemic of coronary heart disease in low-and middle-income countries [J]. Current problems in cardiology, 2010, 35 (2): 72－115.

[8] 吴青，孔曲，任素琴，等. 中老年男性冠心病危险因素的分布及演变 [J]. 中华老年医学杂志，2008，27 (9): 657－660.

[9] Zhang X H, Lu Z L, Liu L. Coronary heart disease in China [J]. Heart, 2008, 94 (9): 1126－1131.

[10] Lerner DJ, Kannel WB. Patterns of coronary heart disease morbidity in the sexes: a 26-year follow-up of

Framingham population [J]. Am Heart J, 1986, 111 (2): 383-390.

[11] Murphy S L, Xu J, Kochanek K D. Deaths: final data for 2010 [J]. National Vital Statistics reports, 2013, 61 (4): 1-117.

[12] Tunstall-Pedoe H, Kuulasmaa K, Mähönen M, et al. Contribution of trends in survival and coronary-event rates to changes in coronary heart disease mortality: 10-year results from 37 WHO MONICA Project populations [J]. The Lancet, 1999, 353 (9164): 1547-1557.

[13] Müller-Nordhorn J, Binting S, Roll S, et al. An update on regional variation in cardiovascular mortality within Europe [J]. European Heart Journal, 2008, 29 (10): 1316-1326.

[14] 刘小清. 冠心病流行病学研究进展及疾病负担 [J]. 中华心血管病杂志, 2008, 36 (6): 573-576.

[15] Zhang X H, Lu Z L, Liu L. Coronary heart disease in China [J]. Heart, 2008, 94 (9): 1126-1131.

[16] 吴兆苏. 中国人群心血管病流行现状——来自 WHO-MONICA 的最新研究结果 [C]. 沈阳: 第八次全国心血管病学术会议, 2004.

[17] Ford E S, Capewell S. Coronary heart disease mortality among young adults in the U. S. from 1980 through 2002: concealed leveling of mortality rates [J]. J Am Coll Cardiol, 2007, 50 (22): 2128-2132.

[18] 饶栩栩, 陈百玲, 麦劲壮, 等. 队列人群心电图 ST-T 异常与死亡及心脑血管事件关系的前瞻性观察 [J]. 中华心血管病杂志, 2004, 32 (3): 258-263.

[19] Pursnani S, Diener-West M, Sharrett A R. The effect of aging on the association between coronary heart disease risk factors and carotid intima media thickness: an analysis of the Atherosclerosis Risk in Communities (ARIC) cohort [J]. Atherosclerosis, 2014, 233 (2): 441-446.

[20] Li J Z, Chen M L, Wang S, et al. A long-term follow-up study of serum lipid levels and coronary heart disease in the elderly [J]. Chin Med J (Engl), 2004, 117 (2): 163-167.

[21] Gartside P S, Wang P, Glueck C J. Prospective assessment of coronary heart disease risk factors: the NHANES I epidemiologic follow-up study (NHEFS) 16-year follow-up [J]. J Am Coll Nutr, 1998, 17 (3): 263-269.

[22] Lewington S, Clarke R, Qizilbash N, et al. Age-specific relevance of usual blood pressure to vascular mortality: a meta-analysis of individual data for one million adults in 61 prospective studies [J]. Lancet, 2002, 360 (9349): 1903-1913.

[23] Lawes C M, Rodgers A, Bennett D A, et al. Blood pressure and cardiovascular disease in the Asia Pacific region [J]. J Hypertens, 2003, 21 (4): 707-716.

[24] 中国医师协会心血管内科医师分会, 编辑委员会中华内科杂志. 心血管疾病一级预防中国专家共识 [J]. 中华内科杂志, 2010, 49 (2): 174-185.

[25] Hadaegh F, Shafiee G, Hatami M, et al. Systolic and diastolic blood pressure, mean arterial pressure and pulse pressure for prediction of cardiovascular events and mortality in a Middle Eastern population [J]. Blood Press, 2012, 21 (1): 12-18.

[26] Takagi H, Niwa M, Mizuno Y, et al. Revisiting evidence from the Blood Pressure Lowering Treatment Trialists' Collaboration: Fractional polynomials meta-regression of blood pressure reduction by angiotensin-converting enzyme inhibitors on stroke risk [J]. Int J Cardiol, 2013, 168 (4): 4590-4592.

[27] 中华医学会心血管学分会中华心血管病杂志编辑委员会. 中国心血管病预防指南 [J]. 中华心血管病杂志, 2011, 39 (1): 3-22.

[28] 许海燕, 项志敏, 陆宗良. 中国成人血脂异常防治指南 (2007) 概要与解读 [J]. 中华老年心脑血管病杂志, 2008, 10 (3): 238-240.

[29] 赵世庆, 王颖航. 血脂异常与冠心病的相关性 [J]. 中国老年学杂志, 2008, 28 (12): 1137-1139.

[30] Li J Z, Chen M L, Wang S, et al. A long-term follow-up study of serum lipid levels and coronary heart

disease in the elderly [J]. Chin Med J (Engl), 2004, 117 (2): 163 - 167.

[31] Yang W, Xiao J, Yang Z, et al. Serum lipids and lipoproteins in Chinese men and women [J]. Circulation, 2012, 125 (18): 2212 - 2221.

[32] Huxley R R, Woodward M. Cigarette smoking as a risk factor for coronary heart disease in women compared with men: a systematic review and meta-analysis of prospective cohort studies [J]. The Lancet, 2011, 378 (9799): 1297 - 1305.

[33] Barnoya J, Glantz S A. Cardiovascular effects of secondhand smoke: nearly as large as smoking [J]. Circulation, 2005, 111 (20): 2684 - 2698.

[34] Eckel R H, Kahn R, Robertson R M, et al. Preventing cardiovascular disease and diabetes A call to action from the American Diabetes Association and the American Heart Association [J]. Circulation, 2006, 113 (25): 2943 - 2946.

[35] Brunner E J, Shipley M J, Witte D R, et al. Relation between blood glucose and coronary mortality over 33 years in the Whitehall Study [J]. Diabetes Care, 2006, 29 (1): 26 - 31.

[36] Kanaya A M, Grady D, Barrett-Connor E. Explaining the sex difference in coronary heart disease mortality among patients with type 2 diabetes mellitus: a meta - analysis [J]. Archives of Internal Medicine, 2002, 162 (15): 1737.

[37] Yang W, Lu J, Weng J, et al. Prevalence of diabetes among men and women in China [J]. New England Journal of Medicine, 2010, 362 (12): 1090 - 1101.

[38] Perk J, De Backer G, Gohlke H, et al. [European Guidelines on Cardiovascular Disease Prevention in Clinical Practice (version 2012). The Fifth Joint Task Force of the European Society of Cardiology and other societies on cardiovascular disease prevention in clinical practice (constituted by representatives of nine societies and by invited experts)] [J]. G Ital Cardiol (Rome), 2013, 14 (5): 328 - 392.

[39] Xi B, Liang Y, He T, et al. Secular trends in the prevalence of general and abdominal obesity among Chinese adults, 1993 - 2009 [J]. Obes Rev, 2012, 13 (3): 287 - 296.

[40] Chen Y, Zeleniuch-Jacquotte A, Arslan A A, et al. Endogenous hormones and coronary heart disease in postmenopausal women [J]. Atherosclerosis, 2011, 216 (2): 414 - 419.

[41] Rossouw J E. Hormones, genetic factors, and gender differences in cardiovascular disease [J]. Cardiovascular Research, 2002, 53 (3): 550 - 557.

[42] Shiroma E J, Lee I. Physical activity and cardiovascular health lessons learned from epidemiological studies across age, gender, and race/ethnicity [J]. Circulation, 2010, 122 (7): 743 - 752.

[43] Li J, Siegrist J. Physical activity and risk of cardiovascular disease—a meta-analysis of prospective cohort studies [J]. International Journal of Environmental Research and Public Health, 2012, 9 (2): 391 - 407.

[44] Sesso H D, Paffenbarger R J, Lee I M. Physical activity and coronary heart disease in men: The Harvard Alumni Health Study [J]. Circulation, 2000, 102 (9): 975 - 980.

[45] Friedman M, Rosenman R H. Overt behavior pattern in coronary disease. Detection of overt behavior pattern A in patients with coronary disease by a new psychophysiological procedure [J]. JAMA, 1960, 173: 1320 - 1325.

[46] Denollet J. DS14: standard assessment of negative affectivity, social inhibition, and Type D personality [J]. Psychosom Med, 2005, 67 (1): 89 - 97.

[47] Christodoulou C, Douzenis A, Mommersteeg P M, et al. A case - control validation of Type D personality in Greek patients with stable coronary heart disease [J]. Ann Gen Psychiatry, 2013, 12 (1): 38.

[48] Yu D S, Thompson D R, Yu C M, et al. Validating the Type D personality construct in Chinese patients with coronary heart disease [J]. J Psychosom Res, 2010, 69 (2): 111 - 118.

［49］Matthews K A, Gump B B. Chronic work stress and marital dissolution increase risk of posttrial mortality in men from the Multiple Risk Factor Intervention Trial ［J］. Arch Intern Med, 2002, 162 (3): 309 - 315.

［50］Wijeysundera H C, Machado M, Farahati F, et al. Association of temporal trends in risk factors and treatment uptake with coronary heart disease mortality, 1994 - 2005 ［J］. Jama, 2010, 303 (18): 1841 - 1847.

［51］Palmieri L, Bennett K, Giampaoli S, et al. Explaining the decrease in coronary heart disease mortality in Italy between 1980 and 2000 ［J］. American Journal of Public Health, 2010, 100 (4): 684.

［52］Ford E S, Ajani U A, Croft J B, et al. Explaining the decrease in U. S. deaths from coronary disease, 1980 - 2000 ［J］. N Engl J Med, 2007, 356 (23): 2388 - 2398.

［53］脑卒中综合危险度评估及干预国家十五攻关冠心病. 国人缺血性心血管病发病危险的评估方法及简易评估工具的开发研究 ［J］. 中华心血管病杂志, 2003, 31 (12): 893 - 901.

［54］Perk J, De Backer G, Gohlke H, et al. European Guidelines on Cardiovascular Disease Prevention in Clinical Practice (Version 2012): The Fifth Joint Task Force of the European Society of Cardiology and Other Societies on Cardiovascular Disease Prevention in Clinical Practice (Constituted by Representatives of Nine Societies and by Invited Experts) ［J］. Int J Behav Med, 2012, 19 (4): 403 - 488.

［55］Smith S J, Allen J, Blair S N, et al. AHA/ACC guidelines for secondary prevention for patients with coronary and other atherosclerotic vascular disease: 2006 update: endorsed by the National Heart, Lung, and Blood Institute ［J］. Circulation, 2006, 113 (19): 2363 - 2372.

第十五章　老年糖尿病的流行病学研究

第一节　概述

糖尿病（diabetes mellitus，DM）古代称为消渴病，在中国有两千多年的历史记载。1999 年 WHO 专家咨询委员会提出，糖尿病是由多种病因引起的代谢紊乱，其特点是慢性高血糖，伴胰岛素分泌不足和（或）作用障碍，导致碳水化合物、脂肪、蛋白质代谢紊乱，造成多种器官的慢性损伤、功能障碍或衰竭。

近年来，随着经济的发展，人们的生活方式和社会人口结构发生了巨大的变化，糖尿病的危险因素逐渐增多，导致糖尿病患病率呈现显著上升趋势。糖尿病成为继心脑血管疾病和恶性肿瘤之后对人类健康构成威胁的重要疾病。WHO 报告显示，糖尿病死亡人数在非传染性疾病中位于第四位，全球每年大约 130 万人死于糖尿病。WHO 资料表明，2012 年全球共有 3.71 亿糖尿病患者；据预测到 2030 年，糖尿病死亡人数将增加 1 倍[1-2]。国际糖尿病联盟（IDF）研究报告显示，2025 年全球糖尿病患者将达到 3.8 亿。各个国家糖尿病患病人数均在不断增长，预计到 2030 年将突破 5.52 亿[3-4]。控制糖尿病的发生和发展已经成为全世界关注的重大公共卫生问题。

依据我国 20 世纪 80 年代初全国 14 省市的调查，我国曾被世界卫生组织和国际糖尿病联盟列为糖尿病患病率很低的国家[5]。然而近几十年，由于经济快速发展、生活方式改变、人均寿命延长及肥胖等因素，我国糖尿病患病率有随年龄增长而上升的趋势，已经与欧洲发达国家的糖尿病患病率相似。2010 年一项对我国 98 658 名具有代表性的成年人样本进行的糖尿病患病率横断面调查显示，糖尿病的患病率是 11.6%，其中男性为 12.1%，女性为 11.0%；糖尿病前期的患病率是 50.1%，其中男性为 52.1%，女性为 48.1%。由此估计，中国有 1.139 亿糖尿病患者，4.934 亿成年人处于糖尿病前期[6]。可见，糖尿病是我国一个十分重要的公共卫生问题。

我国几次大样本流行病学调查结果证实，大部分地区糖耐量受损的患病率超过了糖尿病患病率。例如，2000—2001 年的人群调查显示，空腹血糖受损的患病率（7.30%）要高于糖尿病的患病率（5.50%），这预示着在未来我国的糖尿病流行形势还会更加严峻。年龄增长是糖尿病的独立危险因素，几乎国内外所有调查结果都支持成人糖尿病患病率有随年龄增长而上升的趋势。随着我国逐渐进入老龄社会，老年人糖尿病的诊治应作为糖尿病控制的重点之一。人群的糖尿病患病率在 50 岁左右的增幅最为明显，提示应在发病高峰前进行防治。

临床上将糖尿病分为胰岛素依赖型糖尿病（IDDM），即 1 型糖尿病；非胰岛素依赖型糖尿病（NIDDM），即 2 型糖尿病；葡萄糖耐量异常（IGT）；妊娠糖尿病（GDM）[7]。老年糖尿病多属于非胰岛素依赖型糖尿病，占 90% 以上。对于新诊断的 2 型糖尿病患者，传统的治疗方法是饮食控制和（或）药物治疗，其理论根据是这类患者的胰岛 β 细胞功能相对较好。近年来不少糖尿病专家主张对新发现的 2 型糖尿病患者首选胰岛素强化治疗。短期胰岛素强化治疗通过减轻高糖毒性而改善胰岛 β 细胞功能。转基因构建功能性非胰岛 β 细胞系、转基因胰岛移植和转基因诱导胰岛新生已成为 1 型糖尿病细胞治疗领域的研究热点。随着转基因技术的不断完善，相信基因修饰将成为 1 型糖尿病细胞治疗的新策略。

今后的糖尿病防治重点主要是加大健康教育和健康促进力度、提倡健康的生活方式、加强体育锻炼和增加体力活动；合理膳食；预防和控制肥胖；加强绩效评价；早发现、早治疗，力争不发展为糖尿病；培养糖尿病患者的自我管理技能；加强基因水平的研究，寻找糖尿病的易感基因。随着人类基因组计划对基因组 DNA 序列测定的完成和系统的人类基因鉴定及功能研究的深入展开，将为今后开展已在基因组上定位的 2 型糖尿病的致病/易感基因研究提供大量的候选基因，发现新的有效的糖尿病防治措施。

第二节　老年糖尿病的分布特征

一、地区分布

老年糖尿病的分布存在地区差异。世界各国之间老年糖尿病的患病率存在差别，发达国家高于发展中国家。美国 65 岁以上居民糖尿病患病率为 26.9%。澳大利亚 65～74 岁老年人糖尿病患病率为 9.4%，75 岁以上的患病率更高，为 10.9%。欧洲国家 60～79 岁老年人的糖尿病患病率是 10%～20%[8-10]。未来世界各地糖尿病应该还会出现新的趋势（见表 15 - 2 - 1）。同一国家不同地区的老年糖尿病患病率也存在差别。我国的糖尿病调查显示，经济发展好的城市糖尿患病率高于其他城市，城市患病率高于农村患病率。全国 31 省调查结果显示，60 岁及以上的老年人糖尿病患病率为 6.8%，其中城市老年糖尿病患病率为 13.10%，农村为 4.40%[11-13]。

表 15 - 2 - 1　2000 年预测 2030 年世界前十位糖尿病患病国家及人数

排名	2000 年		2030 年	
	国家	患病人数（百万）	国家	患病人数（百万）
1	印度	31.7	印度	79.4
2	中国	20.8	中国	42.3
3	美国	17.7	美国	30.3
4	印度尼西亚	8.4	印度尼西亚	21.3
5	日本	6.8	巴基斯坦	13.9
6	巴基斯坦	5.2	巴西	11.3
7	俄罗斯联邦	4.6	孟加拉国	11.1
8	巴西	4.6	日本	8.9
9	意大利	4.3	菲律宾	7.8
10	孟加拉	3.2	埃及	6.7

资料来源：Wild 等，2004.

二、时间分布

近几十年糖尿病的患病率呈上升趋势，美国健康调查资料表明，过去的 10 年间美国全人口糖尿病患病率再次翻倍，2002 年达到 6.2%，2010 年 60 岁及以上老年人患病率达到 26.9%，糖尿病的患病增长趋势十分惊人。我国 2002 年全国成人糖尿病流行病学调查结果显示，糖尿病的患病率从 1980 年的 0.8% 逐年增长到 2002 年的 6.1%，2010 年的城市糖尿病患病率约为 12.3%，我国迅速跨入世界糖尿病中等国家的行列[12]。这种变动趋势的主要原因是中国人口进入老龄化时期以及肥胖和生活方式的改变，另外临床诊断指标的灵敏度提高、诊断标准的变化以及医疗保健的改善等也是影响因素。

根据《中国卫生和计划生育统计年鉴》的数据，2005—2012 年间，60 岁以上老年人的年龄别糖尿病死亡率的变化趋势不明显（见表 15-2-2）。城市老年居民年龄别糖尿病死亡率的变动趋势如图 15-2-1 所示，60～64 岁、65～69 岁年龄组的老年人糖尿病死亡率处于比较平稳的状态，85 岁及以上老年人的死亡率随着时间变化波动比较大。

表 15-2-2 我国 2005—2012 年城市和农村地区 60 岁以上老年人的糖尿病年龄别死亡率（1/10 万）

年份	地区	60～	65～	70～	75～	80～	85 岁及以上
2005	城市	30.44	60.11	113.48	164.94	208.87	204.79
	农村	17.76	20.97	33.96	74.90	54.50	60.94
2006	城市	25.50	58.40	110.24	187.35	265.19	356.58
	农村	18.43	32.51	57.70	81.83	98.56	112.99
2007	城市	26.03	51.63	106.91	198.16	268.49	361.58
	农村	22.55	34.18	62.75	84.47	107.28	134.61
2008	城市	28.37	49.21	97.96	182.06	264.14	329.87
	农村	26.43	42.29	73.55	107.64	151.74	198.81
2009	城市	27.35	52.20	100.25	178.17	264.55	338.00
	农村	27.53	42.01	75.66	109.40	139.71	154.27
2010	城市	27.17	51.91	91.25	160.79	253.60	422.00
	农村	19.88	35.13	70.02	96.44	138.15	216.26
2011	城市	27.20	49.01	92.93	161.86	242.14	286.48
	农村	27.22	41.24	68.30	94.90	123.61	147.66
2012	城市	22.76	42.74	77.17	140.53	213.97	284.81
	农村	18.83	33.02	56.37	84.29	124.57	140.05

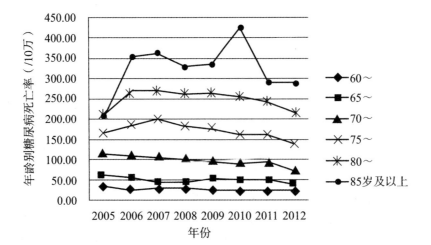

图 15-2-1 2005—2012 年我国城市 60 岁以上老年人糖尿病的年龄别死亡率

三、人群分布

（一）年龄

几乎所有的人群研究都显示糖尿病的患病率随着年龄增长而增加。2008 年第四次国家卫生服务调查分析报告显示：20～39 岁人群中糖尿病的患病率为 3.2％，40～59 岁人群中为 11.5％，大于 60 岁人群中为 20.4％，我国糖尿病患病率随着年龄的增长而增加[12]。有研究显示，中国和日本的糖尿病在 60 岁以后出现患病高峰；在印度，60～69 岁人群的糖尿病患病率高于其他人群，70 岁以后患病率出现下降[2]；美国 45～74 岁糖尿病患病率为 34％；南太平洋国家大于 60 岁的男性糖尿病患病率为 29.4％，女性为 46.2％。不同地区的糖尿病患病率有一个整体随年龄增长而增高的趋势，但是近年来随着生活方式的改变，肥胖者增多，糖尿病发病有逐步年轻化的趋势。

（二）性别

关于不同性别的糖尿病患病率差异，研究结果没有一致性。我国 2008 年 14 个省市、自治区糖尿病筛查结果显示：男性患病率为 10.6％，略高于女性（8.8％），在调整其他危险因素后，男性患糖尿病的风险是女性的 1.26 倍。在西欧与美国，女性的糖尿病患病率高于男性。在美国 40～69 岁人群中，女性患病率是男性的 2 倍，随着年龄的增长，女性的患病率逐渐降低，最后与男性持平[5]。在欧洲，女性的糖尿病患病率高于男性并且随着年龄的增长有增加的趋势。但在日本与韩国，男性患病率高于女性。不同国家老年糖尿病性别比例的差异可能与种族因素无关，而是环境和行为危险因素的差异造成的。

（三）职业

不同职业的劳动性质和劳动强度与糖尿病的发生有密切关系。研究显示脑力劳动者的糖尿病患病率高于体力劳动者，且脑力劳动紧张者高于脑力劳动不紧张者，轻体力劳动者的糖尿病患病率高于重体力劳动者，体力劳动强度越高，糖尿病患病率越低。研究表明，职业性质与糖尿病的发生密切相关，不同职业人群的糖尿病患病率由高到低依次为：科教文卫人员、行政管理人员、工人、军人、个体户、农民。

（四）民族

国内外研究资料表明，不同种族糖尿病的发病率不同。Pima 印第安民族是世界上糖尿病患病率最高的民族，约有 50％的 Pima 印第安人患有糖尿病[14]。其他印第安人部落、瑙鲁人及别的太平洋岛国如斐济、萨摩亚（南太平洋）、汤加（南太平洋）的患病率也较高。阿拉斯加的爱斯基摩人糖尿病的患病率最低，土著居民糖尿病患病率为 1.5％，其中因纽特人仅为 0.9％[15]。美国白种人的发病率显著高于黑种人。2011 年美国的一项健康调查发现：亚裔美国人患病率为 25％，高于美国白人。在调整年龄、性别和体质指数后，亚裔人发生糖尿病的风险是白人的 1.6 倍。我国同一地区不同种族的糖尿病患病率也有差异，如新疆的维吾尔族人比汉族的糖尿病患病率高。这提示不同民族间的某些因素可能与糖尿病发生有关[14]。我国西北农村地区回族的糖尿病的患病率高于汉族。糖尿病的发生与不同种族人群经历的生活方式转变关系密切,传统或土著民族在城市化过程中往往伴有糖尿病患病率的增加,而保留原传统生活方式的人群其患病率基本维持不变。

(五) 家族史

糖尿病的家族聚集性,已经得到国内外研究的一致认可。我国的调查结果表明有糖尿病家族史者糖尿病和糖耐量受损的患病率(7.74%和6.47%)显著高于无糖尿病家族史者(3.91%和4.42%)。糖尿病一级亲属的患病率为2.1%~5.2%,较一般人群高出5~21倍。有研究对175个有糖尿病家族史的糖尿病先证者进行3代家族史调查,研究发现:2代均有糖尿病患者的家系占86.3%(151/175);先证者同胞糖尿病患病率为45.3%(126/278);先证者一级亲属糖尿病的患病率为70.7%(261/369);在相似的生活环境下,糖尿病患者同胞的糖尿病患病率是其配偶的4.2倍。糖尿病的家族聚集性在老年人群依旧存在。

(六) 移民

糖尿病不仅与种族有关,与移居也有一定的关联。印度人移居到新加坡后患病率高达6.1%,移居马来西亚后患病率为4.2%,移居到南非后,患病率为4%~6%,不仅比印度本土居民高,比移居地的其他民族也高。夏威夷华人患病率为1.8%,马来西亚华人患病率为7.4%,毛里求斯华人患病率高达16%,相比国内居民都高。Tokelauan人移民新西兰后,糖尿病患病率明显升高,是本土居民的2~5倍,肥胖可以部分解释这种差异,但调整体质指数后,仍比本土居民患病率高。这些移民研究提示,环境因素在糖尿病的病因学上具有重要意义,并且不同种族的遗传易感性不同。

第三节 老年糖尿病的危险因素研究

糖尿病是由多种病因引起的代谢紊乱,其特点是慢性高血糖,伴胰岛素分泌不足和(或)作用障碍,导致碳水化合物、脂肪、蛋白质代谢紊乱,造成多种器官的慢性损伤、功能障碍或衰竭。非胰岛素依赖型糖尿病主要是由遗传因素和环境因素引起外周组织胰岛素抵抗和胰岛素分泌缺陷,导致机体胰岛素相对或绝对不足,使葡萄糖摄取利用减少,从而引发高血糖,导致糖尿病。老年发病者多为非胰岛素依赖型糖尿病(NIDDM)。资料表明我国老年人群的非胰岛素依赖型糖尿病占发病人数的95%,因此重点阐述NIDDM的危险因素。

一、遗传因素

家族聚集性研究表明,糖尿病患者一级亲属糖尿病发病风险是一般人群的3.5倍;双生子分析显示,异卵双生子同病率为10%~15%,同卵双生子同病率为41%~55%,提示遗传因素在NIDDM发生中发挥重要作用。Barnett收集的同卵双生子资料,发现IDDM双生子共显性为54%,而NIDDM双生子共显性为91%,中国的NIDDM的遗传度为51.2%~73.8%,高于60%,NIDDM具有更强的遗传倾向。

家族聚集性的程度经常用同胞相对危险来表示,即疾病在患病同胞与普通人群中的流行率之比。研究显示，欧洲人口中 NIDDM 的同胞相对危险大约是 3.5。在 Pima 印第安人中所做的一项长期追踪研究发现，双亲中如果有一方是糖尿病患者，则其后代发展为糖尿病的可能性是对照人群的 2.3 倍，而如果父母双亲皆为糖尿病患者，则其后代发展为糖尿病的可能性是对照人群的 3.9 倍。

近年来，随着人类基因组计划的完成和功能基因组学研究的开展，一系列 NIDDM 相关易感基因被发现，并引起人们的关注。近年来，经重复验证与其相关联的基因有转录因子 7 类似物 2（transcription factor 7-like2，TCF7L2）基因、过氧化物酶体增殖物激活受体 γ（Peroxisome proliferatoractivated receptor gamma，PPAR-γ 或 PPARG）、电压门控钾通道亚家族 Q1（potassium voltage-gated channel，subfamily Q，number1，KCNQ1）基因、β-细胞腺苷三磷酸-敏感性钾通道（potassium inwardly-rectifying channel，sub-family J，member11，KCNJ1）基因等[16]。

TCF7L2 基因是到目前为止发现的与 NIDDM 关联强度最高的易感基因之一，在白种人群中约有 1/5 的 NIDDM 患者存在 TCF7L2 基因突变。TCF7L2 基因是 Wnt 信号传导通路中的转录因子，其表达量与胰岛 β 细胞增殖、凋亡及胰岛素的分泌密切相关。大量研究结果显示，TCF7L2 基因多态性与 NIDDM 明显相关联。

遗传流行病学研究还发现了其他一些候选基因。近来一些研究表明，PC-1 是决定胰岛素敏感性的因素之一，可能在胰岛素抵抗中起重要作用。PC-1 又叫血浆细胞分化抗原 1，是一种血浆细胞膜糖蛋白。有研究资料表明 Foxa2 是调节空腹时肝分解脂肪酸的关键开关。Foxo1 的主要作用是促进空腹时肝糖异生。空腹状态下，低胰岛素水平可激活 Foxo1 和 Foxa2，Foxo1 的激活可导致葡萄糖异生增加，Foxa2 的激活导致脂肪酸 β 氧化及酮体形成增加和极低密度脂蛋白（VLDL）合成。在胰岛素抵抗状态下，减低的胰岛素信号不能抑制 Foxo1 但能抑制 Foxa2，结果导致葡萄糖异生增加和脂肪酸 β 氧化减少、VLDL 合成及分泌减少，这些均与 NIDDM 发生密切相关。未来还需要进行更多地研究揭示 NIDDM 的遗传学基础，这不仅可以从分子水平上提高我们对疾病发病机制的认识，并且对 NIDDM 的诊断、预防和治疗具有很重要的意义。

二、肥胖

肥胖是 NIDDM 的重要诱发因素之一。美国全国健康营养调查显示：超重者发生糖尿病的风险是体重正常者的 2.9 倍。2001 年 Mokdad 等对美国 19 万名 18 岁以上的成人进行行为危险因子的检测，研究发现 BMI≥40 者发生糖尿病的危险性是 BMI<40 者的 7.17 倍。我国研究人员在某体检人群中发现：BMI>28 的人群糖尿病患病率为 21.2%，高于 24<BMI≤28 的人群（11.4%）和 BMI≤24 的人群（3.3%）。1998 年广东省全省糖尿病流行病学抽样调查结果显示：BMI≥25 者发生糖尿病的危险性是 BMI<25 的 2.5 倍（调整 OR）。肥胖是引发 2 型糖尿病发生的一个独立的危险因素。NIDDM 不仅与肥胖有关，还与其体脂分布类型相关。腰臀比（waist hip ratio，WHR）是反应向心性肥胖的一个重要指标，向心性肥胖者较全身性肥胖者更易患 NIDDM，甘肃省进行的糖尿病流行病学调查结果显示，在肥胖与 NIDDM 发病的关系中，WHR 比 BMI 更敏感。肥胖发展为糖尿病的机制尚不十分清楚。研究表明脂肪细胞释放的游离脂肪酸（free fatty acid，FFA）在肥胖发展成为糖尿病的过程中起着重要的作用。FFA 可通过抑制外周组织对葡萄糖的摄取和利用，使胰岛素对糖

代谢的作用降低，从而导致胰岛素抵抗。FFA 还可通过促进糖异生、在葡萄糖-脂肪酸循环中直接与葡萄糖相互竞争等影响葡萄糖的代谢。

三、体力活动不足

很多研究发现体力活动不足会增加 NIDDM 发病的危险，活动最少的人与活动最多的人相比患病率相差 2～6 倍。这种现象存在于欧洲人、美国土著人，亚洲印第安人、中国人、毛里求斯克里奥尔人，波利尼西亚人等多种人群。有规律的体育锻炼能增加胰岛素的敏感性和改善糖耐量。我国的调查结果显示，糖尿病的发病率随着职业体力活动的加强而下降，因此，加强体育锻炼是预防糖尿病的措施之一。

四、糖耐量受损及胰岛素抵抗

糖耐量受损（impaired glucose tolerance，IGT）是指血糖水平介于正常人和糖尿病患者之间的一种中间状态。WHO 已正式将糖耐量受损看成 NIDDM 的一个高危因素。糖耐量受损严重的人群糖尿病患病率也常高于一般人群，在 IGT 诊断后的 5～10 年复查时，大约有1/3 的人发展为糖尿病。改善膳食和增加体力活动有利于降低糖耐量受损向糖尿病的转化率。

胰岛素抵抗是指机体对一定量的胰岛素的生物学反应低于预期正常水平的一种现象，常伴有高胰岛素血症。研究证实，胰岛素抵抗是 2 型糖尿病高危人群的重要特征之一。在糖耐量正常或减低的人发展为 2 型糖尿病的过程中，循环胰岛素水平起主要作用。

五、膳食因素

大量流行病学研究发现：奶制品、动物脂肪、糖类等的摄入量与血糖水平呈正相关，而谷物纤维、蔬菜水果及豆制品等的摄入量与血糖水平呈负相关。Meyer 等对美国爱荷华州3.9 万名 55～69 岁的老年女性进行 11 年的饮食习惯与 NIDDM 关联的队列研究发现：在调整可能的混杂因素（年龄、吸烟饮酒、BMI 等）后，植物脂肪的摄入量与 NIDDM 呈负相关，用多不饱和脂肪酸替代饱和脂肪酸可降低 NIDDM 的发生。目前认为高脂肪、高蛋白、高碳水化合物和缺乏纤维素膳食可能与糖尿病的发生有关。此外膳食营养和体力活动对糖尿病的危险性还存在协同作用。日本相扑运动员每日摄入能量是一般人的 2 倍多，他们中40％的人发展为糖尿病。也有人提出生命早期营养不良可以导致后来代谢障碍和增加糖尿病患病风险。

浙江省的老年膳食调查显示，糖尿病标化发病率从大到小排列顺序与水果摄入量从小到大的趋势基本一致。蔬菜水果中含有丰富的维生素、矿物质、膳食纤维、植物化学物等物质，富含蔬菜水果的膳食对保持身体健康，保持肠道正常功能，提高免疫力，降低肥胖、糖尿病、高血压等慢性疾病风险具有重要作用。

近年来各国膳食指南都强调增加蔬菜和水果的摄入种类和数量，有助于预防和减少糖尿病的发生。目前国际上倡导的膳食模式是动植物食物比例恰当：粮谷类提供的能量达总能量的 50％～60％，蛋白质 40％～50％来源于动物性食物[17]。这种膳食模式可合理的提供能量和营养素，有效降低各种慢性疾病的发生。

六、社会经济状况

糖尿病与社会经济状况紧密相关。经济富裕国家的糖尿病患病率高于发展中国家，社会经济方面的贫困与糖尿病的危险增加相关。糖尿病的患病率随收入的增加而增加，并且经济收入越高、文化程度越低患糖尿病的风险越大。社会经济状况是一个综合的危险因素，往往可以预测一个国家或地区糖尿病的时间趋势。

七、病毒感染

研究显示糖尿病的发生与病毒感染有很大的相关性。与糖尿病有关的病毒包括柯萨奇病毒、腮腺炎病毒、风疹病毒及巨细胞病毒等。1978 年，从一名死于糖尿病的男孩的胰腺组织中分离出柯萨奇病毒，用于接种动物可诱发糖尿病。Banatrala 等报道英国、澳大利亚诊断的 153 例糖尿病病例，其血清中柯萨奇病毒特异性 IgM 阳性率显著增高[15]。病毒一直被认为是可能引发糖尿病的启动因子，病毒感染后主要造成自身免疫胰岛 β 细胞损害。

八、自身免疫

90％的 IDDM 新发病人血浆中存在胰岛细胞自身抗体（ICA），包括胰岛细胞胞浆抗体（ICCA）、胰岛细胞表面抗体、细胞毒性的胰岛细胞抗体、抗胰岛素 64KD 抗体和胰岛素自身抗体。已经证实糖尿病患者血内谷氨酸脱羧酶抗体阳性。这些抗体与特定补体结合从而激发自身免疫。

有证据提示细胞免疫在 IDDM 的发病机制中起到重要作用。某些 IDDM 患者诊断不久可发现胰岛素、胰岛淋巴细胞浸润。

九、其他

许多研究发现高血压患者发展为糖尿病的危险比正常血压者高，然而这可能与两者有共同的危险因素有关。社会心理因素、文化程度、出生及 1 岁时的低体重、服药史、心血管疾病史等都是糖尿病的易患因素。

综上所述，糖尿病是遗传因素、环境因素共同参与和（或）相互作用而引起的多因素疾病。具有遗传易感性的个体在环境危险因素作用下，易于发生 NIDDM。

第四节　老年糖尿病的防治策略和措施

一、策略

糖尿病是 21 世纪全球面临的重大公共卫生问题，世界各国都十分重视糖尿病的防治。WHO 自 1999 年发起国际糖尿病防治行动，在之后的几年不断提出糖尿病防治指南及规划，我国也相应提出糖尿病防治规划纲要及成立全国糖尿病防治专家委员会。我国将糖尿病列为国家慢性病防治的重点之一，明确糖尿病防治的具体目标、任务、对策及措施。2005 年我国出台糖尿病防治指南，主要以"九五纲要"为背景，坚持预防为主的方针，以控制糖尿病患病率上升趋势、减少并发症、提高患者生存率、改善生活质量为目标。

糖尿病的有效控制应该包括三级预防策略：一级预防旨在减少糖尿病的发病率；二级预防主要是通过早发现、早诊断和早治疗尽快控制高血糖生化异常，是在已诊断的 2 型糖尿病患者中预防糖尿病并发症的发生；三级预防为延缓糖尿病并发症的进展、降低致残率和死亡率，并提高患者的生命质量。

中国糖尿病的防治指南策略是从预防疾病出发，强调加大社会健康教育力度，重点关注糖尿病高危人群的筛查，早期发现和监护，在治疗方面制定和完善糖尿病的三级管理，特别是运动健康教育和个体化指导的方式，使患者掌握防治知识和技能，进行自我管理。开展以健康促进为手段的社区综合防治，强调"防"与"治"的结合，最大限度调动政府、卫生部门和非卫生部门、糖尿病学会和协会等组织进行防治，使防治效果更好、效率更高。

二、措施

（一）健康教育

糖尿病的初级预防方案包括针对高危人群（如糖尿病前期或肥胖患者）的方案和针对一般人群的方案。糖尿病的人群预防是病因预防，最重要的措施是公众的健康教育，以改变不良的生活方式。健康教育的内容主要包括：合理控制体重、参加适当的体育锻炼和体力活动、合理膳食、避免服用损伤糖耐量的药物等。

（二）筛查高危人群

因我国人口众多，在全人群中通过血糖检测来筛查糖尿病前期患者并系统性地发现其他高危人群不具有可行性，所以高危人群的发现主要依靠机会性筛查（如在健康体检中或在进行其他疾病的诊疗时）。在条件允许时，可针对高危人群进行血糖筛查。

高危人群是指：①有糖调节受损史；②年龄≥45 岁；③超重、肥胖（BMI≥24kg/m²），男性腰围≥90cm，女性腰围≥85cm；④2 型糖尿病患者的一级亲属；⑤高危种族；⑥有巨大儿（出生体重≥4kg）生产史，妊娠糖尿病史；⑦高血压（血压≥140/90mmHg）或正在接受降压治疗；⑧血脂异常 HDL - C≤0.91mmol/L（≤35mg/dl）及 TG≥2.22mmol/L（≥200mg/dl），或正在接受调脂治疗；⑨心脑血管疾病患者；⑩有一过性糖皮质激素诱发糖尿病病史者；⑪BMI≥28kg/m²的多囊卵巢综合征患者；⑫严重精神病和（或）长期接受抗抑郁症药物治疗的患者；⑬静坐生活方式[7]。

推荐采用OGTT（空腹血糖和糖负荷后2h血糖）进行筛查，行OGTT 有困难的情况下可筛查空腹血糖，但仅筛查空腹血糖会有漏诊的可能性。如果筛查结果正常，3 年后应重复检查。IGT 是最重要的 2 型糖尿病高危人群，每年约有 1.5％～10.0％的 IGT 患者进展为 2 型糖尿病。对于筛查出的糖尿病高危人群，给予适当的生活方式干预可显著延迟或预防 2 型糖尿病的发生。

（三）积极治疗和控制

对于已经发展成为糖尿病的患者，应该采取积极有效的措施控制糖尿病的进一步发展，严格控制血糖，预防并发症的发生。在没有明显糖尿病血管并发症但具有心血管疾病危险因素的 2 型糖尿病患者中采取降糖、降压、降脂（主要是降低 LDL‐C）和应用阿司匹林，可以预防心血管疾病和糖尿病微血管病变的发生。在年龄较大、糖尿病病程较长和已经发生了心血管疾病的患者中，要充分平衡血糖控制的利弊，在血糖控制目标的选择上采用个体化的策略。糖尿病的治疗措施主要包括：医学营养治疗、运动治疗、戒烟、药物治疗、手术治疗以及患者的教育。

限于目前医学水平，糖尿病仍然是终身性的疾病，因此应给予糖尿病患者终身的密切医疗关注。糖尿病治疗的近期目标是通过控制高血糖和相关代谢紊乱来消除糖尿病症状和防止出现急性代谢并发症，糖尿病治疗的远期目标是通过良好的代谢控制达到预防慢性并发症，提高糖尿病患者的生活质量。因此，糖尿病的控制不是传统意义上的治疗而是系统的管理。

（刘春芳　王竹青　吴　涛）

参考文献

［1］Ramachandran A，Snehalatha C，Shetty A，et al. Trends indiabetes in Asian countries ［J］. World Journal of Diabetes，2012，3（6）：110‐117.

［2］Ramachandran A，Snehalatha C. Current scenario of diabetes in India ［J］. Journal of Diabetes，2009，1（1）：18‐28.

［3］Whiting DR，Guariguata L，Weil C，et al. IDF diabetes atlas：global estimates of the prevalence of diabetes for 2011 and 2030 ［J］. Diabetes Research and Clinical Practice，2011，94（3）：311‐321.

［4］Wild S，Roglic G，Green A，et al. Global prevalence of diabetes：estimates for the year 2000 and projections for 2030 ［J］. Diabetes Care，2004，27：1047‐1053.

［5］Yang W，Lu J，Weng J，et al. Prevalence of diabetes among men and women in China ［J］. The New England Journal of Medicine，2010，362（12）：1090‐1101.

［6］Xu Y，Wang LM，Jiang H，et al. Prevalence and Control of Diabetes in Chinese Adults. JAMA，2013；310（9）：948‐958.

［7］中华医学会糖尿病学分会. 中国 II 型糖尿病防治指南（2010 年版）［J］. 中国糖尿病杂志，2012，20（1）：81‐117.

［8］Zhang L，Wang F，Wang L，et al. Prevalence of chronic kidney disease in China：a cross‐sectional survey. Lancet，2012，379：815 ‐ 822.

［9］Gu D，Reynolds K，Duan X，et al. Prevalence of diabetes and impaired fasting glucose in the Chinese adult population：International Collaborative Study of Cardiovascular Disease in Asia （InterASIA）. Diabetologia，2003，46：1190 ‐ 1198.

［10］DECODE Study Group. Is fasting glucose sufficient to define diabetes Epidemiological data from 20 European studies ［J］. Diabetologia，1999，42：647 ‐ 654.

［11］周海滨，彭绩，刘小立，等 . 1997 年和 2009 年深圳市居民糖尿病患病状况 ［J］. 中华预防医学杂志，2011，45（9）：815‐819.

［12］王克安，李天麟，向红丁，等 . 中国糖尿病流行特点研究 ［J］. 中华流行病学杂志，1998，19：282‐285.

［13］周海滨，彭绩，刘小立，等．1997 年和 2009 年深圳市居民糖尿病患病状况［J］．中华预防医学杂志，2011，45（9）：815－819．

［14］马生花．糖尿病的种族差异［J］．医学信息（下旬刊），2010，23（4）：11－12．

［15］Ramachandran A，Mary S，Yamuna A，et al. High prevalence of diabetes and cardiovascularrisk factors associated with urbanization in India［J］．Diabetes Care，2008，31：893－898．

［16］杨可名，游娜．TCF7L2 基因多态性与 II 型糖尿病发病关系的研究进展［J］．实用老年医学，2011，25（4）：341－343．

［17］Kelemen LE，Anand SS，Vuksan V，et al. Development and evaluation of cultural food frequency questionnaires for South Asians，Chinese，and Europeans in North America［J］．J Am Diet Assoc，2003，103：1178－1184．

第十六章　老年期痴呆的流行病学研究

第一节　概述

一、痴呆的概念和流行特征

痴呆是一种脑部疾病所致的慢性或进行性综合征（渐进性认知功能退化，且此退化的幅度远高于正常老化的进展），通常是认知功能（即处理思想的能力）出现比正常年老过程更严重的衰退。痴呆以高级皮层功能的多项损害为特点，它会影响记忆、思考、定向、理解、计算、学习、语言和判断能力，但不会影响意识。认知能力损伤通常伴有情感控制能力、社会行为和动机衰退，或晚于上述几种状况出现。因为痴呆是以智能损伤、智能减退为主要特征，智力损害是基本的，同时伴有记忆和人格的损害，所以痴呆是智力、记忆、人格的全面损害。痴呆症由多种首要或次要影响大脑的疾病（包含伤害）引起，如阿尔茨海默病（Alzheimer's disease，AD）和卒中（只有不到10%的痴呆症是可逆的）。

老年期痴呆是指发生于老年期或由成年延续下来的痴呆，老年期痴呆以AD和多发性栓塞性痴呆（multi-infarct dementia，MID）最为多见。由于人均寿命延长，老年人口迅速增加，老年期痴呆已成为老年人的多发病。据估计，全世界现有3560万痴呆症患者，其中一半以上（58%）生活在低收入和中等收入国家，每年新增病例为770万；每一百位60岁及以上人口中就有2~8名痴呆症患者；预测痴呆症患者总数大约每20年翻一番，到2050年达1.15亿，而生活在低收入和中等收入国家的痴呆症患者增加尤为明显[1-2]。

痴呆是全世界老年人残疾和依赖他人的主要原因之一，痴呆对患者本人及护理者、患者家庭和社会造成的影响不仅是身体上的，还有心理、社会和经济诸多方面。2010年，全球痴呆症社会总成本据估计为6040亿美元，占全世界国内生产总值的1.0%，这些花费是巨额的，且在高收入国家和低收入国家分布不平衡[1, 3]。

痴呆在老年医学和老年精神病学中的地位和重要性日益引起人们的关注，随着时代变迁，它已然成为包括发达国家、发展中国家均需面对的主要保健和社会问题。2012年，世界卫生组织发表报告《痴呆症：一项公共卫生重点》，将痴呆症确定为公共卫生重点，旨在提供有关痴呆症的信息，提升意识，并促使公共和私营部门改善对痴呆症患者及其照护者的保健和支持。痴呆症还是世界卫生组织精神卫生差距行动规划的一项重点工作。我国的人口老龄化发展很快，根据经济合作与发展组织提供的数据，估计我国65岁及以上的人口比率将从2005年的7.8%上升到2030年的16.3%，与人口老龄化密切相关的痴呆症无一例外也将是我国面临的又一重大公共卫生问题[1]。

二、痴呆诊断标准的变迁

有关痴呆的发生和诊断标准问题，近年来变化较大。Kreapelin把痴呆分为老年前期、老年期和血管硬化3大类，这种分类长期被沿用。在医学界，最初认为AD是早老性痴呆的主要原因，但对于发生在老年期的，具有类似变化的老年性痴呆是否为 AD，有较大争论。在 ICD-9（国际疾病分类第九版）中将 65 岁以前起病的痴呆归入早老性痴呆，而将 65 岁以后起病者称之为老年性痴呆。近年来多数研究结果表明，无论是大脑形态变化方面，还是在临床表现上，发生在 65 岁以前或以后的这两种情况无本质区别，倾向于将两者均称为 AD 或老年性痴呆阿尔茨海默型。根据以上观点，在以后的国际疾病分类中，将不同年龄发病的 AD，作为不同亚型看待。在 DSM-Ⅲ〔美国精神病学会（APA，American Psychiatric Association）精神障碍和统计手册第三版，美国精神病学会出版〕把老年期和老年前期发生的痴呆分为两组，一组是原发性退行性痴呆（PDD），一组是多发性梗死性痴呆，用 PDD 概括了不同起病年龄的 AD，并根据发病年龄的早晚，分为原发性退行性痴呆老年期发病和老年前期两个类型。ICD-10（国际疾病分类第十版）和 DSM-Ⅳ（美国精神病学会精神障碍和统计手册第四版）是目前最广泛使用的诊断标准，将痴呆分为几种亚型，AD 是痴呆症最常见的形式，占全部痴呆症的 60%～80%，其他主要形式包括血管性痴呆（VD）、路易体痴呆（神经细胞内出现蛋白质异常聚集）和一组导致额颞叶痴呆（大脑额叶恶化）的疾病，不同形式的痴呆之间界线并不分明，混合形式的痴呆常同时存在。在 ICD-10 中，根据 AD 的发病年龄和临床特点，将其分为早发性和晚发性两种，另外把多发性梗死性痴呆包括在血管性痴呆中，这种分类更为合理。

关于阿尔茨海默病的诊断标准，1984 年，美国国立神经病学、语言障碍和卒中研究所－阿尔茨海默病及相关疾病协会（the National Institute of Neurological and Communicative Disorders and Stroke and the Alzheimer's Disease and Related Disorders Association, NINCDS-ADRDA，现称阿尔茨海默病学会）制定并发布了 AD 的临床诊断标准，这些标准在全世界广泛使用，并沿用近 1/4 世纪。为促进 AD 的早发现，该病的诊断标准又有更新和完善，2011 年，国际工作组（the International Working Group，IWR）和美国国家衰老研究所和阿尔茨海默病学会工作组（the National Institute on Aging and the Alzheimer's Association Working Group，NIA-AA WG）组织专家对 1984 年版的阿尔茨海默痴呆诊断标准进行修订，于 2011 年 4 月发布了新的临床诊断指南，简称 NIA-AA 诊断标准。新标准中保留了 1984 年版中"很可能（probable）阿尔茨海默痴呆"诊断的基本框架，同时汲取既往几十年的临床应用经验，其最大突破是将阿尔茨海默病列为包括轻度认知损害在内的连续变化的疾病过程，并指出在临床表现之外再加入生物标志物和病理诊断的信息。2013 年新发布的 DSM-Ⅴ（美国精神病学会精神障碍和统计手册第五版）也有类似变化，它用"神经认知障碍"替代了"痴呆"这一术语，并且列出了轻度、重度神经认知障碍等一系列反映疾病变化过程的概念[4-7]。

三、痴呆症的流行病学研究概述

老年期痴呆的流行病学研究工作，是从 20 世纪 50 年代开始的。在 20 世纪 50 年代，一些发达国家由于人口老龄化，开始注意到老年人的精神卫生问题，在美国、北欧等相继开展了一些老年精神障碍的流行病学研究工作，其中包括老年期痴呆的调查。随着时间推移，自 20 世纪 90 年代中期开始，关于痴呆症的各种类型的流行病学研究在中低收入国家发展迅速，痴呆症的研究已遍布全球各个国家和地区，积累了大量的数据，证据质量也不断提高。

国内自 20 世纪 80 年代以来，已开展了一定数量的老年期痴呆的流行病学调查研究，研究质量参差不齐,结果差异也较大。这些研究中,高质量的、能提供完好证据的研究数量仍显不足,很多研究缺少分年龄、分性别、分类型的痴呆患病率数据;西部欠发达省份仍缺少痴呆症的流行病学研究;研究设计差异不大,绝大多数是现况研究或几次横断面构成的随访研究。结果差异的原因主要是由于方法学的不同,如病例中的概念及诊断标准不同,样本的年龄构成不同等[8]。近些年来开展的若干标准化认知障碍及精神状况检查工具被引入国内,经修订测试后在国内已得到广泛应用,如简短精神状况检查表(MMSE)、蒙特利尔认知评估量表(M。CA)、神经精神症状问卷(NPI)、日常生活能力量表(ADL)、临床痴呆评定量表(CDR)、长谷川痴呆量表(HDS)、老年精神状况量表(GMS)等。这些都为在国内开展大规模的协作性研究提供了标准化的方法。

第二节 老年期痴呆的疾病频率和分布

一、发病率调查

有关老年期痴呆发病率调查的研究有一定的数量,但相比患病率研究而言,数量仍偏少。发病率研究遍布全球各大地区,但分布不平衡。Jorm 等(1998)所做的痴呆发病率的meta 分析共纳入了 23 项研究进行研究,只有一项来自于中低收入国家[9]。最新的一项关于痴呆发病率(1980—2011 年)的系统综述结果出版在世界卫生组织于 2012 年发布的报告《痴呆:一项公共卫生重点》中。此系统综述共纳入 34 个合格研究,16 项来自于欧洲、5 项来自北美、4 项来自东亚、6 项来自拉丁美洲和加勒比地区、1 项来自澳洲、1 项来自亚太地区、1 项来自非洲亚撒哈拉以西地区。全部研究汇总的结果显示,年龄每增加 5.9 岁,痴呆患病率增加 1 倍,从 60~64 岁的 3.1/1000 人年增加到 95 岁以上年龄组的 175.0/1000 人年;年龄导致痴呆发病风险增加的效应在发达国家表现更为明显(图 16-2-1)。采用DSM-Ⅳ的诊断标准,中低收入国家痴呆的发病率比高收入国家低 36%(RR 0.64,95%CI 0.48~0.85)。全球每年新增痴呆患者约 770 万人,预示着每 4s 就会有一个新患者,其中大约 360 万新病例发生在亚洲,230 万在欧洲,120 万在美洲,50 万在非洲。欧洲和美洲的发病高峰在 80~89 岁年龄组,亚洲的发病高峰在 75~84 岁年龄组,非洲则在 70~79 岁年龄组。另一项 EURODEM 研究结果报道痴呆症的年发病率是患病率的 1/4,提示痴呆症的病程(从发病到死亡)只有 4 年的时间[10-11]。

Kit Yee Chan 等(2013 年)研究结果显示,我国 60 岁以上人群痴呆症的发病率为9.87/1000 人年,其中 AD 的发病率为 6.25/1000 人年,血管性痴呆的发病率为 2.42/1000人年,其他类型的痴呆为 0.46/1000 人年[8]。

痴呆呈现出随年龄增长,发病率急剧增加的趋势。发病率的性别差异尚不一致。有的研究显示女性发病率高(Akesson,1969;Molsa,1982;Hagnell,1983),有些研究显示性别发病率有所不同(Treves,1986;Schoeuberg,1987;Nilson,1984),男性 AD 的发病率高于女性。Bachman 指出,在 75 岁以上年龄组,男性和女性发病率大约都是 1%。北京大学医学部精神卫生研究所的社区随访研究结果表明,女性发病率高于男性。

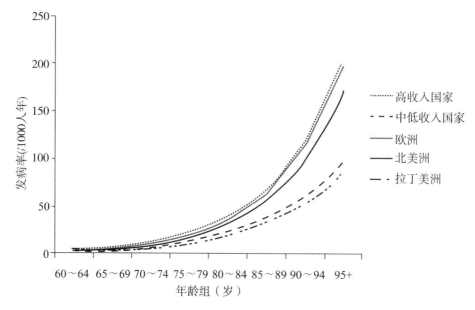

图 16-2-1 全球不同地区痴呆年龄组发病率

二、患病率调查

痴呆患病率调查已在世界各大洲普遍开展，但由于调查工具不同，诊断标准不一致，人群年龄构成的差异，所得结果差别较大。Martin Prince 等（2013 年）[2]系统检索了 1980—2009 年全球范围内各个国家或地区开展的痴呆患病情况调查，对痴呆的患病率进行 meta 分析，并预测了未来几十年痴呆的患病情况。图 16-2-2 和图 16-2-3 展示了全球范围内痴呆的患病率研究数量及研究数量随年代的变化。由图 16-2-2 可见，西欧（61项研究）和东亚（34 项研究）的患病率研究所占比例最高，接下来是亚太地区高收入国家（22 项研究）和北美洲（13 项研究）及拉丁美洲（11 项研究），研究数量较少的地区有加勒比海地区、中/东欧和非洲地区，亚撒哈拉东部和中部非洲地区和中亚没有符合标准的研究被纳入。图 16-2-3 显示，自 20 世纪 90 年代中期开始，中低收入国家的痴呆症患病率研究数量开始增加，而高收入国家的研究数量高峰出现在 20 世纪 90 年代初，以后又下降。

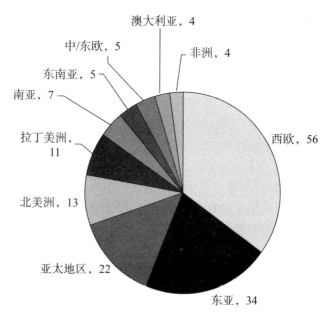

图 16-2-2 全球各地区痴呆患病率研究数量

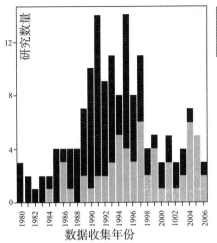

图16-2-3　全球各地区痴呆数据收集年份患病率研究随年份变化趋势

Martin Prince 等（2013年）[2]的研究结果指出，从患病率来看，绝大多数地区的60岁及以上人群的痴呆患病率在一个较窄的范围内波动（5%～7%），其中拉丁美洲的患病率较高，约8.5%，较低的地区为非洲亚撒哈拉地区（2%～4%）。从患病人数来看，西欧的痴呆患病人数最多（700万），紧跟着是东亚550万、南亚450万和北美440万。2010年，痴呆患病人数最多的9个国家由高到低排序依次为：中国（540万）、美国（390万）、印度（370万）、日本（250万）、德国（150万）、俄罗斯（120万）、法国（110万）、意大利（110万）、巴西

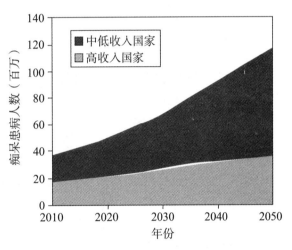

图16-2-4　高收入国家和中低收入国家痴呆患病人数随年份变化的趋势

（100万）。估计2010年全球约有3560万痴呆症患者，以后每20年翻一番，预测2030年患病人数将增加到6570万，2050年将达到1.15亿（图16-2-4）。2010年，58%的痴呆症患者生活在低收入和中等收入国家，这一比例将持续增加，2030年达到63%，2050年达到71%。

痴呆症患者数的增长速度取决于人口增长和老龄化速度，按照这两个因素进行考虑，2010—2030年这20年间痴呆症患者人数的增幅表现有4种形式：首先，发达地区的痴呆症基线患病率高，但增幅相对较小，例如欧洲增长40%，北美增长63%，南拉丁美洲增长77%，亚洲太平洋地区的发达国家增幅约88%；其次是痴呆症患病率基线值低，但增加迅速，主要分布在拉丁美洲、北非和中东地区，例如拉丁美洲的增幅达到134%～146%，北非和中东为125%；再次，印度、中国等南亚国家，以及西太平洋地区不仅痴呆症的基线患病率高，增幅也很快，例如南亚的患病率增幅为107%，东亚为117%；最后，非洲亚撒哈拉地区的痴呆症增幅处于中等水平，这与当地儿童死亡率高及 HIV 流行所致的人口学特征

相一致。

Kit Yee Chan 等（2013）对 1990—2010 年间我国的 AD 和其他形式的痴呆症进行了系统综述和分析。研究共纳入了 89 个合格的研究，样本量总计约 34 万人。1990 年，65～69 岁人群全部痴呆症的患病率为 1.8%（95% CI 0～44.4%），95～99 岁组全部痴呆症的患病率为 42.1%（CI 为 0～88.9%）；2010 年，65～69 岁组人群的痴呆患病率为 2.6%（95% CI 0%～28.2%），95～99 岁组全部痴呆症的患病率为 60.5%（CI 39.7%～81.3%）。1990 年我国的痴呆患者总数约为 368 万人（95% CI 222 万～514 万），其中 AD 患者 193 万人（95% CI 115 万～271 万）；2000 年痴呆患者总数为 562 万人（95% CI 442 万～682 万），AD 患者 371 万人（95% CI 284 万～458 万）；2010 年痴呆总数为 919 万人（95% CI 592 万～1248 万），AD 患者 569 万人（95% CI 385 万～753 万）[8]。

三、痴呆患病率的分布特点

几乎所有的调查资料均一致表明痴呆的患病率随年龄增长而迅速增加。但有关性别、地区等分布特点，各调查结果不一致。

Jorm（1987，1990）综合分析了 41 个痴呆患病率研究的资料，总结出以下几个特点：①痴呆患病率随年龄增长而增加，从 60 岁至 90 岁，年龄每增加 5.1 岁，患病率增加 1 倍；②痴呆患病率没有性别差异；③社区之间患病率不同，表现为农村地区痴呆患病率和发病率均高于城市；④欧洲和北美的 AD 患病率高于血管性痴呆，但在中国、日本、前苏联却是血管性痴呆高于 AD 的患病率。

Hofman 等（1991）分析了 12 份研究资料，也发现年龄组每增加 5 岁，患病率增加 1 倍。

Rocca 等（1991）再次分析了欧洲的 6 份阿尔茨海默痴呆患病率资料，没有发现地区患病率的不同。他们报道了各年龄组阿尔茨海默痴呆的患病率，60～69 岁组为 0.3%，70～79 岁组为 3.1%，80～89 岁组为 10.8%。

北京大学医学部精神卫生研究所在北京市城区调查资料（1992）表明，AD 患病率 0.19%，血管性痴呆患病率 0.50%，女性痴呆患病率（1.01%）明显高于男性（0.46%），有性别差异[12]。

Ana Luisa Sosa-Ortiz 等（2012）系统综述的结果，除了北美和亚太地区，其他地区的痴呆患病率均表现为男性比女性低约 19%～29%[4]。

Kit Yee Chan 等（2013）发现女性痴呆患病率高于男性［患病率之比为 1.65（95% CI 1.51～1.81）］，但是城乡患病率的差异没有统计学意义。AD 在性别和城乡分布的特征与总的痴呆症一致。

第三节　痴呆的危险因素和保护因素

高龄、载脂蛋白 E 基因型 e4 等位基因（APOE e4）、痴呆症家族史被认为是证据一致且无法干预的痴呆的危险因素。此外，轻度认知损伤（mild cognitive impairment，MCI）也被认为会增加痴呆的发病风险，每年大约有 10%～15% 的 MCI 患者将变为痴呆症患者，而健康对照组仅有 1%～2% 发生痴呆[13-15]。可干预的痴呆症危险因素包括 3 大类：

1. 认知储备（教育和职业素养）。
2. 心血管危险因素（吸烟、高血压、糖尿病、肥胖）。
3. 生活方式和心理因素（体育锻炼情况、饮酒、抑郁）。

一、认知储备

受教育程度高、高智商（IQ）、高职业素养是各种形式痴呆的保护因素，它们被认为是"认知储备"的标志，能够缓解神经退行性通路引起的功能降低，因此能够延迟痴呆症的发病。

二、心血管危险因素

有文献报道，心血管危险因素会增加 AD、血管性痴呆的发病风险。队列研究的结果指出，正在吸烟、糖尿病会增加各种形式痴呆症的发病风险。高血压、高胆固醇血症、肥胖与 AD 的关联关系比较复杂。中年期高血压、高胆固醇血症、肥胖会增加晚发性痴呆症的发病风险，但血压、胆固醇、体质指数却在发病前逐步下降，因此痴呆症患者往往表现为血压、胆固醇水平和体质指数比非痴呆症患者要低。因此，早期的一级预防可能是最有效的干预措施。干预研究结果表明，他汀类药物和抗高血压药物不能降低老年人群的痴呆症发病率，但此类研究往往不是从中年期开始观察的，随访时间短，所以研究结果有待进一步验证。

三、生活方式和心理因素

抑郁症病史与所有类型的痴呆症呈正向关联。潜伏期效应的分析结果提示，相比抑郁症是痴呆的前驱症状，它与痴呆症之间的关系更可能是一种病因上的关联。沈渔邨等（1992）报道，重大生活事件的累积是 AD 的危险因素，OR 值为 1.9（95％CI 1.1～3.5）。轻中度饮酒可能是痴呆的保护因素，然后过量饮酒却是相反的效应。队列研究的结果显示，体育锻炼对于痴呆症有很强的保护作用。

四、其他影响 AD 的可能危险因素

针对 AD 的危险因素研究，除外上述的因素，研究还发现了其他可能的危险因素，包括 Down 氏综合征、脑外伤史、既往甲状腺病史、性格特征、出生时父母年龄等。到目前为止，这些危险因素的研究结果仅提供一些线索，有待于进一步证实。

Heston（1981）报道，在 AD 患者的亲属中，Down 综合征的发病率高于一般人群。在病例对照研究中，也发现病例组对照组亲属中发生 Down 综合征的危险性高。

Mortimer 等（1991）在 EURODEM 协作分析中指出，至少有 2 份病例对照研究表明脑外伤与 AD 有关联，其 OR 值为 1.82（95％CI 1.26～2.67），但有 6 份研究未发现此关联，而且这种关联仅出现于男性及非家族性 AD 患者。Henderson 等（1992）发现，脑外伤史仅与散发型痴呆（非家族性痴呆）有关联，而与家族性痴呆无明显关联。北京大学医学部精神卫生研究所组织的全国病例对照协作研究，未发现脑外伤与 AD 的关联。近些年来，越来越

多的研究支持中重度的脑外伤会增加 AD 的发病风险，中度脑外伤引起 AD 和其他类型痴呆的风险是没有脑外伤的 2 倍，而重度脑外伤引起的发病风险则达 4.5 倍[16]。

自从 Heymer 等（1984）报道了女性 AD 患者既往患甲状腺病者的比例高于对照组之后，又有几个研究确认了这个发现，并指出甲状腺机能减退的比值比（OR）为 2.3（95％CI 1.1～5.4）。

沈渔邨等（1992）报道，兴趣狭窄（病前）是 AD 的危险因素，其 OR 值为 2.6（95％CI 1.4～4.8）[17]。

有四份研究报道，出生时父母年龄与 AD 有关联。Rocca 等（1991）将此资料再分析，提出父母年龄在 40 岁以上者，患 AD 的危险性增加。

第四节　阿尔茨海默病的病因假说

一、遗传假说

AD 的遗传学研究难度较大，因为先证者是老年人，其父母、同胞健在者少，难以确定其患病的危险性，而对子女后代的观察历时又较长。早在 30 年代就已注意到 AD 有遗传学基础，以后又有许多家族性病例的报道。多数研究发现，AD 患者的亲属中患 AD 的危险性是一般人群的 3～4 倍。Siogren 等（1952）报道，先证者的父母患 AD 的危险性为 10.7％，同胞是 3.8％。此病在家族性病例中可能为常染色体显性遗传。但临床上观察，家族性病例只占 30％左右，还有 60％～70％的病例属于散发性，遗传因素在这些病例中的作用，还有待探讨。

双生子的研究是遗传学研究的重要方法。早在 50 年代 Kallmaun（1955，1959）就已研究了 108 对孪生子的同病率。MZ（同卵孪生）同病率为 42.8％，DZ（异卵孪生）同病率为 8％，同卵孪生的同病率明显高于异卵孪生者，提示了遗传的作用。Nee（1987）的研究结果与之一致。

病例对照研究资料表明，AD 患者的一级亲属和二级亲属中，痴呆患者明显高于对照组，OR 值为 2.21～7.74。沈渔邨等（1992）报道，126 例 AD 病例，采用 1∶2 对照，条件 logistic 回归分析结果一级亲属 OR 值为 4.3（95％CI 1.2～15.2）。此结果与国外报道相一致。

分子遗传学研究有些进展。George-Hyslop（1987）以来自美国、加拿大、西德和意大利的 4 个高发 AD 家系为研究对象，用 DNA 探针技术进行连锁分析，发现 21 号染色体上的两个位点与家族性 AD 的病理基因存在连锁。以后 Goate 等（1989）在另一些家族性 AD 的基因定位研究中得到了同样结果。但也有一些家族性 AD 的研究不支持 21 号染色体位点有连锁的结果，从这些家系研究结果提示，可能与 AD 发病年龄有关，在发病年龄较早的家族性 AD 家系，能获得与第 21 号染色体有连锁的结果。1990 年 George-Hyslop 又综合分析了来自不同国家的 48 个家系，发现发病年龄早的家系与 21 号染色体有连锁，而发病年龄晚的未发现连锁。因此目前提出 AD 可能具有遗传的异质性，早发者可能位于 21 号染色体上为常染色体线性基因，晚发者有相同染色体显性遗传基因，但可能在 19 号染色体上。

Goldberger（1987）、Kang 等（1987）及另外几个研究均用重组 DNA 技术，一致发现淀粉样蛋白的基因也位于 21 号染色体上。AD 患者第 21 号染色体上有 β 淀粉样蛋白的编码，

这种 β 淀粉样物质在脑内的沉积正是 AD 的主要病理特征。Delaber 等（1987）研究表明，AD 患者有超量的 β 淀粉样蛋白基因，所以他们假定遗传复制 21 号染色体时，可使该蛋白质生成过多而导致 AD。但 Tanzi 等（1987）对此工作进行了深入研究，未能重复成功。

后续的研究总结出，在大约不到 1％ 的 AD 患者中，发现 3 种基因变异与 AD 发生相关联，它们是与淀粉样蛋白前体蛋白（amyloid precursor protein）、早老蛋白 1（presenilin 1）和早老蛋白 2（presenilin 2）相关的基因。这些基因变异被认为可能是显性遗传，它们的存在会增加个体发生 AD 的风险，且个体多在 65 岁以前发病，有的甚至是 30 岁以前，因此早发性 AD 与上述 3 种遗传变异的关系最为密切。对于晚发性 AD，遗传度约为 79％，但晚发性 AD 却是遗传因素和环境因素共同作用的结果，已被多项研究证实的能增加晚发性 AD 发病风险的遗传变异包括 ABCA7、APOE、BIN1、CD2AP、CD33、CLU、CR1、EPHA1、MS4A4A/MS4A4E/MS4A6E、PICALM、SORL1 等。尽管过去的 30 年，在晚发性 AD 的遗传学研究方面取得了很多进展，但仍有大约半数的遗传变异没有被发现。

已经公认 APOE e4 等位基因是 AD 最常见的危险因素，这一观点得到许多独立研究结果的支持。在血液中，APOE 对脂质的运输起到重要作用，它将脂质（主要是三酰甘油和胆固醇）运送到外周组织。在中枢神经系统中，APOE 是低密度脂蛋白受体相关蛋白（LRP）的主要配体，是中枢神经系统中主要的载脂蛋白。在大脑中，APOE 对神经元的生长、更新、突触的生成和神经元的保护都有作用。在 APOE 与 AD 致病的关系中，可能的机制有：①APOE e4 携带者表现出血脂含量高，同时一些动物实验也显示出高血脂与 AD 和 β-淀粉样蛋白之间的联系；②APOE 在 AD 中的硫脑苷脂的代谢中扮演着重要角色；③APOE 与血管性疾病（如冠心病、高血压、糖尿病、肥胖和动脉硬化等）有关，可能由 LDL、胆固醇和乳糜微粒清除不足引起，这些血管性疾病可能会导致 AD；④APOE 与 β-淀粉样蛋白存在相互作用，调控大脑中 β-淀粉样蛋白的含量、沉积和分解；⑤APOE 除了与 β-淀粉样蛋白代谢相关之外，还参与神经元的重塑和退化[18]。

二、铅中毒假说

有研究报道，他们在神经原纤维缠结的神经细胞核中发现有铅沉积。也有尸检发现在 AD 患者脑中铅含量较高。还有报道大量摄入铅的患者，出现进行性痴呆，但在实际观察中，并未发现饮水中铅含量较高，或广泛使用铅炊具的地区 AD 发病率高，故目前多少人认为尚缺乏足够的证据说明铅在发病中的作用。

三、感染假说

由于 AD 与病毒感染所致的 Jacab 病和 Kuru 病在临床表现和大脑病变方面都有相似之处，故提出 AD 是否也由病毒感染所致的假说。但经多次动物试验未能成功地将 AD 传给动物，目前尚不能肯定 AD 的传染性，还需进一步研究加以证实。

四、免疫假说

衰老本身伴有细胞-中介和体液-中介的免疫机制低下，AD 患者此免疫机制低下更为严重。

神经原纤维缠结和老年斑中的淀粉样蛋白是 AD 神经病理改变的重要组成部分。很多证据表明，在抗体免疫功能改变情况下，淀粉样蛋白可在组织中沉着，老年斑核心也发现有免疫球蛋白，因此提出 AD 发生可能与免疫功能减弱有关。

此外还发现 AD 患者的人体细胞抗原（HLA）某些亚型分布异常，因此认为本病的某些免疫功能不足有可能与遗传有关。

自身免疫反应或炎症反应在 AD 的病因和病理过程中具有重要作用。已在 AD 的神经病变中发现抗原提呈、人类组织相容性抗原（HLA）- DR 阳性和其他免疫调节细胞、补体成分、炎性细胞因子（CK）和急性期反应物。尽管还不能肯定免疫反应在 AD 发病过程中起主要作用，但提示免疫反应至少是 AD 的次级或终末过程，这些过程可能参与了系统免疫反应。

五、胆碱功能低下假说

AD 有广泛皮层下病理改变，相应神经递质如去甲肾上腺素（NE）、多巴胺（DA）、5 - 羟色胺（5 - HT）、乙酰胆碱（ACh）都有改变。不仅递质有所减少，分布也与正常老年人不同。正常衰老乙酰胆碱和 5 - 羟色胺都有下降，但 AD 患者下降更为明显。

AD 的重要特征是皮层胆碱能神经元原发性改变，表现为乙酰胆碱转移酶（CAT）的显著减少。CAT 减少是胆碱能神经元脱失的反映，虽然随着年龄增长，CAT 活性也在递减，但 AD 患者减少更明显。

据有关受体的研究发现皮层组织匀浆 M_2 受体数减少，但有些研究的结果不一致。由于 AD 有多种递质功能低下，因此目前多数认为各种递质之间平衡失调可能更为重要。

第五节　老年期痴呆的预防

由于痴呆症至今病因未明，目前尚不能针对病因提出明确的预防办法，但针对痴呆症的各种危险因素，尤其是从中年期即采用预防措施，通过改变环境因素提高和维持认知状态在一个较好的状态。与此同时，也应认识到，当前还缺乏足够有力的证据证实实施这些干预措施确实能够减低痴呆症的发病风险，因此从卫生政策层面就应认识到认知储备和教育在痴呆防治中的重要性。《2011 年世界阿尔茨海默病报告》指出开展一些干预措施对于阿尔茨海默病早期阶段治疗具有效果，其中部分措施越早越有效果，并且提倡及早诊断和及时干预具有强大的经济学证据。2004 年，澳大利亚成为将痴呆症作为国家卫生优先问题的第一个国家。法国、韩国、英国、挪威、芬兰也纷纷出台国家层面的痴呆症防治策略。2012 年，世界卫生组织发表报告《痴呆症：一项公共卫生重点》，提倡在国际和国家层面对痴呆症采取公共卫生行动[4]。

一、危险因素和预防

痴呆症的可改变风险因素的研究很少，开展预防工作只能基于现有的研究证据，包括应对血管疾病的危险因素，如糖尿病、中年高血压、中年肥胖症、吸烟和缺乏体育锻炼。具体的措施可以包括：

老年期痴呆与其他老年疾病一样，它的预防也应从年轻时开始。如注意饮食调节，加强体育锻炼，防止过度肥胖都是预防心脑血管病的重要方法，从而预防血管性痴呆。

1. 不吸烟，控制饮酒量，不滥用药物。

2. 多参加社交活动，与周围人保持密切的接触。

3. 保持乐观情绪，培养良好的性格。

4. 兴趣爱好要广泛，多参加文娱活动。

5. 勤动脑、动手。到了老年期更应坚持学习，保持敏锐的洞察力和分析能力，这是防止脑力衰退的有效方法。

6. 加强记忆力的训练。

二、痴呆症的治疗和保健

尽管目前并没有能够治愈痴呆症或改变其病程发展的方案。但在支持和改善痴呆症患者及其护理者和家庭生活方面仍可采取以下行动[1]：

1. 早诊断。

2. 保持身体、认知、活动能力和健康的良好状况。

3. 发现并治疗伴随的身体疾病。

4. 发现并治疗行为和心理问题。

5. 向护理者提供信息和长期支持。

三、社会支持和人权

卫生、社会、财政和法律系统需要为痴呆症患者家庭和护理者提供支持。来自世界卫生组织的资料，痴呆症患者常常无法获得其他人享有的基本权利和自由，即使存在保护自由和选择权利的法规，许多国家的老年人护理机构和急性病护理场所仍广泛使用物理和化学性人身限制。因此需要建设以国际接受的人权标准为基础的适当支持性立法环境，确保为痴呆症患者及其护理者提供最高质量的服务[1]。

（秦雪英）

参 考 文 献

[1] 世界卫生组织 . 痴呆症 [EB]. [2014 - 10 - 30]. http：//www. who. int/mediacentre/factsheets/fs362/zh/.

[2] Prince M，Bryce R，Albanese E，et al. The global prevalence of dementia：a systematic review and meta-analysis [J]. Alzheimers Dement，2013，9（1）：63 - 75.

[3] Wimo A，Jonsson L，Bond J，et al. The worldwide economic impact of dementia 2010 [J]. Alzheimers Dement，2013，9（1）：1 - 11.

[4] Sosa - Ortiz A L，Acosta - Castillo I，Prince M J. Epidemiology of dementias and Alzheimer's disease [J]. Arch Med Res，2012，43（8）：600 - 608.

［5］ Dubois B，Feldman H H，Jacova C，et al. Research criteria for the diagnosis of Alzheimer's disease：revising the NINCDS－ADRDA criteria ［J］. Lancet Neurol，2007，6 （8）：734－746.

［6］ George D R，Whitehouse P J，Ballenger J. The evolving classification of dementia：placing the DSM－V in a meaningful historical and cultural context and pondering the future of "Alzheimer's" ［J］. Cult Med Psychiatry，2011，35 （3）：417－435.

［7］ World Health Organization. International statistical classification of diseases and related health problems ［M］. Geneva：World Health Organization，2004.

［8］ Chan K Y，Wang W，Wu J J，et al. Epidemiology of Alzheimer's disease and other forms of dementia in China，1990－2010：a systematic review and analysis ［J］. Lancet，2013，381 （9882）：2016－2023.

［9］ Jorm A F，Jolley D. The incidence of dementia：a meta－analysis ［J］. Neurology，1998，51 （3）：728－733.

［10］ Fratiglioni L，Launer L J，Andersen K，et al. Incidence of dementia and major subtypes in Europe：A collaborative study of population－based cohorts. Neurologic Diseases in the Elderly Research Group ［J］. Neurology，2000，54 （11 Suppl 5）：S10－S15.

［11］ World Health Orgnization. Dementia：a public health priority ［M］. Geneva：World Health Organization，2012.

［12］ 陈昌惠，沈渔村，李淑然，等. 北京市西城区老年期痴呆流行病学调查 ［J］. 中国心理卫生杂志，1992 （02）：49－52.

［13］ Bennett D A，Wilson R S，Schneider J A，et al. Natural history of mild cognitive impairment in older persons ［J］. Neurology，2002，59 （2）：198－205.

［14］ Morris J C，Storandt M，Miller J P，et al. Mild cognitive impairment represents early－stage Alzheimer disease ［J］. Arch Neurol，2001，58 （3）：397－405.

［15］ Panza F，DIntrono Λ，Colacicco A M，et al. Current epidemiology of mild cognitive impairment and other predementia syndromes ［J］. Am J Geriatr Psychiatry，2005，13 （8）：633－644.

［16］ Plassman B L，Havlik R J，Steffens D C，et al. Documented head injury in early adulthood and risk of Alzheimer's disease and other dementias ［J］. Neurology，2000，55 （8）：1158－1166.

［17］ 沈渔邨，李永彤，李格，等. 阿尔采默氏病危险因素的病例对照研究 ［J］. 北京医科大学学报，1992 （04）：334－337.

［18］ 王丁一，杨欢，周亮，等. ApoE 与阿尔茨海默病 ［J］. 神经疾病与精神卫生，2009，9 （2）：93－95.

第十七章 老年骨质疏松的流行病学研究

第一节 概述

骨质疏松是老年人的一种常见病，其特征是骨的单位体积内，骨量的减少，骨密度（bone mineral density，BMD）降低，骨皮质变薄，骨髓腔增宽，骨小梁变细变小。低骨量和骨纤维结构的破坏，导致骨脆性增加，易于发生骨折。骨质疏松性骨折的常见部位是脊柱锥体、髋部和前臂远端。1994 年，世界卫生组织（WHO）专家组提出了骨质疏松的诊断标准[1]。骨量减少症（osteopenia）定义为骨密度位于正常同性别的青壮年骨密度均值的-1～2.5 倍标准差之间；骨量疏松症（osteoporosis）定义为骨密度小于正常同性别的青壮年骨密度均值的 2.5 倍标准差；严重的骨量疏松症（severe osteoporosis）定义为骨密度小于正常同性别的青壮年骨密度均值的 2.5 倍标准差，并伴有脆性骨折。这一标准已经被广泛接受，成为诊断和干预性治疗的阈值。我国也采用世界卫生组织的诊断标准[151]。2008 年，WHO 建议采用股骨颈作为标准测量部位，结合世界统一的青壮年骨密度基准值，来诊断骨质疏松[2]。

老年性骨质疏松是随着年龄增长，骨量过度减少，致使骨骼脆性增加，轻微外力即可造成骨折的老年常见病。为了区别于由内分泌疾病，营养不良和药物引起的继发性骨质疏松，本章主要讨论妇女绝经后骨质疏松（Ⅰ型）和老年退行性骨质疏松（Ⅱ型）的流行病学。

骨质疏松本身无明显的临床症状，但由骨质疏松引起的骨折及其并发症给老年人群带来极大的危害，成为老年人群发病、死亡和巨额医疗费用的主要原因之一。因骨折而卧床不起的患者，自身生活质量大大降低，长期卧床容易发生压疮、肺炎和泌尿系统感染等严重并发症，甚至死亡。大约 24％ 的髋部骨折的患者在骨折 1 年内死亡[3]。这些患者给家庭和社会也增加了大量的负担。据估计在美国，2005 年由于骨质疏松发生骨折者达到 200 万例，年耗医疗费用 170 亿美元[4]。在欧洲，2010 年有 2760 万 50 岁以上成年人罹患骨质疏松，新发 350 万例骨质疏松性骨折，造成 270 亿欧元的经济负担[5-6]。2013 年，我国 60 岁及以上老年人口数量达到 2.02 亿，老龄化水平达到 14.8％。据最近的一项多中心研究估计，我国50 岁及以上人口中有 1250 万男性和 3720 万女性罹患骨质疏松[7]。随着老龄化社会的到来，骨质疏松的危害将更加突出。可见，深入研究老年骨质疏松的流行特点和危险因素，探讨老年骨质疏松的防治措施，具有非常重要的意义。

第二节 老年骨质疏松的流行特点

由于骨组织的数量变化和结构改变很难直接检出，因此调查人群中骨质疏松的疾病频率多采用间接指标测定，如采用非侵入性的骨量测量方法检测骨密度值，根据人为定义的标准阈值，计算骨质疏松患病率；再者，可以根据骨质疏松最常引起的髋部、脊椎和前臂远端骨折作为观察终点，计算骨质疏松的发病率。骨量测定方法有双能 X 线吸收法（DEXA），单光子吸收法，双光子吸收法，定量计算机断层扫描，以及超声波测定，其中双能 X 线吸收法是测定骨密度的准确和常用方法。由于每种方法的敏感度、特异度不同，不同研究检测的部位和骨质疏松判定标准的差异，因此比较各地区骨质疏松的患病率时，应当考虑检测方法和判定标准对结果的影响。在骨质疏松的相关性骨折中，髋部骨折的病死率、致残率最高，并且发生髋部骨折的老年人大多数需要住院治疗，而医院病例便于研究，增加了资料搜集的准确性，因此对髋部骨折的流行病学研究较多，积累了丰富的资料。

一、人群分布

(一) 年龄、性别

出生后骨量随着年龄的增长而逐渐增高，在 30～39 岁达到骨量峰值 (peak bone mass)。骨量峰值男性高于女性。此后随着年龄的增长，两性均发生不同程度的骨量减少，但是女性骨量减少发生的时间更早，一般在距离绝经期前后还有 10 年左右快速的骨丢失，因此老年女性骨质疏松的患病率明显高于男性。采用 WHO 股骨颈骨密度的诊断标准，50 岁及以上男性中，6% 罹患骨质疏松，而 21% 的女性罹患骨质疏松[8]。随着年龄的增加，骨质疏松患病率从男性 50～54 岁组的 2.5% 增加到 80～84 岁组的 16.6%；而女性从 6.3% 增加到 47.2% (表 17-2-1)。我国最近的一项多中心人群抽样研究，也得出男、女性骨质疏松患病率随年龄增加，并且女性明显高于男性的结果[7]。需要注意的是，在这项多中心研究中，男、女性骨质疏松诊断的骨密度阈值不同。

表 17-2-1　骨质疏松患病率的性别和年龄分布 (%，百分比)[7-8]

年龄 (岁)	瑞典*		中国**	
	男性 (%)	女性 (%)	男性 (%)	女性 (%)
50～54	2.5	6.3	3.0	1.6
55～59	3.5	9.6	7.5	7.8
60～64	5.8	14.3	7.8	9.3
65～69	7.4	20.2	9.4	22.2
70～74	7.8	27.9	13.6	24.3
75～79	10.3	37.5	18.9	44.3
80～84	16.6	47.2	17.9	40.6
≥85			17.6	41.7

* 骨密度阈值 0.577g/cm²。

** 男性骨密度阈值 0.567g/cm²；女性骨密度阈值 0.519g/cm²。

髋部骨折在 50 岁之前较少发生，即使发生也多系高能量所致。50 岁以后髋部骨折的发生率呈指数形式增高，一般在最老的年龄组发病率最高。男性每增加 6～10 岁，髋部骨折的发生率增高 1 倍；女性每增加 5～7 岁，髋部骨折的发生率增高 1 倍[9]。例如，美国女性 50～54 岁的髋部骨折发病率为 29/10 万，而 85 岁及以上的发病率高达 2605/10 万；男性 50～54 岁的髋部骨折发病率为 28/10 万，而 85 岁及以上的发病率为 1630/10 万[10]。女性的髋部骨折的发生率一般是男性的 2 倍以上。然而，对于发病率较低的国家，或者在发病率较低的时期（例如 2000 年前的中国），男女两性的髋部骨折的发病率差别不大[11-12]。

（二）种族、移民研究

不同种族骨量和骨折发生率有显著的差别。白人骨质疏松性骨折明显多于黑人和亚洲人[13]。美国一项包括 745 435 例髋部骨折的大规模研究发现，白人各年龄组的髋部骨折发病率均高于黑人[14]，这可能归因于黑人的骨密度高[15]。但是骨密度难以解释亚洲人和白人在髋部骨折发病率上的差异，因为亚洲人的骨密度更低。有研究发现日本妇女的髋轴长度比美国白人妇女的短，分别为 4.4cm 和 5.6cm，并且股骨颈倾角也小于美国白人妇女[16]。或许这种解剖学上的差别是日本髋部骨折发病率低的重要原因。

Ross 等采用移民流行病学研究方法，调查美国夏威夷年龄 45～84 岁的日本人髋部骨折的发病率，并与日本本土、夏威夷当地和美国大陆白人的发病资料做了比较，发现日本人髋部骨折发病率大约是白人的 1/2；日本移民与日本本土居民相比，虽然饮食习惯和文化习俗更加西方化，但髋部骨折发病率没有明显的差别[17]。

二、地区分布

（一）国家间分布

髋部骨折的发病率各国之间相差很大。发病率高的国家和地区包括北欧、美国、西欧等，而亚洲发病率较低，非洲国家的发病率很低（表 17-2-2）。由于髋部骨折有明显的临床症状，大多需要住院治疗，因此国家间超过 10 倍的差异单纯归因于报道率不同的可能性较小。不同人群中生活方式和环境的差异可能是造成髋部骨折发病率差别的主要原因。

表 17-2-2　髋部骨折按国家、地区和性别的发病率（/10 万）
（以世界 2010 年人口构成年龄标化）

国家或地区	年代	女性	男性	男女总计	女/男比	大洲
丹麦	2004	574	290	439	1.98	欧洲
挪威	1994—2008	563	262	420	2.15	欧洲
瑞典	1991	539	247	401	2.18	欧洲
奥地利	2001—2005	501	246	380	2.04	欧洲
瑞士	2000	413	186	306	2.22	欧洲
爱尔兰	2008—2010	406	191	304	2.13	欧洲
伊朗	2000—2003	402	269	339	1.49	亚洲

续表

国家或地区	年代	女性	男性	男女总计	女/男比	大洲
斯洛伐克	2007	401	263	335	1.52	欧洲
中国台湾	2002	392	196	299	2.00	亚洲
阿根廷	2001—2002	390	124	264	3.15	南美洲
冰岛	2008	385	150	273	2.57	欧洲
捷克	2008—2009	374	211	297	1.77	欧洲
匈牙利	1999—2003	367	206	291	1.78	欧洲
土耳其	2009	357	110	240	3.25	亚洲
比利时	2005—2007	356	169	268	2.11	欧洲
马耳他	2003—2007	355	160	263	2.22	欧洲
英国	1992—1993	349	140	250	2.49	欧洲
斯洛文尼亚	2003	349				欧洲
德国	2003—2004	346	166	261	2.08	欧洲
意大利	2007	334	140	242	2.39	欧洲
新加坡	2007—2009	331	156	248	2.12	亚洲
希腊	1988—1992	326	158	247	2.06	欧洲
中国香港	2000—2004	324	148	240	2.19	亚洲
黎巴嫩	2007	315	114	196	2.76	亚洲
阿曼	2002—2007	312	236	276	1.32	亚洲
芬兰	2000—2006	293	180	239	1.63	欧洲
法国	2004	291	126	212	2.31	欧洲
加拿大	2005	290	131	215	2.21	北美洲
新西兰	2003—2005	288	140	218	2.06	大洋洲
立陶宛	2010	270	156	216	1.73	欧洲
马来西亚	2007—2009	269	114	205	2.36	欧洲
韩国	2001—2004	268	176	224	1.52	亚洲
葡萄牙	2000—2002	268	98	188	2.73	欧洲

国家或地区	年代	女性	男性	男女总计	女/男比	大洲
日本	2002	266	165	218	1.61	亚洲
以色列	1957—1966	265	131	201	2.02	亚洲
美国	2006	260	122	195	2.13	北美洲
澳大利亚	2006—2007	252	105	183	2.40	大洋洲
俄国	2008—2009	249	185	219	1.35	欧洲
荷兰	2005	249	121	188	2.06	欧洲
西班牙	1984—1991	228	92	164	2.48	欧洲
墨西哥	2000—2006	225	115	173	1.96	北美洲
爱沙尼亚	1991—1994	225				欧洲
波兰	2008	224	133	181	1.68	欧洲
智利	2006	207	85	149	2.44	南美洲
巴西	1990—2002	199	77	141	2.58	南美洲
罗马尼亚	2005—2009	198	142	172	1.39	欧洲
约旦	2008	198	114	158	1.74	亚洲
科威特	1992—1998	198	114	158	1.74	亚洲
塞尔维亚	1990—2000	184	88	139	2.09	欧洲
克罗地亚	1968—2003	177	135	157	1.31	欧洲
中国	2002—2006	173	103	140	1.68	亚洲
印度尼西亚	2007—2010	173	69	119	2.51	亚洲
印度	2009	159	109	135	1.46	亚洲
委内瑞拉	2005—2006	150	45	100	3.33	南美洲
沙特阿拉伯	1990—1991	135	77	107	1.75	亚洲
菲律宾	2001—2005	133	48	93	2.77	亚洲
哥伦比亚	2004—2006	127	78	104	1.63	南美洲
摩洛哥	2006—2009	73	66	69	1.11	非洲
厄瓜多尔	2005	73	35	55	2.09	南美洲

续表

国家或地区	年代	女性	男性	男女总计	女/男比	大洲
突尼斯	2001	58	41	50	1.41	非洲
南非	1957—1963	20	17	19	1.18	非洲
尼日利亚	1998—1999	2	2	2	1.00	非洲

引自：Kanis, et al. Osteoporos Int, 2012, 23：2239－2256[18]

（二）国家内分布

Jacobsen 等研究了美国 2000 多个县 65 岁及以上白人妇女髋部骨折的发病情况，发现髋部骨折年龄标化率与纬度（南部较高）、水质硬度、1 月份平均日照时间呈负相关，与贫困程度、农耕地比例以及饮用氟化水的人口比例呈正相关[19]。Matkovic 等比较了种族背景相同而钙摄入不同的两个地区居民的骨密度和髋部骨折发病率，结果显示，低钙摄入地区（平均钙摄入 400 mg/d）的骨密度低于高钙摄入地区（平均钙摄入为 900 mg/d）居民的骨密度，而低钙摄入地区的髋部骨折发病率是高钙摄入地区居民的 2 倍[20]。

表 17-2-3 总结了最近 20 多年在我国大陆、香港、台湾地区进行髋部骨折发病率的调查。中国内地的髋部骨折发病率处于较低水平，但发病率在快速上升。我国香港和台湾的髋部骨折发病率已经和欧洲、美国的发病率相似。

表 17-2-3　中国不同地区髋部骨折发病率

地区（文献）	年代	年龄	粗发病率		年龄标化率*		女/男比
			女性	男性	女性	男性	
阳泉[21]	1985—1990	30＋	18	12			1.53
成都[22]	1989	50＋	162	155			1.06
北京[12]	1990—1992	50＋	59	59	83	80	1.04
唐山[23]	1994	50＋	50	65	77	68	1.13
沈阳[11]	1994	50＋	67	81	86	100	0.86
北京[24]	2002—2006	50＋			229	129	1.78
香港[25]	1985	50＋			370	196	1.89
香港[25]	1995	50＋			465	185	2.51
台湾[26]	1996—2000	50＋			485	233	2.08
合肥[27]	2010	50＋	144	97	179	110	1.63

* 美国 2004 年人口构成年龄标化率。

（三）城乡分布

在北欧和美国进行的流行病学调查大多发现髋部骨折发病率城市高于农村。挪威奥斯陆50岁男、女发病率分别为454/10万和1187/10万，高于Sogn og Fjordane县的发病率，后者的男、女发病率分别为367/10万和747/10万[28]。美国明尼苏达州Rochester城区的年龄性别调整率比Olmsted县的农村地区高36%[29]，这种城乡差异很可能与城市居民的体力活动少所导致的低骨密度有关[30]。我国朱汉民等调查了上海市区、乡镇老年人的骨折总发病率，也发现明显的城乡差别（城区发病率为16.5%，农村为6.9%)[31]。我们在北京进行的髋部骨折流行病学研究发现，曾经在农村居住过的人发生髋部骨折的危险性降低[32]。这些城乡差异对我国具有重要的现实意义，意味着我国快速的城市化进程很可能会伴随着骨质疏松性骨折的增加。

三、时间分布

（一）长期趋势

随着老龄化的到来，许多国家和地区的骨质疏松性骨折的人数在增加，但是年龄标化发病率在发达国家和发展中国家有所不同。在发达国家，骨质疏松性骨折的年龄标化发病率经历了上升期以后，近10~20年里保持稳定或者下降。以美国为例，65岁及以上女性髋部骨折发病率从1986年的964.2/10万增加到1995年的1050.9/10万，随后降低到2005年的793.5/10万；男性这3个时间点的发病率分别为392.4/10万、456.6/10万和369.0/10万[33]。美国髋部骨折发病率的降低与同一时期双磷酸盐类药物的使用增加吻合，提示双磷酸盐类药物的骨质疏松预防作用可能是个原因[33-34]。中国香港地区的髋部骨折发病率也经历了快速上升、持平和缓慢下降的趋势。1966—1985年，香港女性髋部骨折发病率增加了2.5倍，男性增加了1.7倍；1985—1995年，香港女性和男性的髋部骨折发病率都有所降低[25]。最近的研究显示香港髋部骨折发病率2001—2009年进一步降低[35]。在发展中国家，髋部骨折发病率呈现了明显的上升趋势。例如，北京城区1990—1992年到2002—2006年间，女性髋部骨折的年龄标化发病率增加了2.8倍，男性髋部骨折发病率增加了1.6倍[24]。

据估计，全世界2000年新发骨质疏松性骨折大约900万例（表17-2-4），其中髋部骨折160万例，前臂骨折170万例，临床显性的椎骨骨折140万例；61%骨质疏松性骨折患者是女性[36]。在未来25年，骨质疏松性骨折的发病人数将会增加。在发达国家和地区，发病人数的增加主要是由于人口结构的变化；老年人口的比重在增加。在发展中国家和地区，由于总人口数的增长、老年人口比重的增加以及发病率增长的三重作用，骨质疏松性骨折发病人数的增长将会更加迅猛。

表 17-2-4 世界 50 岁及以上骨质疏松性骨折 2000 年估计发病人数 （万）[36]

WHO 分区	髋部	脊椎	前臂	肱骨近端	其他部位	总计
非洲	0.8	1.2	0.6	1.6	3.3	7.5
美洲	31.1	21.4	24.8	11.1	52.1	140.6
东南亚	22.1	25.3	30.6	12.1	66.0	156.2
欧洲	62.0	49.0	57.4	25.0	11.9	311.9
中东	3.5	4.3	5.2	2.1	10.9	26.1
西太平洋	43.2	40.5	46.4	19.7	103.9	253.6
总计	162.7	141.6	166.0	70.6	355.0	895.9

引自：Johnell，Kanis. Osteoporos Int，2006，17：1726-1733[36]

（二）季节性

不少研究表明，髋部骨折的发病率冬季高于夏季[37-39]，但也有研究未发现髋部骨折的发病率与季节有关[40]。美国一项包括 60 万例髋部骨折病例的研究发现，每年的 12 月和 1 月是高发季节，然而季节变化的幅度并不大。女性发病高峰月的发病率为 81/10 万，发病低谷月的发病率为 67/10 万；男性的发病率则分别为 35/10 万和 26/10 万[37]。这种季节趋势可能与冬季的恶劣天气、不良的路面环境使老年人容易跌倒不无关系，也可能与冬夏人体内的维生素 D 水平的变化有关。

第三节　老年骨质疏松的危险因素

老年人的骨量反映了生长发育和成熟期骨组织的积累以及中年后骨丢失的速度和过程，因此骨质疏松有关危险因素涉及两个部分，即：影响峰值骨量的因素和加速骨丢失的因素。在骨质疏松的相关性骨折中，髋部骨折的病死率、致残率最高，对老年人生活质量的影响最大，医疗费用最高。发生髋部骨折的老年人大多数需要住院治疗，而医院病例便于研究，因此对髋部骨折的流行病学研究较多，积累了丰富的资料。实际上，关于原发性骨质疏松的病因学知识主要来自髋部骨折的流行病学研究。

一、膳食因素

（一）钙

骨组织主要是由钙、磷沉积于类骨质而成，人体内 90％以上的钙存在于骨中，身体钙量的净丢失意味着骨钙的丢失，因此保持体内钙平衡是维持骨量所必需的。体内钙平衡的维持取决于膳食中摄入的钙量，肠道对钙的吸收能力，以及通过尿液、汗液和粪便排出钙量等几个因素的共同作用。长期以来，钙已经被认为是骨质疏松的保护性因素。但是流行病学研究并不总是支持这一观点。髋部骨折发病率的国际生态学研究不支持钙是骨折保护因素的观点。饮食中钙摄入高并且 75% 来自乳制品的国家，例如美国、英国和瑞典的髋部骨折发病率最高，相反饮食中钙摄入低的南非班图人的髋部骨折很少见[41]。但是生态学研究不能排除种族差异的影响，以及生态学偏性的困扰。至少有 11 个病例对照和队列研究探讨了钙或乳制品与髋部骨折的关系[42-52]。有 4 个研究肯定了钙具有保护作用，其中之一是在钙平均摄入只有 171mg/d 的中国香港居民中进行的研究[42, 45, 47, 52]。另一个病例对照研究发现在男性中钙摄入量最高组的髋部骨折发生的危险性最低[44]。Holbrook 等随访加州白人社区的 957 名研究对象 14 年，发现髋部骨折的年龄调整相对危险度与基线时的钙摄入量呈负相关，钙摄入量超过 800mg/d 的老年人髋部骨折的危险性下降 50%[47]。但是其他研究未证实这种关系[49]。一项 meta 分析综述了补充钙和维生素 D 预防骨质丢失以及骨折的 29 个随机化临床试验，表明补充钙剂和维生素 D 可以减缓髋部和锥体的骨质丢失，并且可以使骨折发生率减少 12%；更重要的是钙剂和维生素 D 的联合预防骨折的效果对于居住在养老院的老年人、血中 25-羟基维生素 D 的水平低的老年人、膳食中钙摄入低的老年人以及严格遵循用药要求的老年人更好[53]。另外钙剂每日 1200mg 以上，维生素 D 每日 800 U 以上的预防效果更明显。最近一项大规模临床试验证明 1000mg 钙剂＋400 U 维生素 D 补充 5 年可以使髋部骨折的发生率降低 35%[54]。总之，低钙是骨质疏松的一个重要危险因素，但只有在钙缺乏的人群中大剂量补充钙剂才有预防骨质疏松和骨折的明显效果。

（二）维生素 D

老年人吸收钙的能力减少，而维生素 D 可以促进钙在肠道的吸收，因此维生素 D 和钙剂常需一并考虑。维生素 D 的严重缺乏可以引起骨质软化，长期轻度缺乏则可能通过甲状旁腺激素介导的骨质丢失引起骨质疏松[55]。另一方面，体内 1,25-羟基维生素 D 通过在肠道和骨骼的维生素 D 受体（VDR）的对骨的作用不同，为了维护正常的血钙水平，1,25-羟基维生素 D 的升高会导致骨的流失[56]。饮食中的维生素 D 少，阳光照射不足，和肠道维生素 D 吸收不良都可以使维生素 D 缺乏。长期以来，维生素 D 被认为是骨质疏松预防的重要基石。然而关于维生素 D 和骨质疏松关系的观察性流行病学研究的结果并不一致[57-58]。最近一项随机化临床试验的 meta 分析表明单纯维生素 D 补充不能预防骨折[59]。另一项随机化临床试验的 meta 分析也未发现单纯补充维生素 D 可以减缓骨质疏松的发生[60]。可见钙剂和维生素 D 的联合使用，或者仅仅是钙剂有预防骨质疏松的作用。

（三）蛋白质

实验研究发现，蛋白质摄入过多会使尿钙排出增加，每多摄入 1g 蛋白质，尿钙排出增加 1mg，其机制主要是通过含硫氨基酸的氧化使 pH 降低[61]。生态学研究表明饮食里蛋白质摄入高是髋部骨折的危险因素。Hegsted 分析了来自不同国家的髋部骨折发病率，发现髋部骨折的发病率与国家人均蛋白质摄入量呈正相关[41]。Abelow 等根据 16 个国家分别进行的 34 个研究，提出高动物蛋白摄入增加髋部骨折发生的假设[62]。Frassetto 等研究了 33 个国家的数据，发现植物蛋白摄入高也增加髋部骨折的危险性[63]。然而，几项流行病学研究报告了高蛋白质摄入与骨密度正相关[64-66]。一项队列研究发现高动物蛋白摄入增加髋部骨折的危险性[67]，而另一项队列研究和一项病例对照研究却发现高蛋白摄入是髋部骨折的保护性因素[68-69]。在挪威进行的队列研究未发现蛋白质摄入与髋部骨折有关[70]。值得一提的是，在已经发生髋部骨折的患者中，随机化临床试验表明补充蛋白质可以减缓骨质的丢失[71]，改善骨折的预后[72]。

（四）氟

由于氟可以在骨骼和牙齿长期贮留，自从氟化水源以来，关于水源氟化的利与弊的争论一直没有平息。许多流行病学研究评价了氟与骨折的关系，其中大多数研究采用了生态学研究方法。McDonagh 等总结了 29 个关于饮水中氟与骨折的研究，其中 4 个研究发现饮水中氟增加骨折的危险性，5 个研究发现饮水中氟减少骨折的危险性[73]。一项病例对照研究没有发现饮水中氟与骨折有关[74]。最近的一项队列研究也未发现饮水中氟与髋部骨折有关[75]，可见低剂量的水源氟化（< 2mg/L）并不增加骨折的危险性。

二、内分泌因素

女性在月经初潮、妊娠、哺乳到绝经这一系列生殖事件中，涉及复杂的激素水平改变，尤其是雌激素水平的波动对骨结构和骨密度有潜在影响，因此了解妇女的生育史有助于筛出骨质疏松的高危个体，以提供进一步的诊断和预防。

（一）生育史

妊娠和哺乳都伴随着体内钙平衡的变化。妊娠期间大约 25～30 g 的钙会从母体转到胎儿，这相当于是母体内总钙量的 2%～3%。哺乳期间母亲每天大约从乳汁中丢失 300～400 mg 的钙[76-78]。妊娠和哺乳期间激素水平的变化提供了补偿机制，肠道对钙的吸收能力增强，肾小管对钙的再吸收能力增强，一旦生长胚胎对钙的需求得到满足，未利用的钙就可以作为新骨贮存在母亲的骨骼中[79-80]。哺乳期间，甲状旁腺激素相关肽的增高和雌激素的减少刺激母亲骨骼的吸收以满足乳汁的钙需求[76, 81]。妊娠分娩后骨密度降低大约 3%，6 个月的哺乳使母亲骨密度进一步降低 1%～6%[82-85]。纵向性研究表明妊娠和哺乳造成的骨丢失是暂时的，通常在断奶后恢复[83, 86]。

关于产次、哺乳时间与绝经后妇女的骨量的研究较多，结果不一。Fox 等人采用单光子吸收法测量了 2230 名 65 岁及以上白人妇女的桡骨骨密度，发现产次每增加 1 次，桡骨骨密度增加 1.4%，生育 4 个孩子的妇女的骨密度与小其 9 岁的未产妇女的骨密度相当，哺乳妇女和未哺乳妇女的骨密度无差别[87]。而另一项研究发现产次与腰椎、股骨粗隆骨密度呈负相关[88]。在上海进行的一项研究发现，分娩次数多的绝经后妇女的骨密度低于分娩次数少的绝经后妇女，但未发现初次分娩年龄、哺乳时间以及初潮年龄与骨密度有关[89]。

关于产次与绝经后妇女骨折的关系研究结果并不一致，但许多研究发现未生产是骨质疏松骨折的危险性因素[49, 90-95]。排除未产妇后，一些研究发现产次和骨折没有关系[92]。一些研究则发现在怀过孕的妇女中，分娩次数越多发生髋部骨折的危险性越小，呈现了剂量反应关系[49, 93-94, 96]。另外的一些研究并未发现分娩次数与骨折有关[95, 97]。关于哺乳时间与绝经后妇女骨折的关系，至少有 5 项流行病学研究，包括我们在北京进行的研究，发现哺乳减少老年妇女发生髋部骨折的危险性[98-102]。其他研究在调整了分娩次数之后并没有发现哺乳和髋部骨折之间存在关联[91, 96]，但是没有研究发现哺乳增加髋部骨折的危险性，可见哺乳对妇女的骨骼可能有长期的保护作用。

（二）月经史

月经来潮意味着体内雌激素水平的剧增，而雌激素可减少破骨细胞介导的骨吸收，刺激成骨细胞介导的骨形成[103]。可以肯定的是，自然绝经前双侧卵巢切除的妇女髋部骨折的危险性明显增加[101]。初潮早和绝经晚，意味着内源性雌激素暴露时间的延长，应该与骨质疏松性骨折的危险性减少有关，然而研究结果并不一致。Fox 等发现 9 岁初潮的妇女比 13 岁来月经的妇女骨密度高 3.6%，行经年限 40 年者比行经年限 30 年的妇女骨密度高 2.0%[87]。Cumming 等的研究结果未见初潮年龄、绝经年龄以及行经年限与髋部骨折有关[100]。其他的病例对照研究也未观察到髋部骨折病例组与对照组的初潮年龄有差别[98, 101]。行经天数可能对绝经后妇女的估量也有一些影响。有研究报道，行经 3 天者与行经 7 天的妇女相比，骨密度平均低 2.8%[87]。不过其他研究并未肯定行经天数对骨质疏松或骨折的影响[104]。

（三）雌激素替代疗法

妇女绝经后，体内雌激素水平迅速下降，导致快速的骨丢失，从而引起骨质疏松。如果给绝经的妇女补充雌激素（即替代疗法），可以预防绝经带来的快速骨丢失的问题。许多观察性流行病学研究和随机对照试验证实，雌激素替代疗法可以预防和减缓骨量减少[105-106]。2002 年，妇女健康倡导研究（Women's Health Initiative）证实雌激素和孕激素联合治疗 5 年可以使髋部骨折危险性减少 34%[105]。然而该临床试验还发现雌激素和孕激素联合治疗可以增加乳腺癌、心肌梗死、脑卒中和肺栓塞的发生率。自从妇女健康倡导研究发表以来，雌激素替代疗法用于骨质疏松的预防受到质疑；在美国，雌激素用于骨质疏松的治疗和预防减少了 46%，而钙剂、维生素 D 以及双磷酸盐类的使用在同时期内增加了 2 倍[107]。2013 年，几个国际学会联合发布了观点声明，认为雌激素替代疗法在 60 岁以下或绝经 10 年内的妇女中预防骨质疏松性骨折是合适的[108]。

三、体型

（一）体重

在不同地区和人群中所做的流行病学研究几乎都表明，绝对体重和相对体重轻的人发生髋部骨折和骨质疏松的危险性高[109-112]，成年时期的体重增加可以减少老年人髋部骨折的发生[110]。一项 meta 分析总结了 12 个前瞻性研究，包括大约 60 000 名研究对象，估计了体质指数［body mass index，体重（kg）/身高（m）^{2}］对骨折的效应大小[113]。每一个体质指数单位的增加，对应着任何部位骨质疏松性骨折 3% 的降低，对应着髋部骨折 7% 的降低。当调整骨密度之后，体质指数和髋部骨折的关联减弱，但是仍然有统计学显著意义，而体质指数和其他部位骨折的关系不再有统计学显著意义，提示体重与髋部骨折的关联不仅仅依赖于体重和骨密度的关系。另外，体质指数和髋部骨折的关系并非线性：相对于体质指数 25 kg/m^2 的人，体质指数 20 kg/m^2 的人的相对危险度是 1.95，体质指数 30 kg/m^2 的人的相对危险度是 0.83。体重可能通过几条途径保护骨骼。在绝经妇女中，脂肪组织是雄激素在外周转化为雌激素的主要部位，脂肪组织的多少直接影响到血中雌激素的水平[114]，而雌激素对骨骼有保护作用。体重大使骨的负重大，刺激骨的生长，使其骨密度高于体重小的人。另外脂肪组织在跌倒的过程中作为缓冲垫吸收能量，从而使跌倒的人不容易发生髋部骨折。由于体质指数包含了肌肉和脂肪，关于脂肪组织的比例对于骨折影响的研究结果不一致，有待进一步的研究[115]。

（二）身高

许多流行病学研究报告了身高和髋部骨折、腕骨骨折呈正相关[109, 116 120]，有学者认为人群中平均身高的增加可能是骨折发病率增加的原因之一[119]。一项在欧洲进行研究估计，对应于每5cm身高的增加，髋部骨折的危险性增加13%[116]。美国护士健康研究表明，调整了年龄、吸烟、饮酒和体重指数后，身高172.7 cm及以上妇女的髋部骨折发生率是身高在157.5 cm及以上妇女的髋部骨折发生率的2.4倍，并且身高和髋部骨折危险性存在剂量反应关系[117]。有几个身高和髋部骨折关系的可能机制；高个子老年人跌倒时的着地速度大于矮个子老年人；髋轴长度与髋部骨折有关，而髋轴长度与身高呈正相关[121]。身高和其他骨折位点的研究较少，结果不一致，值得进一步研究[122]。

四、生活方式

（一）体力活动和体育锻炼

多年来人们就注意到，长期不活动的人容易发生骨质疏松。体育锻炼引起骨量增加是轻微的，而失用性骨丢失则较快。例如12个月的体育锻炼可使骨量增加1%～2%；对长期卧床的患者和失重下宇航员的观测表明，他们每周要丢失1%的松质骨，皮质骨的丢失速度相对较慢[123]。一方面，体育锻炼的益处并没有年龄限制，老年人仍然可以受益；另一方面，只有坚持不懈，体育锻炼的益处才能持续存在[124-125]。体育锻炼预防骨质疏松和骨折的机制除了增加骨量外，还包括增强肌肉力量、增加稳定性和平衡能力、增加灵活性，从而有助于减少跌倒次数。

大多数观察性流行病学研究表明，缺乏体力活动增加老年人髋部骨折的危险性，而经常参加体力活动的老年人髋部骨折的危险性降低50%～70%[48-49, 106]。病例对照研究还发现，多年以前的体力活动仍然和老年人髋部骨折存在关联，提示体力活动对骨骼的保护作用具有累积效应[106, 126]。在绝经后妇女和老年人中开展了许多随机化临床试验以评价体育锻炼对骨质疏松的预防作用，其主要的研究指标是骨密度的变化。Howe等的meta分析总结了43个随机化临床试验，包括4320位研究对象，发现参加体育锻炼人的腰椎骨密度比没有参加体育锻炼的人的腰椎骨密度平均少丢失0.85%，对腰椎骨密度最有效的锻炼方式是混合锻炼模式（负重和力量训练），可使骨密度少丢失3.2%；该meta分析还发现参加体育锻炼的人的股骨颈骨密度与没有参加体育锻炼的人的股骨颈骨密度没有差别，对股骨颈骨密度最有效的锻炼方式是非负重高强度锻炼模式（例如渐进性力量训练），可使骨密度少丢失1.03%[127]。Kelly等进行的meta分析包括28个随机化临床试验中的1632名以前不经常参加锻炼的绝经后妇女（每周中强度锻炼＜150min或高强度锻炼＜75min），评价了＞24周负重训练（例如行走）或关节训练（例如力量训练）对骨密度的影响，发现体育锻炼可以使股骨颈骨密度少丢失 0.288 个标准差，使腰椎骨密度少丢失 0.179 个标准差，这些作用相当于使 20 年骨折率减少 10%～11%[128]。

（二）吸烟

吸烟可能对骨骼有直接的毒性，增加雌激素在肝的代谢。另外吸烟者的体重减轻，吸烟妇女绝经年龄提前。这些都可能是吸烟作为髋部骨折病因的可能机制。许多研究已经评价了吸烟与骨折的关系，一些研究发现吸烟增加髋部骨折的危险性，另一些研究则没有发现二者的相关性，不过很少有研究发现吸烟对髋部骨折有保护作用[120, 129-130]。一项 meta 分析汇总了 29 个关于吸烟和骨密度的横断面研究，发现吸烟和不吸烟的绝经前妇女的骨密度没有差别，而吸烟的绝经后妇女的骨密度低于不吸烟的绝经后妇女，并且随年龄增长吸烟对骨密度的作用变大[129]。该 meta 分析还汇总了 19 个病例对照研究和队列研究，发现吸烟对髋部骨折的作用随年龄增加而增加，据估计吸烟者相对于不吸烟者的骨折相对危险度在 60、70、80 和 90 岁时分别为 1.17、1.41、1.71 和 2.08。在男性中进行的一项长达 30 年的队列研究发现，戒烟以后骨折的风险降低但是烟草的副作用持续很长时间[130]。另一项 meta 分析汇总了 10 个队列研究发现，相对于不吸烟者，吸烟者的各部位骨折相对危险度为 1.25，吸烟者的髋部骨折相对危险度为 1.84；调整骨密度后，各部位骨折和髋部骨折的相对危险度分别为 1.13 和 1.60，但是都具有统计学显著意义，提示骨密度仅能解释一小部分的吸烟与骨折的关系[131]。

（三）饮酒

长期大量饮酒可能对骨骼有直接的影响，还可造成营养不良，体重下降，影响维生素 D 代谢，从而影响骨量，造成骨质疏松[132]。流行病学研究发现长期重度饮酒增加髋部骨折的危险性[133-136]。一项 meta 分析汇总了 3 个队列研究发现，饮酒量超过每天 3 杯及以上可使各部位骨折的危险性增加 23%，使髋部骨折的风险性增加 68%，然而饮酒量每天 2 杯或更少与骨折没有统计学显著的关联[135]。2008 年，另一项 meta 分析也发现重度饮酒增加骨折的风险性（相对危险度 = 1.39），而轻度饮酒具有一定的保护作用（相对危险度 = 0.80）[136]。两个研究还发现饮酒量和股骨颈骨量丢失之间的关系并不总是线性的，轻度饮酒者随年龄增加的骨量丢失比重度饮酒者和不饮酒者都慢[112, 136]。可见重度饮酒是骨质疏松的危险因素，而轻度饮酒与骨质疏松的研究结果并不一致，还有待于深入研究。

（四）饮咖啡

咖啡因可以增加尿钙的排出，减少肠道钙的吸收，但其作用有限，可以通过少量补钙而抵消[137]。大多数研究没有发现饮咖啡与骨密度有关[138]。大多数病例对照研究和几个前瞻性研究未发现饮咖啡与髋部骨折有关，但是 3 个在美国进行的前瞻性研究观察到咖啡摄入高增加髋部骨折发生的危险性[109, 134, 138-139]。最近，一项大规模队列研究仅仅发现大量饮咖啡（≥ 4 杯/天）的妇女骨密度低 2%～4%，没有发现饮咖啡与骨折有关[140]。可见咖啡因和骨质疏松之间的关系还有待于进一步明确，现有证据建议老年人每天咖啡因饮用量应限制在 3 杯以内（咖啡因 300 mg/d），并补充足够的钙剂。

五、遗传因素

遗传因素显然对骨量峰值至关重要。双生子研究估计骨量的遗传度在 50%～85% 之间，骨量在青年人中的遗传度高于在绝经后妇女中的遗传度，提示遗传因素主要影响发育期的骨量，而绝经后环境因素更重要[141-144]。骨质疏松性骨折也有家族聚集性。美国骨质疏松性骨折研究发现，母亲有过髋部骨折史的妇女发生髋部骨折的危险性是母亲没有髋部骨折史的妇女的 2 倍[109]。我们在北京进行的研究也发现父母兄弟姐妹中有 1 人曾发生髋部骨折的人，其发生髋部骨折的危险性增加 2.4 倍[32]。骨质疏松性骨折的遗传度略低，腕骨骨折和髋部骨折的遗传度在更年期妇女中分别是 54% 和 68%，然而随着年龄的增长，骨折的遗传度明显下降，到 79 岁以后髋部骨折的遗传度只有 3%[145-146]。

连锁分析没有发现与骨质疏松有关的基因，提示可能不存在高外显率的骨质疏松易感基因[147]。最近几年采用单核苷酸多态性标志物的全基因组扫描的方法，已经发现了超过 60 个骨密度或者骨质疏松性骨折有关的遗传位点，例如 *LRP5*、*ESR1*、*ALDH7A1* 基因[148]。这些遗传标志物的特点是频率高、效应小。除了 *ALDH7A1* 基因（相对危险度＝2.25）以外，其他基因的骨折相对危险度小于 1.10。尽管已发现的基因位点仅能解释一小部分的骨质疏松遗传易感性，对骨折的预测能力相对于已知的环境危险因素而言还是有限的，但是其编码的蛋白质有助于阐明骨质疏松的发病机制以及骨质疏松药物的作用靶点。目前，研究人员正在采用新一代测序技术探索骨质疏松有关的低频率遗传标志物和易感基因。

第四节　老年骨质疏松的预防策略与措施

一、一级预防

一级预防是针对病因和危险因素采取的预防对策和措施。主要包括以下内容。

（一）合理营养和足量钙摄入

由于钙是影响骨密度的一个重要的膳食因素，保证足量的钙摄入可以增加峰值骨量，减缓老年人的骨丢失。美国骨质疏松协会推荐的老年人每日钙的供给量是 1200mg[149-150]。我国营养学会建议老年人每日钙摄入量为 1000 mg[151]。然而根据我国目前的营养状况调查，平均每日从膳食中摄入的钙大约是 400 mg，因此老年人需要补充大概 600mg 的钙元素[152]。建议多食用富含钙的食物，如乳制品、肉禽类、虾米、小鱼等，以增加钙摄入量。牛奶是经口补钙的最佳食物。对于不能通过牛奶补钙的老年人，可以服用钙剂。但是要注意避免服用大量钙剂，因为大量的钙摄入增加肾结石和心血管疾病的风险。

由于蛋白质和其他一些矿物营养素会影响钙的吸收、利用和排泄，因此保持合理营养、平衡膳食十分重要。其中，维生素 D 的缺乏与老年人骨质疏松的关系密切。联合补充维生素 D 和钙剂是预防骨质疏松的基础措施。国际骨质疏松协会建议血清中 25 -羟基维生素 D ＜ 75nmol/L 为维生素 D 缺乏。为达到这个水平，每天需要摄入 800～1000 U 的维生素 D[153]。我国原发性骨质疏松诊治指南建议，老年人每天补充 400～800 U 维生素 D。维生素 D 的补充应该个体化，并监测血清中 25 -羟基维生素 D 的水平。

（二）有规律的体育锻炼

体育锻炼对任何年龄的人都是增加骨密度，降低骨质疏松危险性的重要手段。尽管许多临床试验发现体育锻炼对骨密度影响较小，但是体育锻炼还可以增强肌肉力量、平衡能力和灵活性，减少跌倒次数，因此可以有效预防老年人的骨质疏松性骨折。需要强调的是，体育锻炼要有规律、长期进行，每周至少 3 天，每次半小时以上。锻炼方式以负重运动或一定强度的耐力训练为宜，例如长跑、快走、球类运动等。

（三）纠正不良的生活方式

吸烟、过多饮酒、过多咖啡摄入不利于骨骼健康，因此应提倡不吸烟、适量适度饮酒和咖啡，培养良好的生活方式，从而降低骨质疏松的发病风险。此外，还应该确保适当的户外活动和充足的日照。

二、二级预防

骨质疏松的二级预防主要指采用骨密度测量技术，早期筛查出骨量低的人，以便及时给予治疗。有多种测量骨量的方法，其中双能 X 线吸收法是测定骨密度的准确方法，不过价格较高。一个重要问题是采取大规模一般人群筛查的策略，还是采取高危人群中筛查的策略。美国预防服务工作组（U. S. Prevention Services Task Force）建议在 65 岁及以上的妇女以及在骨折危险性与 65 岁以上相当的成年高危妇女中进行骨质疏松的筛查；在男性中，骨质疏松筛查的利与弊尚无定论[154]。

有超过 20 种预测骨质疏松以及骨折的风险评估工具。这些工具或者简单地依赖的几个重要变量（如年龄、体重、骨折史），或者依赖本章提到的多个危险因素，包括骨密度[155]。值得一提的是，WHO 开发评估了一种骨折预测工具，简称 FRAX，可以适用到包括中国在内的许多国家和人群中，并拥有网络版（www. shef. ac. uk/FRAX/）[156-157]。FRAX 模型纳入年龄、性别、身高、体质指数、既往骨折史、骨折家族史、服用糖皮质激素、吸烟、饮酒量、类风湿性关节炎、其他的骨质疏松因素以及股骨颈骨密度，拥有很好的预测精度。如果10 年髋部骨折期望率等于或超过 3%，或者 10 年各类骨折总期望率等于或超过 20%，应该考虑抗骨质疏松药物治疗。我国推荐简单易行的亚洲人骨质疏松自我筛查工具（Osteoporosis Self-assessment Tools for Asians，OSTA）来初步预测骨质骨折风险[158]。该模型仅依靠年龄和体重。我国抗骨质疏松药物治疗的指征包括：①骨质疏松症；②骨量低，并伴有至少1 项危险因素；③没有骨密度测定，但是 FRAX 估算出 10 年髋部骨折期望率等于或超过3%，10 年各类骨折总期望率等于或超过 20%，OSTA 评估为“高风险”，或者有脆性骨折史者。

治疗骨质疏松的药物包括双磷酸盐类（例如阿仑磷酸钠、唑来磷酸注射液），降钙素类（例如鲑鱼降钙素），选择性雌激素受体调节剂类，甲状旁腺激素类似物，维生素 D 以及活性维生素 D 和钙剂。钙剂和维生素 D 是骨质疏松的基础用药，可以和其他的任何一种骨质疏松药物合用。而其他的骨质疏松的药物不建议联合使用。

三、三级预防

骨质疏松的三级预防主要是针对已经发生骨质疏松性骨折的患者，尤其是卧床患者，采取积极的治疗措施，提供优质的护理服务，以帮助患者尽快康复。我们进行的一项回顾性研究发现，髋部骨折后 1 年时仍有近 80％的髋部骨折患者日常生活功能没有完全恢复[104]，提示改善老年患者的生活质量很重要。

（霍德政）

参 考 文 献

[1] Kanis J A, Melton L R, Christiansen C, et al. The diagnosis of osteoporosis [J]. J Bone Miner Res, 1994, 9 (8)：1137 - 1141.

[2] Kanis J A, Mccloskey E V, Johansson H, et al. A reference standard for the description of osteoporosis [J]. Bone, 2008, 42 (3)：467 - 475.

[3] Reginster J Y, Burlet N. Osteoporosis：a still increasing prevalence [J]. Bone, 2006, 38 (2 Suppl 1)：S4 - S9.

[4] Burge R, Dawson-Hughes B, Solomon D H, et al. Incidence and economic burden of osteoporosis-related fractures in the United States, 2005 - 2025 [J]. J Bone Miner Res, 2007, 22 (3)：465 - 475.

[5] Hernlund E, Svedbom A, Ivergard M, et al. Osteoporosis in the European Union：medical management, epidemiology and economic burden. A report prepared in collaboration with the International Osteoporosis Foundation (IOF) and the European Federation of Pharmaceutical Industry Associations (EFPIA) [J]. Arch Osteoporos, 2013, 8 (1 - 2)：136.

[6] Svedbom A, Hernlund E, Ivergard M, et al. Osteoporosis in the European Union：a compendium of country-specific reports [J]. Arch Osteoporos, 2013, 8 (1 - 2)：137.

[7] Zhu H, Fang J, Luo X, et al. A survey of bone mineral density of healthy Han adults in China [J]. Osteoporos Int, 2010, 21 (5)：765 - 772.

[8] Kanis J A, Johnell O, Oden A, et al. Risk of hip fracture according to the World Health Organization criteria for osteopenia and osteoporosis [J]. Bone, 2000, 27 (5)：585 - 590.

[9] Johnell O, Gullberg B, Allander E, et al. The apparent incidence of hip fracture in Europe：a study of national register sources. MEDOS Study Group [J]. Osteoporos Int, 1992, 2 (6)：298 - 302.

[10] Ettinger B, Black D M, Dawson-Hughes B, et al. Updated fracture incidence rates for the US version of FRAX [J]. Osteoporos Int, 2010, 21 (1)：25 - 33.

[11] Yan L, Zhou B, Prentice A, et al. Epidemiological study of hip fracture in Shenyang, People's Republic of China [J]. Bone, 1999, 24 (2)：151 - 155.

[12] 刘爱民，徐苓. 北京市髋部骨折发生率流行病学研究 [J]. 中华流行病学杂志, 1996, 17 (1)：6 -9.

[13] Melton L R. Hip fractures：a worldwide problem today and tomorrow [J]. Bone, 1993, 14 Suppl 1：S1 - S8.

[14] Jacobsen S J, Goldberg J, Miles T P, et al. Hip fracture incidence among the old and very old：a population-based study of 745, 435 cases. [J]. American Journal of Public Health, 1990, 80 (7)：871 - 873.

[15] Nelson D A, Jacobsen G, Barondess D A, et al. Ethnic differences in regional bone density, hip axis length, and lifestyle variables among healthy black and white men [J]. J Bone Miner Res, 1995, 10 (5)：782 - 787.

[16] Nakamura T，Turner C H，Yoshikawa T，et al. Do variations in hip geometry explain differences in hip fracture risk between Japanese and white Americans？ [J]. J Bone Miner Res，1994，9（7）：1071 - 1076.

[17] Ross P D，Norimatsu H，Davis J W，et al. A comparison of hip fracture incidence among native Japanese，Japanese Americans，and American Caucasians [J]. American Journal of Epidemiology，1991，133（8）：801 - 809.

[18] Kanis J A，Oden A，Mccloskey E V，et al. A systematic review of hip fracture incidence and probability of fracture worldwide [J]. Osteoporos Int，2012，23（9）：2239 - 2256.

[19] Jacobsen S J，Goldberg J，Miles T P，et al. Regional variation in the incidence of hip fracture. US white women aged 65 years and older [J]. JAMA，1990，264（4）：500 - 502.

[20] Matkovic V，Kostial K，Simonovic I，et al. Bone status and fracture rates in two regions of Yugoslavia [J]. Am J Clin Nutr，1979，32（3）：540 - 549.

[21] 赵小明，葛玉昌，郭殿武，等. 阳泉市城市居民股骨上端骨折的流行病学分析 [J]. 中华流行病学杂志，1994（01）：62.

[22] 黄承钰，乔治亚·戈登，戴禧祚，等. 成都市区髋部骨折发病率及其分布特点的研究 [J]. 中国老年学杂志，1994（05）：265 - 267.

[23] Zhang L，Cheng A，Bai Z，et al. Epidemiology of cervical and trochanteric fractures of the proximal femur in 1994 in Tangshan，China [J]. J Bone Miner Metab，2000，18（2）：84 - 88.

[24] Xia W B，He S L，Xu L，et al. Rapidly increasing rates of hip fracture in Beijing，China [J]. J Bone Miner Res，2012，27（1）：125 - 129.

[25] Lau E M，Cooper C，Fung H，et al. Hip fracture in Hong Kong over the last decade—a comparison with the UK [J]. J Public Health Med，1999，21（3）：249 - 250.

[26] Chie W C，Yang R S，Liu J P，et al. High incidence rate of hip fracture in Taiwan：estimated from a nationwide health insurance database [J]. Osteoporos Int，2004，15（12）：998 - 1002.

[27] Wang J，Wang Y，Liu W D，et al. Hip fractures in Hefei，China：the Hefei osteoporosis project [J]. J Bone Miner Metab，2014，32（2）：206 - 214.

[28] Falch J A，Kaastad T S，Bohler G，et al. Secular increase and geographical differences in hip fracture incidence in Norway [J]. Bone，1993，14（4）：643 - 645.

[29] Madhok R，Melton L R，Atkinson E J，et al. Urban vs rural increase in hip fracture incidence. Age and sex of 901 cases 1980 - 89 in Olmsted County，U.S.A [J]. Acta Orthop Scand，1993，64（5）：543 - 548.

[30] Gardsell P，Johnell O，Nilsson B E，et al. Bone mass in an urban and a rural population：a comparative，population - based study in southern Sweden [J]. J Bone Miner Res，1991，6（1）：67 - 75.

[31] 朱汉民，王赞舜. 老年人骨折的流行病学及其对生命质量的影响 [J]. 中华老年医学杂志，1993，12（3）：168 - 172.

[32] 霍德政，李立明. 北京市城区中老年人髋部骨折的病例对照研究 [J]. 中华流行病学杂志，2000，21（1）：37 - 40.

[33] Brauer C A，Coca-Perraillon M，Cutler D M，et al. Incidence and mortality of hip fractures in the United States [J]. JAMA，2009，302（14）：1573 - 1579.

[34] Wysowski D K，Greene P. Trends in osteoporosis treatment with oral and intravenous bisphosphonates in

the United States, 2002 - 2012 [J]. Bone, 2013, 57 (2): 423 - 428.

[35] Chau P H, Wong M, Lee A, et al. Trends in hip fracture incidence and mortality in Chinese population from Hong Kong 2001 - 09 [J]. Age Ageing, 2013, 42 (2): 229 - 233.

[36] Johnell O, Kanis J A. An estimate of the worldwide prevalence and disability associated with osteoporotic fractures [J]. Osteoporos Int, 2006, 17 (12): 1726 - 1733.

[37] Jacobsen S J, Goldberg J, Miles T P, et al. Seasonal variation in the incidence of hip fracture among white persons aged 65 years and older in the United States, 1984 - 1987 [J]. American Journal of Epidemiology, 1991, 133 (10): 996 - 1004.

[38] Jacobsen S J, Sargent D J, Atkinson E J, et al. Population-based study of the contribution of weather to hip fracture seasonality [J]. Am J Epidemiol, 1995, 141 (1): 79 - 83.

[39] Lau E M, Gillespie B G, Valenti L, et al. The seasonality of hip fracture and its relationship with weather conditions in New South Wales [J]. Aust J Public Health, 1995, 19 (1): 76 - 80.

[40] Pedrazzoni M, Alfano F S, Malvi C, et al. Seasonal variation in the incidence of hip fractures in Emilia-Romagna and Parma [J]. Bone, 1993, 14 Suppl 1: S57 - S63.

[41] Hegsted D M. Calcium and osteoporosis [J]. J Nutr, 1986, 116 (11): 2316 - 2319.

[42] Lau E M, Cooper C. Epidemiology and prevention of osteoporosis in urbanized Asian populations [J]. Osteoporos Int, 1993, 3 Suppl 1: 23 - 26.

[43] Kroger H, Huopio J, Honkanen R, et al. Prediction of fracture risk using axial bone mineral density in a perimenopausal population: a prospective study [J]. J Bone Miner Res, 1995, 10 (2): 302 - 306.

[44] Cumming R G, Klineberg R J. Case-control study of risk factors for hip fractures in the elderly [J]. Am J Epidemiol, 1994, 139 (5): 493 - 503.

[45] Ribot C, Tremollieres F, Pouilles J M, et al. Risk factors for hip fracture. MEDOS study: results of the Toulouse Centre [J]. Bone, 1993, 14 Suppl 1: S77 - S80.

[46] Kreiger N, Gross A, Hunter G. Dietary factors and fracture in postmenopausal women: a case - control study [J]. Int J Epidemiol, 1992, 21 (5): 953 - 958.

[47] Holbrook T L, Barrett-Connor E, Wingard D L. Dietary calcium and risk of hip fracture: 14 - year prospective population study [J]. Lancet, 1988, 2 (8619): 1046 - 1049.

[48] Wickham C A, Walsh K, Cooper C, et al. Dietary calcium, physical activity, and risk of hip fracture: a prospective study [J]. BMJ, 1989, 299 (6704): 889 - 892.

[49] Paganini-Hill A, Chao A, Ross R K, et al. Exercise and other factors in the prevention of hip fracture: the Leisure World study [J]. Epidemiology, 1991, 2 (1): 16 - 25.

[50] Looker A C, Harris T B, Madans J H, et al. Dietary calcium and hip fracture risk: the NHANES I Epidemiologic Follow-Up Study [J]. Osteoporos Int, 1993, 3 (4): 177 - 184.

[51] Michaelsson K, Holmberg L, Mallmin H, et al. Diet and hip fracture risk: a case - control study. Study Group of the Multiple Risk Survey on Swedish Women for Eating Assessment [J]. Int J Epidemiol, 1995, 24 (4): 771 - 782.

[52] Perez C R, Galan G F, Dilsen G. Risk factors for hip fracture in Spanish and Turkish women [J]. Bone, 1993, 14 Suppl 1: S69 - S72.

[53] Tang B M, Eslick G D, Nowson C, et al. Use of calcium or calcium in combination with vitamin D supplementation to prevent fractures and bone loss in people aged 50 years and older: a meta-analysis [J].

Lancet, 2007, 370 (9588): 657 - 666.

[54] Prentice R L, Pettinger M B, Jackson R D, et al. Health risks and benefits from calcium and vitamin D supplementation: Women's Health Initiative clinical trial and cohort study [J]. Osteoporos Int, 2013, 24 (2): 567 - 580.

[55] Bunker V W. The role of nutrition in osteoporosis [J]. Br J Biomed Sci, 1994, 51 (3): 228 - 240.

[56] Lieben L, Masuyama R, Torrekens S, et al. Normocalcemia is maintained in mice under conditions of calcium malabsorption by vitamin D-induced inhibition of bone mineralization [J]. J Clin Invest, 2012, 122 (5): 1803 - 1815.

[57] Marwaha R K, Tandon N, Garg M K, et al. Bone health in healthy Indian population aged 50 years and above [J]. Osteoporos Int, 2011, 22 (11): 2829 - 2836.

[58] Bischoff Ferrari H A, Kiel D P, Dawson Hughes B, et al. Dietary Calcium and Serum 25 - Hydroxyvitamin D Status in Relation to BMD Among US Adults [J]. Journal of Bone and Mineral Research, 2009, 24 (5): 935 - 942.

[59] Patient level pooled analysis of 68 500 patients from seven major vitamin D fracture trials in US and Europe [J]. BMJ, 2010, 340: b5463.

[60] Reid I R, Bolland M J, Grey A. Effects of vitamin D supplements on bone mineral density: a systematic review and meta-analysis [J]. Lancet, 2014, 383 (9912): 146 - 155.

[61] Ginty F. Dietary protein and bone health [J]. Proc Nutr Soc, 2003, 62 (4): 867 - 876.

[62] Abelow B J, Holford T R, Insogna K L. Cross-cultural association between dietary animal protein and hip fracture: a hypothesis [J]. Calcif Tissue Int, 1992, 50 (1): 14 - 18.

[63] Frassetto L A, Todd K M, Morris R J, et al. Worldwide incidence of hip fracture in elderly women: relation to consumption of animal and vegetable foods [J]. J Gerontol A Biol Sci Med Sci, 2000, 55 (10): M585 - M592.

[64] Hannan M T, Tucker K L, Dawson-Hughes B, et al. Effect of dietary protein on bone loss in elderly men and women: the Framingham Osteoporosis Study [J]. J Bone Miner Res, 2000, 15 (12): 2504 - 2512.

[65] Promislow J H, Goodman - Gruen D, Slymen D J, et al. Protein consumption and bone mineral density in the elderly : the Rancho Bernardo Study [J]. Am J Epidemiol, 2002, 155 (7): 636 - 644.

[66] Kerstetter J E, Looker A C, Insogna K L. Low dietary protein and low bone density [J]. Calcif Tissue Int, 2000, 66 (4): 313.

[67] Feskanich D, Willett W C, Stampfer M J, et al. Protein consumption and bone fractures in women [J]. Am J Epidemiol, 1996, 143 (5): 472 - 479.

[68] Munger R G, Cerhan J R, Chiu B C. Prospective study of dietary protein intake and risk of hip fracture in postmenopausal women [J]. Am J Clin Nutr, 1999, 69 (1): 147 - 152.

[69] Wengreen H J, Munger R G, West N A, et al. Dietary protein intake and risk of osteoporotic hip fracture in elderly residents of Utah [J]. J Bone Miner Res, 2004, 19 (4): 537 - 545.

[70] Meyer H E, Pedersen J I, Loken E B, et al. Dietary factors and the incidence of hip fracture in middle-aged Norwegians. A prospective study [J]. Am J Epidemiol, 1997, 145 (2): 117 - 123.

[71] Schurch M A, Rizzoli R, Slosman D, et al. Protein supplements increase serum insulin-like growth factor-I levels and attenuate proximal femur bone loss in patients with recent hip fracture. A randomized,

double-blind, placebo-controlled trial [J]. Ann Intern Med, 1998, 128 (10): 801 – 809.

[72] Delmi M, Rapin C H, Bengoa J M, et al. Dietary supplementation in elderly patients with fractured neck of the femur [J]. Lancet, 1990, 335 (8696): 1013 – 1016.

[73] Mcdonagh M S, Whiting P F, Wilson P M, et al. Systematic review of water fluoridation [J]. BMJ, 2000, 321 (7265): 855 – 859.

[74] Hillier S, Cooper C, Kellingray S, et al. Fluoride in drinking water and risk of hip fracture in the UK: a case-control study [J]. Lancet, 2000, 355 (9200): 265 – 269.

[75] Nasman P, Ekstrand J, Granath F, et al. Estimated drinking water fluoride exposure and risk of hip fracture: a cohort study [J]. J Dent Res, 2013, 92 (11): 1029 – 1034.

[76] Kovacs C S. Calcium and bone metabolism in pregnancy and lactation [J]. J Clin Endocrinol Metab, 2001, 86 (6): 2344 – 2348.

[77] Pitkin R M. Calcium metabolism in pregnancy and the perinatal period: a review [J]. Am J Obstet Gynecol, 1985, 151 (1): 99 – 109.

[78] Laskey M A, Prentice A, Shaw J, et al. Breast-milk calcium concentrations during prolonged lactation in British and rural Gambian mothers [J]. Acta Paediatr Scand, 1990, 79 (5): 507 – 512.

[79] O Brien K O, Nathanson M S, Mancini J, et al. Calcium absorption is significantly higher in adolescents during pregnancy than in the early postpartum period [J]. The American journal of clinical nutrition, 2003, 78 (6): 1188 – 1193.

[80] Ritchie L D, Fung E B, Halloran B P, et al. A longitudinal study of calcium homeostasis during human pregnancy and lactation and after resumption of menses [J]. Am J Clin Nutr, 1998, 67 (4): 693 – 701.

[81] Sowers M F, Hollis B W, Shapiro B, et al. Elevated parathyroid hormone-related peptide associated with lactation and bone density loss [J]. JAMA, 1996, 276 (7): 549 – 554.

[82] Oliveri B, Parisi M S, Zeni S, et al. Mineral and bone mass changes during pregnancy and lactation [J]. Nutrition, 2004, 20 (2): 235 – 240.

[83] Lopez J M, Gonzalez G, Reyes V, et al. Bone turnover and density in healthy women during breastfeeding and after weaning [J]. Osteoporos Int, 1996, 6 (2): 153 – 159.

[84] Laskey M A, Prentice A, Hanratty L A, et al. Bone changes after 3 mo of lactation: influence of calcium intake, breast-milk output, and vitamin D-receptor genotype [J]. Am J Clin Nutr, 1998, 67 (4): 685 – 692.

[85] Karlsson C, Obrant K J, Karlsson M. Pregnancy and lactation confer reversible bone loss in humans [J]. Osteoporos Int, 2001, 12 (10): 828 – 834.

[86] Bezerra F F, Mendonca L M, Lobato E C, et al. Bone mass is recovered from lactation to postweaning in adolescent mothers with low calcium intakes [J]. Am J Clin Nutr, 2004, 80 (5): 1322 – 1326.

[87] Fox K M, Magaziner J, Sherwin R, et al. Reproductive correlates of bone mass in elderly women. Study of Osteoporotic Fractures Research Group [J]. J Bone Miner Res, 1993, 8 (8): 901 – 908.

[88] Gur A, Nas K, Cevik R, et al. Influence of number of pregnancies on bone mineral density in postmenopausal women of different age groups [J]. J Bone Miner Metab, 2003, 21 (4): 234 – 241.

[89] Zhang Y Y, Liu P Y, Deng H W. The impact of reproductive and menstrual history on bone mineral density in Chinese women [J]. J Clin Densitom, 2003, 6 (3): 289 – 296.

[90] Nguyen T V, Jones G, Sambrook P N, et al. Effects of estrogen exposure and reproductive factors on bone mineral density and osteoporotic fractures [J]. J Clin Endocrinol Metab, 1995, 80 (9): 2709 -2714.

[91] Hoffman S, Grisso J A, Kelsey J L, et al. Parity, lactation and hip fracture [J]. Osteoporos Int, 1993, 3 (4): 171 - 176.

[92] Petersen H C, Jeune B, Vaupel J W, et al. Reproduction life history and hip fractures [J]. Ann Epidemiol, 2002, 12 (4): 257 - 263.

[93] Hillier T A, Rizzo J H, Pedula K L, et al. Nulliparity and fracture risk in older women: the study of osteoporotic fractures [J]. J Bone Miner Res, 2003, 18 (5): 893 - 899.

[94] Kauppi M, Heliovaara M, Impivaara O, et al. Parity and risk of hip fracture in postmenopausal women [J]. Osteoporos Int, 2011, 22 (6): 1765 - 1771.

[95] Allali F, Maaroufi H, Aichaoui S E, et al. Influence of parity on bone mineral density and peripheral fracture risk in Moroccan postmenopausal women [J]. Maturitas, 2007, 57 (4): 392 - 398.

[96] Michaelsson K, Baron JA, Farahmand B Y, et al. Influence of parity and lactation on hip fracture risk [J]. Am J Epidemiol, 2001, 153 (12): 1166 - 1172.

[97] Parazzini F, Tavani A, Ricci E, et al. Menstrual and reproductive factors and hip fractures in post menopausal women [J]. Maturitas, 1996, 24 (3): 191 - 196.

[98] Huo D, Lauderdale D S, Li L. Influence of reproductive factors on hip fracture risk in Chinese women [J]. Osteoporos Int, 2003, 14 (8): 694 - 700.

[99] Bjornerem A, Ahmed L A, Jorgensen L, et al. Breastfeeding protects against hip fracture in postmenopausal women: the Tromso study [J]. J Bone Miner Res, 2011, 26 (12): 2843 - 2850.

[100] Cumming R G, Klineberg R J. Breastfeeding and other reproductive factors and the risk of hip fractures in elderly women [J]. Int J Epidemiol, 1993, 22 (4): 684 - 691.

[101] Kreiger N, Kelsey J L, Holford T R, et al. An epidemiologic study of hip fracture in postmenopausal women [J]. Am J Epidemiol, 1982, 116 (1): 141 - 148.

[102] Boonyaratavej N, Suriyawongpaisal P, Takkinsatien A, et al. Physical activity and risk factors for hip fractures in Thai women [J]. Osteoporos Int, 2001, 12 (3): 244 - 248.

[103] Seeman E. Pathogenesis of bone fragility in women and men [J]. Lancet, 2002, 359 (9320): 1841 -1850.

[104] 霍德政, 李立明. 髋部骨折对中老年人日常生活功能的影响 [J]. 北京医科大学学报, 1999, 31 (4): 379 - 382.

[105] Rossouw J E, Anderson G L, Prentice R L, et al. Risks and benefits of estrogen plus progestin in healthy postmenopausal women: principal results From the Women's Health Initiative randomized controlled trial [J]. JAMA, 2002, 288 (3): 321 - 333.

[106] Cumming R G, Nevitt M C, Cummings S R. Epidemiology of hip fractures [J]. Epidemiol Rev, 1997, 19 (2): 244 - 257.

[107] Lee E, Maneno M K, Wutoh A K, et al. Long - term effect of the Women's Health Initiative study on antiosteoporosis medication prescribing [J]. Journal of Women's Health, 2010, 19 (5): 847 - 854.

[108] de Villiers T J, Gass M L, Haines C J, et al. Global Consensus Statement on menopausal hormone therapy [J]. Maturitas, 2013, 74 (4): 391 - 392.

[109] Cummings S R, Nevitt M C, Browner W S, et al. Risk factors for hip fracture in white women. Study of Osteoporotic Fractures Research Group [J]. N Engl J Med, 1995, 332 (12): 767 - 773.

[110] Farahmand B Y, Michaelsson K, Baron J A, et al. Body size and hip fracture risk. Swedish Hip Fracture Study Group [J]. Epidemiology, 2000, 11 (2): 214 - 219.

[111] van der Voort D J, Geusens P P, Dinant G J. Risk factors for osteoporosis related to their outcome: fractures [J]. Osteoporos Int, 2001, 12 (8): 630 - 638.

[112] Hannan M T, Felson D T, Dawson - Hughes B, et al. Risk factors for longitudinal bone loss in elderly men and women: the Framingham Osteoporosis Study [J]. J Bone Miner Res, 2000, 15 (4): 710 -720.

[113] De Laet C, Kanis J A, Oden A, et al. Body mass index as a predictor of fracture risk: a meta-analysis [J]. Osteoporos Int, 2005, 16 (11): 1330 - 1338.

[114] Simpson E R. Sources of estrogen and their importance [J]. J Steroid Biochem Mol Biol, 2003, 86 (3 -5): 225 - 230.

[115] Moayyeri A, Luben R N, Wareham N J, et al. Body fat mass is a predictor of risk of osteoporotic fractures in women but not in men: a prospective population study [J]. J Intern Med, 2012, 271 (5): 472 - 480.

[116] Benetou V, Orfanos P, Benetos I S, et al. Anthropometry, physical activity and hip fractures in the elderly [J]. Injury, 2011, 42 (2): 188 - 193.

[117] Hemenway D, Feskanich D, Colditz G A. Body height and hip fracture: a cohort study of 90, 000 women [J]. Int J Epidemiol, 1995, 24 (4): 783 - 786.

[118] Meyer H E, Tverdal A, Falch J A. Body height, body mass index, and fatal hip fractures: 16 years' follow - up of 674, 000 Norwegian women and men [J]. Epidemiology, 1995, 6 (3): 299 - 305.

[119] Joakimsen R M, Fonnebo V, Magnus J H, et al. The Tromso Study: body height, body mass index and fractures [J]. Osteoporos Int, 1998, 8 (5): 436 - 442.

[120] Hemenway D, Azrael D R, Rimm E B, et al. Risk factors for hip fracture in US men aged 40 through 75 years [J]. Am J Public Health, 1994, 84 (11): 1843 - 1845.

[121] Faulkner K G, Cummings S R, Black D, et al. Simple measurement of femoral geometry predicts hip fracture: the study of osteoporotic fractures [J]. J Bone Miner Res, 1993, 8 (10): 1211 - 1217.

[122] Compston J E, Flahive J, Hosmer D W, et al. Relationship of weight, height, and body mass index with fracture risk at different sites in postmenopausal women: the Global Longitudinal study of Osteoporosis in Women (GLOW) [J]. J Bone Miner Res, 2014, 29 (2): 487 - 493.

[123] Chesnut C R. Bone mass and exercise [J]. Am J Med, 1993, 95 (5A): 34S - 36S.

[124] Fiatarone M A, Marks E C, Ryan N D, et al. High-intensity strength training in nonagenarians. Effects on skeletal muscle [J]. JAMA, 1990, 263 (22): 3029 - 3034.

[125] Dalsky G P, Stocke K S, Ehsani A A, et al. Weight - bearing exercise training and lumbar bone mineral content in postmenopausal women [J]. Ann Intern Med, 1988, 108 (6): 824 - 828.

[126] Jaglal S B, Kreiger N, Darlington G. Past and recent physical activity and risk of hip fracture [J]. Am J Epidemiol, 1993, 138 (2): 107 - 118.

[127] Howe T E, Shea B, Dawson L J, et al. Exercise for preventing and treating osteoporosis in postmenopausal women [J]. Cochrane Database Syst Rev, 2011 (7): D333.

[128] Kelley G A, Kelley K S, Kohrt W M. Effects of ground and joint reaction force exercise on lumbar spine

and femoral neck bone mineral density in postmenopausal women: a meta-analysis of randomized controlled trials [J]. BMC Musculoskelet Disord, 2012, 13: 177.

[129] Law M R, Hackshaw A K. A meta-analysis of cigarette smoking, bone mineral density and risk of hip fracture: recognition of a major effect [J]. BMJ, 1997, 315 (7112): 841 – 846.

[130] Olofsson H, Byberg L, Mohsen R, et al. Smoking and the risk of fracture in older men [J]. J Bone Miner Res, 2005, 20 (7): 1208 – 1215.

[131] Kanis J A, Johnell O, Oden A, et al. Smoking and fracture risk: a meta-analysis [J]. Osteoporos Int, 2005, 16 (2): 155 – 162.

[132] Farley J R, Fitzsimmons R, Taylor A K, et al. Direct effects of ethanol on bone resorption and formation in vitro [J]. Arch Biochem Biophys, 1985, 238 (1): 305 – 314.

[133] Felson D T, Kiel D P, Anderson J J, et al. Alcohol consumption and hip fractures: the Framingham Study [J]. Am J Epidemiol, 1988, 128 (5): 1102 – 1110.

[134] Hernandez-Avila M, Colditz G A, Stampfer M J, et al. Caffeine, moderate alcohol intake, and risk of fractures of the hip and forearm in middle-aged women [J]. Am J Clin Nutr, 1991, 54 (1): 157 –163.

[135] Kanis J A, Johansson H, Johnell O, et al. Alcohol intake as a risk factor for fracture [J]. Osteoporos Int, 2005, 16 (7): 737 – 742.

[136] Berg K M, Kunins H V, Jackson J L, et al. Association between alcohol consumption and both osteoporotic fracture and bone density [J]. Am J Med, 2008, 121 (5): 406 – 418.

[137] Heaney R P. Effects of caffeine on bone and the calcium economy [J]. Food Chem Toxicol, 2002, 40 (9): 1263 – 1270.

[138] Higdon J V, Frei B. Coffee and health: a review of recent human research [J]. Crit Rev Food Sci Nutr, 2006, 46 (2): 101 – 123.

[139] Kiel D P, Felson D T, Hannan M T, et al. Caffeine and the risk of hip fracture: the Framingham Study [J]. Am J Epidemiol, 1990, 132 (4): 675 – 684.

[140] Hallstrom H, Byberg L, Glynn A, et al. Long-term coffee consumption in relation to fracture risk and bone mineral density in women [J]. Am J Epidemiol, 2013, 178 (6): 898 – 909.

[141] Pocock N A, Eisman J A, Hopper J L, et al. Genetic determinants of bone mass in adults. A twin study [J]. J Clin Invest, 1987, 80 (3): 706 – 710.

[142] Slemenda C W, Turner C H, Peacock M, et al. The genetics of proximal femur geometry, distribution of bone mass and bone mineral density [J]. Osteoporos Int, 1996, 6 (2): 178 – 182.

[143] Smith D M, Nance W E, Kang K W, et al. Genetic factors in determining bone mass [J]. J Clin Invest, 1973, 52 (11): 2800 – 2808.

[144] Arden N K, Baker J, Hogg C, et al. The heritability of bone mineral density, ultrasound of the calcaneus and hip axis length: a study of postmenopausal twins [J]. J Bone Miner Res, 1996, 11 (4): 530 – 534.

[145] Andrew T, Antioniades L, Scurrah K J, et al. Risk of wrist fracture in women is heritable and is influenced by genes that are largely independent of those influencing BMD [J]. J Bone Miner Res, 2005, 20 (1): 67 – 74.

[146] Michaelsson K, Melhus H, Ferm H, et al. Genetic liability to fractures in the elderly [J]. Arch In-

tern Med，2005，165（16）：1825－1830.

［147］Ioannidis J P，Ng M Y，Sham P C，et al. Meta-analysis of genome-wide scans provides evidence for sex- and site-specific regulation of bone mass ［J］. J Bone Miner Res，2007，22（2）：173－183.

［148］Richards J B，Zheng H F，Spector T D. Genetics of osteoporosis from genome-wide association studies： advances and challenges ［J］. Nat Rev Genet，2012，13（8）：576－588.

［149］Food And Nutrition Board I O M. Dietary reference intakes for calcium，phosphorus，magnesium，vita- min D，and fluoride ［Z］. National Academy Press Washington，DC，USA，1997.

［150］Dawson-Hughes B，Gold D T，Rodbard H W，et al. Physician's guide to prevention and treatment of osteoporosis ［J］. Washington，DC：National Osteoporosis Foundation，2003.

［151］原发性骨质疏松症诊治指南（2011 年） ［J］. 中华骨质疏松和骨矿盐疾病杂志，2011，4（1）： 2－17.

［152］翟凤英，何宇娜，王志宏，等. 中国城乡居民膳食营养素摄入状况及变化趋势 ［J］. 营养学报， 2005，27（3）：181－184.

［153］Dawson-Hughes B，Mithal A，Bonjour J P，et al. IOF position statement：vitamin D recommendations for older adults ［J］. Osteoporos Int，2010，21（7）：1151－1154.

［154］Pfister A K，Welch C W，Emmett M. Screening for osteoporosis：U. S. Preventive Services Task Force recommendation statement ［J］. Ann Intern Med，2011，155（4）：275－276，276－277.

［155］Nelson H D，Haney E M，Dana T，et al. Screening for osteoporosis：an update for the U. S. Preventive Services Task Force ［J］. Ann Intern Med，2010，153（2）：99－111.

［156］Kanis J A，Johnell O，Oden A，et al. Risk of hip fracture derived from relative risks：an analysis applied to the population of Sweden ［J］. Osteoporos Int，2000，11（2）：120－127.

［157］Kanis J A，Oden A，Johnell O，et al. The use of clinical risk factors enhances the performance of BMD in the prediction of hip and osteoporotic fractures in men and women ［J］. Osteoporos Int，2007，18 （8）：1033－1046.

［158］Koh L K，Sedrine W B，Torralba T P，et al. A simple tool to identify asian women at increased risk of osteoporosis ［J］. Osteoporos Int，2001，12（8）：699－705

第十八章　老年伤害的流行病学研究

第一节　概述

一、老年伤害的现状

伤害是世界性的重要公共卫生问题之一。无论发达国家还是发展中国家，伤害都已经成为一个严重的公共卫生问题，其预防与控制工作越来越受到各国的重视。2000年世界卫生组织资料表明，每年估计有560万人死于伤害，约占死亡总数的9%[1]；在我国，每年约有70万人死于伤害，是居民第4位或第5位死亡原因[2]。老年人由于生理功能衰退、心理状态的变化和社会功能减弱，成为伤害发生的高危人群。

在我国伤害严重威胁着老年人的生命与生活质量。上海市杨浦区老年人伤害死亡原因调查显示，上海老年人伤害死亡率为131.39/10万，排在老年人死因的第5位[3]。宁波市城区老年人伤害分析结果显示，老年人伤害死亡率为173.35/10万，排在所有老年人病伤死因顺位中第4位[4]。跌倒是老年伤害的常见类型。文献系统综述结果显示，中国老年人群跌倒发生率为14.7%～34.0%，其中60%～75%的跌倒会造成不同程度的继发性损伤。2006年全国疾病监测系统死因监测数据显示：我国65岁以上老年人跌倒死亡率男性为49.56/10万，女性为52.80/10万。辽宁省60岁以上老年人伤害发生率为13.69%，发生率排前5位的伤害依次为跌倒、锐器割刺伤、撞击挤压伤、交通事故和运动伤，伤害性质的前4位为开放性伤口、扭伤、浅表伤和骨折[5]。深圳市老年人群伤害原因主要为跌落伤、动物伤和交通伤。美国的研究也表明，跌倒是各个年龄段最常见的家庭伤害，老年人的发生率最高[6]。

我国正步入老龄化社会，2010年中国第六次人口普查数据显示，中国目前人口总量已达13.4亿，65岁及以上人口已经超过1亿，占总人口比重的8.87%。国内外相关机构对中国未来人口的预测认为，2010年以后中国人口老龄化将以更快的速度增长。其中，联合国的人口预测显示中国65岁及以上老年人口比重每10年依次将提高3.5、4.2、5.9个百分点；2040年以后老龄化速度放缓，此后10年增加1.5个百分点；2050年我国65岁及以上老年人口比例将达到23.3%，约为3.3亿人，其中80岁及以上高龄老年人口总数将超过1亿人，约占全国总人口的7.2%。因此预防和控制老年人的伤害问题显得尤为重要。

二、伤害定义

一般来说，伤害是指造成对身体的损伤，影响了正常活动，需要医治或看护。但是对伤害的界定，至今国内外尚没有统一的标准。伤害的英语名词 injury 来自拉丁语的 injuris，意思是"不正确的（not right）"，其含义为损伤，伤害或丧失，可以理解为"造成了人体的损伤，需要医治或影响了正常的活动"。1986年美国国家统计中心提出所谓伤害必须到医疗部门诊断或活动受限1天。

美国疾病控制中心给伤害所下的定义是："由于运动、热量、化学、电或放射线的能量交换，在机体组织无法耐受的水平上，所造成的组织损伤或由于窒息而引起的缺氧称为伤害。"近来有些学者认为伤害不应仅限于躯体组织的损伤或机能障碍，精神创伤或心理障碍也应成为伤害的研究内容。

近年来有关伤害的流行病学调查大都采用这一标准。到医疗单位诊治，诊断为某一种损伤；人们在生活中容易把意外与伤害混为一谈。其实，意外（accident）是指一种潜在有害的、无意识的和意料之外的突发事件，意外可能引起伤害，也可能不引起伤害，并且在一定程度上排除了有意伤害（自杀、他杀和虐待）。意外与伤害（injury）不仅仅内涵上不同，而且意外常常被认为是偶然的、不可知和无法控制的；而伤害则是有原因可寻，完全可知和可以预防的。此外，伤害不只限于躯体组织的损伤或机能障碍，也包括导致精神创伤或心理障碍。因此，凡因为能量（机械能、热能、电能、化学能或放射能等）的传递或干扰超过人体的耐受性造成组织损伤，窒息导致缺氧和刺激引起精神创伤均称之为伤害。伤害是医学生态学问题，其发生是与人类、社会和环境有关的各种变量之间互相作用的结果。

三、伤害分类

伤害的分类对于伤害的流行病学研究和防治措施的制定等都起到重要作用，伤害一般可分为无意识伤害和故意伤害两大类，除了引起躯体损伤外也可能造成精神创伤。一般按照研究目的不同，分类方法有几种。

（一）按照造成伤害的意图分类

1. 意外伤害（unintentional injuries）　这类伤害指无意识的伤害，主要包括车祸、跌落、火灾与烧伤、溺水、中毒和医疗事故等。

2. 故意伤害（intentional injuries）　这类伤害是指有意识、有目的地加害于个人或他人，并常伴有暴力行为。如家庭暴力、恶性殴打、他杀和自杀、自虐、自残等。

此类分类方法要注意对造成伤害的意图做仔细分析。同一种伤害可能是由不同意图所致。例如中毒，如果是无意识的误服了某种毒物造成的应归为意外伤害，如果是他人有意投毒或者是故意服用某种毒物结束生命则归为故意伤害。

（二）按照伤害发生的地点分类

1. 道路伤害　在道路、铁路、航空和水运所发生的交通伤害。其中行驶中的机动车造成的伤害是最常见的伤害。

2. 劳动场所伤害　职业性伤害主要出现在工作地点，或由工作环境中某种事件所造成的。

3. 家庭伤害　跌落是家庭伤害中最常见的死因。

4. 公共场所伤害　凡是发生在公共场所的伤害，其中包括娱乐环境场所及自然灾害情况发生的伤害。

（三）按照伤害的性质分类

1. 根据国际疾病分类第十版（International Classification of Diseases，ICD‑10）的分

类系统确定伤害的性质，是目前国际上比较公认和客观的分类。

表 18 - 1 - 1 ICD - 10 损伤和中毒外部原因分类

损伤和中毒外部原因类别	编码
运输事故	V01 - V99
跌倒	W00 - W19
暴露于无生命机械性力量下	W20 - W49
暴露于有生命机械性力量下	W50 - W64
意外淹溺和沉没	W65 - W74
其他对呼吸的意外威胁	W75 - W84
暴露于电流、辐射和极度环境气温及气压下	W85 - W99
暴露于烟、火和火焰下	X00 - X09
接触热和烫的物质	X10 - X19
接触有毒的动物和植物	X20 - X29
暴露于自然力量下	X30 - X39
有毒物质的意外中毒或暴露于该物质下	X40 - X49
操劳过度、旅行和贫困	X50 - X57
意外暴露于其他和未特指的因素下	X58 - X59
故意自害	X60 - X84
加害	X85 - Y09
意图不确定的事件	Y10 - Y34
依法处置和作战行动	Y35 - Y36
医疗和手术的并发症	Y40 - Y84
外因的后遗症导致的疾病和死亡	Y85 - Y89
与分类于他处的疾病和死亡原因有关的补充因素	Y90 - Y98

资料来源：*ICD* - 10 Code，1993.

2. 中国疾病分类 中国疾病分类（Chinese Classification of Diseases，CCD）所确定的损伤与中毒的外因分类是我国卫生部于 1987 年参照 ICD - 9 分类的标准，结合我国实际制订的，详见表 18 - 1 - 2。

表 18 - 1 - 2　中国 CCD 损伤和中毒外部原因分类

CCD - 87 编码	内容
E_1	损伤和中毒全部原因
E_2	其中：机动车辆交通事故
E_3	机动车以外运输事故
E_4	意外中毒
F_5	意外跌落
E_6	火灾
E_7	由自然和环境因素所致的意外事故
E_8	溺水
E_9	意外的机械性窒息
E_{10}	砸死
E_{11}	由机器切割和穿刺工具所致的意外事件
E_{12}	触电
E_{13}	其他意外事故和有害效应
E_{14}	自杀
E_{15}	他杀

资料来源：吴系科，1996.

四、伤害发生的基本条件

伤害发生的基本条件为致病因子、宿主、环境及媒介物。病因载体为环境中致病因子存在的地方。伤害发生的致病因子即为能量。非生物媒介（vehicle）和生物媒介（vector）将能量由病因载体传递到暴露个体。有时非生物媒介和生物媒介在伤害发生时会共同起作用，如某人（生物媒介）用刀（非生物媒介）刺伤别人。个体的耐受性会影响到伤害的发生。只有能量传递超过人体耐受时才会发生伤害，因此不是所有的能量暴露都会引起伤害。人体对能量传递有一定抵抗能力，通过锻炼和防护措施使抵抗力增强，疾病状态、疲劳、酗酒等会使抵抗力下降。

（一）致病因子（agent）

引起伤害的致病因子是能量（energy），短时间内暴露于大剂量的能量就会导致伤害的发生。通常容易引起伤害的能量有以下几种：

1. 动能（kinetic energy）　亦有人称之为机械能（mechanical energy），这是伤害中最常见的病因。如汽车相撞、跌落、枪伤所产生的能量传递等均属此类。

2. 热能（Thermal energy）　各类烧伤均属于过度的热能暴露所致。而热能的过度缺乏则会导致冻伤。

3. 电能（Electrical energy）　是导致触电或电烧伤的重要原因。对人体组织伤害程度的大小与电流强度有关。0.02A 可使人的肌肉麻痹，0.10A 可引起心室纤维颤动，2.0A 或以上时可引起心室麻痹。

4. 辐射能（Radiation）　大剂量的放射线暴露会产生烧伤。

5. 化学能（Chemical energy）　通过干扰机体的能量代谢，而造成伤害。如溺水时吸进的水会影响肺功能。

机械能的不正常传递导致大约 74% 的伤害发生。由于机械能而导致的伤害死亡的前 3 位死因为机动车交通事故、火器伤和跌落。

（二）宿主（Host）

所谓宿主，就是受伤害的个体，也是伤害流行病学的主要研究对象。在伤害流行病学研究中，应从宿主的人口学特征和心理行为方式两个方面予以关注。

1. 人口学特征

（1）年龄：老年人中不同的年龄段发生伤害的发生率不同，如随年龄增加，意外跌落的死亡率也不断增加。通常计算伤害发生率、死亡率时，多采用年龄别的发生率和死亡率。

（2）性别：伤害发生中存在着明显的性别差异，除自杀外均为男性高于女性。

（3）种族：伤害的种族差异是存在的。在美国，白人和土著人的自杀率很高，而亚裔美国人的自杀率就明显低于其他种族。中国蒙古族的肢残率明显高于其他民族。

（4）职业：职业因素是伤害的一个十分重要的影响因素。在工伤种类中，以机械伤害、物体打击、起重伤害、坠落和车祸为主。

2. 心理行为特征

（1）饮酒：饮酒是影响司机判断力的重要原因，在车祸中，我国车祸原因的 64% 为驾驶员责任，而其中 3% 为饮酒过量。在美国，车祸司机中则有 1/2 以上血中酒精含量超过规定含量。同时，由于酒后自控力如综合定向能力的下降，也容易造成意外跌落、烧伤等其他伤害。

（2）安全：驾驶员系安全带是有明文规定的，但许多驾驶员因感到不舒适，尤其是夏天，就不愿意系安全带。在美国，车祸中有 13% 的司机是因未系安全带所致。在中国这个比例则更高。尤其是在新建的高速公路上行驶，很多司机未系安全带，从而使车祸伤害的危险性增高。

（3）心理因素：心理素质是导致各类伤害的重要原因。由于老年人心理脆弱，容易产生自杀倾向。失去健康、地位、社会角色、独立性、重要的人际关系等重大社会心理变化，给老年人带来的压力不容忽视。随着社会人口构成的变化，家庭结构改变，独居老年人增多，他们不仅容易感到孤独，而且常常缺乏照料。近来有研究发现，新近丧偶的老年人有较高的自杀风险，独居也是老年跌倒的危险因素。

3. 疾病　人体正常的老化过程使得伤害的危险增高。视力、听力的衰退，肌肉力量、灵活性下降，骨质疏松等都会使老年人易于发生伤害。另外，老年人的多患病状态如患心血管疾病、糖尿病等，使得他们在发生非致命伤害时生还的能力减弱。同时，躯体疾病是一个公认的老年人自杀的前提因素，患有躯体疾病的自杀老年人占自杀老年人总数的 34%～94%[7-8]。视觉受损、神经疾病、恶性肿瘤等独立因素与老年人自杀相关，而且严重躯体疾病和较高的疾病负担使自杀的危险性对男性的影响高于女性。一些精神疾患也是自杀的重要危险因素，例如抑郁症患者的自杀率比一般人群高 6 倍，约 10% 的精神分裂症患者会自杀[8]。

（三）环境（Environment）

影响伤害发生的环境是十分复杂的，主要包括社会环境、自然环境、生产环境和生活环境。

1. 社会环境　主要强调的是社会支持环境。即一个国家和地区是否有相应的伤害预防的法律、法规及其执行的程度。如驾驶员开车时必须系安全带，摩托车驾驶员必须戴头盔，建筑工人进入工地必须戴安全帽。

2. 自然环境　自然环境中气象条件是伤害发生的重要影响因素。雨雪天是交通事故的多发时间；浓雾或雨雾天极易造成撞车事故；天气长期干燥，易发生火灾；气压低或潮湿闷热天气，会使人疲乏，是工伤多发的时期等。

3. 生产环境　生产环境中安全防护设施，生产管理水平，劳动时间、强度和种类以及操作规范都是影响伤害发生的因素。比如，煤矿工人由于井架的安装和通风条件最容易发生伤害事故；工作时间长短和是否执行安全操作规范是伤害发生的最主要因素；生产管理者对工人工种的调整、工作任务的压力均会影响工人的情绪，而导致伤害的发生。

4. 生活环境　生活环境是最容易被人忽视、对伤害预防又是十分重要的因素。比如，居室装修时通常未用防滑地板砖，从而使老年人跌落伤害增多；住宅设计未考虑通风装置，从而造成煤气中毒；楼道采光不佳或楼梯高度设计不合理，会导致跌落伤害；轻体建筑物防火设施不配套，极易造成火灾；游泳池的安全防护设计，地面防滑设计等都可能造成伤害事故的发生。

五、老年伤害流行病学研究的意义和重要性

通过对老年伤害发生情况及特征研究，能够摸清我国老年伤害发生的频率、种类和分布，为探索我国老年伤害发生、发展的规律和寻找伤害原因提供科学线索。同时，建立全国或地区性老年伤害监测系统，会为伤害防制策略、措施的制定及其效果评价提供科学依据。而针对老年伤害的原因或影响因素进行研究，寻找各类伤害的主要危险因素，能够为有针对性地开展老年伤害的防制工作提供科学依据。

第二节　伤害的流行特征

一、伤害的分布

（一）地区分布

1. 国家间分布　伤害的死亡水平在国家和地区间的分布差别不大，但发展中国家的死亡水平有高于发达国家的趋势。

2. 城乡分布　我国农村人群伤害总死亡率高于城市。城市与农村的伤害死亡均为死因顺位第5位。老年人伤害发生顺位依次为意外跌落、自杀、交通事故、淹死、意外中毒、火灾、意外的机械件窒息、自然环境因素所致的意外事故、砸死、触电、机器切割和穿刺工具意外事故、其他意外事故和有害效应、被杀。城乡之间顺位略有不同。农村老年人的伤害发

生率明显高于城市老年人。2009—2011 年城乡 60 岁及以上老年人群伤害的主要死因和水平见表 18 - 2 - 1。

表 18 - 2 - 1　2009—2011 年城乡 60 岁及以上老年人伤害死亡率（/10 万）

死因	2009 年		2010 年		2011 年	
	城市	农村	城市	农村	城市	农村
意外跌落	353.48	436.58	418.74	458.24	425.94	395.44
自杀	132.30	296.96	231.56	457.59	112.07	317.69
机动车辆交通事故	96.66	219.80	106.08	183.80	98.79	217.96
机动车以外的运输事故	51.24	93.20	81.41	107.73	47.57	111.65
淹死	40.45	128.51	36.77	107.60	35.59	118.62
意外中毒	31.82	55.10	47.85	61.96	38.69	56.34
火灾	15.53	50.24	19.62	41.16	14.09	45.78
意外的机械性窒息	7.05	10.69	7.57	7.31	5.98	13.74
自然环境因素所致的意外事故	3.90	20.64	11.06	13.59	5.00	12.43
被杀	3.67	4.05	4.36	5.33	5.36	5.69
砸死	3.45	7.62	4.74	7.26	2.04	5.23
触电	2.37	5.18	5.45	9.08	1.95	7.40
机器切割和穿刺工具意外事故	0.75	0.74	1.24	1.64	0.36	0.95
其他意外事故和有害效应	132.65	168.95	195.48	84.35	191.64	169.92
合计	875.26	1498.27	1171.91	1546.70	985.08	1478.85

数据来源：中国卫生统计年鉴[9-11]。

（二）时间分布

近年，我国老年伤害死亡的变化趋势主要表现在意外跌落和他杀的持续上升，见表 18 - 2 - 1。交通伤害和自杀是老年人群中常见的伤害类型。近年来，我国交通伤害呈明显上升趋势。全人群交通事故死亡率由 1991 年的 10 124/10 万上升为 2000 年的 17 182/10 万，城市和农村、男性和女性的交通事故死亡率均上升明显。国内道路交通伤害的模式研究发现，随着老年人口在构成中的比重增加，65 岁以上的伤亡人数也在逐年上升，上海市及宁波市报告的老年人交通伤害死亡率均呈逐年上升趋势。老年人自杀率的时间趋势，各地报告不尽相同。上海市静安区 1986—2000 年期间数据反映了老年人平均年自杀死亡率总体呈下降趋势。但对湖南省城乡部分老年人口自杀研究发现，该地区自 1990—1998 年来，老年人口自杀率有上升趋势。

既往研究显示，秋冬季老年人发生跌倒的风险可能高于其他季节。2004 年对北京 7 个社区 60 岁老年人进行伤害现状的调查，结果显示跌倒的发生率在秋季与冬季高于春季与夏季，而其他伤害的发生率在各个季节中很相近。2006—2011 年河北省城乡伤害监测点老年伤害监测结果显示按月份分析，所收集城市老年伤害病例城市在 8—10 月份较多，而农村老年人的伤害高发月份集中在 12 月和 1 月。

（三）人群分布

1. 年龄   不同年龄伤害的死亡率不同。根据美国 1992 年统计，55 岁以上人群主要死因为跌落。除交通事故及由机器切割和穿刺工具所致的意外事故和其他伤害死亡率随老年人年龄增加而不断升高，尤其意外跌落及自杀随年龄增加上升明显。60 岁及以上的老年人无论男女均有 3 大伤害致死原因，这就是自杀、意外跌落和交通事故（表 18 - 2 - 2）。

表 18 - 2 - 2   2011 年城市各年龄段不同性别老年人伤害死亡率（/10 万）

死因	60～64 岁 男	女	65～69 岁 男	女	70～74 岁 男	女	75～79 岁 男	女	80～84 岁 男	女	85 岁及以上 男	女
机动车辆交通事故	20.43	7.63	21.12	8.83	21.74	9.41	21.74	14.88	23.85	11.88	19.18	16.08
机动车以外的运输事故	8.34	4.47	9.24	4.25	8.98	5.75	12.84	6.41	12.06	7.37	15.83	9.58
意外中毒	2.68	1.31	2.82	1.87	4.32	4.66	5.50	4.48	7.69	6.35	13.43	9.58
意外跌落	7.62	3.81	10.91	4.59	14.53	9.61	32.60	21.89	80.28	69.04	195.66	247.65
火灾	0.71	0.12	1.06	0.76	1.66	0.69	3.25	2.66	5.64	2.87	7.67	4.95
自然环境因素所致的意外事故	0.30	0.06	0.26	0.08	0.11	0	0.56	0.48	0.77	1.02	2.40	1.86
淹死	2.56	2.56	4.66	3.57	4.77	4.16	8.75	4.35	8.98	9.42	11.51	15.15
意外的机械性窒息	0.60	0.24	0.44	0.42	0.67	0.59	0.99	0.60	1.28	0.82	4.32	3.40
砸死	0.95	0.12	0.26	0.08	0.55	0.50	0.56	0.12	1.03	0.20	1.44	1.24
由机器切割和穿刺工具所致的意外事故	0.18	0.06	0.18	0.08	0	0	0.14	0.24	0.26	0	0.48	0
触电	1.07	0.06	0.70	0.08	0.78	0.10	0.42	0	0.26	0.20	1.44	0
其他意外事故和有害效应	4.47	2.03	5.46	3.31	7.21	4.95	14.11	8.59	26.42	28.88	57.07	94.92
自杀	9.35	7.33	9.86	9.85	15.97	12.19	24.14	24.07	42.83	32.57	45.08	34.94
被杀	0.83	0.30	0.53	0.25	0.67	0.5	0.71	0.12	0.77	0.82	0.48	1.24
合计	60.09	30.10	67.49	38.06	81.95	53.1	126.33	88.90	212.12	171.47	375.97	440.57

数据来源：2011 年中国卫生统计年鉴[13]。

2. 性别   老年伤害所致死亡，从总体上看，男性伤害死亡率高于女性，性别比为 1.3～1.9[12]，以交通事故的差别最大，约为 2.76 倍[13]。意外跌落以女性常见，此外之前的研究表明，自杀所致死亡率女性高于男性，女性自杀死亡率 21.65/10 万，男性自杀率为 17.79/10 万[13]，而从 2011 年的数据中可以看出在各年龄组男性自杀死亡率均略高于女性。

二、老年伤害主要类型

根据我国近年来的统计数据，老年人伤害的常见类型为意外跌落、自杀、交通事故。据报道，老年人意外伤害中有 40.8％由于意外跌落造成，有 23.8％由于交通事故造成。故意伤害中自杀占 98.2％。2011 年，60 岁及以上老年人意外伤害死亡占伤害总死亡的 81.6％，自杀与被杀占 19.4％。

（一）意外跌倒

跌倒是美国 65 岁以上老年人的首位伤害死因。将近 1/3 未进入专门养老机构 75 岁以上的老年人每年至少要跌倒 1 次。在 80 岁以上的老年人中跌倒的发生率增加到 40％。将近 60％的跌落死亡发生在仅占总人口的 5％的 75 岁以上老年人中。伤害的病死率随着年龄的增长而升高。据世界卫生组织报告，中国跌倒死亡疾病负担在全世界最高，跌倒造成伤残调整生命年损失约为世界其他地区的 2 倍。65 岁以上的家居老年人中，男性 21％～23％曾跌倒过，女性为 43％～44％，且比例随年龄递增而增加。2011 年，我国城市中 85 岁以上老年人跌倒的死亡率为男性 195.7/10 万，女性为 247.7/10 万，农村地区 85 岁以上老年人跌倒的死亡率为男性 244.6/10 万，女性为 287.9/10 万，可见我国老年人跌倒的发生率与死亡率都处在较高的水平。

老年女性跌倒发生率和死亡率均高于男性，可能与女性活动少、肌力差、平衡差、反应迟钝等老化因素更明显有关，同时女性绝经后雌激素水平下降会导致骨质疏松和代偿性骨质增生，这也使女性更容易跌倒，而且使跌伤后果更严重。

（二）自杀

老年男性的自杀率高于女性，可能与男性普遍面临更加明显的社会角色的变化有关。我国自杀死亡率居世界第 1 位，大约有 42％的自杀死亡发生在占世界人口 25％的中国人口中，每年有 22 万人自杀身亡，大于 60 岁是自杀的高峰年龄段，导致老年人口自杀主要与心理问题相关，因此，我国老年人的心理问题与躯体疾病一样重要[13]。

（三）交通伤害

近年来，交通伤害呈明显上升趋势，从 1996 年开始，交通伤害成为我国伤害致死的第 1 位原因[14]。男性暴露于交通危险的机会高于女性，老年男性发生交通伤害的危险也高于老年女性（表 18 - 2 - 1、表 18 - 2 - 2）。据 1951—1999 年中国道路交通伤害流行病学分析，65 岁以上人群是车祸死亡的高峰年龄组。我国 60 岁以上老年人因交通事故伤亡人数增多明显，于 2002 年达到峰值，2008 年仍有 11 079 人死亡与 25 517 人受伤。

第三节　老年伤害的流行病学研究

一、伤害资料的收集

老年伤害资料可以通过多种途径如专题调查、主动监测系统、社会保障系统、社会保险与商业保险系统、社区卫生服务系统等渠道收集有关资料。

（一）死亡资料

我国卫生部全国卫生统计年鉴、中国预防医学科学院有关疾病监测及死因分类资料中都包括伤害死亡资料。另外，公安系统、劳动主管部门也分别收集有关交通事故、犯罪、自杀和职业伤害等死亡资料。

美国伤害死亡资料由国家卫生统计中心（The National Center for Health Statistics, NCHS）提供。该死亡统计纪录包括自 1900 年至今的全国死亡登记。该资料为 E 编码，提供有关致死性伤害年龄、性别、种族分布，但不包括伤害发生的详细资料和分类。

美国机动车交通事故死亡资料由死亡事故报告系统（Fatal Accident Reporting System, FARS）提供。工伤事故死亡信息有多种来源。劳动统计局开展的致死性职业伤害调查（Census of Fatal Occupational Injury，CFOI）、国家职业安全与健康研究所及国家安全委员会均提供有关工伤死亡的信息。他杀死亡信息由联邦调查局犯罪报告系统提供。

（二）发病资料

我国目前还没有专门的伤害监测系统，仅有个别分散的、不完整的报告登记系统，还难以全面估计我国伤害的发生情况和严重程度。

许多国家都有完整的医院伤害监测系统，如新西兰的健康信息系统、澳大利亚的国家伤害监测系统、瑞典的国家伤害预防项目等。美国伤害的发病资料可以通过全国健康电话调查（National Health Interview Survey）、国家医院出院调查（Nation Hospital Discharge Survey）和危险行为因素监测系统（Behavioral Risk Factor Surveillance System）获得。地区性监测系统也提供本地区伤害发生情况、发生原因和结局。许多专门的监测系统可提供相应伤害的发生情况，如与商品相关的伤害、烧伤、船只伤害、工伤等发生情况均可通过监测获得。运用伤害监测资料时应注意，综合监测系统一般结合了医院、警察局、急诊室的信息，而以医院为基础的监测往往只包括较严重的伤害患者。

二、伤害的测量指标

（一）发生伤害频率的测量指标

测量伤害频率的指标包括伤害发生率、伤害死亡率、残疾患病率（disability prevalence）等。

1. 伤害发生率　指单位时间内（通常是年）伤害发生的人数与同期人口数之比，是进行伤害研究与监测常用的指标。在计算伤害发生率时会出现很多种情况。以机动车伤害发生率为例，可以有机动车驾驶员伤害发生率，也可以有一般人群的机动车伤害发生率。

$$机动车驾驶员伤害发生率 = \frac{因事故受伤人数}{该地同期有司机执照人数} \times 1000‰ \qquad (式\ 18.1)$$

$$机动车伤害发生率 = \frac{因事故受伤人数}{该地同期人口数} \times 1000‰ \qquad (式\ 18.2)$$

国外研究机动车伤害发生率时，应用车辆数或车辆-公里数作分母，公式如下：

$$机动车伤害发生率 = \frac{因事故受伤人数}{该地同期机动车车辆数} \times 10\ 000\ /万辆 \qquad (式\ 18.3)$$

$$机动车伤害发生率 = \frac{因事故受伤人数}{该地同期车辆-公里数} \times 1000‰ \qquad (式\ 18.4)$$

另外，在计算伤害发生率时，除用发生伤害的人数作为分子外，还可统计一定时期内特定人群中发生伤害的人次数，也可用伤害发生者年均发生数来表示伤害的发生频率。

$$伤害发生率 = \frac{某人群发生伤害的人次数}{同期该人群的总人数} \times 1000‰ \qquad (式\ 18.5)$$

$$伤害发生者年均发生数 = \frac{某人群一年中发生伤害的次数}{该人群同期发生伤害的总人数} \times 1000‰ \qquad (式\ 18.6)$$

2. 伤害死亡率　指因伤害致死的频率。可以计算伤害的总死亡率，也可以按照伤害的种类计算分年龄别、性别等人群特征的死亡率。

$$机动车伤害死亡率 = \frac{因机动车伤害死亡人数}{该地同期平均人口数} \times 100\ 000\ /10\ 万 \qquad (式\ 18.7)$$

（二）伤害发生程度的测量指标

在伤害控制的流行病学研究中，伤害的严重程度的详细资料是必不可少的。划伤、擦伤、烧伤等伤害经常在人们的日常生活中出现，大多数并不影响日常活动，不需要或仅需简单的医疗处理。因此分清伤害的严重程度，不仅对临床医生有指导治疗及护理、评价治疗效果的作用，对流行病工作者来说，其对确定伤害监测的对象、明确伤害发生的原因及危险因素、评价伤害控制的效果以及估计伤害致死、致残、造成的经济损失方面也具有重要的意义。

伤害严重程度的测量基于大量的临床症状和体征，例如呼吸频率、心率、血压、意识、器官和系统损伤的数量和类型等。伤害评分系统始于 20 世纪 50 年代，70 年代后得到普遍推广，主要是应用量化和权重伤者的形态或生理指标，经数学计算以显示其伤情。评分法可分为医院前和医院内 2 类，医院前评分法是为了院前急救，使不同伤情的患者在合理的时间内转送至医院，主要包括损伤评分法（Trauma Score，TS）、改良的损伤评分法（Revised Trauma Score，RTS）等。医院内评分常用的方法有根据形态改变制订的简明伤害定级法（Abbreviated Injury Scale，AIS）、伤害严重程度记分法（Injury Severity Score，ISS）等。

（三）伤害造成的损失程度测量

1. 潜在寿命损失年（potential years of life lost，PYLL）　是指人们由于伤害未能活到该国平均期望寿命而过早死亡，失去为社会服务和生活的时间，用死亡时实际年龄与期望寿命之差，即由于某原因致使未到预期寿命而死亡所损失的寿命年数来表示。对不同地区的潜在寿命损失年进行比较时可用 PYLL 率，即每 1000 人口的 PYLL；由于两个地区的人口构成不同，比较前需作率的标化。计算平均每例死亡的 PYLL 可看出某一死亡原因对居民健康危害的严重程度。

（1）某人群的潜在寿命损失年数及标化

$$PYLL = \sum PYLL_i = \sum a_i \times d_i \tag{式 18.8}$$

$$PYLL \, 率 = PYLL / N \times 1000‰ \tag{式 18.9}$$

$$SPYLL \, 率 = SPYLL_i / N \times 1000$$

$$= \sum (PYLL_i \times 校正系数) / N \times 1000 \tag{式 18.10}$$

标化潜在寿命损失年数

$$SPYLL_i = PYLL_i \times 校正系数 \tag{式 18.11}$$

$$校正系数 = \frac{P_{ir}}{N_r} \div \frac{P_i}{N} \tag{式 18.12}$$

P_{ir} / N_r：标准人口各年龄组人口构成

P_i / N：观察点各年龄组人口构成

N：某人群总人口数

a_i：期望寿命与某年龄组组中值之差

d_i：某年龄组死亡人数

（2）某死因的平均潜在寿命损失年数

$$APYLL = PYLL / d (人年) \tag{式 18.13}$$

d：同时期某死因的死亡数

PYLL 的应用使人们在评价疾病的危害性时，不仅注意到疾病导致死亡的数量，而且也注意到疾病死亡对特定人群所带来的总体生存年数的影响。因此，PYLL 能够直观地表示出不同年龄段的死亡所造成的寿命损失，用人年为单位来进行评价。

从死亡数（率）到潜在寿命损失年数（率），只是死亡数量上的延伸，即由死亡人数到死亡人年这个权衡单位的变迁。

2. 限制活动天数（restricted activity days）　指伤害使一个人活动受限、失去工作能力的天数。

3. 卧床残疾天数（bed-disability days）　指整天或几乎 1 天（若为白天，为 1/2 以上时间）中一个人都卧病在床的天数，住院天数应列入卧床残疾天数。

4. 失能调整的损失健康生命年（disability - adjusted life years，DALY）　DALY 指从发病（发生伤害）到死亡（或康复）所损失的全部健康生命年。包括因早死所致的潜在寿命损失年（potential years of life lost，PYLL），和疾病所致的失能引起的健康生命损失年（years of life lived with disability，YLLD）两部分。疾病为人类健康带来的危害表现在两个方面，致死性疾病所致的早死以及致死和（或）非致死性疾病所致的失能。该指标由 Murry Christopher 等提出，最初应用于世界银行对 1990 年全球疾病负担的分析，此后在各国陆续研究和应用，成为目前评价疾病负担的最佳指标。

第四节　老年伤害的预防策略和措施

伤害是能够预防的。老年伤害研究的主要目的为预防老年伤害的发生并且减低伤害的严重程度。将老年伤害的预防策略局限到某个伤害发生的单一原因都是片面和效果不佳的。成功的策略需要许多不同领域的合作。与"事故预防"不同，预防老年伤害是为了减低伤害谱中所有类型伤害的严重性、预测老年伤害的发生以及对所有危险因素的积极控制。与许多慢性疾病不同的是，伤害的因子通常是可知且可以被测量的，能量由环境到宿主的转换机制可被描述。除了某些中毒和烧伤，伤害经常在暴露之后突然发生，很少有较长的潜伏期。伤害控制的主要步骤是明确促使伤害发生的能量形式、人类的暴露机制，在伤害的自然史中详细定位干预措施，并对干预措施的效果进行评价。

一、预防策略

（一）常规的预防策略

伤害一级预防的目标是通过减少能量传递或暴露的机制来预防导致伤害发生的事件。交通安全法律、游泳池周围的栅栏、有毒物品的安全盖、枪支的保险装置都属于一级预防措施。一级预防通过如下策略实现：

1. 全人群策略　针对全人群，也可以是社区居民、工厂所有职工开展伤害预防的健康教育。这一策略目的旨在提高全民对伤害危害的认识和预防伤害的重要性认识，进而提高每个人的伤害预防意识，加强自我保护。

2. 高危人群策略　针对伤害的高危险人群有针对性地开展伤害预防教育与培训。比如，对驾驶员的安全培训，在美国，酒精教育已列入驾驶员职业教育的内容。又比如，交通安全、防电和防溺水的专题教育，就可以使这些伤害的易发人群降低暴露的危险。针对老年人易跌倒的现状进行健康教育等。

3. 健康促进策略　20 世纪 80 年代由澳大利亚学者提出的环境与健康的整合策略。比如，针对工作场所的伤害现象，就可以采取工作场所健康促进项目。即通过把伤害预防纳入企业政策，由雇员与雇主共同讨论建立一个安全的工作环境，进行岗位培训和职业教育加强工人的伤害预防能力，投资改善不合理的生产环境，明确雇主和雇员在职业伤害预防中的责任，共同参与伤害预防活动等，使工作场所的伤害得到了有效地控制。

二级预防的目的是当伤害发生时，减少伤害的发生及其严重程度。摩托车头盔、安全带、救生衣和防弹衣都是二级预防的范例。值得注意的是一些有效的二级预防措施并不能够减少所有的伤害。例如，摩托车头盔对减少头部损伤非常有效，但对于身体其他部位损伤缺乏保护作用。安全带也无法限制四肢的活动以预防交通事故中割伤、擦伤、四肢骨折的发生。

三级预防指伤害已经发生后，控制伤害的结果。心肺复苏、康复等均属三级预防。

具体的伤害预防策略依据宿主的行为可分为两类：主动干预和被动干预。主动干预要求宿主采取措施使干预奏效。安全带、头盔的应用即为主动干预的范例。被动干预不需要宿主的行动，一般通过改善因子、媒介或环境来实现。在车辆设计中改善刹车、安装安全气囊等为被动干预策略。被动干预与需要宿主采取行动、花费时间的主动干预相比更具成效。在实践中，应将两种策略结合以达到更好控制伤害的目的。

（二）Haddon 伤害预防的 10 大策略

美国原国家公路交通安全局负责人 William Haddon 在伤害的预防与控制方面做了大量的研究，这里介绍的就是他提出的预防与控制伤害发生和减少死亡的 10 大策略原则。

1. 预防危险因素的形成   禁止生产有毒、致癌杀虫剂，宣布禁止进口或销售潜在性有害物质，亦可达到消除危险物形成的目的。

2. 减少危险因素的含量   为了预防车祸，限制车速；限制城市游泳池跳台的高度；限制武器使用范围，禁止私人藏有武器；有毒物品应采用小包装，安全包装等。

3. 预防已有危险因素的释放或减少其释放的可能性   例如在美国应用"儿童安全"药物容器盛放药物，防止儿童误食药引起中毒；浴盆不要太滑，以防跌倒。

4. 改变危险因素的释放率及其空间分布   可减少潜在性致伤能量至非致伤水平儿童勿穿易燃衣料缝制的睡衣，防止火灾烧伤；机动车司机及前排乘客应使用安全带及自动气囊，均属此类对策范围。

5. 将危险因素从时间、空间上与被保护者分开   行人走人行道；戴安全帽，穿防护服，穿防护背心，戴拳击手套等。

6. 用屏障将危险因素与受保护者分开   用绝缘物把电缆与行人隔开。

7. 改变危险因素的基本性质   机动车车内突出的尖锐器件应改成钝角或软体，以防撞车触及人体导致伤害；加固油箱防止撞车时油箱破裂，漏油造成火灾。

8. 增加人体对危险因素的抵抗力   人体对机械能量缺乏自然抵抗力，特别是血友病、骨质疏松症患者。但若反复暴露于机械能时，会使皮肤增厚、骨骼肌肉耐力增强。甚至慢性暴露于缺氧状态，日久天长亦可逐渐适应高原缺氧环境。

需要对影响伤害易感性的因素进行研究，以便在此基础上制定提高机体对伤害增加抵抗力的预防措施。

9. 对已造成的损伤提出针对性控制与预防措施   加强现代化通讯设施，让急救中心派车将受伤者运走，实施抢救措施，减少残疾率和死亡率。

10. 使伤害患者保持稳定，采取有效治疗及康复措施   在伤害事件中往往由于急救中心缺乏设备，技术水平低下，责任心不强，而延误抢救时机，造成死亡。这些在农村基层，由于交通不便、条件不好，更易发生。

二、预防措施

（一）伤害预防的 4 项干预措施（4 项"E"干预）

1. 工程干预（engineering intervention）   目的在于通过干预措施影响媒介及物理环境对发生伤害的作用。例如，在国外，设计汽车时注意配备儿童伤害的急救药品及有关器械贮器。

2. 经济干预（economic intervention）   目的在于用经济鼓励手段或罚款影响人们的行为。例如，在国外有许多保险公司对住宅以低价安装自动烟雾报警器或喷水系统来防止火灾。

3. 强制干预（enforcement intervention） 目的在于用法律及法规措施来影响人们的行为。此类干预措施只有法律及法规真正实施之后才有效。例如，在美国一些州规定使用座带以及为儿童设置特殊车座。

4. 教育干预（educational intervention） 目的在于通过说理、教育及普及安全知识来影响人们的行为。目前，在我国资源十分有限，经济尚不发达的今天，在特殊人群中开展积极的健康教育，是一种十分有效的干预手段。尤其是对有一定文化教育背景的人群更是如此。

（二）Haddon 模型

根据伤害发生的阶段，Haddon 将其分为伤害发生前，发生中和发生之后 3 个阶段进行针对性地预防。表 18 - 4 - 1 就是根据 Haddon 伤害预防模型中伤害发生的 3 个条件和 3 个阶段所建立的预防模型简表。

表 18 - 4 - 1　Haddon 伤害预防模型简表

伤害发生时间阶段	伤害发生条件	伤害预防主要内容
发生之前	宿主	遴选合格司机
	致病因子	上路前车辆安全检查，尤其是车闸，轮胎，灯光
	环境	公路的状况及维修
发生之中	宿主	司机的应变能力和乘车者的自我保护意识
	致病因子	车辆内部装备性能，尤其是轮胎
	环境	路面状况与路边障碍物
发生之后	宿主	防止失血过多，妥善处理骨折
	致病因子	油箱质地的改善与防止漏油
	环境	车祸急救，消防，应急系统与措施
结局	宿主	伤害严重程度制定和预防死亡
	致病因子	车辆损坏度评价及修复
	环境	公路整治与社会、家庭经济负担

资料来源：Haddon w Jr, 1979.

根据 Haddon 模型和上述简表，我们可以知道，伤害预防主要是根据发生的不同阶段，针对致病因子、宿主和环境开展针对性的预防。在实际伤害发生时，往往几个因素和发生时间是交织在一起的，这比我们根据 Haddon 模型所给出的简表更为复杂。但其原理是一样的，就是针对宿主、致病因子和环境开展预防。同时，不同种类的伤害，伤害发生的不同时间、地点，其预防措施也是各异的，故在实际工作中应予以考虑。

（三）针对老年伤害主要类型的预防

1. 老年跌倒的预防　老年人跌倒的预防应重在加强一级预防，即控制老年跌倒危险因素。将改善老年人自身的潜在危险因素与创造安全适宜环境相结合，进行综合干预，如对老年人进行如何避免跌倒的宣传，在家中消除易跌倒受伤的危险因素等。

2. 老年自杀的预防　为高龄老年人提供诸如养老金、可支付得起的住房、医疗保健等经济支持，发展个人兴趣，做好的退休准备工作，教育老年人重视抑郁和自杀的警示征兆，认识老年人的价值并给予他们更多的尊敬，帮助老年人寻找、维持、更新其人生目的和意义。举办各种关于老年人的活动，使老年人生活丰富，脱离孤独与抑郁。

3. 老年交通伤害的预防　道路交通伤害的预防包括交通安全管理、控制行驶、防止碰撞、改变不良行为、控制损伤以及伤后处理等。国外有研究表明，改进行人道路安全性和保护性设施可预防老年交通伤害。老年人交通事故伤后健康损伤严重，因此，高效的救护方案也是减轻伤害后果的重要环节。

（刘春芳　袁　园　吴　涛）

参 考 文 献

［1］Peden M，McGee K，Sharma G. The Injury Chart Book：a Graphical Overview of the Global Burden of Injuries［M］. Geneva：World Health Organization，2002.

［2］王声湧. 中国伤害的流行特征与研究进展［J］. 中华流行病学杂志，2011，32（7）：637 - 642.

［3］管晓晔，张涛，李辉. 上海市黄浦区 1993～2007 年老年人伤害死亡原因分析［J］. 中国初级卫生保健，2009，23（3）：63 - 64.

［4］程志华，谢亚莉. 宁波市 1987～2001 年城区老年人伤害死亡分析［J］. 中国预防医学杂志，2003，4（2）：104 - 106.

［5］那军，张淑娟，杨晓丽，等. 辽宁省城乡老年人意外伤害流行病学调查［J］. 中国慢性病预防与控制，2010（1）：45 - 46.

［6］Stevens J A，Ballesteros M F，Mack K A，et al. Gender differences in seeking care for falls in the aged Medicare population［J］. Am J Prev Med，2012，43（1）：59 - 62.

［7］Waern M，Rubenowitz E，Runeson B，et al. Burden of illness and suicide in elderly people：case-control study［J］. BMJ，2002，324（7350）：1355.

［8］翟书涛. 老年人自杀原因及防范措施［J］. 实用老年医学，2001（01）：12 - 16.

［9］中华人民共和国卫生部. 2009 年中国卫生统计年鉴［M］. 北京：中国协和医科大学出版社，2009.

［10］中华人民共和国卫生部. 2010 年中国卫生统计年鉴［M］. 北京：中国协和医科大学出版社，2010.

［11］中华人民共和国卫生部. 2011 年中国卫生统计年鉴［M］. 北京：中国协和医科大学出版社，2011.

［12］曹卫华，吴涛，安涛，等. 1990～1997 年中国城乡人群伤害死亡分析［J］. 中华流行病学杂志，2000（05）：7 - 9.

［13］葛杰，薛海峰，吴嘉慧. 我国老年意外伤害的研究现状及预防对策［J］. 齐齐哈尔医学院学报，2002（07）：826 - 828.

［14］杨功焕，周脉耕，黄正京，等. 中国人群 1991～2000 年伤害死亡的流行趋势和疾病负担［J］. 中华流行病学杂志，2004（03）：15 - 20.

第十九章　老年生命终末期的流行病学研究

　　临终关怀是近年医学界的热门话题，特别是随着世界各国人口老龄化趋势的发展，这一问题就更加引起人们的重视。老年人临终前的健康状况如何，需要哪些医疗卫生服务，如何进行有的放矢的临终关怀，这些就成为医疗卫生服务机构、老年人的亲属和各类老年护理人员所共同关心的问题。近 30 年来，各国学者针对上述问题开展研究，加强了我们对老年人在生命终末期健康服务需求的认识，推动了社会临终关怀服务事业的发展。在日益关注老年人生命全过程的今天，老年人的临终需求及临终关怀服务模式成为越来越多研究者关注的重点。

第一节　概述

一、临终期和临终关怀

（一）临终期

　　临终期（end of life，EOL）的定义一直是一个争议的问题。1983 年，美国国家病危者收容机构曾规定：在生命的最后 1 个月，人体的某些方面，特别是那些与人体机能活动有关的方面会发生戏剧性的变化，认为把临终期定义为 1 个月是合适的。但在有时候，为了确定住院治疗或接受临终关怀的条件对老年临终健康的影响，可能需要追溯到 6 个月或 1 年。而有些人会发生猝死，临终期又会表现为死前短时间的各种情况。

　　目前对生命终末期时间的确定尚无统一定论。生命是一个连续的过程，生命的终点不可预见，每个人走向生命终点的过程也不尽相同。2004 年，美国国立卫生院（NIH）国家科学大会对临终期的定义进行了讨论，认为虽无法将临终期确定为一个准确的时间段，但在生命终末期人体通常：①由于衰老或患有慢性疾病/症状，存在持续/进行性的机体功能损伤；②机体功能的损害不可逆，最终导致死亡，需要医疗及生活照护。因此，我们可以将临终期定义为生命机体由于疾病、伤害或老化出现失代偿性功能衰退，导致机体各器官系统间的协调功能遭受不可逆的进行性损害，直至机体的整体性生命活动完全停止这段时期。

（二）临终关怀

　　临终关怀（hospice care）起源于拉丁语的"Hospitium"，原意是"收容所""济贫院""招待所"。现代意义的临终关怀始于 20 世纪 60 年代，英国的 Cicely Saunders 博士将护理学和医学、社会学等结合起来，用临终关怀的知识积极地为临终患者服务，并于 1967 年在英国伦敦创办了世界上第一座临终关怀护理院，即著名的圣·克里斯多弗临终关怀院。之后美国、法国、日本、加拿大等 60 多个国家和地区相继开展临终关怀服务。我国于 1988 年成立了第一所临终关怀专门研究机构（天津医科大学临终关怀研究中心）和临终关怀医院（南汇护理院），正式跻身于临终关怀事业的行列。

目前，临终关怀在英文文献中有不同的表述，包括"hospice""end of life care""terminal care""palliative care"等。它们之间略有差别，如"palliative care"开始主要特指肿瘤患者的临终关怀。随着现代临终关怀内容的拓展，它们逐渐可以相互替代使用。2002年世界卫生组织（WHO）指出，临终关怀（palliative care）是一种整体照护方法，通过早期识别、准确评估和完善治疗疼痛及其他症状，包括躯体、社会心理和精神（心灵）的困扰，来预防和缓解身心痛苦，从而改善面临威胁生命的疾病的患者和他们亲人的生命质量。经历了近半个世纪的发展，临终关怀服务逐渐成为一门新兴交叉学科——临终关怀学。

二、老年生命终末期流行病学研究的意义

目前全世界大部分死亡发生在65岁及以上老年人群中。据联合国统计，2013年世界60岁以上的老年人口有8.4亿，预计到2050年这一数字将达到20亿。老年人口的增加意味着有更多人接近死亡，临终关怀服务需求也相应增加。随着世界人口期望寿命的不断增加，越来越多老年人步入高龄及超高龄阶段，而疾病模式的转变也让越来越多老年人经受慢性复杂性疾病的困扰。这些都使老年人的临终护理变得更加复杂。

老年人在其生命最后几个月甚至更长一段时间不仅需要来自家人朋友的情感支持和照顾，也需要来自医疗机构的专业照护。总的来说，老年人在生命终末期需要包括生理、精神、情感和日常照护等多方面的整体关怀服务。临终关怀旨在提高老年人在生命终末期的生命质量，最大程度减轻老年人及其家人心理和生理上的痛苦。

然而，医疗服务系统更多关注的是疾患的治愈，常忽视老年人在生命终末期的主观意愿。例如欧洲多项研究显示，约2/3的老年人希望自己在家中离世，而实际在家中离世的老年人比例不到1/3；有超过1/2的老年人在生命最后1个月饱受疼痛折磨，而这些疼痛症状经过适当的措施可以有效缓解。在美国有大约20％的老年人离世前在ICU接受了各种侵入性治疗措施，而这些侵入性措施大多是他们不情愿接受的。老年人大多希望在生命终末期能够得到更多来自医生的专业信息，期望自己或家人与医生进行充分沟通，参与临床决策，但实际上如此实施的比例并不高。

越来越多研究者意识到对老年人生命终末期进行研究，了解老年人在生命终末期的健康状况和对卫生服务的需求，将能更好地提高临终关怀的质量，使他们能够舒适而有尊严地死去，真正达到"优逝"。

第二节　老年生命终末期的流行病学研究

一、老年生命终末期的健康状况

（一）患病情况

几乎所有老年人在生命终末期患有一种或多种疾病和症状，主要包括心血管系统疾病、呼吸系统疾病、肿瘤和痴呆，1/2以上病程超过半年。有超过80％的老年人同时患有2种及以上相关疾病，而老年人的主要死因也主要集中在心血管及循环系统疾病、癌症和慢性呼吸系统疾病。

由于衰老和疾病，许多老年人在临终期出现各种症状，包括：疼痛、呼吸困难、焦虑、

抑郁、意识模糊、全身疲倦、失眠、食欲减退、恶心、呕吐、便秘、腹泻等。

1. 疼痛 疼痛对老年人临终期的生命质量影响较大，老年人、亲属照护者及医护人员均认为缓解疼痛是提高老年人死亡质量的一个非常重要的内容。调查显示有约 1/4 的老年人在生命最后两年经受疼痛困扰，在生命最后 1 个月，将近 1/2 的老年人有疼痛的症状。经历不同死亡轨迹的老年人在生命最后 1 个月报告疼痛的比例没有差别。不同年龄、性别、种族老年人疼痛的患病率不同：年龄越大报告疼痛的比例越低，男性报告疼痛的比例较低，在美国非洲裔人群报告疼痛的比例较低。患有风湿的老年人报告疼痛的比例明显高于未患风湿者。由亲属照护者代报的疼痛比例明显高于老年人自报比例。

2. 呼吸困难 约 1/2 的老年人在生命终末期有呼吸困难的症状，并随生命终点的临近，呼吸困难的比例随之上升。不同患病状态对呼吸困难的影响不同，其中患有慢性肺部阻塞性疾病的老年人有呼吸困难的比例最高达 90% 以上，其次是患有心脏病的老年人，有呼吸困难的比例为 60%～85%。

3. 抑郁和焦虑 临终前老年人的心理活动有一定规律，一般经历 5 个阶段的变化：否认期、愤怒期、求生期、抑郁期和接受期。这些阶段并不总是前后相随，可能会重合，也可能会提前或延后出现。研究发现，在老年人生命终末期抑郁和焦虑的发生率相对较高，为 30%～80%。相当一部分老年人对死亡存在恐惧心理，变得沮丧、急躁和过度紧张，严重影响了临终期的生命质量。

4. 认知能力 相当大一部分老年人在生命终末期的认知功能有所降低。比利时对在家中离世者的一项调查显示，在生命最后 1 周有 60% 的人交流能力受到限制，其中 10% 完全丧失交流能力，有 32% 的人完全失去判断能力，有 54% 的人出现过意识丧失。年龄越大，认知功能受损的比例越高；女性老年人认知功能受损的比例高于男性；患有老年痴呆者认知功能受损的比例明显高于非老年痴呆患者。

（二）生理功能及日常生活能力 (activities of daily living，ADLs)

Glaser 于 1968 年首先提出了死亡轨迹的概念，目前普遍认为 4 种死亡轨迹基本上可以涵盖大多数人的死亡过程，即猝死型、终末疾病/癌症型、器官衰竭型、衰老型。不同类型死亡轨迹的老年人在生命终末期生理机能的变化趋势有所不同。猝死者生前一直拥有相对较好水平的身体功能；癌症患者在患病后很长一段时间身体功能状态较好，直到疾病终末期病情突然严重，机体功能在短时间内急剧下降进而死亡；器官衰竭者（如充血性心力衰竭患者和慢性阻塞性肺疾病患者）在生命终末期机体功能持续下降，伴随多次病情恶化对机体功能的严重打击，每次病情恶化均有可能导致死亡；因衰老虚弱而死亡者在生命终末期身体和认知功能逐渐减退，速度相对缓慢而平滑，常因所伴随的疾病或症状（如衰老、卒中、痴呆）而死亡。

老年人在生命终末期日常生活能力（ADLs）与生理机能密切相关。NIH 老年研究所 (NIA) 曾对老年人生命最后 1 年的 ADLs 进行调查，主要针对 7 项日常活动：洗澡、梳洗、穿衣、吃饭、上厕所、在一间小屋子里行走、从床上挪位到椅子。研究发现，除猝死者在生命最后 1 年 ADLs 基本无变化外，经历癌症、器官衰竭以及衰老致死的老年人在生命最后 1 年 ADLs 均有明显的下降（离世前 1 年与离世前 1 个月比较：癌症患者 4.09 *vs.* 0.77、器官衰竭者 3.66 *vs.* 2.10、衰老者 5.84 *vs.* 2.92，差异均有统计学意义 $P<0.001$），尤其在生命最后 3 个月内下降最为明显。高龄和男性老年人的 ADLs 较差，但不同年龄、性别老年人

在生命最后1年ADLs的变化趋势是一致的。认知功能障碍对老年人ADLs影响较大，有认知功能障碍老年人的ADLs功能明显低于无认知功能障碍者，且ADLs功能下降开始的更早，通常在生命结束前2年已经开始下降。

研究表明，老年人对身体功能状态的自我满意程度随距离死亡的接近而逐渐下降，在去世前3~5年下降幅度明显增大，在生命临终期呈急剧下降趋势。不同性别和经济水平的老年人对身体功能状态的主观满意程度在生命末期的变化趋势基本一致。高年龄组和教育程度较低的老年人在生命末期对身体状态满意度下降的幅度较大。

二、离世地点

欧洲多项研究显示约2/3的老年人希望自己在家中离世，而实际在家中离世的老年人比例不到1/3。另有研究显示，与在家中照护相比，医疗机构的临终关怀质量较低。因此离世地点常被作为评价临终期生命质量和临终关怀质量的一个重要指标。

不同国家和地区老年人的死亡地点有所不同。在发达国家虽然近年来在家中离世老年人的比例有所上升，但大部分老年人仍死于医院、养老院所或其他能够提供临终关怀或医疗服务的专业机构。在中国受社会医疗护理条件和传统观念的影响，大部分老年人死于家中。我国第三次死因回顾抽样调查数据显示，在全国死亡者中，在家中死亡者占72.1%。有研究对21个国家和地区（无中国数据）人口死亡调查的汇总结果显示：65岁以上老年人死亡地点在医院的比例其中位数为54%，日本、韩国和马耳他比例最高，均高于65%，新西兰比例最低，为34%；死亡地点在养老院所的比例其中位数为18%，冰岛和新西兰比例最高，为38%，韩国比例最低为3%；死亡地点为其他（包括家庭、其他公共场所）的比例其中位数为23%，克罗地亚、塞浦路斯和新加坡最高，均超过35%，冰岛最低为9%。

不同国家的数据均显示，老年人的死亡地点与年龄和性别相关。年龄越大，在养老院所死亡的比例越高，在医院死亡的比例越低。在各年龄组，女性在养老院所死亡的比例均高于男性。婚姻状况/家庭关系、老年人的患病状态以及社会卫生服务可及性对死亡地点均有影响。生命末期在家中居住，有固定的家属陪伴，病程较长的老年人在家中离世的比例更高。是否患有恶性疾病在不同国家地区对死亡地点的影响不同，但患老年痴呆普遍会增加老年人在临终关怀机构死亡的比例。社会医疗服务便利、养老院所等其他临终关怀服务机构可及性好，均会增加老年人在机构场所的死亡比例。

三、临终需求及治疗偏好

老年人在生命终末期在精神情感和生理照护方面均有不同程度的需求。保持清洁、避免疼痛、有家人和朋友陪伴、保持尊严、有倾诉对象、避免呼吸困难、避免焦虑、有时间处理好未尽事宜等是老年人认为在生命终末期最为重要的事情。他们大多希望能了解自己的身体状况或病情，与医生充分沟通，参与临床决策，按照自己期望的方式进行治疗和照护。这些普遍得到家人和医生的认同。

（一）临终居住和死亡地点

老年人普遍认为家不仅仅是一个物理场所，更是代表了熟悉、舒适和自己所爱的人所在的地方。因此当他们面临各种生理、心理问题以及在生命终末期，大多期望能够在家里得到护理和照顾。他们大多也期望自己能在家中离世。受文化、地域、社会医疗条件的限制，不同地区、种族老年人对期望的临终居住和离世地点的选择略有差别。例如调查显示，美国黑人（18%）和西班牙裔美国人（15%）愿意在医院离世的比例高于白人（8%）。

（二）缓解症状与侵入性治疗措施

大部分老年人在生命终末期更倾向于以缓解疼痛等其他身体不适症状为主的缓和治疗方式，甚至接受能够缓解症状而可能缩短生命的治疗措施。与年轻的终末期患者相比，有更多比例老年人拒绝再住院接受治疗。他们大多不希望接受侵入性的治疗措施，如使用呼吸机、插入进食管和进行心肺复苏。例如美国住院老年人纵向研究（the Hospitalized Elderly Longitudinal Project，HELP）结果显示有80%的高龄老年人期望在心搏骤停后不要对他们进行心肺复苏抢救。不同性别、种族的老年人对侵入性治疗措施的态度存在差别。如美国黑人（28%）和西班牙裔美国人（21.2%）接受侵入性治疗措施的比例高于白人（15%）。

（三）对安乐死的态度

受文化和社会经济条件影响，不同地区老年人对安乐死的态度不尽相同。国内外一些民意测验结果显示，近些年对安乐死持赞成态度的人的比例不断上升。老年人普遍对主动安乐死的支持率低于年轻人和医生。不同性别、文化程度、宗教信仰人群之间对安乐死的态度有所不同，男性、学历较高者、非天主教徒的接受程度较高。

四、接受临终关怀服务情况

近年来，随着临终关怀事业的发展，越来越多老年人生命终末期在不同机构接受了临终关怀服务。美国针对拥有医疗保险老年人的调查显示，在2000、2005和2009年，死亡时接受临终关怀服务的比例分别为21.6%、32.3%和42.2%。自2005—2009年，生命最后3个月在医院接受临终关怀服务的老年人比例从62.8%上升到69.3%，在护理院接受照护的比例从42.8%上升到45.0%，生命最后1个月在ICU接受过治疗的比例从24.3%上升到29.2%。与此同时，越来越多老年人临终期在多个机构接受临终关怀服务。2000年老年人生命最后3个月内在不同服务机构之间转移接受临终关怀服务的次数平均为2次，2009年上升到3次。2000—2009年，老年人在生命最后3天在不同医疗服务机构之间转移的比例从10.3%上升到14.2%。

虽然老年人接受临终关怀的比例持续上升，但由于部分老年人在生命终末期的认知和沟通能力受到限制，与年轻的终末期患者相比能够做出正确医疗决策的比例较低，而医生也常常认为他们不具备医疗决策的能力，因此很多老年人常被排除在医疗决策之外，导致他们常不能按照自己期望的方式接受治疗和照护。例如多项调查显示，老年人与年轻的终末期患者相比接受疼痛和身体症状舒缓治疗的比例较低。在生命终末期增加老年人或家属与专业医护人员之间的沟通，能明显提高医生对老年人治疗偏好的知晓情况，有助于医生按照老年人的主观意愿进行治疗和照护。

（武轶群）

参 考 文 献

［1］陆惠华. 实用老年医学［M］. 上海：上海科学技术出版社，2006.

［2］陈竺. 全国第三次死因回顾抽样调查报告［M］. 北京：中国协和医科大学出版社，2008.

［3］中国生命关怀协会. 中国城市临终关怀服务现状、问题及政策建议——"中国城市临终关怀服务现状与政策研究"总报告［R］. 2009

［4］National cancer control programmes: policies and managerial guidelines［M］. 2nd ed. Geneva: World Health Organization，2002.

［5］Better palliative care for older people［R］. Copenhagen: World Health Organization. Regional Office for Europe，2004.

［6］Improving End-of-Life Care［R］. NIH Consens State Sci Statements，2004，21（3）：1 - 28.

［7］United Nations，Department of Economic and Social Affairs，Population Division（2013）. World Population Prospects: The 2012 Revision，Highlights and Advance Tables［R］. Working Paper No. ESA/P/WP. 228.

［8］博达. 老年临终期的基本需求结构及其低限特征［J］. 江西社会科学，2000，9：121 - 125.

［9］Lynn J，Teno JM，Phillips RS，et al. Perceptions by family members of the dying experience of older and seriously ill patients. SUPPORT Investigators. Study to Understand Prognoses and Preferences for Outcomes and Risks of Treatments［J］. Ann Intern Med，1997，126：97 - 106.

［10］Steinhauser KE，Christakis NA，Clipp EC，et al. Factors considered important at the end of life by patients，family，physicians，and other care providers［J］. JAMA，2000，284：2476 - 2482.

［11］Somogyi-Zalud E，Zhong Z，Lynn J，et al. Elderly persons'last six months of life: findings from the Hospitalized Elderly Longitudinal Project［J］. J Am Geriatr Soc，2000，48：S131 - S139.

［12］Lunney JR，Lynn J，and Hogan C. Profiles of older medicare decedents［J］. J Am Geriatr Soc，2002，50：1108 - 1112.

［13］Lunney JR，Lynn J，Foley DJ，et al. Patterns of functional decline at the end of life［J］. JAMA，2003，289：2387 - 2392.

［14］Covinsky KE，Eng C，Lui LY，et al. The last 2 years of life: functional trajectories of frail older people［J］. J Am Geriatr Soc，2003，51：492 - 498.

［15］Gott M，Seymour J，Bellamy G，et al. Older people's views about home as a place of care at the end of life［J］. Palliat Med，2004，18：460 - 467.

［16］Solano JP，Gomes B，Higginson IJ. A comparison of symptom prevalence in far advanced cancer，AIDS，heart disease，chronic obstructive pulmonary disease and renal disease［J］. J Pain Symptom Manage，2006，31：58 - 69.

［17］Cohen J，Bilsen J，Addington-Hall J，et al. Population-based study of dying in hospital in six European countries［J］. Palliat Med，2008，22：702 - 710.

［18］Barnato AE，Anthony DL，Skinner J，et al. Racial and ethnic differences in preferences for end-of-life treatment［J］. J Gen Intern Med，2009，24：695 - 701.

［19］Meeussen K，Van den Block，Bossuyt N，et al. GPs' awareness of patients' preference for place of death［J］. Br J Gen Pract，2009，59：665 - 670.

［20］Gerstorf D，Ram N，Mayraz G，et al. Late-life decline in well-being across adulthood in Germany，the United Kingdom，and the United States: Something is seriously wrong at the end of life［J］. Psychol Aging，2010，25：477 - 485.

［21］Gerstorf D，Ram N，Goebel J，et al. Where people live and die makes a difference: Individual and geographic disparities in well-being progression at the end of life [J]. Psychol Aging, 2010, 25: 661 - 676.

[22] Smith AK, Cenzer IS, Knight SJ, et al. The epidemiology of pain during the last 2 years of life [J]. Ann Intern Med, 2010, 153: 563 - 569.

[23] Currow DC, Smith J, Davidson PM, et al. Do the trajectories of dyspnea differ in prevalence and intensity by diagnosis at the end of life? A consecutive cohort study [J]. J Pain Symptom Manage, 2010, 39: 680 - 690.

[24] Bowling A, Lliffe S, Kessel A, et al. Fear of dying in an ethnically diverse society: cross-sectional studies of people aged 65+ in Britain [J]. Postgrad Med J, 2010, 86: 197 - 202.

[25] Zhao J, Barclay S, Farquhar M, et al. The oldest old in the last year of life: population-based findings from Cambridge city over-75s cohort study participants aged 85 and older at death [J]. J Am Geriatr Soc, 2010, 58: 1 - 11.

[26] Chambaere K, Rietjens JA, Smets T, et al. Age-based disparities in end-of-life decisions in Belgium: a population-based death certificate survey [J]. BMC Public Health, 2012, 12: 447.

[27] Lozano R, Naghavi M, Foreman K, et al. Global and regional mortality from 235 causes of death for 20 age groups in 1990 and 2010: a systematic analysis for the Global Burden of Disease Study 2010 [J]. Lancet, 2012, 380: 2095 - 2128.

[28] Leemans K, Van den Block L, Bilsen J, et al. Dying at home in Belgium: a descriptive GP interview study [J]. BMC Fam Pract, 2012, 13: 4.

[29] Broad JB, Gott M, Kim H, et al. Where do people die? An international comparison of the percentage of deaths occurring in hospital and residential aged care settings in 45 populations, using published and available statistics [J]. Int J Public Health, 2013, 58: 257 - 267.

[30] Li Q, Zheng NT, Temkin-Greener H. Quality of end-of-life care of long-term nursing home residents with and without dementia [J]. J Am Geriatr Soc, 2013, 61: 1066 - 1073.

[31] Teno JM, Gozalo PL, Bynum JP, et al. Change in end-of-life care for Medicare beneficiaries: site of death, place of care, and health care transitions in 2000, 2005, and 2009 [J]. JAMA, 2013, 309: 470 - 477.

第二十章　老年口腔保健的流行病学研究

第一节　概述

老年口腔保健（geriatric oral health）是应用流行病学原理和方法研究老年人群中的基本口腔保健状况和常见口腔疾病的预防与控制。口腔是人体的重要组成部分，具有咀嚼、吞咽、言语、感觉和维持颌面部形态等功能。口腔健康是全身健康的重要组成部分，2007年世界卫生组织（WHO）提出口腔疾病是一个严重的公共卫生问题，需要积极防治。口腔健康包括："无口腔颌面部慢性疼痛、口咽癌、口腔溃疡、先天性缺陷如唇腭裂、牙周疾病、龋病、牙齿丧失以及影响口腔的其他疾病和功能紊乱。"口腔健康是全身健康的基础，口腔疾病与全身健康有着密切的联系。例如，常见的牙周病会诱发或加重全身性疾病，如心脑血管疾病、糖尿病、早产、老年痴呆等；全身系统性疾病如糖尿病、艾滋病、某些血液病等也会在口腔有所表现。

口腔疾病的流行受很多因素的影响，社会影响因素主要有社会经济状况、医疗服务水平、口腔健康教育等；个人影响因素包括个人口腔卫生习惯、生活条件、文化程度等。目前，很多国家制定了较为规范和系统的口腔疾病监测体系，以了解这些影响因素的变化所导致口腔疾病流行情况的变化。例如，美国在国家健康统计中心（National Center for Health Statistics）和美国国立牙科和颅面研究院（NIDCR）的领导下，每5年进行1次全国抽样口腔健康流行病学调查，了解居民龋病和牙周疾病的发展趋势、掌握口腔卫生知识的改进情况以及自我口腔保健意识提高的程度。日本每6年进行1次口腔疾病的流行病学调查，进行口腔疾病的监测。我国分别在1982—1984年、1995—1998年、2005—2007年进行了3次全国口腔健康流行病学调查，对了解我国居民的口腔疾病的现状，促进口腔健康有重大意义。

（一）我国口腔保健的现状

当前我国居民口腔保康工作和世界先进水平相比起步晚、水平差，并且存在很大的地区差异和城乡差异。总体上看，我国口腔疾病的患病率非常高。根据1995年第二次全国口腔健康流行病学调查（以下简称"第二次全国调查"）显示：我国成人的恒牙患龋率为49.88%、儿童乳牙患龋率80%、牙周病患病率约90%、65～74岁老年人平均失牙数高达11颗，将所有口腔疾病包括在内（如口腔溃疡、牙痛、牙周炎、牙龈出血、牙结石、口臭等），牙齿健康人数低于1%，几乎人人都有口腔疾病。根据2005年第三次全国口腔健康流行病学调查报告（以下简称"第三次全国调查"），我国人群中各类口腔疾病总的患病率高达90%以上。我国5岁组乳牙、12岁组恒牙、35～44岁组、65～74岁组的龋齿患病率分别为66%、28.9%、88.1%和98.4%。并且口腔疾病患者的就诊率非常低，老年人每年的口腔就诊率仅19%，有30%的老年人从没看过牙科医生。

（二）老年口腔保健的危险因素

影响老年口腔健康和口腔疾病发生是多层次多因素的，分为3个大的方面：宿主因素、致病因子和环境因素。

所谓宿主因素主要是指老年人自身的情况，主要分为全身性和口腔局部的衰老变化、老年人口腔保健的知识、态度和行为（KAP）的情况。

1. 全身性变化 老年人老化的特征是生理和心理的适应能力逐步降低或丧失，各种疾病的患病率、功能障碍与残废率明显增高，对医疗保健需求增加。

2. 口腔局部变化 口腔颌面部软硬组织随着年龄增长发生许多重要的形态与生理方面的改变。例如牙髓毛细血管减少、口腔黏膜表面组织结构消失、黏膜变薄、涎液分泌减少、舌头丝状乳头消失、牙龈萎缩、牙缝增宽、牙根外露、牙槽骨吸收、牙齿松动脱落等。这些变化是老年人口腔组织老化的主要特征。

3. 口腔保健知识 我国现阶段老年人的自我口腔保健意识较差，老年人文化水平低。例如第三次全国调查发现高达30%的老年人（65～74岁）从未看过牙医。

4. 不良口腔卫生习惯 第三次全国调查显示，全国75%的65～74岁的老年人每天刷牙，但只有26%的每天刷2次，每天使用牙签的占26%，而且几乎不使用牙线。

5. 老年口腔疾病就诊率低 由于老年人自我保健意识不强、行动不便、就诊路远、候诊时间长、无力支付治疗费用等原因，导致口腔疾病就诊率低，自我口腔的治疗需求量估计远低于实际情况。第三次全国调查显示65～74岁的老年人只有54%认为自己的牙需要治疗。

（三）老年口腔保健的基本策略

老年口腔保健的基本策略分为国家层面的群体策略和个体层面的口腔保健、临床治疗及疾病康复等内容。

1. 国家层面 我国政府对口腔保健工作还是十分重视，体现在以下几个方面：①进行全民口腔健康教育。早在1989年确定每年的9月20日为全国爱牙日。②进行全国口腔疾病流行病学调查，制订国家口腔卫生保健工作规划。③提高口腔卫生服务的数量与质量。截至2010年底，国内口腔医院总计从业人员26 589人，占当年医院总从业人数的0.63%；相对于国内的庞大医疗需求，目前国内口腔医疗资源还处于很低的配置水平。我国口腔医生与人口的比例达到1：15 000；而美国、西欧和日本口腔医生与人口的比例分别为1：700、1：1200和1：1500。我国每万人对应的口腔医师数量则与发达地区有很大的差距，仅是发达国家10%～15%的水平。

2. 个体层面 养成良好的口腔卫生习惯与定期口腔专业保健相结合可维护口腔健康。对老年人而言，及时修复缺失牙，康复口腔功能，可促进全身健康，提高生命质量。

（四）老年口腔保健的综合措施

老年口腔保健的综合措施包括社会支持、医生指导和个人保健3个层面。综合措施包括2层含义：①口腔保健与全身保健结合；②在口腔医学领域内，保健、预防、治疗、修复和康复结合。老年口腔健康的目标是老年人到80岁时至少应有20颗功能牙，维持最基本的口腔功能状态，或者通过最低限度的修复，尽可能康复口腔功能，提高生活质量。

1. 关注全身健康 全身健康状态对口腔健康有直接的影响。全身健康是指要做到心理平衡、合理膳食、适度运动和及时诊治全身性疾病。健康身体的抵抗力强，可延缓老化过程，有利于预防口腔疾病和促进康复的作用。并做到以下几点：心理平衡、合理膳食、适度运动、及时诊治全身性疾病等。

2. 加强口腔健康教育　鉴于老年人口腔预防和保健知识贫乏，老年人本人对自己的口腔问题不够重视，认为"人老了就应该掉牙"，主动就诊率低、观念陈旧、不良口腔卫生习惯。因此在提高老年人自我口腔保健意识的同时，还要积极调动家庭、社区、专业人员和社会各方面的力量，齐心协力做好各年龄组人群的口腔保健和预防工作。

3. 提高自我口腔保健能力　自我口腔保健是口腔健康保健的基础，老年人要正确使用刷牙方法，适当补充氟化物，定期做口腔健康检查，注意饮食和营养，适当体育锻炼，及早就医等。

（1）刷牙：刷牙可清除牙间隙中的污垢、减少细菌繁殖、按摩牙龈、改善牙周血液循环的作用，对坚固牙齿，防止牙龈萎缩是很有意义的。老年人要选择刷头较小、刷毛较软的牙刷，做到早晚用温水刷牙，牙刷3个月更换1次。

（2）洁牙：老年人牙缝较宽、牙齿松动，只靠刷牙还不能保持牙齿清洁。可以使用间隙刷，或者使用牙线洁牙，以去除邻面与根面的牙菌斑。

（3）剔牙：剔牙时要选用断面为扁平、椭圆或楔状木质牙签，顺着每个牙缝的两个牙面缓慢滑动，以清除嵌塞物和牙邻面的菌斑软垢，切忌用力过猛损伤牙周组织。

（4）漱口：养成饭后漱口的良好习惯。漱口一般用清水或药物漱口液，借用水的冲力将齿缝中夹带的食物残渣清除。漱口比刷牙要勤，凡在吃过食物之后都应该漱口。

（5）保护基牙和义齿：基牙有稳固义齿的功能，又承受额外的咀嚼力，基牙往往不容易清洁或者容易被忽视。保护基牙最主要的是每天认真地刷牙，纠正不良卫生习惯。修复的可摘义齿每次饭后要清洗干净，睡觉前摘下泡在清水中以防变形。

（6）定期口腔健康检查和及时就诊：由于老年人口腔卫生状况普遍较差，口腔疾病发展变化速度快，常处于较晚阶段，口腔功能亦差，所以老年人要定期进行口腔检查。一般以每年检查2~3次为宜。

4. 及时治疗口腔疾病　大多数老年人的口腔功能都有不同程度的丧失，及时治疗口腔疾病和修复牙列，以消除疼痛和不适感，康复口腔基本功能。

5. 社区口腔保健　社区保健是老年人初级口腔保健的基础。一般由社区牙科医生来完成大部分牙齿保健工作，内容包括口腔健康教育、口腔卫生指导、膳食营养咨询、定期口腔健康检查、提供口腔健康用品、适当安排医疗和功能康复等。近年来社区牙科服务划入全国的卫生服务网络，满足了社区老年人、虚弱的人、伤残和因病不能离家者的牙科服务需求。

第二节　老年龋病的流行病学

龋病被世界卫生组织列为危害人类的世界性非传染性的三大疾病之一，它是牙体硬组织在多种因素作用下，色、形、质3个方面都发生变化的一种慢性感染性疾病。龋病分为冠部龋（冠龋）和根面龋（根龋）。龋病早期没有自觉症状，一般通过定期检查发现，及时治疗效果好；如任其发展，会出现疼痛、牙根发炎，肿胀，治疗复杂、费用高，甚至导致牙齿丧失。

根龋是老年人患龋的重要来源，老年人随年龄增长根龋患病率逐渐多于冠龋的患病率，这是因为老年人牙龈逐渐退缩，根部牙骨质或牙本质暴露，在口腔卫生不良的环境下，牙根面容易堆积菌斑，导致根龋。第三次全国调查结果显示，我国 65～74 岁年龄组患根龋率为 63.6%。

一、龋病的指数与指标

（一）龋病指数

描述龋病的指标一般用龋（decayed）、失（missing）、补（filed）牙齿（teeth）数，简称 DMFT，或龋、失、补牙面（surfaces）数，简称 DMFS。大写字母代表恒牙，小写字母 dmft 和 dmfs 代表乳牙，但乳牙也有人用 deft（e 即 extraction，拔除）表示，以便和正常的生理性乳牙脱落相区别。不论是恒牙还是乳牙，都有可能因非龋而致的失牙，在检查时有时又无法肯定。此时也可以不计失牙数，而用 DFT 和 DFS 或 dft 和 dfs 来表达。

WHO 在《口腔健康调查基本方法》第四版中规定了失牙的计算方法：对乳牙丧失，如果不能以正常替牙来解释的缺失牙即为龋失，计入 m 值；对恒牙丧失，在 30 岁以前，要分出因龋和非龋而致的失牙，30 岁和 31 岁以后则不必再追究失牙的原因，此时一失牙均计入 M 值。

（二）龋均和龋面均

龋均指受检查人群中每人口腔中平均龋、失、补牙数。龋面均指受检查人群中每人口腔中平均龋、失、补牙面数。龋均和龋面均反映了受检查人群龋病的严重程度。计算公式如下：

$$龋均=\frac{龋、失、补牙之和}{受检总人数}$$

$$龋面均=\frac{龋、失、补牙面之和}{受检总人数}$$

（三）患龋率

患龋率指在调查期间检查人口中患龋病例数（包括某病新老病例数）所占的比例，计算公式如下：

$$患龋率=\frac{患龋病新旧例数}{受检总人数}\times100\%$$

（四）无龋率

无龋率指全口牙列均无龋的人数占全部受检查人数的百分率，计算公式如下：

$$无龋率=\frac{全口无龋人数}{受检总人数}\times100\%$$

（五）评价标准

世界各国龋病患病率差别悬殊，为了衡量各国或各地居民患龋情况，WHO 规定以 12 岁受检儿童龋均作为衡量龋病的患病水平标准（表 20-2-1）。

表 20 - 2 - 1 WHO 龋病流行程度的评价指标 (12 岁)

龋均	程度	颜色
0.0~1.1	很低	绿色
1.2~2.6	低	蓝色
2.7~4.4	中	黄色
4.5~6.5	高	红色
≥6.6	很高	棕色

二、龋病的流行病学分布特征

(一) 人群分布

1. 年龄 年龄和龋病密切相关，概括为"两个高峰期"（乳牙龋病发展到 8~9 岁左右达到第一高峰，称"童年龋病高峰期"，恒牙龋病发展到更年期，又出现一个高峰，称"更年龋病高峰期"）和"一个低峰期"（随着童年高峰期之后，乳牙开始脱落，新生恒牙出现的龋病增长率远不如有龋乳牙脱落，以致形成明显的下降，下降趋势发展到 13~14 岁左右达到最低点，称为"少年龋病低峰期"）。依据龋病的年龄分布特点，在防龋策略上的指导意义有 3 点：①防龋要早：赶在龋病高峰年龄之前，则效益最大。②重点对象：是儿童、少年和老年，因为他们的龋患率高，变化大，防龋效果好。③防龋方法：应各有侧重，窝沟龋主要采用点隙裂沟封闭剂，光滑面龋重点应用氟化物，牙骨质龋主要靠保持口腔清洁，预防牙周萎缩，达到防龋目的。

2. 性别 性别与龋病的关系目前尚无定论，大多数调查显示，乳牙患龋率男性略高于女性，而恒牙患龋率女性略高于男性。可能是由于女性在生理上发育早于男性，故女性的乳牙脱落和恒牙萌出均早于男性，即女性恒牙接触口腔环境的时间以及受到龋病侵蚀的可能早于男性。

3. 民族与种族 我国各民族之间的龋病差异非常显著，这是由于饮食习惯、人文、地理环境等不同所致。例如：1984 年全国中小学生龋病调查资料显示，城市恒牙 5 个年龄组龋患率和龋均最高的是彝族（56.0%，1.52），最低的是回族（18.17%，0.3）。美国1985—1986 年全国成人口腔健康调查资料，18~64 岁白人与黑人的平均龋均分别为 10.32 和 6.84。

(二) 地区分布

龋病可因不同地区的环境因素（如饮水含氟量的高低）、生活因素（经济水平和饮食习惯的差异）和预防措施的实施力度不同出现明显的地区性差异（表 20 - 2 - 2）。多数发达国家由于广泛实施各种预防措施，患龋率与龋均呈明显下降趋势，龋均低于发展中国家。而发展中国家患龋率与龋均有上升的趋势。

表 20-2-2　65~74 岁老年人患龋率及龋均*

	患龋率（%）	龋失补牙数（DMFT）		龋坏牙数（DT）		龋失牙数（MT）		龋补牙数（FT）	
		$\bar{X}$	S.D.	$\bar{X}$	S.D.	$\bar{X}$	S.D.	$\bar{X}$	S.D.
合计	98.4	14.65	9.56	3.34	4.01	11.03	9.33	0.29	0.95
城乡　城	98.2	13.32	9.14	2.80	3.53	10.02	8.81	0.50	1.22
乡	98.7	15.98	9.78	3.88	4.36	12.04	9.71	0.07	0.46
性别　男	98.2	13.99	9.53	3.05	3.90	10.70	9.26	0.24	0.87
女	98.6	15.32	9.54	3.63	4.09	11.36	9.39	0.33	1.02
地区　东部	98.6	14.96	9.59	3.07	3.83	11.52	9.46	0.36	1.06
中部	98.5	14.54	9.49	3.49	4.08	10.80	9.25	0.24	0.84
西部	98.2	14.43	9.58	3.49	4.11	10.70	9.22	0.24	0.89

*数据引自《全国第三次口腔健康流行病学抽样调查》。

在发展中国家，一般城市居民的患龋率高于农村。可能因为城市居民的饮食习惯和生活方式与农村不同，城市居民的糖摄入量较多，摄取频率较高，如果口腔预防保健措施不力，则患龋的可能性较大。还过，近年来在社会经济状况较好的城市地区，城市居民从广泛开展的口腔健康活动中受益。另一方面，城市郊县地区的农村儿童，由于预防保健措施未能与经济发展同步，因而出现了农村儿童患龋率高于城市儿童的现象。如上海市 1995 年的调查结果显示，5 岁和 12 岁城市儿童的恒牙患龋率分别为 0.14% 和 4.4%，而农村儿童则为 0.42% 和 48.31%。

（三）时间分布

龋病在人类历史上很早就有，例如我国山顶洞人的头骨上也有龋齿，以及由龋而引起的颌骨破坏。考古资料发现古代人的患病率较低，例如 80 万年以前的南部非洲人猿的 360 颗牙齿中有 34 颗龋齿，患龋率低于 10%。随着人类物质生活水平的提高，龋病有逐渐增加的趋势。Mummery（1870）等根据古人头骨的考古调查，英国居民新石器时代、铜器时代、铁器时代的龋患率分别为 2.94%，21.87%，40.67%。到了 19 世纪，欧洲人的龋患率高达 93% 以上。在发达国家，到 20 世纪中后期随着预防和控制龋病的进步，龋患率明显下降。但在发展中国家和地区，龋病仍有逐渐增加的趋势。

三、龋病病因

龋病的发生过程的影响因素很多，不同因素之间的关系非常复杂，目前普遍的理论是 Keyes（1960）提出的细菌、食物、宿主三联因素学说。在三联因素学说的基础上，1978 年 Newbrun 又补充了时间因素，则称四联因素学说。

（一）微生物因素

在正常的口腔生理条件下，口腔微生物之间、微生物与宿主之间处于动态平衡状态，当某些因素使致龋菌发生异常的生态变化，就会出现平衡失调。与人龋有关的主要致龋菌有变形链球菌、乳酸杆菌、放线菌。

致龋菌的作用特性包括：①黏附（adhere）于牙体的表面，促进菌斑形成。②产酸（acidogenic），能酵解糖类产生大量的酸。③耐酸（aciduric），能在酸性环境中生存。

（二）食物因素

现代龋病病因学研究认为糖类（尤其是蔗糖）是龋病发生的重要因素，食物的致龋能力与含糖量呈正相关。蔗糖可以影响菌斑中细菌的构成，特别是耐酸产酸细菌大量增殖，可使非致龋菌斑向致龋菌斑转化。

（三）宿主因素

龋病发生的主体是牙齿，所以龋病与牙齿、唾液等密切相关。

1. 牙齿　牙齿外形与牙弓形态面的窝沟、裂隙、异常发育沟、牙列拥挤与牙齿重叠排列等，都是不易清洁的菌斑滞留区，是龋病的好发部位。牙齿的理化性质、钙化程度、微量元素含量等因素与龋病的发生有关。釉质发育异常，牙齿抗酸蚀能力下降，是龋病容易发生的部位。牙齿矿化良好，釉质中氟、锌离子含量高，可以提高抗龋力。

2. 唾液　唾液是口腔微生态环境极为重要的组成部分，在口腔微环境中起着微生态平衡的调节作用。唾液的无机成分磷酸盐、重硫酸盐起缓冲作用；氟与磷灰石形成氟磷灰石，对酸溶解性低，可以提高牙齿的抗龋力。唾液的有机成分主要是多种蛋白质。黏蛋白可使微生物聚集成团，不易附着于牙面。酸性富脯蛋白、富酪蛋白、富组蛋白是早期获得性膜的重要成分，这些蛋白成分还参与细菌在膜上的附着、集聚以及菌斑钙化成牙石的过程。免疫球蛋白可使口腔中致龋菌更易被吞噬，干扰细菌的生理代谢过程，抑制细菌在牙面的黏附和菌斑的形成。唾液的酶类（乳酸过氧化氢酶、溶菌酶、淀粉酶等）与龋病的发生也有关系。

（四）时间因素

龋病是慢性硬组织破坏性疾病，有一定的时间因素。时间含义包括：致龋菌斑在牙体滞留的时间；菌斑内酸性产物持续的时间；菌斑及唾液环境低于临界 pH 所持续时间。以上因素的持续时间越长，龋病发生危险性越大。

四、龋病的预防

龋病病因复杂，因而预防方法应是综合性的。预防措施可以从龋病发生与发展的任何阶段介入，即预防工作贯穿于疾病发生直至疾病发生后转归的全过程。

（一）一级预防

即病因学预防，是根本性的预防措施。主要包括口腔健康教育，提高人群的口腔卫生水平；氟化物防龋；窝沟封闭；建立适当的饮食和营养计划，限制糖食或采用糖的代用品；定期进行口腔检查等措施。

1. 注意口腔卫生，控制菌斑　消除致龋因素，改善口腔卫生的主要目的是消除菌斑。

消除菌斑的方法一般采用机械刷牙、牙线、牙间清洁器方法。

2. 氟化物防龋

（1）饮水加氟法：使饮水含氟量提高到 0.8pm 左右，而不超过 1pm 时，既可防龋又不致发生氟牙症的流行。

（2）饮食加氟法：每天口服氟化钠片剂 2.2mg 或从饮茶、含氟食盐中摄取氟化物等，但防龋效果不恒定。

（3）牙面涂氟法：在牙齿表面涂擦氟化物制剂，可产生一定的防龋效果。常用的氟化物制剂有：2％氟化钠溶液，8％～10％氟化亚锡或单氟磷酸钠（简称 MFP）溶液，以及酸性磷酸氟化物溶液（简称 APF）等。

（4）牙膏加氟法：牙膏中加一定量的氟化物（如 0.4％的氟化亚锡，或 0.76％的单氟磷酸钠），能减少龋齿约 15％～30％。但在牙膏中影响氟化物防龋功效的因素很多，如摩擦剂的钙离子，膏体的酸碱度，牙膏的包装材料等。

3. 窝沟封闭　窝沟封闭剂是 20 世纪 60 年代发展起来的一种新型的口腔医用高分子材料，它能封闭牙齿的点隙裂沟，以便隔绝致龋因素对牙齿的侵袭，达到防龋的目的。

4. 激光防龋　激光照射釉质，可形成抗酸性强的玻璃样物质，减少牙齿脱钙量。它与氟化物结合，可促使氟透过牙骨质、牙本质小管，促进钙化，封闭牙本质小管，提高抗酸蚀效果。经激光照射的致龋菌变形链球菌生长受到抑制。

5. 免疫防龋　应用免疫方法防治龋病是近年来的研究热点。研究的内容包括特异性抗原、全疫苗、亚单位疫苗、多肽疫苗、基因重组免疫、核酸疫苗、特异性单克隆及多克隆抗体等。

6. 合理营养　合理营养是保障口腔健康的有效措施，从防龋角度出发，必须注意 3 点：加强牙颌系统生长发育期的营养（如钙磷、维生素 A、维生素 D 与微量元素氟的供应），适当控制糖和精制的碳水化合物食品，多吃一些具有适当硬度、比较粗糙而富有纤维性的食品。

7. 使用蔗糖代用品　蔗糖的致龋性最强，但从营养及经济上考虑，目前还没有一种糖代用品可以完全替代蔗糖。现有的糖代用品有木糖醇、山梨醇、甘露醇、甜菊糖、果脯糖等。

（二）二级预防

是辅助性预防措施，主要是早期发现、早期诊断、早期治疗。达到无病预防、有病早治，防止病情进展，如及时充填浅龋。

（三）三级预防

预防疾病恶化，防止口腔功能障碍，减少后遗症，保持器官功能。尽量采取治疗保存晚期龋的患牙，恢复咀嚼功能；对缺失牙及时修复，以保持牙颌系统的生理功能。

第三节　老年牙周病的流行病学

世界卫生组织早在 1984 年提出的现代人 10 项健康标准就已经将牙周健康列入其中，其

第八条为"牙齿无洞，无疼痛，牙龈不出血"。牙周病（periodontal disease）泛指发生于牙齿支持组织包括牙龈、牙周膜、牙槽骨、牙骨质的各种疾病，是一组人类最常见疾病，主要表现为牙龈红肿、出血，牙周局部肿痛不适或溢脓，牙齿松动、早期脱落、咀嚼效能降低或丧失等。根据牙周病的累及部位和破坏程度可以广义地分为牙龈病和牙周炎两大类。牙周病不仅影响口腔的咀嚼功能，进而还影响肠道消化功能，影响颜面美观效果，影响发音，还可以导致其他系统（如心脏、呼吸道、消化道、内分泌、生殖、骨骼等）的疾病。

牙周病的发病特点分为相对稳定的静止期和快速发展的活动期，并且两者不断地交替进行。牙周病早期发病较为隐匿，没有明显的自觉症状，容易被患者所忽视，待出现明显不适再就诊时往发现病损已经很严重，造成了广泛和深层牙周组织的破坏，使治疗复杂性增加而且效果不理想，疾病往往会长期存在甚至持续终生，导致远期预后不佳。

一、牙周病检查的常用指数

从 20 世纪 50 年代以来，很多学者采用了以均数（即以所有受检牙总和的平均值）的办法来描述牙龈和牙周组织的健康状况，例如 Rusel 提出的牙周指数（PI）和 Ramfjord 提出的牙周病指数（PDI）。但用指数平均值只能反映粗略的牙周状况，对于个体之间及个体内部各牙位间的病损程度难以反映和比较。需要对牙龈健康状况和口腔卫生、菌斑等也应进行定量检测，在此基础上 Grene 和 Vermilion 提出了口腔卫生指数和简化口腔卫生指数；Loe 和 Silnes 提出了牙龈指数（GI）和菌斑指数（PLI）；Muhleman 和 Son 提出的龈沟出血指数（SBI）。1982 年，Ainamo 提出了社区牙周治疗需要量指数（CPITN），随之被 WHO 推荐为国际通用的指数。在其后 Carlos 又提出了范围和严重度指数（ESI）。因为牙周病的破坏表现十分复杂，涉及牙龈、牙周膜、牙槽骨、牙骨质等多种组织，目前尚没有一个统一标准的指数系统能对各种破坏变化进行全面和客观的定量评价，而只能反映某一部分的改变。在实际流行病学研究中，常常根据不同的研究目的进行选择性组合应用。限于篇幅，这些指标的具体内容请参见口腔检查的专业书籍。

二、牙周病的分布特点

（一）人群分布

1. 年龄   随着年龄的增长，牙周附着因菌斑沉积和免疫功能的下降而逐渐丧失，牙周病的患病率随年龄增长而升高。我国第三次全国调查显示，65～74 岁的老年人浅牙周袋和深牙周袋检出率分别为 51.2% 和 10.1%。而 35～44 岁组相应的患病率则分别是 40.6% 和 4.9%。65～74 岁组牙周健康率只有 14.1%，牙龈出血的检出率 68.0%；而 35～44 岁组的牙周健康率和牙龈出血率分别为：14.5% 和 77.3%。这种检出率随年龄而下降的趋势可能是不同年代人的显露经历不同所致，提示未来老年人的牙周健康状况不容乐观。

表 20 - 3 - 1　中国 65～74 岁老年人的牙周健康状况*

		牙周健康率	牙龈出血 检出率	牙周袋 检出率	附着丧失≥4mm 检出率
合计		14.1	68.0	52.2	71.3
城乡	城	13.8	64.6	52.9	71.5
	乡	14.3	71.4	51.6	71.1
性别	男	12.2	68.1	56.3	75.4
	女	16.0	68.0	48.2	67.3
地区	东部	14.6	66.9	53.1	73.6
	中部	11.9	71.4	53.6	74.8
	西部	15.1	66.7	50.4	66.5

* 数据引自《全国第三次口腔健康流行病学抽样调查》。

2. 性别　根据多数资料的结果显示，在同年龄段内，牙周病的患病率和病情程度一般男性大于女性。这种结果的差别一定程度上与男性的不良习惯（如吸烟）、口腔卫生状况（菌斑、牙石）和护理措施（如刷牙、去医院就诊次数）等较差有关。但也有资料显示即使将口腔卫生、社会经济状况、年龄、就诊次数等进行均衡性处理后，男性的牙周病患病率和程度仍然大于女性，是否生理特性的差异如性激素（尤其是雌激素）不同对牙周组织有所影响尚待深入的研究证实。

3. 个人口腔卫生和社会经济状况　口腔卫生不佳容易导致或加速菌斑、软垢、牙石等病源性因素在牙面局部的积聚，诱发和促进牙周病的形成。国外有一些资料显示黑人等有色人种的牙周病患病率较高；而受教育程度高者和经济收入较高者的牙周病患病率相对较低，分析其结果可能与这些人对口腔健康的重视程度和日常口腔护理程度不同有关。

（二）地区分布

在经济和文化相对落后地区的牙龈炎患病率和严重程度均较高。如我国农村地区的龈炎和牙石检出率均高于城市（表 20 - 3 - 1）。世界卫生组织的资料显示，严重牙周病的患病率在发达国家和发展中国家并没有显著差异，集中在 7%～15% 之间，这说明除了经济状态和卫生保健水平之外还有其他重要的影响因素。

（三）时间分布

全国调查资料表明，我国老年人群的牙周健康有一定的好转趋势。例如，虽然调查结果显示我国老年人牙周病的情况很严重，第二次全国调查中 65～74 岁组牙周健康率约为 0.56%，而在第三次全国调查中约为 14.1%，健康率明显提高，这可能主要与口腔保健与临床治疗的发展有关。

三、牙周病的危险因素

牙周病是否发生及其进展取决于细菌、宿主、环境、时间等多方面条件的相互平衡。可以概括性地分为局部因素和全身因素，局部的因素如牙石、咬合创伤、不良习惯或不良修复体、食物嵌塞等，可以增强细菌的局部沉积和毒力，因此牙周病的一个最基本也是最重要的治疗措施就是尽量去除牙周局部的菌斑和牙石，从而减弱细菌的侵袭力，重建有利于牙周健康的局部微生态系。全身性因素如吸烟、免疫或遗传缺陷、内分泌失调、营养不良等可以降低宿主的防御和修复能力，加重牙周组织的炎症和损伤。

四、牙周病的预防

牙周病的预防应从青少年及早做起，从口腔卫生宣教、定期检查、定期洁治、增强全身免疫能力等多方面采取措施。一般可以分为三级预防。

（一）一级预防

主要针对的是牙周组织尚未受到严重损害，经过积极治疗能够完全恢复的阶段，关键工作是进行口腔卫生宣教，建立良好的口腔卫生习惯。

1. 个人自觉地维护口腔健康是预防疾病的发生和发展的关键。牙周病起病隐匿，自觉症状不明显，等到出现牙龈出血、肿胀、流脓、松动等情况再来就诊时，往往已经到中晚期了，不但需要进行复杂的牙周治疗，而且治疗效果还不理想。

2. 个人口腔保健措施中刷牙是减少和控制局部菌斑量、预防牙周病的最有效方法。不提倡用牙签，提倡用牙线，以便更加有效的去除邻面的菌斑。还可以进行叩齿、牙龈按摩等保健运动增强局部牙周组织的抵抗力。

3. 一些不良习惯如吸烟已经肯定为牙周病的主要危险因素之一，应大力宣传戒烟。

（二）二级预防

主要目的是争取早期发现病变、早期进行正确的诊断，并早期采取积极的治疗措施，以控制病情的发展，降低牙周病损的程度和危害。关键点在于做到定期牙周检查、定期牙周维护。一般半年至一年即需要进行一次洁治。另外对于一些协同性致病因子如不良修复体、咬合创伤、食物嵌塞、邻面龋等也要及时进行相应的治疗予以去除。

（三）三级预防

到此阶段牙周病损已经达到一定严重程度，经过简单和常规的治疗不能完全控制病情，或者患者的生理功能已经受到一定影响，需要通过一些外科手术的方法和结合药物尽量消除牙周病灶，恢复和重建生理功能，并且预防疾病的复发。在此阶段，可能还需要与内科医生配合进行一些全身系统性疾病的治疗，以增强全身和局部的抵抗力。并且还需要注意精神和心理关怀。

第四节　老年口腔癌的流行病学

口腔癌是指发生于口腔的恶性肿瘤，包括舌癌、颊癌、牙龈癌、腭癌、上下颌骨癌、唇癌、口底癌、口咽癌、涎腺癌和上颌窦癌以及发生于颜面部皮肤的癌症。口腔癌是世界上

10 种最常见的癌症之一，居第 6 位（排在肺、胃、乳腺、结肠和直肠、宫颈癌之后），在我国颌面部肿瘤占全身肿瘤的 8.2%。

一、疾病分布特征

（一）人群分布

1. 年龄　口腔癌的发病率总体上随年龄的增长而升高，我国以 40～60 岁为高峰，40～59 岁组占总病例数的 49.8%。西方国家口腔癌的发病高峰则在 50～70 岁之间。近年来，无论在西方国家或我国在患病年龄上都有明显增加的趋势，可能受人均寿命的延长和人口结构老龄化的影响。

2. 性别　口腔癌与性别的关联在不同国家和地区的特点可分两类。法国、美国、巴西、英联邦、日本和中国等地的男性发病率相对较高，可能与男性的吸烟率及饮酒率较高有关；而印度、泰国、菲律宾等地的女性发病率相对较高，可能与咀嚼槟榔等习惯有关。

（二）地区分布

口腔癌见于世界各国，但以东南亚地区发病率最高，其中孟加拉国、印度、巴基斯坦和斯里兰卡口腔癌的发病率居各部位恶性肿瘤发病之首位，约占所有癌症的 1/3。在美国一些地区，口腔癌的发病率有逐年增高的趋势。美国康涅狄格州的口腔癌发病率，自 1935—1985 年上升达 3 倍以上，可能与当地艾滋病的患病率上升有关。

（三）时间分布

在全球范围内，口腔癌的发病率和死亡率不断升高，据统计 2010 年全球约有 12.4 万人死于口腔癌，而 1990 年这一数字是 8.2 万。我国口腔癌增长速度惊人，40 年来口腔癌死亡率增加 4 倍，患病率从过去每年每百万人中有 81 人患病，剧增至现在每年每百万人中有202 人患病，每年有 1 万人死于口腔癌。

二、危险因素

和全身肿瘤一样，口腔颌面部肿瘤的致病因素与发病条件至今被认为是一个较复杂的问题。

（一）化学致癌物

1. 吸烟　研究证明大约 50% 的口腔癌患者与吸烟有关。假如不吸烟者的危险度为 1.0，每天吸 10～19 支烟者患口腔癌的相对危险度上升到 6.0，20 支或 20 支以上者口腔癌危险度是 7.67，每天吸烟 40 或 40 只以上者口腔癌危险度高达 12.4。在肿瘤治疗后继续吸烟对患者有极大危险。More（1971）对"治愈"的 203 例吸烟者随访 7 年，40% 继续吸烟者发生了第 2 种原发癌，而停止吸烟者仅有 6%。

2. 鼻烟　口腔癌与鼻烟的关系在 20 世纪 40 年代就引起人们的注意。Brinto 对美国与挪威人随访 15 年和 12 年发现吸鼻烟者比不吸鼻烟者患口腔癌的危险性高 2～3 倍。

3. 嚼槟榔　在 20 世纪人们就认识到了口腔癌与咀嚼槟榔有关。1921 年 Elis 统计了 102 例癌症患者，其中口腔癌 52 例，并均有咀嚼槟榔习惯。

4. 酒精　酒精是一种溶剂和致癌的刺激物，对口腔癌既产生局部影响也产生系统影响。研究发现，每天饮酒相当于纯酒精 $\geqslant 45.36g$ 者与不饮酒者比较，口腔癌的相对危险度（RR）由 2.0 上升到 7.0 和 20.0。Mashberg 在对 181 例口腔癌患者的研究中发现，每天饮用相当于 170.1g，170.1～25.15g 和 283.5g 以上等量威士忌，其 RR 分别是 3.0、15.2 和 10.6。

（二）物理因素

1. 紫外光辐射　光辐射（波长 320～40nm）是引起皮肤癌的主要原因，也与唇的表皮样癌有关。60%～80% 的唇癌发生于长期强烈暴晒的男性白人，95% 发生在下唇，并与光化角化病有关。唇癌在黑人中少见，这是由于黑色素阻碍紫外线辐射。唇癌有明显职业差异，常见于农民及户外工作工人，农村居民是城市居民的 2 倍。

2. 核辐射　核辐射与甲状腺、唾液腺之间关系早已研究。原子弹幸存者中唾液腺癌 RR 是常人的 9 倍。放射性癌均发生于放疗区内，可发生在口腔内任何部位。放射性癌的潜伏期均较长，一般为 5～32 年，平均 13 年。至于引致癌变的放射剂量，多认为中剂量比高剂量更易诱发，在 40～10Gy，而多数病例在 60～80Gy 之间。

（三）生物因素

1. 慢性刺激与损伤　在锐利的牙嵴、残根以及不良修复体的相应部位，经长期慢性刺激后有发生癌变者，尤其常见于舌癌及颊黏膜癌。在口腔内，由于口腔卫生等关系常常伴有慢性炎症存在，再加上机械性损伤可能成为促癌因素。

2. 病毒　近几年，人体乳头状瘤病毒（HPV）与口腔癌的关系引起人们广泛注意。Syrjonen（1983）首次提出了口腔鳞癌 HPV 病原学。艾滋病毒感染后，口腔颌面部会发生多种癌主要是卡波西肉瘤、鳞状细胞癌和 B 细胞恶性淋巴瘤，尤其是卡波西肉瘤可在 1/3 的艾滋患者中发生，并且常是艾滋病得以发现的早期表现之一。

（四）营养因素与肝功能紊乱

实验证明，缺乏维生素 A 及 B_2 的动物，易被化学致癌物诱发肿瘤，包括口腔癌、皮肤癌以及涎腺肿瘤。体内的微量元素种类及量的变化也有可能导致肿瘤的发生。近年，微量元素硒（Se）与癌关系的研究较多。除硒以外，还发现口腔鳞癌患者癌组织中钾与钙的含量有增高，锌/铜比值增大。肝功能紊乱与口腔癌的发生有一定的关系。国外有报道，口腔癌患者中有肝硬化的比例几乎近 60%。当然肝功能紊乱不但与营养因素有关，而且与大量饮酒关系更为密切。

（五）免疫因素

口腔癌多见于中老年人，而且年龄越大，所发生的癌组织分化越差，恶性程度越高，随着年龄的增长，机体的免疫系统功能逐渐减弱可能是原因之一。

（六）遗传因素

遗传与癌瘤发生关系的研究近年来亦颇受重视。迄今为止，已发现有 20 余种单基因遗传病被认为与肿瘤的发生有关。

（七）精神及内分泌因素

精神过度紧张、心理平衡遭到破坏而造成人体功能失调，是肿瘤发生发展的重要因素，内分泌失调对肿瘤的发生和发展也有一定关系。有人报道女性涎腺癌病人再发生乳腺癌的危险性为正常人的 8 倍。

三、口腔癌的预防

现代研究表明，1/3 肿瘤的发生与吸烟有关，1/3 肿瘤的发生与膳食有关，其余 1/3 肿瘤的相关因素包括感染、职业暴露及环境污染等，而遗传因素仅占 1%～3%。因此口腔癌的预防与一般的肿瘤预防原则基本相同，即控烟、改变不良的生活方式、合理饮食、适当的锻炼、环境保护和职业防护。另外，对于老年人定期的健康体检和肿瘤筛查必不可少。

1. 通过健康教育，使社区人群了解口腔颌面部恶性肿瘤的发病情况、危险因素及预防方法。动员吸烟者戒烟，不嚼槟榔、不饮酒或少饮酒。

2. 去除口腔内形成的和外来的各种慢性刺激因素，如及时处理残根、残冠、错位牙，以及磨平锐利的牙尖，取出不良修复体和不良的局部或全口义齿，以免口腔黏膜经常损伤和受到刺激。

3. 强调注意口腔卫生，改变不良进食习惯，将不吃过烫和有刺激性的食物作为预防口腔癌的措施之一。

4. 保健食品能对预防口腔癌起一定作用，新鲜水果可降低发生口腔癌的危险性，适量补充维生素 A、C 及 D 等。

5. 通过口腔门诊或开展防癌普查，发现、检出口腔白斑病患者。在高危人群中进行早期癌症筛查，一般认为年龄 40 岁以上，或者有吸烟和饮酒习惯者为口腔癌危险人群。对有轻度或中度上皮异常增生的病例，至少 2～3 个月应复查 1 次。对于重度上皮异常增生活检已出现原位癌者，应立即手术切除。

（陶秋山）

参考文献

［1］齐小秋，张博学 . 第三次全国口腔健康流行病学调查报告［M］. 北京：人民卫生出版社，2008.

［2］全国牙病防治指导组 . 第二次全国口腔健康流行病学抽样调查［M］. 北京：人民卫生出版社，1999.

［3］冯希平 . 口腔临床流行病学［M］. 上海：世界图书出版公司，2008.

［4］阎永平 . 口腔流行病学［M］. 西安：第四军医大学出版社，2004.

［5］李立明 . 老年保健流行病学［M］. 北京：北京医科大学、中国协和医科大学联合出版社，1996.

［6］李刚 . 临床口腔预防医学［M］. 西安：世界图书出版西安公司，2000.

［7］刘英 . 老年人口腔健康与生命质量［J］. 国外医学（老年医学分册），2005（06）：279-283.

［8］李萍. 老年口腔健康状况调查及相关因素分析 ［J］. 中国老年学杂志，2011（02）：341－342.

［9］王宇，侯玮，陈薇，等. 北京市老年人口腔健康行为的抽样调查与分析 ［J］. 北京口腔医学，2010（01）：44－46.

［10］李璟，韩永成，张辉，等. 北京市老年人群龋病流行病学调查报告 ［J］. 广东牙病防治，2011（01）：23－26.

［11］喻学洲，邬利民，陈书杰，等. 老年人牙周病与心血管疾病的关系 ［J］. 牙体牙髓牙周病学杂志，2004（10）：585－586.

［12］冯云枝. 咀嚼槟榔习惯与口腔疾病 ［J］. 国外医学. 口腔医学分册，1997（06）：335－337.

［13］赵文川. 口腔颌面肿瘤学 ［M］. 沈阳：辽宁科学技术出版社，2003.

［14］王卫之，孙涌泉，张子桂. 口腔癌的流行病学研究 ［J］. 国外医学. 口腔医学分册，1990（03）：129－132.

［15］Petersen P E. Oral cancer prevention and control-the approach of the World Health Organization ［J］. Oral Oncology，2009，45（4）：454－460.

［16］Vargas C M，Kramarow E A，Yellowitz J A. The Oral Health of Older Americans ［M］. Hyattsville，MD：Centers for Disease Control and Prevention，National Center for Health Statistics，2001.

第二十一章　老年慢性阻塞性肺疾病的流行病学研究

第一节　概述

慢性阻塞性肺疾病（Chronic Obstructive Pulmonary Diseases，COPD）是一种可防治的常见疾病，其特征为持续存在的气流受限。气流受限一般呈进行性发展，并伴有气道和肺对有害颗粒或气体所致慢性炎症的反应增加。此外，疾病的严重程度受有无急性加重及并发症影响。

COPD 在近几十年已成为健康的主要危险因素之一，患病率调查显示，≥40 岁成年人中，近 1/4 者有轻微气道受阻症状，且随着年龄的增加，COPD 的患病率呈明显的增加趋势。据世界卫生组织（World Health Organization，WHO）估计，COPD 在中国疾病负担排名中居第 1 位。当前，全球的 COPD 死因顺位处于第 4 位，据 WHO 预测，到 2030 年，将升至第 3 位。1970—2002 年间，心脏病和卒中的死亡率呈下降趋势，COPD 的死亡率却在这一时期翻了 1 倍。过去 20 年间，COPD 在流行病学调查、病理学、诊断和治疗方面已经取得一些重要进步，但不可否认，还有很多问题尚未解决，如疾病的病因和发病机制、炎症的机制、早期诊断的必要性、有效生物标志物的识别、呼吸道疾病和共患病的联系等。

一、临床诊断标准

COPD 的诊断标准在各个国家都已经形成，但是不同国家之间存在一定的差异，目前世界上主要有《慢性阻塞性肺疾病全球倡议》(*Global Initiative For Chronic Obstruction Lung Disease*，GOLD)，英国胸科协会（BTS），欧洲呼吸协会（ERS）和美国胸科协会（ATS）等组织机构制定的诊断标准。我国于 1997 年发表了《COPD 诊治规范》（草案），并于 2002 年制定了《慢性阻塞性肺疾病诊治指南》，后者最新修订于 2013 年。

尽管各个国家间的诊断标准不同，但都基于肺呼吸量测定法，这种方法通过测量患者在最大呼气后能够从肺呼出的最大空气量来评价肺功能，是目前诊断 COPD 的最佳方式。截至目前，GOLD 是唯一的全球标准，并且还在持续不断地更新中，下文将重点介绍这种标准。该标准于 2001 年由美国国立心肺与血液研究所（National Heart，Lung，and Blood Institute，NHLBI）和 WHO 共同发表，并在 2013 年再次发布 GOLD 修订版。核心内容简要介绍如下：

（一）诊断

GOLD 2013 修订版认为对 COPD 进行诊断主要从临床表现和肺功能检查两方面入手。首先对于任何呼吸困难、慢性咳嗽或多痰、有暴露于危险因素病史的患者，在临床上需要考虑 COPD 的诊断。其次，若吸入支气管舒张剂后，第 1 秒用力呼气容积（FEV_1）/用力肺活量（FVC）<0.7，则明确存在气流受限，即可诊断 COPD。

（二）鉴别诊断

GOLD 2013 修订版认为 COPD 应与支气管哮喘、支气管扩张症、充血性心力衰竭、肺结核、弥漫性泛细支气管炎等鉴别。

（三）评估

COPD 评估概念的提出最早见于 GOLD2011 修订版，目的是决定疾病的严重程度，包括气流受限的严重程度，患者的健康状况和未来的风险程度（例如急性加重、住院或死亡），最终目的是指导治疗。COPD 的评估包括 4 个方面，具体如下：

1. 症状评估 临床上推荐利用改良英国 MRC 呼吸困难指数（modified British Medical Research Council，mMRC）（如表 21-1-1）或者 COPD 评估测试（COPD Assessment Test，CAT）的分值作为症状评估标准。CAT 包括 8 个常见临床问题，以评估 COPD 患者的健康损害。mMRC 分级≥2 或者 CAT 分值≥10 表明症状较重，但是没有必要同时使用两种评估方法。

表 21-1-1 改良英国 MRC 呼吸困难指数（mMRC）

mMRC 分级	mMRC 评估呼吸困难严重程度
分级 0	我仅在费力运动时出现呼吸困难
分级 1	我平地快步行走或步行爬小坡时出现气短
分级 2	我由于气短，平地行走时比同龄人慢或者需要停下来休息
分级 3	我在平地行走 100m 左右或数分钟后需要停下
分级 4	我因严重呼吸困难以至于不能离开家，或在穿衣服、脱衣服时出现呼吸困难

2. 肺功能评价气流受限的程度 气流受限程度仍采用肺功能严重度分级，即 FEV_1 占预计值的 80%、50%、30% 作为分级标准。COPD 患者气流受限的肺功能分级可分为 4 级，见表 21-1-2。

表 21-1-2 COPD 患者气流受限分级（基于吸入支气管舒张剂后的 FEV_1）

	患者肺功能 FEV_1/FVC<0.70		
GOLD-1：	轻度	FEV_1%pred≥80%
GOLD-2：	中度	50%≤FEV_1%pred<80%
GOLD-3：	重度	30%≤FEV_1%pred<50%
GOLD-4：	极重度	FEV_1%pred<30%

注：FEV_1%pred 为 FEV_1 占预计值百分比。预计值即正常值，具体根据性别、身高、种族、年龄等因素计算而得。

3. 急性加重风险评估 有两种方法进行判断：①应用肺功能测定气流受限的程度。GOLD-1 和 GOLD-2 分级表明低风险，而 GOLD-3 和 GOLD-4 分级表明高风险；②应用过去 12 个月中急性加重的次数进行评估。0 或 1 次为低风险，而 2 次或 2 次以上则表明高风险。

4. 并发症的评估 COPD患者常常伴有并发症，包括心血管疾病、骨质疏松、焦虑和抑郁、肺癌、感染、代谢综合征和糖尿病等。最常见的是心血管疾病、抑郁和骨质疏松。这些并发症可发生在轻度、中度、重度和严重气流受限的患者中，并且分别影响患者的住院和死亡，应该努力发现患者的并发症并给予适当的治疗。

根据以上4方面的联合评估，将患者分为A、B、C和D 4组，如表21-1-3。COPD的综合评估系统反映了COPD的复杂性，明显优于先前应用单一的气流受限进行疾病的分期，其最终目的是更加合理地指导患者的治疗。

表 21-1-3 COPD 的综合评估

患者	特征	肺功能分级	每年急性加重次数	mMRC	CAT
A 组	低风险，症状少	GOLD 1-2	≤1	0-1	<10
B 组	低风险，症状多	GOLD 1-2	≤1	≥2	≥10
C 组	高风险，症状少	GOLD 3-4	≥2	0-1	<10
D 组	高风险，症状多	GOLD 3-4	≥2	≥2	≥10

二、流行病学研究中的诊断标准

目前COPD的流行病学调查中，由于规模一般较大，受限于资金、人力、时间等因素，相对较为复杂的临床诊断标准不大适用。因此，多数的流行病学调查采用的诊断方法包括2种：自我报告法和肺呼吸量测定法。诊断标准的不一致，再加上世界各地经济发展水平、人群特征和暴露因素等多方面的不同，也导致了各地区COPD流行病学研究结果的不尽一致，造成现有研究之间的可比性相对较差。

（一）慢性支气管炎、肺气肿或COPD的自我报告

该方法多采用自填式问卷，被调查对象根据自身是否患有慢性支气管炎或肺气肿或已被临床诊断为COPD进行填写。该方法优点是调查快速、节省时间、人力和物力，可以很快得到结果。缺点是容易低估COPD的患病率。如美国卫生统计中心（National Center for Health Statistics，NCHS）在1988—1994年的全国卫生服务调查（National Health Care Survey，NHIS）和第三次全国健康和营养检查调查（National Health And Nutrition Examination Surveys，NHANES）中，对COPD的患病率调查中同时采用自我报告法和肺呼吸量测定法。其中，自我报告法中NHIS通过询问被调查对象在过去12个月里是否患有支气管炎或肺气肿2道问题来判断被调查对象是否患有COPD。NHANES中则利用3道问题来判断：①医生是否告知你患有慢性支气管炎？②医生是否告知你患有肺气肿？③你是否仍然患有慢性支气管炎？对比结果发现，各年龄段中，肺呼吸量测定法所发现的COPD患病率均明显高于自我报告法的结果。以≥75岁年龄段为例，NHIS和NHANES利用自我报告法所发现的COPD患病分别约为8.8%、11.5%，而利用肺呼吸量测定法所发现的轻度的和中度的患病率分别约为40.9%、22.5%。

（二）肺呼吸量测定法

该方法采用肺功能仪，除了要认真培训检测人员外，同时需要受试者积极配合，因此，

所耗费的人、财、物和时间相对较多。但得到的患病诊断比较准确。但由于地区不同，所采用的界值选取标准也不同，详见表 21-1-4，因此导致相关研究结果更加不可比。

表 21-1-4　不同组织所采用的 COPD 定义界值

组织	COPD 定义
GOLD	$FEV_1/FVC < 0.70$（包括 4 个严重阶段）
BTS	$FEV_1/VC < 0.70$ 以及 $FEV_1 pred < 80\%$
ERS	男性 $FEV_1/VC < 88\%$预计值，女性 $FEV1/VC < 89\%$预计值
Clin. ATS	$FEV_1/FVC < 0.75$，伴有排痰性咳嗽或者临床上确诊
Spir. ATS	$FEV_1/FVC < 0.75$，不考虑症状

注：$FEV_1\%pred$ 为 FEV_1 占预计值百分比。VC 为肺活量，正常情况下等于 FVC。

Lindberg 等曾在 645 名瑞典个体中同时使用上述 5 种定义标准，结果发现同一人群的 COPD 患病由低到高分别为 BTS（7.6%），Clin. ATS（12.2%），ERS（14.0%）、GOLD（14.1%），Spir. ATS（34.1%）。注意尽管 ERS 和 GOLD 得出的患病率一致，但 ERS 诊断出的多为年轻患者（<53 岁），而 GOLD 诊断出的多为老年患者（>63 岁）。张荣葆等对近 10 年国内已发表的 COPD 流行病学调查结果进行系统分析，发现 COPD 的患病率从 3.9% 到 15.4% 不等，考虑也与诊断标准不同有关。

使用肺呼吸量测定法时，需要注意两点：第一，参考指标 FEV_1/FVC 难以区分阻塞性与限制性，因为肺活量的减少本身可能和阻塞性或限制性都有关系。第二，建议选择 0.7 作为界值点。因为 FEV_1/FVC 的正常值一般为 0.83，一般来说当吸入支气管扩张剂后 FEV_1 会显著升高，而在 COPD 患者中，FEV_1 改变一般大于 12%。若选择 0.75，则会高估气道受阻，尤其是在 45 岁以上的人群中，因此建议以 0.7 作为界值点。但是注意 0.7 的界值点对于老年人仍旧存在高估的问题，同时对于年轻人又存在低估的问题，因此结果解读必须慎重。

第二节　慢性阻塞性肺疾病的分布

通常只有在患者出现明显的临床症状甚至某些并发症后才能诊断为 COPD，因此报告的 COPD 患病率和发病率等统计数据常远低于实际情况。COPD 认知不足和诊断不足也影响着死亡率数据的准确性。尽管 COPD 是重要的死亡原因，但仍经常被列为死亡的参与因素或彻底被忽略在死因之外，导致 COPD 所致死亡率数据，远远少于实际的数据。

一、人群分布

（一）年龄分布

由于随着年龄增长，肺功能不断下降，COPD 的发病率和死亡率随之不断上升，世界范围内≥40 岁人群中患病率达到 9%～10%。Cellis 等利用美国第二次 NHANES 中 30～80 岁的成人数据，发现不同的 COPD 确诊指标所发现的患病率都随年龄增加而上升。Gershon 等在加拿大调查 18616 人，同样发现患病率随年龄增加而上升，35～49 岁、50～65 岁和大于

65 岁分别为 4.4‰、8.8‰、17.8‰。

2002—2003 年，钟南山等采用多阶段整群抽样方法，调查了中国，北京、上海、天津、广东、辽宁、重庆、山西等 7 个城市及相应农村地区的 20 245 名≥40 岁以上人群，采用吸入支气管舒张剂后的 $FEV_1/FVC < 0.7$ 作为诊断标准，发现总体患病率为 8.2%，且年龄每增加 10 岁，COPD 患病几乎成倍增加，详见表 21-2-1。

表 21-2-1　中国部分省市不同年龄段人群的 COPD 患病率[5]

年龄	受试者	人数	患病率（%）
40～49	6742	153	2.3
50～59	5517	278	5.0
60～69	4518	530	11.7
≥70	3468	707	20.4

注：部分省市指中国，北京、上海、天津、广东、辽宁、重庆、山西。

（二）性别

世界各国 COPD 的患病率普遍男性高于女性，近年来，随着总患病率的不断上升，男女患病率都在不断升高，但男性上升幅度却呈降低趋势，这可能与女性烟草使用量增加有关，也可能与医生更容易将男性确诊为 COPD 有关。Buist 等采用 GOLD 诊断标准，调查全球 12 国家的 9425 人，发现总体 COPD 患病率男性（11.8%）显著高于女性（8.5%），不同国家的性别差异如图 21-2-1 所示。

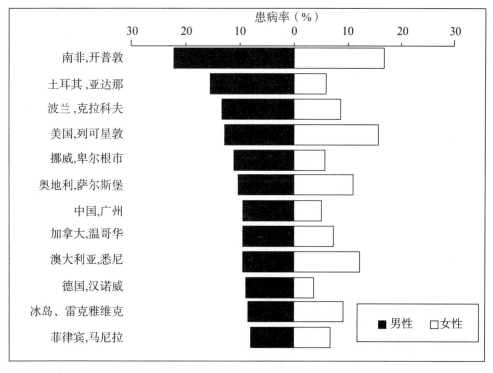

图 21-2-1　GOLD-2 或更高的人群患病率（%）

在我国，钟南山等研究同样发现≥40岁的人群中COPD患病率男性（12.4%）明显高于女性（5.1%），且受教育程度越低，患病率越高。此外，徐斐等于2000—2001年抽样调查南京市29 319人，发现COPD的男性患病率显著高于女性（7.2% vs 4.7%）。表21-2-2列出了我国近几年部分地区COPD患病率调查结果，虽然各地区患病率存在差异，但可以发现男性患病率均高于女性。

表 21-2-2　我国近几年部分地区 COPD 患病率调查结果

研究者	地区	调查年份	调查对象	患病率（%）		
				男性	女性	合计
邹德奇等	山东省海阳市	2010—2011	1409人，≥40岁	14.30	8.40	11.28
邱洁等	宁夏回族自治区	2010	4626人，≥40	13.00	5.40	8.90
李晓旭等	唐山市	2008	1384人，≥40岁	13.10	7.10	9.80
洪秀琴等	湖南	2005—2006	8269人，≥15岁	7.60	2.60	5.06
侯刚等	沈阳	—	2194人，35～80岁	6.50	4.10	5.10
翁航爱等	重庆	2007—2008	2024人，≥40岁	15.50	3.00	7.90
韩雪	上海市杨浦区	—	2890人，≥40岁	6.37	1.63	4.36
曾雪峰	成都市	2007—2009	3687人，≥40岁	14.00	6.40	9.60
凌敏等	新疆阿克苏地区	2007—2010	3489人，≥15岁	4.10	3.79	4.00
张鑫	昆明市		2193人，≥40岁	6.20	2.30	5.06

注：COPD的诊断标准均为 $FEV_1/FVC < 0.7$。"—"表示没有调查数据。

二、地区分布

COPD患病率、发病率和死亡率在不同国家、地区之间差别较大，并引起各国学者的关注和研究。Halbert等系统评价了28个国家1990—2004年期间所发表的67项研究，结果得到美洲地区、欧洲地区、东南亚地区和西太平洋地区的合并患病率分别为4.6%、7.4%、11.4%和9.0%，并且城市地区的发病率显著高于农村的发病率（10.2% vs 8.0%）。此外，Rycroft等系统回顾了部分国家2000—2010年期间所发表299篇文献，发现不同国家间的患病率存在很大差异，这可能是由于COPD的诊断标准和分析的年龄组差异造成的[7]，部分分析结果如表21-1-3所示。

表 21-2-3　世界部分国家 COPD 患病率[7]

研究者	国家	调查对象	COPD 判断标准	患病率（%）
Hazmi 等	加拿大	18 616人，>20岁	ATS（1999年）	6.6
Cricelli 等	意大利	119 799人，≥15岁	CBE 自我报告	9.5
Lundbäck 等	瑞典	1237人，46～77岁	BTS（1997年）	8.1
Shahab 等	英国	8215人，>35岁	ATS/ERS（2004年）	13.3
Cellis 等	美国	9838人，30～80岁	GOLD-2 或更高（2001年）	7.87
Schirnhofer 等	澳大利亚	1258人，≥40	CBE 自我报告	5.6
Soriano 等	西班牙	3191人，40～80岁	GOLD-2 或更高（2001年）	10.2
Zhong. N. S 等	中国	20 245人，≥40岁	GOLD-2 或更高（2001年）	8.2

受限于资金、人力等因素，COPD 的患病率调查在亚太地区非常少见。2003 年，COPD 的一个区域性工作组织利用既往研究中 COPD 危险因素、患病率等参数，借助数学模型估计了 12 个亚太国家和地区≥30 岁人群的 COPD 患病率，变化范围从最小的 3.5%（香港和新加坡）到最大的 6.7%（越南），详见表 21-2-4。此模型的缺点在于过分依赖吸烟这个危险因素的作用，并且没有考虑其他危险因素之间的相互作用或是遗漏某些危险因素。因此可能会导致低估 COPD 的患病率。

表 21-2-4 亚太地区 12 个国家 COPD 模型预测患病率

国家	COPD 病例数（万人）	患病率（%）
新加坡	6.4	3.5
中国香港	13.9	3.5
澳大利亚	55.8	4.7
马来西亚	44.8	4.7
泰国	150.2	5.0
中国台湾	63.6	5.4
印度尼西亚	480.6	5.6
韩国	146.7	5.9
日本	501.4	6.1
菲律宾	169.1	6.3
中国	3816.0	6.5
越南	206.8	6.7
合计	5655.3	6.3

此外，不同国家的 COPD 死亡率也存在很大差别，图 21-2-2 所示为近年来 25 个工业化国家 35～74 岁成人中分性别的死亡率。各国之间的差别较大，具体可能与吸烟行为、户内外的污染、气候、基因等有关，当然 COPD 诊断标准的不尽相同也是原因之一。

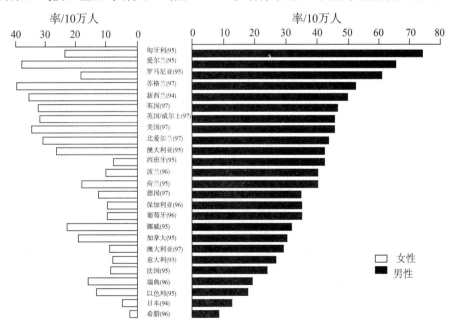

图 21-2-2 不同国家 35～74 岁分性别的 COPD 年龄调整死亡率

国内 COPD 患病率也存在明显的地区差异。1991—1992 年，程显声等估计全国有 2500 万 COPD 患者，≥15 岁人群中，北京、湖北、辽宁的 COPD 患病率分别为 4.5％、1.8％、1.6％。需要注意，该研究在选择调查对象时仅仅纳入有慢性呼吸道症状和吸烟指数大于 300 者，存在可能漏掉部分没有症状或非吸烟的患者，进而导致低估 COPD 患病率的风险。

2002—2003 年，钟南山等调查发现 COPD 患病率农村（8.8％）高于城市（7.8％），具体不同地区的城乡比较见表 21-2-5。具体原因考虑与农村做饭使用生物燃料、社会经济状况较差、教育程度低和吸食劣质香烟等有关。

表 21-2-5   中国部分省市分地区的 COPD 患病率（％）

调查地区	城市	农村	所有地区
北京	6.8	9.1	8.0
天津	9.9	9.4	9.6
辽宁	8.1	6.8	7.4
上海	3.9	9.0	6.5
广州	7.4	12.0	9.4
山西	4.0	6.9	5.5
重庆	13.7	—	13.7
总计	7.8	8.8	8.2

注："—"表示没有调查数据。

三、时间分布

近几十年来，全球各地的 COPD 患病率均呈持续增长趋势。以美国为例，1980—2000 年间，不同性别的 COPD 的患病率（源于 CBE 自我报告）呈增长趋势，且女性增长速度高于男性，可能与女性吸烟人数近年不断增加有关。此外，20 年间，女性 COPD 死亡率明显上升（从 0.201‰到 0.567‰），而男性持续较高，但变化相对较小（从 0.73‰到 0.826‰）。截至 2000 年，女性死于 COPD 的人数第一次超过男性。同时，另一个重要变化是<55 岁人群中 COPD 患病率有所下降，可能预示未来 COPD 的住院治疗和死亡的上升趋势将不会再继续。其他欧美国家，如英国在 1990—1997 年间、墨西哥在 1980—2002 年间 COPD 的患病率均呈不同程度的上升趋势。但也有研究显示，加拿大在 2003—2011 年间，COPD 的患病率（临床上确诊）略有下降（从 4.3％到 3.8％）。其实，虽然发病率在近 20 年中一直呈上升趋势，但是有研究指出近 10 年发病率会趋于稳定并有下降的可能。

COPD 的发病率在各国之间的调查结果不尽相同，但由于调查的单位和时间跨度不同，这种差别很难去进行比较。在大多数的调查研究中，男性的发病率也高于女性。

在我国，由于缺乏 COPD 的长期监测资料，相关数据较少。钟南山与程显声的调查时间跨度较大，由于 COPD 诊断标准存在较大差异，难以直接比较。卫生与计划生育委员会的《卫生统计提要》中，COPD 的患病率在 2003 和 2008 年分别为 7.5％和 6.9％。卫生统计年鉴资料中，呼吸系统疾病（主要是 COPD）的死因构成比处于前列，1990 年城市和农村分别为 15.76％和 24.82％，2010 年分别为 11.04％和 14.15％。随着经济发展，医疗水平的提高，越来越多的人群会认识到影响 COPD 发病的危险因素，从而通过改变生活习惯，降低发病危险。

第三节 危险因素

确定危险因素是疾病预防和治疗的重要一步，尽管吸烟是目前研究最多且最为肯定的COPD 危险因素，但它却不是唯一的危险因素，来自流行病学研究的证据已一致证实非吸烟者也可发生慢性气流阻塞。有关 COPD 危险因素的证据，大部分来自横断面流行病研究，但这些研究证实的因素与 COPD 是相关关系而不是因果关系。几个 COPD 的纵向研究虽然随访不同组别和人群近 20 年，但没有一项研究在整个过程中监测疾病的发展，也未纳入对产前及围产期等可能影响个体将来发生 COPD 风险的特殊时期进行考虑。简言之，目前对COPD 危险因素的认识在很多方面还是存在很多局限。

现在一般认为，COPD 是遗传-环境相互作用导致的疾病。在具有同样吸烟史的人群中，并非所有人都会发生 COPD，这是由于个体对疾病的遗传易感性或生存时间存在差异。COPD 的危险因素可能以更为复杂的方式相互关联。例如，性别可能影响个体是否吸烟或经历一定的职业或环境暴露；社会经济状态可能与婴儿的出生体重（会影响肺脏的生长与发育）有联系，存活时间越长则暴露于危险因素的时间越多。充分理解这些危险因素之间的关系与相互作用也需要更多进一步的研究。

一、基因

遗传因素与 COPD 存在关联。早期研究已发现 COPD 具有家族聚集性。Nihlen 等的随访研究表明具有 CBE 家族史会增大 COPD 的患病风险（OR=2.7）。国内多项研究也发现呼吸系统疾病史是 COPD 的危险因素之一。考虑到吸烟也被证实易受家庭环境影响，Craig 等进一步研究发现 COPD 家族史是独立于家族吸烟史、个人终身吸烟和儿童时期暴露史的COPD 危险因素。此外，更有研究发现当严重 COPD 患者的兄弟姐妹中存在吸烟史时，气流阻塞的家族性风险更为明显，提示遗传因素与环境因素可能存在交互作用。

COPD 是一种多基因疾病，仅仅通过对一个编码特殊表型基因的分子组成的完整表述，难以完全解释 COPD 的发病机制。候选基因的关联研究在 COPD 遗传研究中一直占据着重要的地位，至今为止所探索的机制通路涵盖了蛋白酶/抗蛋白酶、抗氧化剂、异生物质代谢、炎症、免疫反应等众多方面。Bossé 等的系统综述显示，至 2012 年 1 月，已有 192 个 COPD候选基因被相关研究证实与 COPD 或其表型有关（表 21-3-1）。其中有 7 个基因的关联性被超过 10 个研究证实，它们分别是 ADRB2、TGFB1、TNF、GSTM1、GSTP1、SERPI-NA1 和 EPHX1。研究结果的再现性是基因关联研究最为重要的一条评价标准，虽然部分基因的关联有很多支持性研究，但再现性却无法保证。Hersh 等针对曾被报道有显著性关联的12 个 COPD 候选基因进行了再检测，结果发现这些基因的关联都不可再现。

目前报道较多且唯一确定的是 SERPINA1（编码 α_1-抗胰蛋白酶）基因与 COPD 的关联性，α_1-抗胰蛋白酶（AAT）是一种主要的血液循环中蛋白酶的抑制剂。研究表明，AAT 的 PiZZ 表型是 COPD 的危险因素之一。但是目前只有 1%～2% 的 COPD 患者被估计与 AAT 严重缺乏有关，从而促使人们开始致力于研究新的蛋白酶/抗蛋白酶在 COPD 发病中的作用。金属基质蛋白酶 12（MMP12）和金属蛋白酶组织抑制剂（TIMP）是调节细胞外基质降解、合成的主要酶类，有研究表明这些物质参与了 COPD 的气道炎症和重构过程。

表 21 - 3 - 1　COPD 候选基因以及所属的染色体[12]

染色体	基因
1	CHI3L1、CLCA1、CRP、CTSS、EPHX1、GCLM、GSTM1、IL10、LEPR、PTGS2
2	CASP10、COL4A3、CTLA4、IL1A、IL1B、IL1RN、IL8RA、IL8RB、NFE2L2、SERPINE2、SFTPB、SLC11A1、STAT1、TGFBR3、TNS1、XRCC5
3	CCR2、CD86、OGG1、PPARG、VEGFA
4	FAM13A、GC、GSTCD、HHIP、IL2、IL4、IL8、SOD3
5	ADRB2、CD14、CSF2、FGF10、HTR4、IL5、IL12B、IL13、KCNMB1、NR3C1、PDE4D、TSLP
6	CDKN1A、EDN1、ESR1、GCLC、HLA、IL17F、LTA、MICB、SMOC2、SOD2、TNF
7	CFTR、CYP3A5、ELN、IL6、LEP、NOS3
8	DEFB1、DEFB4A、MSR1、NAT2、SFTPC
9	TLR4
10	CYP2E1、GSTO1、GSTO2、MBL2、PTEN、SFTPA1、SFTPA2、SFTPD
11	CAT、GSTP1、MMP1、MMP3、MMP12、OR4X1、STIP1、
12	A2M、AQP5、CD63、IFNG、LTA4H、MIR196A2、SOX5、STAT6、TRPV4、VDR
13	ALOX5AP、EDNRB
14	BDKRB2、MMP14、PTGDR、SERPINA1、SERPINA3
15	CHRNA3、CHRNA5、CYP1A1、CYP1A2、IREB2、SMAD3
16	ABCC1、CYBA、IL27、IL4R、MMP2、NQO1
17	ACE、CCL5、CDC6、CSF3、SLC6A4、STAT3、TIMP2、TP53
18	BCL2、CYP2F1
19	KEAP1、LTBP4、NFKBIB、PLAUR、SIRT2、TBXA2R、TGFB1、XRCC1
20	ADAM33、CD40、HCK、MIR499A、MMP9
22	GSTT1、HMOX1
X	IL13RA1、TIMP1

　　基因组关联研究（Genome Wide Association Studies，GWAS）在 COPD 中的应用相对较晚，第一个关于 COPD 的 GWAS 研究发表于 2009 年，并发现了两个与 COPD 关联的基因位点。截至 2012 年 1 月，已有 42 个位点被证明与 COPD、COPD 相关表型、肺功能等有关（表 21 - 3 - 2），但与此同时，各个研究也均提出了希望能在更大规模研究对象中再现的意愿。因此，需要注意的是，尽管一些 GWAS 研究证实了 1～2 种基因在 COPD 发病中的作用，但这些作用大多仍需进一步研究证实。再者要注意，GWAS 研究迄今为止只发现了一小部分遗传变异对 COPD 患病风险的作用。

表 21 - 3 - 2　GWAS 研究发现的 COPD 或其相关表型的可疑基因位点

疾病/表征	基因	位点
COPD	CHRNA3	rs8034191、rs1062980、rs11858836
	CHRNA5	rs1051730、rs13180
	HHIP	rs1828591、rs13118928、rs13141641
	FAM13A	rs7671167、rs1903003
	IREB2	
	RAB4B	rs7937
	EGLN2	rs2604894
	MIA	
	CYP2A6	
	FAM13A	rs1964516、rs7671167
	IREB2	
FEV_1 和 FEV_1/FVC	GSTO2	rs156697
	HHIP	rs12504628
FEV_1	TNS1	rs2571445
	GSTCD	rs10516526
	PTCH1	rs16909898
	GSTCD	
	NPNT	
	HTR4	rs3995090
	MECOM	rs134555
	ZKSCAN3	rs6903823
	C10orf11	rs11001819
	DLEU7	rs9316500
FEV_1/FVC	AGER	rs2070600
	THSD4	rs12899618
	HHIP	rs13147758、rs1980057
	PID1	rs1435867
	FAM13A	rs2869967
	HTR4	rs11168048
	ADAM19	rs2277027
	GPR126	rs3817928
	MFAP2	rs2284746
	TGFB2-LYPLAL1	rs993925
	HDAC4-FLJ43879	rs12477314
	RARB	rs1529672
	SPATA9-RHOBTB3	rs153916
	ARMC2	rs2798641
	NCR3-AIF1	rs2857595
	LRP1	rs11172113
	CCDC38	rs1036429
	MMP15	rs12447804
	CFDP1	rs2865531
	KCNE2-LINC00310	rs9978142
	CDC123	rs7068966
	TUSC3	rs4831760
肺气肿	BICD1	rs10844154、rs161976
恶病质相关表型	FTO	rs8050136

此外，越来越多的研究开始使用综合的研究方法来更好地探究可疑基因与 COPD 患病之间的关联。2009 年，DeMeo 等从与肺组织基因表达有关的 56 个基因芯片中识别出基因组区域，然后在此基因组区域上寻找 889 个与 COPD 有关的多态性位点，发现 IREB2 基因与 COPD 患病存在关联，这一探索思路值得借鉴。

二、年龄和性别

年龄是 COPD 的危险因素之一，随着年龄的增加，COPD 的患病率和死亡率在不断上升。第二次欧洲社区呼吸健康调查（ECRSH Ⅱ）中，Marco 等对来自 12 个国家的 5002 名受试者（20～44 岁）随访了 12 年，发现 20～30 岁组、30～40 岁组、40～45 岁组的发病密度分别为 1.5 人/千人/年、2.6 人/千人/年、4.1 人/千人/年，表明年龄是 COPD 的危险因素之一，同时不能忽视年轻人群体中的 COPD 问题。Yannick 等对 7983 名受试者（≥55 岁）随访了 11 年，发现 55～59 岁组、60～64 岁组、54～69 岁组、70～75 岁组、75～79 岁组的发病密度分别为 6.9 人/千人年、4.8 人/千人年、10.2 人/千人年、12.5 人/千人年、12.8 人/千人年，所得结果支持了 Macro 的研究。但目前尚不清楚是正常衰老本身会导致 COPD 还是年龄反映了生存期的暴露积累情况。国内至今没有关于年龄的队列研究，但从多个患病率研究可以看出年龄越大，患病率越高，提示年龄的潜在影响。

既往大量研究显示男性 COPD 的患病率要高于女性，但美国的研究却发现近年来男性与女性患病率相当，这可能是由于女性（特别是年轻女性）吸烟的比例不断上升的原因，或者女性较男性对烟草的作用更加敏感。在 Lindberg 开展 10 年的随访研究中，并未发现男性和女性在累计发病率方面的显著性差别。国内如前所述，多数研究均发现男性患病风险显著高于女性。

三、社会经济地位

社会经济地位较低是 COPD 的危险因素之一，社会经济地位较低的未吸烟者 COPD 的患病率也高于一般人群。社会经济地位一般采用教育水平、经济收入和职业 3 个方面评价。

1. 教育水平 教育水平与 COPD 的患病一直存在关联。Kanervisto 调查了 6525 名≥30 岁的人群，发现较低的教育水平是 COPD 的危险因素之一（OR＝1.8）。在国内，尹鹏等利用全国 2007 年的慢性病危险因素调查结果，发现无论农村还是城市，教育水平与 COPD 的发病（自我报告）存在显著负相关，且调整吸烟之后，关联依旧存在，提示教育水平与吸烟可能均是 COPD 独立的危险因素。

2. 经济收入 贫穷是 COPD 明确的危险因素之一，但致病机制却至今尚未明了。Eisner 等对 1202 名 COPD 患者，随访发现较低的家庭收入与更严重的疾病程度、更差的肺功能和更多的体能受限有关。国内，Chen 等发现在香港，40 年代及之后的出生队列人群的 COPD 死亡率呈明显下降的趋势，而同一时期香港的 GDP 每年的增幅达到 5%，考虑 COPD 死亡率的下降可能与经济水平提升有关，但仍要注意到经济水平的提高本身可能会伴随空气污染物、拥挤、营养状态、感染或其他危险因素暴露概率的增加。此外，尹鹏等也发现经济收入较低的家庭与 COPD 的高患病率存在相关。

3. 职业 既往研究关注更多的是职业粉尘暴露对 COPD 的影响，在不同职业之间的研究较少。芬兰的一项调查显示，COPD 患病率在教授、非手工助理职员、手工工人的患病率分别为 2.8％、10.2％、9.5％，存在统计学差异。

四、吸烟

吸烟是目前最常见的导致 COPD 的危险因素。较不吸烟者相比，吸烟者出现呼吸道症状和肺功能异常的概率更高，每年 FEV_1 下降的速度更快，COPD 的死亡率更高。吸烟引起 COPD 的机制是由于烟草中的有害物质直接或间接损害呼吸道的纤毛黏液清除系统，抑制机体免疫功能，对病原微生物易感性增高，以及气流阻塞等。吸入有害颗粒和气体可引起肺部炎症和肺组织破坏，并损害肺正常的防御和修复机制，导致组织破坏进一步加重，不能进行正常修复。

Robab 等对 4391 位 13～71 岁的受试者进行了平均 23 年的随访，结果发现，相比不吸烟者，吸烟导致男性的 FEV_1 最大值降低，持续吸烟者的 FEV_1 下降速率更快，且男性快于女性。Diane 等的随访研究也同样发现了吸烟对青少年 FEV_1 下降的影响。程显声等的研究结果显示，国内单纯由吸烟引起的 COPD 构成比为 40.7％。曾雪峰等对成都 4315 位 45 岁及以上的人群调查发现，吸烟是 COPD 的主要危险因素（OR＝3.012）。

此外，被动吸烟也会导致 COPD，可能与其增加肺脏的可吸入颗粒和气体负担有关。Mark 等对 2113 名美国人进行电话随访，发现不论在家或工作场所，终身暴露于吸烟环境都会导致 COPD 的患病风险显著增加。在我国，何瑶等在西安对 910 名二手烟暴露者进行了 17 年的随访，结果发现暴露组 COPD 的死亡率是非暴露组的 2.3 倍。

五、职业性暴露和空气污染

职业性暴露对 COPD 的发生有实质性的贡献。近来研究发现，吸烟者与非吸烟者中 COPD 患病和职业性暴露有关的比例分别为 15％～19％和 31％，这些职业性暴露包括有机与无机粉尘、化学物质、烟雾等。美国的 NHANESⅢ研究调查了 10 000 位年龄在 30～75 岁的成年人，发现由于职业暴露导致 COPD 者占 19.2％。美国胸科协会（ATS）2003 年发表的声明指出，参考近年来针对矿工、岩石工、隧道工、混凝土工人的纵向研究 COPD 与职业性暴露的资料，大部分研究结果表明职业性暴露导致工人的 FEV_1 每年下降约 7～8ml，且对于严重暴露的工人，这种危害有时比吸烟还大。周玉民等对我国 7 省市居民职业暴露与 COPD 患病的关联性进行分析，发现职业暴露增加了 COPD 的发病风险（OR＝1.2），且随着暴露年限的增加，患 COPD 的风险也上升（OR＝1.007）。

室内外空气污染与 COPD 患病的关联研究也日益受到关注。燃烧木材、动物粪便、农作物残梗、煤炭、以明火或在通风功能不佳的火炉中燃烧，可导致很严重的室内空气污染。目前全球近 50％的家庭和 90％的农村家庭（约 30 亿人）使用生物体或煤炭作为主要的烹饪、取暖及其他家务需要的能源，因此，世界范围内的暴露人群数量很大。越来越多的研究证实，因在通风条件较差的室内燃烧生物性燃料进行取暖或烹饪而造成室内空气污染是导致 COPD 的重要危险因素之一。胡国平等纳入了 15 个研究，系统综述发现暴露于生物燃料烟雾者（多为室内烹饪）较未暴露于的人群 COPD 的患病风险显著提高（OR＝2.44），同时，亚洲人群和非亚洲人群中结论基本一致（OR＝2.31 *vs* OR＝2.56）。此外，危地马拉的研究发现，暴露于生物燃料烟雾的母亲所产新生儿出生体重低 60～70g，而仅暴露于吸烟者所产的新生儿的出生体重却仅低 30～40g。

室外空气污染也是 COPD 的危险因素之一。过去 20 年，伴随发达国家空气污染的改善，发展中国家空气污染逐渐加剧。在美国，Kan 等研究了交通暴露（运输密度和距主干道的距离）和肺功能的关系，发现运输密度越大，女性的 FEV_1 和 FVC 越小。Schikowski 等分析了德国 SALIA 队列研究的数据，结果显示 COPD 患病率的降低与 PM10 浓度的下降有显著关系。国内，金银龙等研究了山西燃煤所致空气污染物对人群健康的危害，发现重度污染区成人发生 COPD 的危险性是相对清洁区的 15 倍，此外，陈宝元等也发现室外空气污染与 COPD 患病率存在相关关系。

虽然已有证据有力支持室外空气污染与已有 COPD 的加剧有关，但是，却很难评价长期暴露于大气污染中的某一单一污染物对 COPD 发生的影响，这种短期-高峰与长期-低水平暴露间的相关效果，还有待于研究。

六、感染

感染与 COPD 发病机制之间的因果关系尚未被证实，但呼吸道感染已被认为是诱发慢性阻塞性肺疾病急性加重（acute exacerbation of COPD，AECOPD）的重要因素，感染与 COPD 的相关研究主要集中在 3 个方面：病毒感染、细菌感染和肺炎衣原体感染。

Mohan 等调查发现，AECOPD 患者呼吸道病毒感染的发生率平均在 34%，其中小核糖核酸病毒、流感病毒、副流感病毒、合胞病毒、腺病毒、冠状病毒、间质性肺炎病毒的发生率分别为 17.3%、7.1%、2.6%、5.3%、1.1%、3.1%、0.7%。葛艳等分别对 AECOPD 患者、COPD 稳定期患者、健康者 3 组受试者进行病毒抗体检测后发现，前两组患者的病毒感染率显著高于第三组，提示病毒感染与 AECOPD 密切相关。并且第一组患者的病毒感染情况较为严重，其病毒检出阳性率从高到低分别为合胞病毒、腺病毒、巨细胞病毒、单纯疱疹病毒。此外，有研究发现人类免疫缺陷病毒（HIV）感染者中 COPD 患病率比普通人群要高很多，提示 HIV 所引起的肺部感染可能对于 COPD 发生发挥了一定的作用。

细菌感染在 AECOPD 患者中更常见。AECOPD 的主要致病菌为流感嗜血杆菌、副流感嗜血杆菌、肺炎链球菌、卡他莫拉菌等。Garcha 的研究显示，相比稳定期 COPD 患者，AECOPD 患者呼吸道的细菌感染更为严重。Macro 等发现儿童时期下呼吸道感染可能是引起成人后发生 COPD 的独立危险因素。程文栋、肖怀志等也都发现 COPD 患者细菌感染情况严重，但主要致病菌构成尚待进一步的研究。

肺炎衣原体与 COPD 的发生发展关系非常密切。Mogulkoc 等研究发现，AECOPD 病例中 22.4% 由肺炎衣原体急性感染引起。此外，Von 等发现，COPD 的严重程度与肺炎衣原体感染率呈正相关，其中重度患者和中度患者的感染率分别为 71% 和 46%，提示肺炎衣原体感可能参与了 COPD 发病机制和病理过程。国内，唐良法、李振国等的研究也提示感染肺炎衣原体与 COPD 发展密切相关，可能是 COPD 急性加重的危险因素之一。

七、其他危险因素

除上述危险因素之外，还有一些研究较少或尚未被证实的危险因素，如哮喘、气道高反应、早期生活影响、体质指数（Body Mass Index，BMI）、家族史等。对于哮喘而言，其实，临床上要把它和 COPD 区分开来并不容易，图森气道阻塞疾病流行病学研究（Tucson Epidemiologic Study of Airway Obstructive diseases）显示，调整吸烟因素后，成年哮喘患者发生 COPD 的风险是无哮喘者的 12 倍。欧洲社区呼吸健康调查发现，气道高反应是仅次于吸烟的 COPD 危险因素，人群归因风险为 15％（吸烟的人群归因风险为 39％）。注意，气道高反应在临床上可独立于哮喘单独存在，已被研究证实为一般人群中 COPD 的独立危险因素。

早期生活影响包括产前和产后两个方面。产前的危险因素主要为怀孕期间母亲吸烟、婴儿低出生体重等，产后的危险因素主要为早产、产后的生长和营养、暴露于吸烟或污染的环境、童年的肺部疾病等。一项大规模研究及多因素分析证实，调整年龄、吸烟和身高等因素后，出生体重与成年后 FEV_1 呈正相关。同时，Debra 等研究提示出生后出现通气功能减弱，是成年后发生 COPD 的危险因素之一。其实，在妊娠及童年时期，任何可能影响肺脏生长的因素均可能增加个体发生 COPD 的风险，如儿童早期肺部感染影响成年后的肺功能，14岁之前经常咳嗽是 COPD 的危险因素等。

BMI 与 COPD 的关联已经被很多横断面研究所证实。Mario 等对 424 889 名调查对象调查后发现，无论是不吸烟者、当前吸烟者还是既往吸烟者，COPD 的患病率都随 BMI 增加而上升。国内，周玉明等利用广州 1818 人的横断面资料，发现 BMI 低者比 BMI 正常者患病率更高（OR＝2.75），并且随后为期 4 年的随访研究中（759 人）中同样证实发现 BMI 低者发生 COPD 的风险更大（RR＝2.88）。

随着 COPD 越来越受到国内外关注，关于 COPD 发病的危险因素研究也在不断增加。相比国外，国内的研究起步较晚，多集中在近 10 年，且大多基于横断面研究。国外较为完善的健康监测网络有利于大样本队列研究的开展，且近年来研究数量有所增加，对更好地解释危险因素在 COPD 发生发展过程中的作用发挥了重要价值。但纵观目前所有的研究结果，仅有少数危险因素（如 SERPINA1 基因、吸烟等）被完全确认，其他危险因素还有待进一步证实。

第四节　三级预防

COPD 是一种慢性进展的疾病，目前治疗效果尚不理想，因此一旦罹患将会严重影响到工作能力及生活质量。此外，COPD 患病人数多，病死率高，社会经济负担重，是一种治疗花费高但效益低的疾病。鉴于以上原因，做好 COPD 的三级预防工作，降低 COPD 发病率、因病致残率和病死率就显得尤为重要。

一、一级预防

一级预防也称病因预防，即通过对易感人群的致病因素采取必要的预防措施以降低发病率，COPD 的一级预防主要包括以下内容：

（一）戒烟

戒烟是减少 COPD 发病最经济、最有效的措施，可以延缓或阻止气流受限的进行性发展、改善症状和减少急性加重的发生。Nicholas 等历时 11 年的戒烟干预研究显示，相比继续吸烟组，戒烟干预组的男性、女性 FEV_1 的年下降量分别要低 35.9ml 和 22.7ml。此外，Peter 等系统综述发现，从不吸烟组、曾经吸烟组、戒烟组和继续吸烟组的 FEV_1 年下降量分别为 29.2ml、27.6ml、31.6ml 和 40.1ml。

为此，世界卫生组织发布的《2008 年全球烟草流行报告》，提出了控制烟草流行的 MPOWER 综合战略，具体包括监测烟草使用（monitor）、保护公众免受烟草烟雾危害（protect）、提供戒烟帮助（offer）、警示烟草危害（warn）、禁止烟草广告与促销（enforce）、提高烟税（raise）。国内，2007 年发行第一部临床戒烟指南《2007 年版中国临床戒烟指南（试行本）》，建议采用国外常用的"5A"法帮助吸烟者戒烟，即询问（ask）、建议（advice）、评估（assess）、帮助（assist）和安排随访（arrange），或者采用"5R"法增强吸烟者戒烟动机，增加戒烟愿望，即相关（relevance）、风险（risks）、益处（rewards）、障碍（roadblocks）、重复（repetition）。

（二）减少职业暴露

已有证据表明粉尘接触人群因职业暴露属于罹患呼吸系统疾病的高风险人群。在一项改善铸铁厂排气口的干预研究中，Lin 等发现干预后工人的 FEV_1、FVC 等各项肺功能指标都有了显著的提高。

对于职业暴露人群来讲，消除暴露很难实现，因此各国均采取限定职业接触限值的方式。不同国家、机构和团体所采用的职业接触限值名称及含义不尽相同。美国政府职业卫生工作者协会（American Conference of Government Industrial Hygienist，ACIGH）对应称为阈限值（threshold limit value，TLV），国内则称为容许接触浓度（occupational exposure limits，OELs）。由于各国对于粉尘的分类和分级标准存在差异，因此以粉尘中二氧化硅含量来计算总粉尘的浓度标准，结果见表 21 - 4 - 1，可见我国现行标准中对总粉尘的要求大体上比美、日等国家的标准低。

表 21 - 4 - 1　美、日、中不同二氧化硅含量的粉尘浓度标准对照表

单位：mg/m^3

国家	二氧化硅含量（%）								
	10	20	30	40	50	60	70	80	90
美国	2.31	1.30	0.91	0.70	0.57	0.48	0.41	0.36	0.32
日本	3.64	2.14	1.52	1.18	0.96	0.81	0.70	0.62	0.55
中国	1.00	1.00	1.00	1.00	1.00	0.70	0.70	0.70	0.50

注：总粉尘指可进入整个呼吸道的粉尘，简称总尘。

因此，通过完善工作环境，对职业暴露的工人、企业经营者、卫生保健部门、保健医生及立法者进行严格而持续的教育，出台政策制定严格的粉尘浓度标准等，可以减少肺吸入有害颗粒和气体的负荷，降低职业暴露致病的风险。

（三）防止室内外空气污染

空气污染严重的地区 COPD 发生率更高，长时间暴露于较高浓度的有毒颗粒物或气体

中会导致肺功能损伤，使 FEV_1 和 FVC 指标发生改变。注意尽管 COPD 的发生与个人的总暴露量相关，目前研究一般分开考虑室内污染和室外污染。室内污染多与炉灶的使用有关，干预措施简单有效，以 Chapman 等在中国云南省宣威市开展的干预研究为例，相比未安装烟囱使用炉灶的居民，安装烟囱使用炉灶的居民随访 16 年后 COPD 的发病率显著下降。此外，也有研究进一步发现改进炉灶的确能够降低室内空气污染的各种指标。对于室外空气污染，Fay 等在澳大利亚通过教育、实施法规和改造木材炉等措施改善室外空气质量，可吸入颗粒物（PM_{10}）的浓度从 1994—2000 年间的 44 $\mu g/m^3$ 下降到 2001—2007 年的 27 $\mu g/m^3$，并且男性死于呼吸系统疾病的比例下降了 22.8%。此外，有研究显示在北京奥运会期间，由于政府采取各种措施改善空气质量，哮喘的日门诊量从每天的 12.5 人次下降到 7.3 人次。

因此，加强环境保护、改善空气质量是防治 COPD 的重要一环。从国家的角度来看，国家应立法加大环境保护的力度，努力实现制定的一系列空气质量标准。Zorana 等在丹麦的一项大型队列研究发现 COPD 的发病率与空气中二氧化氮（NO_2）的浓度水平有关（RR=1.08），并且有证据表明可吸入颗粒物、臭氧（O_3）和 NO_2 对呼吸道有毒害作用。目前国际上评价空气质量的指标多使用空气污染指数（Air Pollution Index，API），中国使用的指标为空气质量指数（Air Quality Index，AQI），是按照 2012 年更新的《环境空气质量标准》计算发布的，新标准在原有 API 评价的污染物二氧化硫（SO_2）、二氧化氮（NO_2）和可吸入颗粒物（PM_{10}）3 项的基础上，增加了臭氧（O_3）、一氧化碳（CO）和细颗粒物（$PM_{2.5}$）3 项。AQI 将空气质量分为 6 个级别，级别越高说明空气污染状况越严重。

此外，国家应该从长远利益出发，关闭一些污染严重的工厂，研制新型能源，减少汽车尾气排放，增加投入进行设备改造，增加废气处理能力，加大污染气体的处罚力度等。对于室内的空气污染，要加强宣传教育，让人们养成良好的生活习惯，勤开门窗，安装换气设备，加强室内空气流通，改变炊事工具，改用无烟燃料等，减少室内空气污染。

二、二级预防

二级预防也称临床前期预防，通过筛查 COPD 的高危人群以便在临床前期做好"三早"防治工作，早期发现和干预是 COPD 治疗和康复的关键。大多数 COPD 患者被确诊时已经处于疾病的晚期阶段，原因多是由于疾病早期症状较轻或对疾病认知不足而未被患者重视。张荣葆等发现在我国各地区 COPD 流行病学调查中，调查前仅有 32.9% 的患者知道自己患有 COPD，说明临床诊断率远远低于实际患病率，大量的 COPD 患者在流行病学调查前是处于未诊断及无干预状态，说明目前我国 COPD 诊断不足问题十分严重。其实，COPD 患者早期恰恰是干预的关键时期。Celli 等 3～4 年的随访研究发现，基线 FEV_1/FVC≥50% 的患者其 FEV_1 年递减率远远大于 FEV_1/FVC<30% 的患者。同时张富强等报告 I 级 COPD 患者吸入沙丁胺醇后 FEV_1 改善率远远高于Ⅲ、Ⅳ级患者。

COPD 早发现的必要性和有效性对其早期筛检或诊断技术提出了迫切需求。现在早期诊断技术主要为肺功能测试，具体指标为 FEV_1/ FVC 或 FEV_1% pred。但要注意，该方法仍存在一些问题，如由于缺乏经济可行的设备导致普及性较差、由于对调查对象配合程度要求较高导致重复性较差等。

早期筛查主要面向无症状的高危人群，对于已经发现或被筛查出的 COPD 早期轻度患者应随之开展对应的健康教育，鼓励患者正确认识和对待 COPD，并采取有效的治疗干预措施。以戒烟为例，Paul 等对具有轻度气道阻塞的患者随访 5 年，发现持续戒烟者的 FEV_1 下降速率只为继续吸烟者的 1/2，同时 Strassmann 等系统综述发现在 COPD 患者中戒烟咨询（smoking cessation counseling，SCC）合并尼古丁替代疗法（nicotine replacement therapy，NRT）对戒烟的作用比单独使用任意一种方法都有效。

虽然目前各种 COPD 诊治指南推荐的治疗策略均是根据病情严重程度选择治疗方案，但 O'Donnel 等研究发现 COPD 患者的病情严重程度与肺功能气流受限程度并非完全一致，还与并发症等其他因素有关。很多 GOLD 评价为Ⅰ级的 COPD 患者也存在严重的呼吸道症状和全身炎症反应，因此，对有症状的患者应早期规律的应用支气管舒张剂治疗，而不仅仅是按需用药。此外，也有学者提出根据年龄段制定和实施预防措施的 STOP（stepwise target group oriented prevention）策略，本章不做赘述。

三、三级预防

三级预防主要是通过有效管理对患者进行规范化治疗和康复指导，防止产生并发症和病情反复加重，保护残存的肺功能，改善活动能力，提高其生存质量。

（一）社区干预

目前 COPD 干预的对象主要为已经在医院的具有轻微或严重症状的患者，尽管此项工作近年来不断提升，但由于诊断不足、干预对象局限，导致努力所取得的效果依然有限。而针对早期 COPD 患者或 COPD 尚未发生者的社区层面的干预措施却一直少被关注。社区干预的措施一般包括药物治疗、非药物干预（戒烟干预、长期氧疗、肺康复干预等）以及心理认知行为干预等，从而达到改善患者的症状、控制病情加重、促进肺功能改善、提高患者的活动耐力和生活质量的目的。

国外的社区干预结果显示，接受干预后的 COPD 患者不仅肺功能有所恢复，体力增强，而且心态也更加积极。此外，干预组患者在药物剂量的需求上明显小于对照组，这说明疾病的控制起到了效果。国内也有研究显示在实行社区干预后，COPD 干预组的 FEV_1 年下降率大大减少，戒烟率明显提高，呼吸困难程度减轻，急性发作和住院次数减少。

目前国际上一些发达国家对 COPD 社区干预的实施已较为完善，尤其注重社区药剂师在其中发挥的作用。但国内在这方面仍存在很多问题，比如对该疾病的认知度低，综合防治策略不明确，社区卫生资源缺乏和利用严重不足等，这都提示我国社区 COPD 管理仍有很多工作需要完成。

（二）临床干预

COPD 的病程可分为稳定期和急性加重期，目前世界各国发布的 COPD 诊治指南主要针对这两个时期进行管理。GOLD 2013 修订版中还提出了 COPD 的并发症的管理。下文主要介绍 GOLD 2013 指南所推荐的 COPD 管理措施[1]。

1. COPD 稳定期治疗 稳定期治疗主要分为两大部分：非药物治疗和药物治疗。两种治疗方法都应根据患者的症状评估和急性加重评估（详见表 21 - 1 - 3 中 COPD 的综合评估），根据评估结果选择适当的治疗方法。非药物治疗措施的选择如表 21 - 4 - 2。药物治疗的治疗方案选择如表 21 - 4 - 3，目的在于减轻患者症状、降低疾病加重的次数和程度，改善健康状况和运动耐量。此外，由于肺功能随时间不断下降，因此对稳定期患者进行监测和随访也至关重要，以便及时调整治疗策略、发现可能的并发症。

表 21 - 4 - 2 COPD 稳定期的非药物治疗

患者	必要措施	推荐措施	结合当地指南确定的措施
A 组	戒烟（可包含药物治疗）	体力活动	流感疫苗、肺炎球菌疫苗接种
B—D 组	戒烟（可包含药物治疗）、肺康复	体力活动	流感疫苗、肺炎球菌疫苗接种

表 21 - 4 - 3 COPD 稳定期的药物治疗

患者	首选	第二选择	备选
A 组	SAMA 或 SABA	LAMA 或 LABA 或 SAMA 和 SABA	茶碱
B 组	LAMA 或 LABA	LAMA 和 LABA	SABA 和（或）SAMA，茶碱
C 组	ICS/LABA 或 LAMA	LAMA 和 LABA	PDE - 4 抑制剂，SABA 和（或）SAMA，茶碱
D 组	ICS/LABA 或 LAMA	ICS 和 LAMA，或 ICS/LABA 和 LAMA，或 ICS/LABA 和 PDE - 4 抑制剂，或 LAMA 和 LABA，或 LAMA 和 PDE - 4 抑制剂	羧甲司坦，SABA 和（或）SAMA，茶碱

注：①SABA，短效 β_2 激动剂；SAMA，短效抗胆碱能药物；LABA，长效 β_2 激动剂；LAMA，长效抗胆碱能药物；ICS，吸入糖皮质激素；PDE - 4 抑制剂，磷酸二酯酶抑制剂。②备选药物可单用，或与首选和第二选择药物联合应用。③表格中的药物按英文字母顺序排列。

2. COPD 急性加重期治疗 急性加重的评估是基于患者的病史和临床症状的严重程度，治疗药物主要包括 3 大类：支气管舒张剂、全身糖皮质激素和抗生素。AECOPD 患者当存在下列情况之一时，推荐使用抗菌药物：①患者有脓性痰，并出现呼吸困难和痰量增加其中任一症状；②病情危重需要机械通气的患者。此外，对于 AECOPD 患者还应注意呼吸支持、液体和电解质平衡维持等措施的及时使用。需要注意，AECOPD 可以预防，戒烟、注射疫苗、使用支气管舒张剂等措施均可降低急性加重的次数及住院次数。

3. COPD 和并发症的管理 COPD 常和其他疾病（如心血管疾病、骨质疏松、焦虑和抑郁、肺癌、感染、代谢综合征和糖尿病等）合并出现，且 COPD 患者无论病情轻重，都可以出现并发症，导致鉴别诊断有时非常困难。不过要注意，存在并发症的 COPD 患者并不需要改变治疗的方法。

总之，由于 COPD 是一种常见的高花费低效益疾病，容易被检出，且可以有效地加以防治，因此做好一级预防并尽量早发现、早诊断、早治疗对于 COPD 的预防意义重大。

（兰丰铃 王胜锋）

参 考 文 献

［1］ Global Initiative For Chronic Disease. Global strategy for the diagnosis management, and prevention of chronic obstructive pulmonary disease (Updated 2013) ［S］. 2013.

［2］ Lindberg A, Jonsson A C, Ronmark E, et al. Prevalence of chronic obstructive pulmonary disease according to BTS, ERS, GOLD and ATS criteria in relation to doctor's diagnosis, symptoms, age, gender, and smoking habits ［J］. Respiration, 2005, 72 (5): 471 - 479.

［3］ Global Initiative For Chronic Disease. Spirometry for health care providers ［S］. 2010.

［4］ Celli B R, Halbert R J, Isonaka S, et al. Population impact of different definitions of airway obstruction ［J］. Eur Respir J, 2003, 22 (2): 268 - 273.

［5］ Zhong N, Wang C, Yao W, et al. Prevalence of chronic obstructive pulmonary disease in China: a large, population-based survey ［J］. Am J Respir Crit Care Med, 2007, 176 (8): 753 - 760.

［6］ Buist A S, Mcburnie M A, Vollmer W M, et al. International variation in the prevalence of COPD (the BOLD Study): a population-based prevalence study ［J］. Lancet, 2007, 370 (9589): 741 - 750.

［7］ Rycroft C E, Heyes A, Lanza L, et al. Epidemiology of chronic obstructive pulmonary disease: a literature review ［J］. Int J Chron Obstruct Pulmon Dis, 2012, 7: 457 - 494.

［8］ Halbert R J, Natoli J L, Gano A, et al. Global burden of COPD: systematic review and meta-analysis ［J］. Eur Respir J, 2006, 28 (3): 523 - 532.

［9］ COPD prevalence in 12 Asia-Pacific countries and regions: projections based on the COPD prevalence estimation model ［J］. Respirology, 2003, 8 (2): 192 - 198.

［10］ Mannino D M, Homa D M, Akinbami L J, et al. Chronic obstructive pulmonary disease surveillance— United States, 1971 - 2000 ［J］. Respir Care, 2002, 47 (10): 1184 - 1199.

［11］ Hersh C P, Hokanson J E, Lynch D A, et al. Family history is a risk factor for COPD ［J］. Chest, 2011, 140 (2): 343 - 350.

［12］ Bosse Y. Updates on the COPD gene list ［J］. Int J Chron Obstruct Pulmon Dis, 2012, 7: 607 - 631.

［13］ Stoller J K, Aboussouan L S. Alpha1-antitrypsin deficiency ［J］. Lancet, 2005, 365 (9478): 2225 - 2236.

［14］ Eisner M D, Blanc P D, Omachi T A, et al. Socioeconomic status, race and COPD health outcomes ［J］. J Epidemiol Community Health, 2011, 65 (1): 26 - 34.

［15］ Kainu A, Rouhos A, Sovijarvi A, et al. COPD in Helsinki, Finland: socioeconomic status based on occupation has an important impact on prevalence ［J］. Scand J Public Health, 2013, 41 (6): 570 - 578.

［16］ Kohansal R, Martinez-Camblor P, Agusti A, et al. The natural history of chronic airflow obstruction revisited: an analysis of the Framingham offspring cohort ［J］. Am J Respir Crit Care Med, 2009, 180 (1): 3 - 10.

［17］ He Y, Jiang B, Li L S, et al. Secondhand smoke exposure predicted COPD and other tobacco-related mortality in a 17-year cohort study in China ［J］. Chest, 2012, 142 (4): 909 - 918.

［18］ Balmes J, Becklake M, Blanc P, et al. American Thoracic Society Statement: Occupational contribution to the burden of airway disease ［J］. Am J Respir Crit Care Med, 2003, 167 (5): 787 - 797.

［19］ Hu G, Zhou Y, Tian J, et al. Risk of COPD from exposure to biomass smoke: a meta analysis ［J］. Chest, 2010, 138 (1): 20 - 31.

［20］ Kan H, Heiss G, Rose K M, et al. Traffic exposure and lung function in adults: the Atherosclerosis Risk in Communities study ［J］. Thorax, 2007, 62 (10): 873 - 879.

［21］ Mohan A, Chandra S, Agarwal D, et al. Prevalence of viral infection detected by PCR and RT-PCR in patients with acute exacerbation of COPD: a systematic review [J]. Respirology, 2010, 15 (3): 536 - 542.

[22] Wilson R. Bacteria and airway inflammation in chronic obstructive pulmonary disease: more evidence [J]. Am J Respir Crit Care Med, 2005, 172 (2): 147 - 148.

[23] Mogulkoc N, Karakurt S, Isalska B, et al. Acute purulent exacerbation of chronic obstructive pulmonary disease and Chlamydia pneumoniae infection [J]. Am J Respir Crit Care Med, 1999, 160 (1): 349 - 353.

[24] Stocks J, Sonnappa S. Early life influences on the development of chronic obstructive pulmonary disease [J]. Ther Adv Respir Dis, 2013, 7 (3): 161 - 173.

[25] Lee P N, Fry J S. Systematic review of the evidence relating FEV1 decline to giving up smoking [J]. BMC Med, 2010, 8: 84.

[26] 裴晶晶, 高瑞芳. 国内外粉尘浓度标准对比研究 [J]. 轻工标准与质量, 2013 (05): 35 - 37.

[27] Chapman R S, He X, Blair A E, et al. Improvement in household stoves and risk of chronic obstructive pulmonary disease in Xuanwei, China: retrospective cohort study [J]. BMJ, 2005, 331 (7524): 1050.

[28] 张荣葆, 谭星宇, 何权瀛. 从流行病学调查结果看我国慢性阻塞性肺疾病诊断不足问题 [J]. 中华健康管理学杂志, 2013, 7 (1): 44 - 47.

[29] Strassmann R, Bausch B, Spaar A, et al. Smoking cessation interventions in COPD: a network meta-analysis of randomised trials [J]. Eur Respir J, 2009, 34 (3): 634 - 640.

[30] 邢宇航, 沈霞, 邹继华. 慢性阻塞性肺疾病患者社区支持性干预及健康管理研究进展 [J]. 护理管理杂志, 2013, 13 (8): 558 - 560.

第二十二章　老年慢性肾病的流行病学研究

慢性肾病（chronic kidney disease，CKD）是当前世界各国共同面临的日益严峻的重要公共卫生问题之一。CKD 发病率逐年上升，危害严重且预后很差，不仅可以进展为终末期肾病（end stage renal disease，ESRD），影响生存质量，消耗巨额医疗费用，同时作为心血管疾病（cardiovascular disease，CVD）的主要危险因素，也是导致 CVD 和全死因死亡的主要原因。早期 CKD 患者可借助实验室检测发现，若诊断后积极采取干预措施，能够有效降低进展为 ESRD、并发 CVD 或者导致死亡的风险。遗憾的是，因发病隐匿，公众对 CKD 的关注较少，知晓率低，很多 CKD 并未被诊断和治疗，导致错失阻止其进展的机会。因此，尽早发现患者，有效控制危险因素，及时治疗以延缓 CKD 进展，改善预后，一直是近年来国内外肾病领域的研究重点。CKD 随着年龄的增加发病率随之上升，64 岁及以上老年人 CKD 患病率约 30%，中国 60 岁以上老年人患病率达 20%[1]。面对这一现实，需要清醒地认识到的是世界人口正在逐渐变老。过去 50 年，60 岁以上老年人口的比例从 8% 上升到 15%，预计到 2050 年超过 25%。届时，超过 10% 的人口将会为 80 岁及以上的老年人[2]。单就中国而言，2010 年中国第六次全国人口普查表明，60 岁及以上人口已达 1.77 亿，占全国人口 13.26%，其中 65 岁及以上人口已达 1.18 亿，占全国人口 8.87%。毋庸置疑，无论全球还是中国，伴随着老龄化的银色浪潮，CKD 对人民健康及医疗保健体系的影响都会越来越突出，理应引起政府、医疗和公共卫生管理部门的高度重视。

第一节　概述

20 世纪末，美国因苦于 ESRD 患者所造成的沉重社会负担，尝试将对 ESRD 患者的关注扩大到从肾损害到肾衰竭的全过程（即 CKD 患者），以期早发现、早诊断、早治疗，从而延缓肾病的进展，减少 ESRD 等并发症的发生。为此，2002 年，美国肾病基金会（National Kidney Foundation，NKF）公布的《慢性肾病及透析临床实践指南》（Kidney Disease Outcome Quality Initiative，K/DOQI）第一次正式提出"慢性肾病"的定义和分期[3]。2006 年，经过改善全球肾病预后组织（Kidney Disease：Improving Global Outcomes，KDIGO）的再次修改及确认，CKD 取代了慢性肾衰竭（chronic renal failure，CRF）、慢性肾损伤（chronic renal injury，CRI）等名称，成为对各种原因所致慢性肾病（病程 3 个月以上）的统称，被普遍应用于各种肾病及非肾病的国际学术期刊，并被录入国际疾病分类代码（International Classification of Diseases，ICD）第 9 版，成为正式疾病的分类名词。

CKD 概念的提出，最大的意义在于将原本仅仅由肾病医生关注的单一病种，成功地推广成为引起所有临床医生、公众及社会都关注重视的公共卫生问题[4]。伴随着政府、医疗工作者、公众对 CKD 知晓率的提高，CKD 的检测、诊断、治疗及对应医疗工作者的培训教育都随之取得了长足的进步和发展。因此，尽管 KDOQI 所制定的 CKD 定义和分级仍存有些许不足[5]，但不可否认的是世界各国对 GFR 小于 60ml/(min·1.73m²) 这样一种疾病状态的重视却在争议中愈演愈烈[6]。就相关研究数量而言，CKD 概念提出至今的 10 年间呈现急剧上升趋势，以 SCOPUS 数据库中检索 CKD 为例，从 2002 年的 356 篇剧增到 2011 年的 4035 篇[7]。

一、慢性肾病的定义及分期

2002 年，NKF-K/DOQI 指南公布 CKD 的定义为：

（1）肾损伤（肾结构或功能异常）≥3 个月，伴或不伴肾小球滤过率（glomerular filtration rate，GFR）下降，可表现为下面任何一条：①病理学检查异常，②肾损伤的指标，包括血、尿成分异常或影像学检查异常。

（2）GFR<60ml/（min·1.73m²）≥3 个月，有或无肾损伤证据。2013 年初，KDIGO 发布的新指南中对 CKD 定义做了修订，在保持第二条不变的基础上，将第一条更新细化为：具有肾损伤标志≥3 个月，伴或不伴 GFR 下降，具体可表现为下面任何一条：①蛋白尿［白蛋白排泄率（Albumin excretion rate，AER）≥30mg/24h，尿白（总）蛋白/肌酐比值（Albumin-to-Creatinine Ratio，ACR；成人用白蛋白，儿童用总蛋白）≥30mg/g（3mg/mmol）］；②尿沉淀异常；③肾小管障碍造成的电解质或其他异常；④影像学检查发现结构异常；⑤肾移植史[8]。新指南中依旧明确将 CKD 依据 GFR 水平分为 5 期，并且将 CKD3 期以 45 ml/（min·1.73m²）作为界点分为 2 个亚组（表 22-1-1）。

表 22-1-1　基于 GFR 的 CKD 分期

分期	GFR ［ml/（min·1.73m²）］	描述
G1	≥90	肾损伤，GFR 正常或增加
G2	60～89	肾损伤，GFR 轻度下降（多适用于年轻人）
G3a	45～59	GFR 轻度到中度下降
G3b	30～44	GFR 中度到重度下降
G4	15～29	GFR 严重下降
G5	<15	肾衰

资料来源：KDIGO，2012.

新指南中强调了对蛋白尿指标的重视，除了将其直接纳入定义范畴，同时也依据蛋白尿水平将 CKD 分为 3 期（表 22-1-2）。

表 22-1-2　基于蛋白尿的 CKD 分期

分期	AER mg/24 h	ACR（两者近似） mg/mmol	ACR（两者近似） mg/g	尿试纸条法	描述
A1	<30	<3	<30	－至＋/－	正常或轻度增加
A2	30～300	3～30	30～300	＋/－至＋	中度增加（多适用于年轻人）
A3	>300	>30	>300	＋及以上	重度增加（含肾病综合征）

资料来源：KDIGO，2012.

对于上述 CKD 的定义和分期，应注意以下 4 点：

第一，GFR<60ml/(min・1.73m²) 和蛋白尿在 CKD 患者中并不一定兼备，对于肾衰竭、肝硬化、甲状腺功能减退、捐肾者、营养不良者可能会出现 GFR<60ml/(min・1.73m²) 但并未导致蛋白尿的情况，而对于肥胖、代谢综合征、体位性蛋白尿者可能会导致发生蛋白尿但并未出现 GFR<60ml/(min・1.73m²) 的情况[8]。就 CKD 患者预后而言，两者与各种不同预后结局的关联强度并不完全一致，提示唯有整合利用方可更好的实现预测目标[8]。

第二，CKD 的定义及分期均基于肾损伤的证据、GFR 和蛋白尿，而与病因无关，但正是该定义的这种简洁性使在各国及各地区的不同人群中开展大规模流行病学调查具备了统一标准及可操作性，也使不同研究之间有了可比性。但近年来考虑到病因对于预测 CKD 结局和针对性治疗具有至关重要的作用，2013 年新指南建议将病因也纳入 CKD 分期，组成 CGA (Cause，GFR，Albuminuria) 多维分期系统，但仍有待 ICD‐11 (the International Classification of Diseases) 的沟通认可[8]。

第三，指南将 GFR<90ml/(min・1.73m²) 定义为 GFR 下降，需要注意的是考虑 GFR 是否下降时，还要考虑年龄、GFR 下降的持续时间和肾损伤的指标。因为 8 周～1 岁的婴儿及 65 岁以上的老年人均存在 GFR 下降的现象，因此指南建议 GFR<60 ml/(min・1.73m²) 时可以被直接界定为 CKD，而当 GFR ≥60～89 ml/(min・1.73m²)，只有出现肾损伤的指标才被认为发生 CKD。此外，也有研究认为 65 岁以上老年人中存在过度诊断问题，不应把 GFR<60 ml/(min・1.73m²) 作为一种疾病，而是作为一种危险因素或者疾病前状态[9]，但新指南并未就此做出将 GFR 界值调低的修改。

第四，GFR 下降可分为急性或慢性，短期血流下降或尿道的短暂堵塞所导致急性 GFR 下降一般不会发生肾损伤，但持续的血流下降或尿道堵塞则与肾损伤有关，因此专家将 CKD 限定为 GFR 下降 3 个月及以上[8]，但大规模流行病学调查中限于可行性多以单次测量为准[10]。

二、慢性肾病的诊断

当前，多数流行病学调查多仅采用 GFR 或蛋白尿其中的一种，同时运用两者进行 CKD 诊断和分级的寥寥无几[8]。

（一）基于 GFR 诊断分期

GFR 作为当前衡量肾综合功能的最佳指标，已广泛应用于各类人群（包括健康人群、CKD 患者）。但由于 GFR 测定的金标准——菊粉清除率法，既烦琐又昂贵，临床实践中很少直接运用，而是改用基于内源性标志物清除率推算的 GFR 估计值（estimated GFR，eGFR），血肌酐（serum creatinine，Scr）便是最常用的一种内源性标志物。尽管 Scr 本身存在一些不足，如灵敏度较差，仅当 GFR 丧失超过 50% 时，才会上升，且对于老年人、肌肉状况较差的人群特异度又较低等，但考虑其测定经济方便、尚无更好指标替代，临床仍广泛使用。此外，血清胱抑素 C（Cystatin C，SCysC）由于其独特的优越性，近几年研究关注也非常多。除上所述，一些新的肾功能标志物，如尿中低分子量蛋白、尿液酶学检查显示出应用前景，但在临床决策中的作用仍需更多的证据。

1. 参考血肌酐（Scr）　为使 Scr 更好地反映 eGFR，研究者综合考虑年龄、性别、种族等因素，先后提出了多种基于 Scr 的 GFR 计算公式（参考 Scr 计算的 eGFR 常标记为 eGFR$_{creat}$）。2013 年新指南中将各种 GFR 计算公式进行对比，最终推荐使用慢性肾病流行病学协作组（Chronic Kidney Disease Epidemiology Collaboration，CKD-EPI）于 2009 年提出新的 CKD-EPI 公式[8]，如下所示：

$$GFR \ [ml/(min \cdot 1.73m^2)] = 141 \times min \ (Scr/\kappa, 1)^\alpha \times max \ (Scr/\kappa, 1)^{-1.209} \times 0.993^{年龄}$$
$$\times 1.018 \ (女性) \times 1.159 \ (非裔) \times 1.05 \ (亚裔) \times 1.01 \ (西班牙裔/土著美裔)$$

其中，女性 κ 为 0.7，男性 κ 为 0.9；女性 α 为 -0.329，男性 α 为 -0.411；Scr 单位为 mg/dl，年龄单位为岁。min 取 Scr/κ 或 1 的较小值，max 取 Scr/κ 或 1 的较大值。整体而言，该公式计算的 eGFR 较 2005 年提出的 IDMS-MDRD 公式（the Modification of Diet in Renal Disease Study Equation with Isotope Dilution Mass Spectrometry）计算值相对要高，尤其对于年轻个体、女性、白人或者 GFR $\geqslant$ 60 ml/(min $\cdot$ 1.73m^2) 者，可有效弥补 IDMS-MDRD 公式所导致的低估。使用新公式时，仍要注意两点：第一，公式中 Scr 的测定要与金标准——同位素稀释质谱法（IDMS）保持可比；第二，CKD-EPI 公式仍旧基于 Scr 计算，其本质仅仅是对 IDMS-MDRD 公式做出一些改善，其对于老年个体（65 岁以上）的适用性仍较差，同样并未彻底解决以 Scr 计算 eGFR 的根本局限。

此外，对于亚洲人群而言，尽管 CKD-EPI 公式提出了亚洲人种校正系数，但由于源人群中亚洲人比例较低，加上亚洲各国人群内部仍存在较大差异，因此各国均尝试校正改良以便更加适用于本国人群，这一举措也与指南推荐一致[8]。

2010 年，日本学者结合本国人群提出了改良的 CKD-EPI 公式 GFR $= 0.813 \times 141 \times min$ (Scr/κ, 1)$^\alpha \times max$ (Scr/κ, 1)$^{-1.209} \times 0.993^{年龄} \times 1.018$（女性）$\times 1.159$（非裔），提出校正参数为 0.813（公式中 Scr 单位同样为 mg/dl，年龄单位为岁）。中国目前尚无对 CKD-EPI 公式校正的研究出现，仅一项最新研究显示其对中国人群的适用性要优于 IDMS-MDRD 公式[11]，但也有专家认为改善程度并不及欧美人群明显[12]。2013 年，国内学者开发了一个适用于中国老年人群的 GFR 计算公式，并且验证效果优于 CKD-EPI 公式，需要注意公式源人群多为 CKD 患者的局限性。该公式具体如下[13]：

$$GFR \ [ml/(min \cdot 1.73m^2)] = \beta \times (Scr/\kappa)^\alpha \times 0.993^{年龄}$$

其中，女性 κ 为 0.7，男性 κ 为 0.9。Scr 单位为 mg/dl，女性 Scr $\leqslant$ 0.7mg/dl 时，α 为 -0.176，β 为 140；女性 Scr $>$ 0.7mg/dl 时，α 为 -0.616，β 为 127；男性 Scr $\leqslant$ 0.7mg/dl 时，α 为 -0.015，β 为 128；女性 Scr $>$ 0.7mg/dl 时，α 为 -0.688，β 为 119。

2. 参考血肌酐（Scr）和胱抑素 C（SCysC）　SCysC 是一种半胱氨酸蛋白酶抑制剂，广泛存在于各种组织的有核细胞和体液中。SCysC 在循环中仅经肾小球滤过才被清除，并在近曲小管重吸收，重吸收后被完全代谢分解，不返回血液，因此，其血中浓度仅由肾小球滤过决定，而不受任何外来因素（如性别、年龄、饮食等）影响，是一种反映 GFR 变化的理想同源性标志物。目前检测多采用颗粒增强免疫比浊法（particle enhanced turbidmetric immunoassay）。

2013 年新指南中推荐使用的参考 SCysC 计算 GFR 的公式有两个，其中单独参考 SCysC 的计算公式推荐 2012 CKD-EPI Cystatin C 公式，具体为：

$$GFR \ [ml/(min \cdot 1.73m^2)] = 133 \times min \ (SCysC/0.8, 1)^{-0.499} \times max \ (SCysC/0.8,$$
$$1)^{1.328} \times 0.996^{年龄} \times 0.932 \ (女性)$$

其中，SCysC 单位为 mg/L，年龄单位为岁。min 取 SCysC/0.8 或 1 的较小值，max 取

SCysC/0.8 或 1 的较大值，其中计算所得的 eGFR 常标记为 eGFR$_{cys}$。eGFR$_{cys}$ 的精确程度与 eGFR$_{creat}$ 接近，但若同时整合 Scr 和 SCysC 计算 eGFR，精确性将会大大改善[14]，具体即为指南推荐的第二个公式，如下：

$$\text{GFR}(\text{ml}/(\text{min}.1.73\text{m}^2)) = 135 \times \min(\text{Scr}/\kappa, 1)^\alpha \times \max(\text{Scr}/\kappa, 1)^{-0.601} \times \min$$
(SCysC/0.8，1)$^{-0.375}$×max(SCysC/0.8，1)$^{-0.711}$×0.995^{年龄}×0.969（女性）×1.08（非裔）

其中，女性 κ 为 0.7，男性 κ 为 0.9；女性 α 为 -0.248，男性 α 为 -0.207，Scr 单位为 mg/dl，SCysC 单位为 mg/L，年龄单位为岁。min 取 Scr/κ 或 1 的较小值，max 取 Scr/κ 或 1 的较大值。min 取 SCysC/0.8 或 1 的较小值，max 取 SCysC/0.8 或 1 的较大值，其中计算所得的 eGFR 常标记为 eGFR$_{creat-cys}$。

同样，对于上述两个公式，指南也鼓励各国本土化以更加完善，日本有学者尝试提出日本人群的公式参数，但最终发现原公式相对更为精确[15]。其他亚洲国家，到目前为止尚无改善公式出现。此外，公式运用时还应注意：第一，指南中要求 Cystatin C 检测应使用与国际标准可比的方法，但目前由国际临床化学联合会（The International Federation for Clinical Chemistry and Laboratory Medicine，IFCC）所牵头的全球实验室标准化工作尚未完成，一定程度限制了方法推广；第二，Cystatin C 检测成本相对较高（1～5 美元），并非任何实验室都具备检测条件，临床上常仅仅用于某些特殊患者（肾移植、肿瘤等），而非普遍推广；第三，指南推荐对于 eGFR$_{creat}$ 介于 45～59 ml/(min·1.73m²) 之间者，补充检测 Cystatin C 以确诊 CKD，但实际这部分人群常或者存在 CKD 危险因素或者已出现并发症，罹患 CKD 的概率很高根本无需再行检测。也正是因为上述原因，指南中对于检测 Cystatin C 仅仅是建议级别[8]。

尽管关于 GFR 的计算存在各种争议，但是公认的是，即便公式估算的 GFR 与实际值存在差异，但是用于群体层面的研究还是比较合适的[16]。若条件允许，学者倾向建议同时整合 Scr 和 SCysC 利用 CKD-EPI 公示计算 eGFR[17]。对于实验室检测，利用不同的内源性标志物，结合不同的公式计算所得的 eGFR 数值各有不同，但指南对于报告形式要求一致，即大于 60 ml/(min·1.73m²) 时，直接报告原始数值，而当小于 60 ml/(min·1.73m²) 时仅报告"GFR 降低"即可。目前美国、英国、加拿大、澳大利亚的报告率均超过 75%，潜移默化中提高了医疗工作者对 CKD 的关注[8]。

（二）基于蛋白尿诊断分期

正常人尿中的蛋白极其微量，尿蛋白持续增多通常是肾损伤的标志。其实，相比 GFR，蛋白尿是肾病更为早期的标志物，一般在 GFR 下降之前就会出现。尿蛋白最初选择测定尿液总蛋白，但其对应测量方法存在一些不足，导致检测结果常常不精确、不敏感（尤其浓度较低时）。局限性根源在于不同尿液样本间蛋白质的种类构成和浓度差异较大，导致难以制定一套标准的测量方案。后续研究发现，相比尿液总蛋白，尿液白蛋白能够更为特异和灵敏的反应肾小球滤过功能的变化，并且常在尿液总蛋白浓度尚无明显增加时，即可出现较为明显的浓度升高[8]。因此，指南推荐使用尿液白蛋白代替尿液总蛋白。当前，尿液白蛋白的实验室检测主要采用比浊法，尽管迄今国际检验医学溯源联合委员会（Joint Committee for Traceability in Laboratory medicine，JCTLM）尚未提出相关的标准测定技术，但 NKDEP 和 IFCC 已经正式成立委员会着手落实这项工作。

同时，指南推荐尿液白蛋白的浓度应与尿肌酐浓度（单位 mg/mmol 或 mg/g，酶法或 Jaffe 苦味酸法测定均可）组成一个比值来报告，即：ACR。这主要由于尿蛋白和尿肌酐的水溶性都很好，两者在尿中的稀释程度相似。理论上，尿肌酐一天内排泄相对恒定且个体差异不大，因此随机尿样中的尿白（总）蛋白/肌酐比值能够反映尿蛋白的排泄。尽管尿肌酐的排泄因年龄、性别、人种和体重的不同而有差异，但无论对于成人还是儿童，ACR 与尿白蛋白排泄量的相关性均很强。临床一般将 ACR＞30mg/g 定义为白蛋白尿。需要注意，白蛋白尿检测出后，按照指南应该进一步检测 24h 尿蛋白丢失予以确定。

补充说明，较为常见的试纸条法检测蛋白尿，尽管声称检测的是尿液总蛋白，但对其中的白蛋白更为敏感，这也与指南推荐直接检测尿液白蛋白相一致。试纸条法本身存在一些不足：①不同厂家生产的试纸条在界值 300 mg/L 左右反应不一，同时对应每个"＋"所代表的含义也不尽相同；②当尿液被浓缩、碱化、混有季铵化合物或有色化合物（如胆红素）时，易导致假阳性；③易受操作者影响，且不能有效区分蛋白尿类型，诊断准确性较差。限于以上不足，大多数指南不推荐该方法，但若实验室条件受限时，指南也予以认可。当前，尽管相当多的文献，尤其糖尿病与心血管疾病领域，尝试使用微量白蛋白尿（microalbuminuria）并取得了一些成果，但新指南中并不推荐使用该方法，主要由于其与不良事件的关联呈连续趋势，因此不便于定性分类。

（三）两种诊断方法的关联

如前所述，GFR＜60ml/（min・1.73m^2）和蛋白尿在 CKD 患者中并不一定兼备。McCullough 等采用 KEEP 和 NHANES（National Health and Nutrition Examination Survey）数据发现，不同年龄段的个体，都只有相当一小部分调查对象同时出现 GFR 降低和白蛋白尿，具体构成关系如图 22-1-1 所示[18]。注意同时利用两者辅助诊断，可以提高 CKD 对于 ESRD 及死亡风险的预测价值。

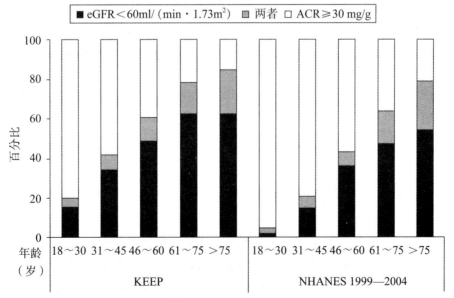

图 22-1-1　KEEP 和 NHANES（1999—2004）研究中不同年龄段研究对象 ACR 超过 30 mg/g 者、eGFR ＜60 ml/（min・1.73m^2）者及两者兼备者的构成

三、慢性肾病的危害

(一)人群患病率高

全球各国的 CKD 患病率普遍较高,流行病学研究发现,世界各地的患病率在 3.7% ~ 18.9% 之间。CKD 的成人患病率,美国为 11.0% ~ 17.5%,澳洲为 16.2%,欧洲为 4.7% ~ 10.2%,日本为 10.6% ~ 18.7%,韩国为 7.2% ~ 13.7%,泰国为 4.6% ~ 17.5%,印度为 4.2% ~ 13.1%,非洲为 6.2% ~ 12.4%[19]。2007—2010 年,我国 13 省市多阶段分层整群抽样结果显示,我国 18 岁及以上人群 CKD 患病率为 10.8%,估计我国现有成人 CKD 患者 1.2 亿[20]。另外,中国台湾、香港地区的患病率分别为 11.9%、16.0%。

(二)预后转归差

CKD 患者若不加以有效治疗,会随着时间逐渐进展、恶化,极易进展为 ESRD,消耗透析或肾移植资源。全球 ESRD 患者数量逐年上升,以美国为例,美国肾病数据系统(United States Renal Data System,USRDS)2012 年年度报告表明其 ESRD 的发病率和患病率已分别由 1989 年的 188/10 万、660/10 万增至 2010 年的 369/10 万、1870/10 万[21]。目前中国大陆尚缺乏权威的统计数据,USRDS 显示中国台湾地区 2010 年的发病率和患病率分别达到 361/10 万、2584/10 万,高居全球之首,但这已然是从 2005 年至今递减后的水平;香港地区已分别达到 146/10 万、1106/10 万[21]。Gansevoort 等纳入 17 个队列共计超过 10 万人进行 meta 分析发现,调整蛋白尿及其他心血管危险因素后,相比 eGFR 为 95 ml/(min·1.73m²)者,一般人群中,eGFR 为 60ml/(min·1.73m²)、45ml/(min·1.73m²)和 15ml/(min·1.73m²)者发生 ESRD 的风险分别为 4、29 和 454;相比 ACR 为 5 mg/g 者,ACR 为 30 mg/g、300 mg/g 和 300mg/g 者发生 ESRD 的风险分别为 5、13 和 28;高危人群中趋势均亦是如此[22]。Astor 等随后研究发现,调整蛋白尿及其他协变量后,eGFR 每下降 15 ml/(min·1.73m²),ESRD 风险增加 6.24 倍,同样调整 eGFR 及其他协变量后,ACR 升高 8 倍,ESRD 风险增加 3.04 倍[23]。后续研究进一步发现,无论一般人群还是高危人群,eGFR、ACR 与 ESRD 的关联强度,均不受性别、糖尿病、高血压的影响[24-26]。

作为一种新的疾病状态,CKD 之所以引起广泛的关注,原因除了极易进展为 ESRD,更为重要的是 CKD 是心血管疾病(Cardiovascular disease,CVD)的主要危险因素,是导致 CVD 和全死因死亡的主要原因[27]。2010 年起,KDIGO 组织了一项全球协作性的 meta 分析,纳入了 45 个规模超过千人的队列,共计约 150 万位调查对象,结果先后发现:eGFR 处于 60ml/(min·1.73m²)、45ml/(min·1.73m²)、15ml/(min·1.73m²)者,调整后的全死因死亡风险(HR)分别是 95 ml/(min·1.73m²)者的 1.18 倍、1.57 倍、3.14 倍,且心血管疾病死亡的风险与其类似(图 22-1-2)[28]。而 ACR 处于 1.1mg/mmol、3.14 mg/mmol、33.9 mg/mmol 者,调整后的全死因死亡风险(HR)分别是 0.6 mg/mmol 者的 1.2 倍、1.63 倍、2.22 倍,且心血管疾病死亡的风险也与其接近[28]。分性别而言,男女分别从 eGFR 处于 44 ml/(min·1.73m²)、52 ml/(min·1.73m²)时,全死因死亡风险开始具有统计学意义,但女性风险曲线更为陡峭,以 45 ml/(min·1.73m²)点值为例,男女的 RR 分别为 1.22、1.32(P 均小于 0.05),心血管疾病死亡的风险与其类似[24]。同样,对于 ACR,无论以全死因死亡为结局，还是以心血管疾病死亡为结局，整体趋势都与 eGFR 一致[24]。后续研究发现，无论一般人群还是高危人群[29]，eGFR 和 ACR 与全死因死亡及心血管疾病死亡的关联，与是否罹患糖尿病无关[25]，但非高血压患者的结局风险（全死因死亡或心血管疾病死亡）普遍高于高血压患者，以 eGFR45ml/(min·1.73m²)、ACR300mg/g 为例，前者分别是后者的 1.43 倍、1.11 倍[26]，但对此仍存有争议[30-31]。国内关于 CKD 预后的研究相对较少，且多为横断面研究，为数不多的两项队列研究（北京 1563 人和台湾 367 093 人）也已被 KDIGO 组织的 meta 分析纳入[28]。

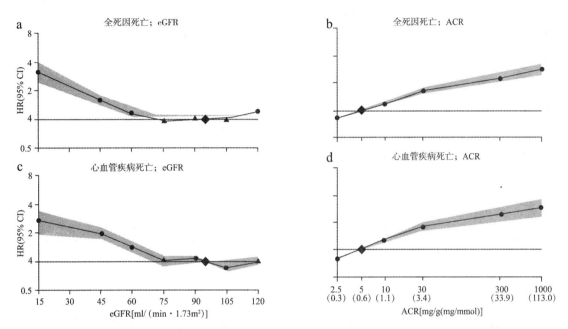

图 22-1-2　一般人群中 eGFR、蛋白尿与全死因死亡及心血管疾病死亡的关联[8]

注：调整了蛋白尿（eGFR）、年龄、性别、种族、心血管疾病患病史、收缩压、糖尿病、吸烟、总胆固醇。各图对照组选择 eGFR≥95 ml/(min·1.73m²)、ACR<5 mg/g（0.6 mg/mmol）。圆点代表差异有统计学意义，三角代表差异无统计学意义。

注意，其实与一般人群一样，CVD 也是 CKD 人群死亡的首要原因[32-33]。所有的 CKD 患者，无论是否确诊，都会增加 CVD 的风险，在此过程中，传统的 CVD 危险因素、CKD 相关的其他危险因素都会发挥作用（表 22-1-3）[32]。CKD 继发的 CVD 一般包括冠心病、脑血管疾病、外周血管疾病和心力衰竭。正因为 CKD 与 CVD 的关系密切，2002 年 KDIGO 指南建议对于 CKD 患者，不论是否具有传统的 CVD 危险因素，一律都应视为 CVD 的最高危人群[3]，随后，美国 AHA 和美国预防、检测、评估与治疗高血压全国联合委员会第 7 次报告也都将 CKD 列为 CVD 的重要危险因素[34-35]。其实从某种角度上，由于 CKD 进展为 CVD 或者死亡的风险远远高于进展为 ESRD，因此关注一般人群的 CKD 更为深远的意义恰恰在于预防 CVD 和死亡[6]。

表 22 - 1 - 3　传统的和 CKD 相关的 CVD 危险因素

传统 CVD 危险因素	CKD 相关的 CVD 危险因素
老年	CKD 的种类
男性	GFR 下降
白人	蛋白尿
高血压	肾素-血管紧张素-醛固酮（RAS）系统活性
低密度脂蛋白上升	细胞外液增加
高密度脂蛋白下降	钙磷代谢紊乱
尿糖	脂代谢紊乱
吸烟	贫血
体力活动减少	营养不良
绝经	感染
精神压力	血栓形成的因素
CVD 家族史	氧分压
	同型半胱氨酸升高
	尿毒素

资料来源：K/DOQI，2002.

（三）经济负担重

CKD 患病率高、预后差，但更应注意 CKD 也是个体治疗成本最为昂贵的慢性病之一。USRDS2012 年最新报告显示，在美国 CKD 患者每人每年的医疗支出为 23 000 美元，其中肾衰竭患者更是高达 28 508 美元，若合并了心血管疾病费用甚至会翻倍。USRDS 数据发现，在将近 2462 万 65 岁及以上老年人中（平均年龄 76.1 岁），CKD 患者的比例占 8.4%，却消耗了将近 24% 的年度医疗支出，且呈逐年递增趋势（2000 年仅为 5.8%）[21]。对于那些能够开展肾移植手术的国家而言，该项手术所造成的巨额花费与这一人群比例严重不符，进而又引发关于卫生服务公平性的讨论[36]。

国内，尚且没有全国性的肾病患者数据收集系统，仅仅在 1999 年进行过一次全国范围的血液透析和腹膜透析登记[37]，学者内部交流数据认为我国待透析人数从 2005 年的 45 650 例增加到 2010 年的 134 591 例[12]。但结合最新调查显示的 CKD 患病率，我国目前成年人每 10 个人中就有 1 名 CKD 患者，其中 1%～3% 的 CKD 患者将转为尿毒症（ESRD），需要接受透析或移植治疗，每个人每年花费 8 万元左右。据此粗略估计，我国将花费 800 亿人民币用于患者的透析治疗，约为我国 2012 年政府健康预算的 4 倍[20]。

（四）公众知晓率低

疾病的知晓率对于个体健康至关重要，不仅可以带动个体了解疾病及其危险因素、治疗和结局，而且可以促进个体与医生进行交流、更好地遵从医嘱。从某个角度讲，疾病知晓率的提高预示着该病死亡率、发病率的下降。但是，尽管 CKD 的患病率很高、预后转归很差、经济负担很重，无论发展中国家还是发达国家的公众知晓率，却一直很低，远不尽如人意[38]。美国成人的 CKD 知晓率为 13%，加拿大为 12%，欧洲约为 10.0%，中国为 12.5%，泰国仅有 1.9%[4,20-21,39]。知晓率较低的直接后果，就是难以对 CKD 早发现、早诊治，导致很多患者发现时即为 ESRD，给家庭和社会带来沉重负担。

其实，过去 10 年美国肾病基金会等组织已然采取了许多措施普及社会、公众尤其高危人群对 CKD 的了解[40]，其中，GFR 计算公式的完善及 CKD 定义、分级系统的普及也的确有效增加了公众对 CKD 的关注和重视[41]。但是，不得不承认的是，CKD 知晓率的提高幅度尚且很小，现在的水平依然很低，以美国为例，健康人民 2020 规划（*Healthy People 2020*）发现，10 年间 CKD 患者对自身病情的知晓率仅从 7.3% 提高到 11.3%[41]。此外，由于 CKD 患者中知晓自身病情者多为临床症状较明显者，KEEP 研究（The National Kidney Foundation's Kidney Early Evaluation Program，KEEP）发现，知晓自身病情者反而出现 ESRD 和死亡风险相对更高的悖论[42]。该研究中，CKD 整体知晓率为 9%，CKD1—4 期的知晓率分别为 4.9%、6.3%、9.2% 和 41.9%。

四、慢性肾病的致病机制

CKD 作为一种疾病状态，导致的原因很多，如肾微血管损伤[43]、衰老[44]、肾小管受损[45]、急性肾损伤[46]、IgA 肾病[47]、晶体清除障碍[48]等，近两年也不断有新的认识。在机制探索取得进展的同时，学者们也愈加注意到 CKD 病因分型的重要性，如前所述 2013 年新指南建议仿效肿瘤分型，将病因也纳入 CKD 分期，以便更好地进行针对性治疗。

注意，CKD 与 CVD 存在共同的致病机制（主要为血流动力学），并且可以相互影响进而导致各种恶性循环，为了更好地理解两者之间的关系，避免片面强调其中某一者，学者 2004 年提出了心肾综合征（cardio-renal syndrome，CRS）的概念。CRS 概念自提出至今不断更新，2010 年的最新概念为"当心脏或肾其中有一器官功能受损时，便可通过共享的血流动力学、神经激素、免疫和（或）生化反馈通路，诱发另一器官进入疾病状态并加以维持"。应该说，CRS 概念一定程度解释了为何老年人群中 CVD 和 CKD 患病率不断攀升，研究前景可观。但事实上目前 CRS 领域发展进入了瓶颈期，主要由于广泛研究所需的两个重要前提尚未满足：准确的定义和明确的机制[49]。值得一提的是，白介素-6 作为重要的心肾连接因子，近年来关注颇多。

第二节　流行特征

一、地区分布

CKD 与经济和社会发展程度密切相关，呈现一定的地区分布[10]。流行病学研究显示，世界各国的患病率在 3.7%～18.9% 之间。表 22-2-1 列举了世界上部分国家或地区 CKD 的成人患病率，美国为 11.0%～17.5%，澳洲为 16.2%，欧洲为 4.7%～10.2%，日本为 10.6%～18.7%，韩国为 7.2%～13.7%，泰国为 4.6%～17.5%，印度为 4.2%～13.1%，非洲为 6.2%～12.4%。患病率在不同国家及同一国家不同地区间差异较大，本身与各研究的抽样方法、血肌酐测定手段、GFR 计算公式、CKD 判断标准不一有关，这也是今后研究亟须统一的问题。但整体而言，发达国家的患病率相对略高，发展中国家相对略低，其实不容忽视的是各国的患病率均已达到较高的水平。

表 22 - 2 - 1　世界部分国家或地区慢性肾病患病率

研究者	国家或地区	调查年份	调查对象	CKD 判断标准	CKD 患病率
Coresh 等	美国	1999—2004	13 233 位≥20 岁成人	蛋白尿/GFR↓	13.1%（8.1%）[a]
Paul 等[39]	加拿大	2007—2009	3689 位≥18 岁个体	蛋白尿/GFR↓	12.5%（3.1%）[a]
Chadban 等	澳大利亚	1999—2000	11 247 位≥25 岁成人	蛋白尿/血尿/GFR↓	16.2%（11.2%）[a]
Reynolds 等	英国	2001—2005	252 737 位≥18 岁个体	GFR↓	4.7%
Minutolo 等	意大利	2003	77 630 位	GFR↓	9.3%
Hallan 等	挪威	1995—1997	65 181 位≥20 岁成人	蛋白尿/GFR↓	10.2%（4.7%）[a]
Hosseinpanah 等	伊朗	1997—2000	10063 位≥20 岁成人	GFR↓	18.9%
Imai 等	日本	2000—2004	527 594 位≥20 岁成人	GFR↓	18.7%
Teo 等	新加坡	2000—2005	3979 位≥18 岁成人	GFR↓	3.7%
Ingsathit 等	泰国	2007—2008	3459 位≥18 岁成人	蛋白尿/血尿/GFR↓	17.5%
Lai 等[50]	马来西亚	2011	876 位≥18 岁成人	蛋白尿/GFR↓	9.07%
Varma 等[51]	印度	2008—2009	3398 位≥18 岁成人	蛋白尿/血尿/GFR↓	13.1%
Chang 等	韩国	2001—2007	60 921 位 13～100 岁个体	蛋白尿/GFR↓	7.2%
Lima 等	巴西	2005—2010	38 721 位	GFR↓	6.2%
工海燕等	中国	2009—2010	47 204 位≥18 岁成人	蛋白尿/GFR↓	10.8%（1.7%）[a]
Wen 等[52]	中国台湾	1994—2006	462 293 位≥20 岁成人	蛋白尿/GFR↓	11.9%（7.1%）[a]
王德光等	中国安徽	2005—2007	33 451 位≥20 岁成人	蛋白尿/血尿/GFR↓	9.9%（0.8%）[a]
范文娟等	中国新疆	2009—2010	10 025 位≥20 岁成人	蛋白尿/血尿/GFR↓	9.6%（2.7%）[a]
汪秀英等	中国河南	2006—2009	77 355 位≥20 岁成人	蛋白尿/血尿/GFR↓	15.3%
Chen wei 等[53]	中国西藏	2010	1289 位≥18 岁成人	蛋白尿/血尿/GFR↓	19.1%（2.1%）[a]
唐盛等	中国广西	2009	8597 位 18～74 岁个体	蛋白尿/血尿/GFR↓	9.7%（4.0%）[a]

注：GFR↓ 代表 GFR $<$ 60 ml/(min · 1.73m^2)。

[a] 括号内统一为 GFR $<$ 60 ml/(min · 1.73m^2) 的比例，即 CKD 3—5 期的比例。

2007 年我国 13 省市多阶段分层整群抽样结果显示，我国 18 岁及以上人群 CKD 患病率为 10.8%，估计我国现有成人 CKD 患者 1.2 亿。另外，中国台湾、香港地区的患病率分别为 11.9%、16.0%。我国 CKD 3 期患病率低于发达国家，仅为 1.6%，美国和挪威分别为 7.7%和 4.2%，可能的解释是中国高血压与糖尿病患病率攀升见于过去 15～20 年间，而这些疾病累及肾还需要 10 年时间，换个角度说这一滞后效应正是中国控制由高血压和糖尿病导致 CKD 激增的难得时机。

就城乡而言，我国农村 CKD 患病率为 11.3%，城市为 8.9%。就地区划分，北部地区（16.9%）和西南地区（18.3%）的患病率显著高于其他地区（东部为 8.4%，南部为 6.7%，中部为 14.2%，西北地区为 6.7%）。学者认为其可能与遗传和部分环境因素有关，如北方和西南地区居民偏爱红肉、膳食中钠含量较高等，但有待进一步探讨。

二、时间分布

近20年来，世界范围内CKD的患病率总体呈增长趋势，发展中国家增长趋势较发达国家更为明显。美国全国健康与营养调查（National Health and Nutrition Examination Survey，NHANES）显示，CKD患病率1988—1994年平均为5.5%，1999—2002年约为8.7%[54]。同时，英国研究发现CKD患病率2004年为5.4%，2009—2010年为5.6%，上升趋势并不明显。日本Okinawa地区20年居民体检资料显示，1983年CKD人群患病率为16.2%，1993年为15.7%，2003年为15.1%，变化趋势也不明显。日本另一项研究发现，男性1974、1988、2002年患病率分别是13.8%、15.9%、22.1%，呈明显上升趋势，而女性患病率分别是14.3%、12.6%、15.3%，趋势并不明显。研究认为欧美发达国家CKD患病率上升较不明显，主要与上述各国CKD的部分危险因素比重下降有关，如高血压、高血脂、吸烟等。但要注意，各国ESRD的患者数却一直都在迅猛增速，以美国为例，1991—2000年，ESRD患者数增加了近1倍，至2010年又翻了一番，提示越来越多的CKD患者进展为ESRD，造成沉重的社会负担，再次凸显早发现、早干预的必要性。

由于我国CKD流行病学研究起步较晚，大陆地区尚无患病率的时间趋势资料。台湾地区利用医疗保险数据库中176 365位个体资料分析，发现1996年ICD-9编码属于CKD的占2.0%，2003年该比例提高到9.8%，上升趋势较为明显。需要认识到，目前我国CKD的患病率已经接近欧美发达国家的水平，而导致CKD患病率升高的人口老龄化、不健康生活方式、肥胖、高血压及糖尿病患病率都一直仍在加剧，因此可以预见，如不及时干预，未来几十年中国的CKD患病率将会惊人。

三、人群分布

（一）年龄

几乎所有的人群研究都表明，CKD的患病率随年龄的增长而显著上升，老年人的患病比例是年轻人的6～10倍。美国NHANES发现20～39岁、40～59岁、60～69岁和≥70岁各年龄段CKD患病率分别为4%、8%、22%、47%[9]。澳大利亚AusDiab研究中25～44岁、45～64岁、≥65岁个体的CKD患病率分别为0.0%、2.5%、54.8%。日本2000—2004年体检数据中，20～29岁、30～39岁、40～49岁、50～59岁、60～69岁、70～79岁和80～89岁各组的CKD 3期患病率分别为1.4%、3.6%、10.8%、15.9%、31.8%、44.0%和59.1%。欧美发达国家CKD的高发人群集中在老年人，可能与老年人高血压、糖尿病等易导致肾损害的疾病发生率增加有关。2012年，KDIGO对随访研究加以总结发现，年龄每增加1岁，GFR平均下降约1 ml/(min·1.73m^2)，其中合并糖尿病的老年人甚至达到2 ml/(min·1.73m^2)[8]。

相比之下，部分发展中国家并非完全如此，如在尼日利亚，30～50岁人群CKD患病率最高，严重影响其人力资源和社会经济。2007年我国13省市多阶段分层整群抽样数据提示，男、女CKD患病率均随年龄的增加而增加，且趋势相似（图22-2-1）。同时，18～39岁个体CKD患病率已接近10%，提示不能忽视青年人群的CKD的早期筛查工作。

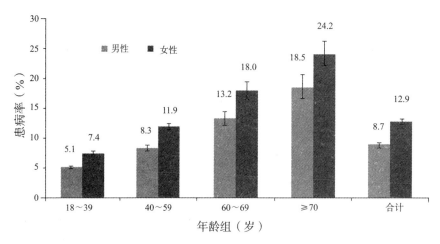

图 22 - 2 - 1　我国分年龄、性别的慢性肾病患病率

资料来源：王海燕等，2012.

（二）性别

多数研究均显示，各年龄段 CKD 的患病率，女性都高于男性。美国 NHANES 中，男性 CKD 患病率为 11.1％，女性为 15.0％；澳大利亚 AusDiab 研究发现男、女 CKD 患病率分别为 9.3％、13.0％。英国、日本男女间 CKD 患病率之比也均小于 1.0。女性患病率虽然高，但是男性 CKD 患者肾功能恶化的速度远快于女性，男性 ESRD 患病率也高于女性。

我国 2007 年 13 省市调查结果显示，女性 CKD 患病率（12.9％）同样显著高于男性（8.7％），该研究未呈现不同省市的分性别患病率数据。国内其他同类研究显示的各地患病率的男女性比例不太一致，但均小于 1.0。学者认为男女患病率比例小于 1.0，可能的解释包括：①女性 CKD 患者进展至终末期可能较男性缓慢。目前，已有前瞻性的流行病学研究证实，女性个体 CKD 进展的风险更大。②既往研究多使用 MDRD 公式估算 GFR，本身可能低估了女性的真实肾功能。③女性因为易发尿路感染或经血污染等情况，血尿的假阳性的情况会高于男性。对于这些解释目前并不完全清楚，仍需研究关注。目前研究认为不同国家和地区间 CKD 患病率性比例的差异与种族因素无关，多由环境和行为因素的差异造成。

（三）民族与种族

国外资料显示，不同种族 CKD 的患病率不同。非裔美国人的 CKD 患病率低于白种美国人，但其中 ESRD 期（CKD 4—5 期）的患病率前者是后者的 2～4 倍。对此学者认为可能的解释包括：①非裔美国人 CKD 患者进展为 ESRD 的速度更快，进展为 ESRD 的风险更大。NHANESIII 研究发现 GFR 介于 15～59ml/（min・1.73m^2）的个体，非裔美国人 5％在 5 年内进展为 ESRD，而白种美国人仅有 1％。这可能主要与其高发的低出生体重所导致的肾单位数量较少、社会经济地位较低、不健康行为比例较高、卫生服务利用不足致使血糖/血压控制不佳、遗传等因素有关。但也有研究发现，调整社会经济地位和生活方式后，种族对 CKD 进展的影响并无意义。②非裔美国人 CKD 患者进展为 ESRD 后（或合并心力衰竭、心肌梗死）的存活率较高，肾移植手术后的存活率高于白种美国人，存在幸存者效应（survivor effect）。③MDRD 公式源人群中，非裔美国人比例仅 12％，年轻人较少，且主要为肾功能受损的患者，可能造成对非裔美国人 GFR 的低估。有研究改用 CKD‐EPI 公式或 Cockcroft‐Gault 公式的确发现两个人群患病率趋于相同。新近有研究对 4119 位 18～30 岁的个体随访 20 年发现，非裔美国人发病率为 1.4%，白种美国人发病率为 0.7%。无疑种族差异存在与否及原因，仍需要进一步研究。建议今后研究应选择同一人群重复测量 GFR，并尽可能全面关注已知危险因素，以便了解真实的 GFR 变化情况。

亚洲研究发现，华人（18.6%）的 CKD 患病率比马来人（28.6%）、印度人（27%）低，考虑主要与华人的糖尿病、高血压、超重/肥胖、血脂异常比例均相对较低有关。比较我国同一省区不同民族 CKD 的患病率，发现云南、内蒙古、新疆三省区中，苗汉、蒙汉、维汉及少数民族间患病率无显著差别，可能与这些地区多民族长年聚居、民族间通婚普遍和生活饮食习惯趋同相关。目前国内其他民族 CKD 患病率的数据尚为空白，亟待补充。

（四）社会经济地位

国外研究显示，社会经济地位（SES）与 CKD 患病率密切相关，低收入、接受教育程度低的人群患病率高[55]。研究者认为这主要与这部分人暴露于感染因素及毒性物质的机会较多、婴幼儿时期存在营养不良进而影响肾发育及功能有关，不仅提示 CKD 的发生是由环境和遗传因素综合作用的结果，而且提示应该对这一人群尽早开展健康教育、筛检，以便及时发现和干预。

我国 2007 年 13 省市调查结果显示，农村随经济收入（人均 GDP）的增加，患病率呈上升趋势，而城市刚好相反，患病率呈下降趋势，与欧美国家一致（表 22‐2‐2）。考虑主要与我国农村地区经济快速发展而居民健康素养并未同步，导致了各种不健康的生活方式、各种代谢疾病激增有关，这也提示在中国 CKD 的高危人群不应忽视经济水平较高的农村居民。

表 22‐2‐2　不同经济发展水平的 CKD 患病率（%）

	人群 GDP（万人民币）	CKD 患病率（95%CI）
农村	0.2～1.2	7.2（6.4～8.0）
	1.6～2.3	10.6（9.5～11.7）
	2.4～7.5	15.8（14.3～17.3）
	合计	11.3（10.6～12.0）
城市	1.7～4.0	10.0（9.0～11.0）
	4.6～7.9	8.2（7.3～9.1）
	8.8～22.0	6.3（5.6～7.0）
	合计	8.9（8.2～9.6）

注：①CKD 定义为 GFR$<$60 ml/(min·1.73m^2) 或有白蛋白尿（即尿白蛋白/肌酐比值$>$30mg/g）；②人群 GDP 基于街道/乡镇的数据得出，因为分组区间并未涵盖所有数值。

资料来源：王海燕等，2012.

第三节　病因和危险因素

许多流行病学研究及临床资料都提示，CKD 的发生发展与一系列危险因素之间有密切联系。这些危险因素大体可分为 4 类（表 22-3-1）：易感因素（susceptibility factors）、始动因素（initiation factors）、进展因素（progression factors）及终末期因素（end-stage factors）。实际由于对 CKD 的早期阶段难以诊断，严格区分上述几种因素非常困难。具体来讲，上述因素既包括年龄、种族、家族史等无法改变的因素，同时也包括不健康行为、高血压、糖尿病、超重/肥胖等可干预的因素。总体而言，CKD 的发生与其他慢性病一样，具有明显的遗传异质性，并受到多种环境因素的影响。

表 22-3-1　CKD 危险因素的类型和举例

危险因素	定义	举例
易感因素	对肾损伤敏感度增高的因素	老年，CKD 家族史，肾体积减小，低出生体重，美裔少数民族，低收入及低教育水平
始动因素	直接促使肾损害发生的因素	糖尿病，高血压，自身免疫性疾病，全身感染，泌尿系感染，泌尿系结石，下尿路阻塞，肾毒性药物
进展因素	肾损害发生以后，导致肾损害加重，加速肾功能下降的因素	高水平的蛋白尿，高血压，糖尿病时血糖控制不良，吸烟
终末期因素	增加肾衰竭患者发病率和死亡率的因素	透析不充分，临时血管通路，贫血，低蛋白血症

资料来源：KDOQI，2002.

（一）遗传因素

国内外研究均证实 CKD 具有明显的家族聚集性[56]，其中一些单基因突变肾病的遗传学研究也已经取得了很多进展，但这部分肾病仅占透析原因的 10%[57]。占更大比例的慢性肾病属于多基因遗传复杂性疾病，自 2005 年开始，在分子生物学技术和分子流行病学进展的推动下，一些 CKD 相关基因相继确定。同时，不同种族和个体的 CKD 患者之间参与发病的基因位点和突变性质具有明显差别，使 CKD 具有显著的遗传异质性。目前，遗传研究已证实，除第 10、14、21 号和 23 号染色体外，其余 19 条染色体均存在一些位点与各人群 CKD 的易感性相关（表 22-3-2）。由于单个位点的病因贡献微弱，Framingham 心脏研究尝试使用遗传风险评分整合已发现遗传位点的预测作用[58]。此外，国际 CKD 研究开始逐渐关注表观遗传学，如甲基化表达等，而国内 CKD 相关的遗传流行病学研究仍相对较少，值得关注。

表 22-3-2 已证实的慢性肾病相关的易感基因

基因	染色体	SNP ID	基因	染色体	SNP ID
ALDH2	12	rs671	PAX8	2	rs11123170
ALMS1	2	rs13538	PIP5K1B	9	rs4744712
ANXA9	1	rs267734, rs3738479	PRKAG2	7	rs7805747
APOL1	22	rs73885319	RSPO3	6	rs1936800
ATXN2	12	rs653178, rs12302645	SH2B3	12	rs3184504, rs10774625
ABCG2	4	rs2725220	SHROOM3	4	rs17319721, rs13146355
BCAS3	17	rs11868441, rs9895661	SLC34A1	5	rs6420094
BCL6-LPP	3	rs10937329	SLC7A9	19	rs12460876
C12orf51	12	rs2074356	STC1	8	rs10109414
DAB2	5	rs11959928, rs3822460	SLC2A9	4	rs3775948
DACH1	13	rs626277	SLC22A12	11	rs504915
GCKR	2	rs1260326, rs13022873	SLC14A2	18	rs7227483
GNAS	20	rs6026584	TFDP2	3	rs347685, rs6781340
LRIG1-KBTBD8	3	rs13069000	UBE2Q2	15	rs1394125
MHC region	6	rs3828890	UMOD	16	rs12917707, rs4293393
MAF	16	rs889472	UNCX	7	rs10275044, rs10277115
MECOM	3	rs16853722	UMOD	16	rs11864909
MTX1-GBA	1	rs2049805	VEGFA	6	rs881858, rs1750571
MPPED2-DCDC5	11	rs10767873, rs963837	WDR72	15	rs17730281

资料来源：Ellis 等，2012；Okada 等，2012.

（二）年龄

众多队列研究资料（如美国 NHANES Ⅲ 研究、澳大利亚 AusDiab 研究、中国 2007 年 13 省调查）已证实年龄是 CKD 的独立危险因素，男、女 CKD 患病率均随年龄递增。正常情况下，随着年龄的升高，因肾灌注减少继发局部肾小球缺血，导致 GFR 每年大约以 $1ml/(min \cdot 1.73m^2)$ 的速度下降，但尚不确定这代表正常的衰老进程还是一种病理表现[9]。美国 NHANESⅢ 调查显示，60 岁以下 CKD 患病率为 10% 左右，而 60 岁及以上的人群患病率达 20%，75 岁以上人群超过 50%，也进一步提示年龄与 CKD 患病率有关[10,59]。老年人 CKD 的病因有其自身特点，其中高血压、糖尿病和梗阻性肾病所占比重就达 40%～60%，老年人作为 CKD 多种危险因素的集合体，其早期筛查和诊治任重而道远。另外，CKD 的进展亦受年龄的影响，老年患者进展较快[60]。国际上已形成了老年肾病学（gerionephrology）专业。但注意，部分发展中国家（如尼日利亚）不存在上述趋势。

（三）性别

既往研究较少关注性别对 CKD 发病的影响。澳大利亚 AusDiab 研究及我国 2007 年 13 省市调查的横断面数据均提示女性是 GFR 下降的独立危险因素，前者 OR 为 1.3（95%CI 1.0～1.7），后者 OR 为 1.66（95%CI 1.17～2.37）。同时，奥地利一项研究对 17 375 位健康成人个体平均随访 7 年，发现调整混杂后，女性 CKD 发病风险是男性的 1.80 倍（1.56～

2.06）。尽管各年龄段女性 CKD 患病率均高于男性，已有研究也均支持女性是 CKD 发病的危险因素，但对于性别对 CKD 的影响仍存在很多讨论，主要由于多数研究均提示对于 CKD 进展而言，男性又是一个危险因素。美国 Neugarten 等完成的一项 meta 分析纳入 68 个研究（11 345 位患者）发现，相比女性，男性 CKD 患者的肾功能下降更为迅速。原因除考虑两性肾结构、功能本身存在些许差异外，学者大多认为性激素可能发挥主导作用，尤其雌激素所具有的抗氧化作用。之后，美国 Jafar 等纳入 11 项随机对照试验（1860 位患者），meta 分析结果显示，调整基线协变量后，男性发病风险并不高于女性，但该研究中女性个体均已绝经。总之，现有研究尚不完全确定性别对于 CKD 的影响，因此尚无证据支持单独对男性或者女性重点关注。

（四）高血压

高血压已被证实是新发 CKD 的重要原因。美国 NHANESⅢ研究中，高血压患者蛋白尿的患病率达 14.5%，澳大利亚 AusDiab 研究和我国 2007 年 13 省市调查同样均发现高血压是 CKD 的重要危险因素，相对于蛋白尿的 OR 值分别是 3.1（95%CI 2.3～4.1）和 2.7（95%CI 2.3～3.2）。高血压诱发 CKD，并非单纯由高血压所造成的肾血流动力学异常主导，其发病中异常活化的神经内分泌系统、氧化应激、内皮功能损害均有参与。另外，与高血压密切相关并行、互为因果的其他心血管代谢危险因素，如糖尿病、血脂异常、高尿酸血症、肾动脉粥样硬化基础上的缺血性肾病等，也是其相关肾损害常见致病因素。同时，现有研究确定在控制其他因素后，血压升高与更快的 GFR 下降率有关。目前已有研究发现，有效控制血压，可以显著延缓肾功能的恶化，而另有研究发现高血压前期也与 CKD 发病风险增加有关（OR 为 1.11，95%CI 1.05～1.17）[61]。因此尽早地发现和治疗高血压对于预防 CKD 具有重要意义，同时也提示应在对高血压最早期阶段的患者进行评价和治疗时尽早考虑到肾功能。

（五）糖尿病

糖尿病是 CKD 最主要的已知危险因素，此外，现有研究也支持血糖控制不良与 GFR 下降速度较快相关。美国肾数据系统（United States Renal Data System，USRDS）显示，美国、澳大利亚、欧洲、巴基斯坦、菲律宾、日本由糖尿病造成的 ESRD 分别占 44%、25%、15%～33%、42%、25% 和 37%。美国 NHANESⅢ研究、澳大利亚 AusDiab 研究和中国 2007 年 13 省调查也都证实，糖尿病是 CKD 的独立危险因素，如 NHANESⅢ研究中 34.2% 的糖尿病患者出现蛋白尿。我国 1999 年全国透析登记资料提示糖尿病肾病占 14%，相对要低，考虑主要与我国经济水平相对较低、糖尿病患病率较低有关。其实，经济较为发达的中国香港、台湾地区，糖尿病在 ESRD 患者中也分别达 38%、35%，与欧美国家一致。糖尿病正逐渐成为发达国家和发展中国家罹患 CKD 的最主要原因。WHO 2000 年数据显示，我国男、女性糖尿病的患病率已分别为 5.2% 和 5.3%，预计随着我国生活方式和饮食习惯的变化，糖尿病的发病率也会日趋升高，CKD 的预防形势将越来越严峻。因此，如何做好糖尿病患者的血糖控制及开展肾功能监测，已经逐渐成为临床关注的重点。

（六）超重/肥胖

大规模的流行病学研究显示：肥胖是部分 CKD 的原发病因，同时也是促使 CKD 向

ESRD 进展的危险因素。美国 Fox 等对 2585 人随访 20 年发现，体质指数（ body mass in-dex，BMI）每增加 1 kg/m²，新发 CKD 的 OR 为 1.23（95％CI 1.08～1.41）。葡萄牙 PRE-VADIAB 研究发现肥胖患者中 CKD 发病率达到 33.7％；其他欧美国家发病率水平也基本一致。随后，美国 Hsu 等通过一项对 320 252 个体的 21 年随访资料证实，肥胖患者的 BMI 增加也是 CKD 进展为 ESRD 的独立危险因素。也有学者将视角投向生命早期的肥胖，探索其与新发 CKD 的关联[62]。现有研究认识到肥胖导致肾损伤的机制较为复杂，包括了肾血流动力学改变、高血压、肾结构重建及一系列神经体液因素的改变及代谢紊乱等各种影响。目前研究较为关注的是另一个肥胖评价指标，即腰围（脐周径）和 CKD 的关系。腰围本身反映内脏脂肪的蓄积水平，而内脏脂肪蓄积可以导致脂肪细胞因子异常分泌进而造成心血管疾病的高危状态。对其深入关注，有利于寻找系统合理的预防和治疗方法，从而尽可能减少由于肥胖所导致的肾损伤。

同时，肥胖也是微量白蛋白尿和蛋白尿发生的重要预测因素。有研究发现 BMI>25 kg/m² 的人群出现蛋白尿的风险较 BMI≤25 kg/m² 的人群高出 43％～56％。Look A-HEAD（Action for Health in Diabetes）研究的 4985 例受试者中，BMI 最高的 1/4 人群发生蛋白尿的风险，是 BMI 最低的 1/4 人群的 1.72 倍（95％ CI1.40～2.11）。Alex 等对 2354 位白人和非裔美国人随访 15 年证实肥胖增加微量白蛋白尿的发病风险（OR 为 1.9，95％CI 1.1～3.3）[63]。此外，Afshinnia 等完成的一项 meta 分析结果也提示，短期干预减轻体重可以降低患者尿蛋白量水平。然而长期减肥、控制体重是否可以延缓 CKD 进展，尚未有研究涉及，仍需证实。目前，K/DOQI 已将超重或肥胖（ BMI>25kg/m²）人群的饮食和生活方式指导列入预防 CKD 危险因素的指南[33]。需要注意，近来有学者发现体重过低同样增加蛋白尿的风险（OR 为 1.68，95％CI 1.10～2.57），提示 BMI 与蛋白尿之间可能为"J"型关联[64]。

（七）血脂异常

许多证据证明血脂异常是 CKD 发生发展的重要危险因素。MDRD 试验研究发现，高密度脂蛋白胆固醇（high density lipoprotein cholesterol，HDLC）降低是肾疾病进展的独立危险因素。此外，ARICS 研究（the Atherosclerosis Risk in Communities Study）对 12 728 名个体追踪观察 2.9 年，调整协变量后，HDLC 水平最高组相比最低组的 OR 为 0.47，也证实这一点。此外，总胆固醇、低密度脂蛋白胆固醇（low density lipoprotein cholesterol，LDLC）升高作为心血管疾病的危险因素，也均参与了肾疾病的发展。动物实验显示高脂饮食可以导致老鼠肾小球巨噬细胞浸润、泡沫细胞形成，最后导致肾小球硬化；脂毒性可以减少肾单位的数量加重肾排泄负担，从而引起肾损害。尽管日本冲绳研究中，高脂血症对晚期肾衰竭的发病未见影响，但应注意该结果只是针对晚期肾衰竭者，并没有提到早期 CKD 与高脂血症的关系问题。2011 年，英国 Baigent 等完成的随机对照试验 SHARP 研究（Study of Heart and Renal Protection，试验组 4650 人，对照组 4620 人）证实，降脂治疗能保护 GFR，减少肾病患者的尿蛋白。同时，要注意 CKD 患者也是脂代谢紊乱的高危人群，以高甘油三酯血症和（或）低 HDLC 血症最为常见，为此全美胆固醇教育计划指南（National Cholesterol Education Program，Adult treatment panel Ⅲ，NCEP-ATPⅢ）专门指出。

（八）肾小球肾炎

1999 年中国透析移植登记小组记录数据显示，导致 ESRD 的主要原因是肾小球肾炎

（49.9％），而从上海透析移植登记小组 1999 年及 2003 年的统计结果看，组成并无明显变化。张勉之等回顾性分析 1997—2003 年收治的 976 例慢性肾衰竭患者，发现中国大陆慢性肾衰竭首要原因是慢性肾小球肾炎（55.71％），港澳台地区相对较低（39.13％）。另外，南京军区总医院解放军肾病研究所总结了从 1979 年 1 月—2002 年 12 月的 13 519 份肾穿刺结果，其中原发性肾小球肾炎占 68.64％，也提示其是最主要的肾损害原因。

（九）C 反应蛋白（C reative protein，CRP）

微量白蛋白尿是早期肾损伤的标志，与肾病进展、并发心血管病及死亡密切相关。CRP 作为低度炎症和血管受损的标志物，流行病学研究显示其无论在糖尿病/高血压患者，还是一般人群中均与蛋白尿存在关联。美国 Kshirsagar 等利用 NHANES（1999—2004）中 12 831 位个体的资料发现，CRP 水平升高同蛋白尿存在正相关，CRP 水平＞3 mg/L 的一组相比＜1 mg/L 的一组，OR 为 1.33（95％CI 1.08～1.65）。日本 Nakamura 等利用 6453 位健康个体的横断面信息，发现男性、女性中 CRP 水平与蛋白尿关联的 OR 分别为 1.42（95％CI 1.13～1.79）和 1.26（95％CI 1.060～1.49），其他各国研究结果也基本接近。目前动物实验和人群研究已证实较多 CRP 导致蛋白尿的机制，主要包括一氧化氮（NO）合成较少，促炎性细胞因子生成增加等途径，进而导致肾小球细胞增生，肾血管通透性增加等病理改变。

需要注意的是，CRP 对蛋白尿的作用存在很大的种族差异，如日本人的微量白蛋白尿患病率高于美国，但 CRP 水平却普遍低于美国，这一定程度局限了多种族/民族间的推广。而与此同时，目前对于 CRP 与 GFR 水平关联的研究较少。芬兰 Stuveling 等利用 PRE-VEND 的 7317 位非糖尿病个体的信息，发现 CRP 水平升高导致 GFR 下降的 OR 是 1.9（1.3～2.9），但调整混杂后差异无统计学意义。同样，美国 Keller 等利用 6814 位个体的横断面信息，也仅仅在 GFR 小于 60ml/(min·1.73m^2) 一组，发现 CRP 与 GFR 存在关联。同时，目前在 CKD 患者中尚缺乏干预性研究，关注降低 CRP 是否能延迟肾功能不全的进展和减少心血管并发症的发生，应作为今后研究的重点。

（十）高尿酸血症

高尿酸血症是近几年重点关注的一个 CKD 危险因素。在所有关注 UA 同 CKD 关联的队列研究中，尽管开展于以医院为基础的患者群体中的尚存在一些争议，但开展于以社区为基础的一般人群中的结论比较一致。泰国 Somnuek 等研究发现相对于尿酸浓度四等分最低的一组（1.50～4.49mg/dl），最高一组（≥630mg/dl）新发 CKD 的调整 RR 为 1.82（95％CI 1.12～2.98）；奥地利 Obermayr 等研究发现对于尿酸浓度小于 7.0mg/dl 的一组，浓度为 7.0～8.9mg/dl、≥9.0mg/dl 两组新发 CKD 的调整 RR 分别为 1.26（95％CI 1.02～1.55）和 1.63（95％CI 1.18～2.27）。韩国 Kuo 等对 14 939 例 20～84 岁成人平均随访 10.2 年发现，男性高尿酸血症（≥6.6mg/dl）增加新发 CKD 的风险（OR 为 2.1，95％CI 1.6～2.9），女性高尿酸血症（≥4.6mg/dl）却未发现关联（P＝0.13）[65]。我国 2007 年 13 省市调查也证实高尿酸血症是 GFR 下降的独立危险因素，其他队列研究也支持这一观点[66]。近来研究发现尿酸具有一定的抗氧化作用，占整个血浆抗氧化能力的 60％，有学者提出可能跟其他毒性物质类似，尿酸浓度过低也会增加新发 CKD 的风险，但尚无人群研究证实。随着研究证据的不断增加，学者逐渐认可应该将控制尿酸纳入 CKD 治疗措施的范畴[67]。

(十一) 不健康行为

1. 吸烟与饮酒　吸烟、酗酒是 CKD 的独立危险因素。新加坡 Shankar 等随访 3392 位基线肾功能正常的个体 5 年时间，发现吸烟者患 CKD 的风险是不吸烟者的 1.97 倍（95%CI 1.15～3.36），曾经吸烟者中，戒烟时间不到 5 年者与 CKD 的关联性高于戒烟达 15 年以上者，间接提供了尽早长期戒烟能保护肾的证据。与此同时，酗酒者与从不酗酒者相比发展成 CKD 的 OR 是 1.99，吸烟酗酒者与两者都无者相比发展成 CKD 的比值是 4.93（95%CI 2.45～9.94）。近来研究越来越多的关注适量饮酒对肾的保护作用，包括预防发病和延缓进展两方面[68]。

2. 少体力活动　目前对体力活动与 CKD 发病风险的研究很少。美国 Robinsond 等分析 Nurses Health Study 中 3587 位未患糖尿病女性个体的信息，发现体力活动水平处于上四分位数的个体，是处于下四分位数的个体发生 ACR 下降风险的 0.65 倍（95%CI 0.46～0.93）。每周高强度锻炼时间超过 210min 的个体出现 ACR 下降的风险，是无高强度锻炼个体的 0.61 倍（95%CI 0.37～0.99）[69]。美国 NHANES 2003—2006 年中 2117 位个体的资料，提示无论轻度体力活动水平，还是总体力活动水平，在两性中均与 GFR 的对数值存在正关联，但男性仅在非糖尿病患者中发现。研究同时发现静坐时间与新发 CKD 风险密切相关，澳大利亚 AusDiab 研究也证实看电视时间越长，CKD 发病风险越大。国内学者利用台湾 416 175 位个体体检资料，平均随访约 8.05 年，发现相比不锻炼组（<3.75MET-h），每天锻炼 15min 者全死因死亡率可降低 14%，期望寿命可增加 3 年，之后每天锻炼时间每增加 15min，全死因死亡率额外降低 4%[70]。

3. 摄入含糖饮料　关于含糖饮料摄入与 CKD 的研究仍存在很多争议，横断面研究与病例对照研究均一致显示，含糖饮料摄入过多与 CKD 关联存在统计学意义，但证据力度更强的队列研究结论却不一致。以 Andrew S 等的研究为例，利用 ARICS 资料，基线分析时，相比每天摄入含糖饮料不到 1 份的一组，摄入为每天 1 份、每天超过 1 份个体与 CKD 的 OR 分别为 1.12（95% 1.01～1.25）、1.31（95%CI 1.12～1.53），但 9 年随访后，新发 CKD 的 RR 分别为 1.11（95% 0.97～1.28）、1.17（95%CI 0.95～1.43），关联均无统计学意义。当下各国含糖饮料的使用趋势愈演愈烈，尤其青少年中比例格外高，相关研究非常必要。

(十二) 其他危险因素

随着 CKD 流行趋势的加剧，国内外对 CKD 领域的关注越来越多，在传统已确定的危险因素外，逐渐发现了许多新的危险因素，如各种感染（主要为医疗水平较差的地区）、接触环境毒性物质（如铅等重金属暴露）、热应激、乙肝/丙肝、药物（含中药）、高钠饮食、维生素 D 缺乏、睡眠时间较短、载脂蛋白 b 水平过高等[33,71-75]，都应该进一步关注。本章着重介绍高同型半胱氨酸血症和低出生体重。

高同型半胱氨酸血症也与肾功能减退存在关联，并且预测 ESRD 患者中心血管事件的发生。日本 Ninomiya 等以基线无肾疾病的社区人群随访，发现同型半胱氨酸水平增高者发展到中重度肾功能不全的风险是最低水平同型半胱氨酸血症者的 3 倍；法国 Chauveau 等发现血同型半胱氨酸水平随着肾功能不全的加重而升高，ESRD 患者同型半胱氨酸水平可达 20～50 mmol/L。国内相关研究甚少。

Barker 等提出的"胎源学说"认为生命早期的有害暴露影响成年期慢性病的发病风险，胎儿宫内生长发育营养不良常常利用低出生体重作为指示标志。Richard 等利用英国出生队列中 2192 位个体信息发现，调整其他混杂后，出生体重每降低 1kg，60～64 岁时的 GFR 相应降低 2.13 ml/(min·1.73m²)[76]。有学者认为具体机制可能与糖耐量异常、肾单位数量较少等有关，同时指出儿童青少年时期若存在追赶生长又会加重罹患 CKD 的风险[77]。

第四节　预防策略与措施

目前 CKD 的防治主要基于 NKF‑K/DOQI 建立的 CKD 进展模型（图 22‑4‑1），依据其发生、发展的过程，对普通人群筛检 CKD 危险因素确定高危人群，对高危人群进行干预及肾功能筛查，对 CKD 患者干预治疗以延缓进展。CKD 防治的总目标为：减少 CKD 的发生，减慢肾损害的进展速度，预防并发症发生及死亡，提高患者生存率和生活质量[78]。

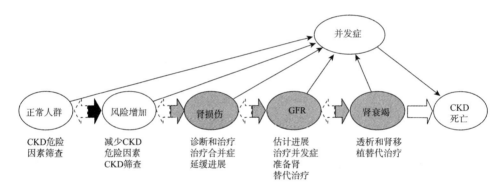

图 22‑4‑1　CKD 发生和发展以及干预治疗的模式图

注：阴影部分代表 CKD 的不同阶段，非阴影部分代表 CKD 前期或预后，椭圆形部分之间的箭头代表与 CKD 发生、发展有关并且能被干预治疗的因素：易感因素（黑箭头）、始动因素（深灰箭头）、进展因素（暗灰箭头）、终末期因素（白箭头）。椭圆形下方所列为每个阶段干预治疗的措施。正常人应该进行 CKD 危险因素的筛查，具有 CKD 危险因素者应该进行 CKD 筛查[79]。

一、一级预防

一级预防主要在于确定 CKD 的各种危险因素，进而针对致病因素采取措施，预防 CKD 的发生，是整个预防策略的基石。CKD 患者透析本身消耗巨额医疗费用，患者、家庭和社会都无力承受[80]。为此，美国、巴西等国家已尝试多种形式的健康教育，如"Previna-se"运动等[81]，英国也依托国立卫生服务项目（UK National Health Service，NHS）采取了药物预防等措施[82]。目前，我国无论医生、公众抑或患者对 CKD 的认识均较少，CKD 相关健康教育工作的开展极为迫切。借鉴国外经验及 CVD 的预防措施，可以开展的健康教育应该包括：

（1）提高全社会对 CKD 危害的认识，提高患者的知晓率，引导公众尽早关注肾疾病，增强肾的自我保健意识。

（2）鼓励健康的生活方式，戒烟限酒、合理膳食、适量运动，保持理想体重[33]。

（3）对高血糖、高血压、高血脂的个体，注意治疗高血糖、高血压，纠正血脂异常[83]，并注意适当调整饮食膳食（如低钠饮食）。对于发展中国家尤甚。

（4）避免服用肾毒性药物。

（5）避免重金属暴露。

（6）及时控制感染。

（7）不要过多摄入含糖饮料。

（8）每年定期尿常规检查，以便发现早期肾损害。

（9）实验室血肌酐检测结果报告 GFR，提高公众关注度[41]。

（10）强化对医生及医学生的 CKD 培训，增强关注意识和应对技能[84-87]。

二、二级预防

当前 CKD 的人群知晓率，无论发展中国家还是发达国家都远不尽如人意。美国为 9.2%～23.0%，欧洲约为 10.0%，中国为 12.5%，泰国仅有 1.9%。知晓率较低导致难以对 CKD 早发现、早诊治，很多患者发现时即为 ESRD。二级预防目的就在于早期发现 CKD，及时有效处理以逆转病情或延缓及阻止其发展为 ESRD、CVD 或死亡，包括任何旨在发现尚未确诊 CKD 病例的活动，如普查和筛检。由于 CKD 的人群患病率在 3.7%～18.9%，利用普查来寻找早期 CKD 患者成本—效益太低。而对于筛检，美国、日本、英国、澳大利亚等发达国家均已开展多年，已被证实成本—效益较好[82,88]。其中，美国的 KEEP 项目（the Kidney Early Evaluation Program，KEEP）值得特别介绍[89]，该项目为 CKD 高危人群（糖尿病、高血压或肾病家族史）免费筛检，同时对公众和医疗提供者进行相关培训，至今开展 10 年已累计受众 17 万。整个项目技术融合社会动员、科普教育、广告营销、数据共享、随访追踪和临床医生反馈于一体，是目前美国最大的慢性病筛检项目。该项目生产了很多筛检及人群风险分层的证据，最近国际上广泛涌现的筛检项目大多即建立在该研究基础上，如墨西哥[90]。尽管国际上对 CKD 筛检工作越来越重视，但应注意对发展中国家筛检工作的经济学评价仍存有争议[91]。2011 年，多个亚洲国家的肾病医生在亚洲 CKD 行动论坛上提出了一套最优的 CKD 筛查方案[92]，即面向高危人群每年开展 1 次血、尿检测，如今印度也开始尝试，但中国尚未出现[12]。美国、英国、亚洲慢性肾病指南推荐确定高危人群的标准概括如下：

（1）糖尿病患者。

（2）高血压患者。

（3）年龄大于 60 岁。

（4）心血管疾病患者（缺血性心脏病、慢性心力衰竭、外周血管病和脑血管疾病）。

（5）有肾疾病家族史者。

（6）可能导致肾损伤的多系统疾病（如系统性红斑狼疮）。

（7）泌尿道梗阻及感染者。

（8）肾结构性病变、肾结石或前列腺增生者。

（9）低出生体重者。

（10）急性肾衰竭恢复期。

（11）一次性检出血尿或者蛋白尿。

筛检发现 CKD 主要通过相关实验室检查，目前英美指南推荐的常用的 CKD 高危人群筛检方法包括：测定尿白蛋白，估算 GFR。由于我国 CKD 首位病因是肾小球肾炎，因此又补充了尿常规及尿沉渣检查（表 22-4-1）。

表 22-4-1　慢性肾病筛检方法列举

筛检方法	界值	灵敏度	特异度	应用价值
测定尿白蛋白				
24h 尿白蛋白定量	>30mg/d	—	—	金标准，但留样困难，不推荐
随机尿白蛋白定量	>2 mg/dl	男：69％ 女：37％	男：94％ 女：97％	推荐
随机尿白蛋白/肌酐比值（ACR）	男：>22.1 mg/g 女：>30.9 mg/g	男：95.7％ 女：93.3％	男：82.7％ 女：80.2％	推荐
估算 GFR				
菊粉清除率法	—	—	—	金标准，但昂贵、烦琐，不推荐
基于 Scr 计算 GFR 估计值（eGFR）				
Cockroft-Gault 公式	—	—	—	推荐
MDRD 公式	—	—	—	既往推荐
CKD-EPI 公式	—	—	—	新推荐替代 MDRD 公式
CKD-EPI$_{creat-cys}$公式				新推荐优于 CKD-EPI 公式
尿常规及尿沉渣	—	—	—	国内推荐

美国从 2003 年起，NKDEP、国立卫生研究院（National Institutes of Health，NIH）和国家糖尿病、消化疾病及肾病研究所（National Institute of Diabetes and Digestive and Kidney Diseases，NIDDK）均推荐任何测定 Scr 的实验室需要同时报告 GFR。截至目前，美国 Scr 检测次数超过 2.81 亿次/年，其中同时报告 GFR 的约占 80％。上述措施的收益主要包括两点：首先，有助于检验实施者早期识别 CKD 患者，并明确 CKD 具体分期，从而为 CKD 针对性的预后和管理奠定基础；其次，有助于开展 CKD 配套的健康教育，像告知公众血压、血糖等指标一样，有助于个人自行了解自身的肾功能水平，进而及时主动寻求相应的措施和处理。我国尚无相关规定，因此需要加强临床医生对报告 GFR 的宣传，制定相关的临床应用指南或建议，并做好 Scr 测定的标准化工作，力求提供相对准确的测定结果，以报告正确的 GFR 值。

三、三级预防

目前 CKD 的防治主要集中在三级预防，即采取措施减缓已发生的 CKD 进行性恶化、减少主要的致死性并发症——CVD 和 ESRD 的发生，提高生存质量。循证医学证实有效的 CKD 的三级预防及治疗措施有：严格控制血压、血糖、血脂，使用血管紧张素转化酶抑制剂（ACEI）或血管紧张素受体拮抗剂（ARB）等。其他可能的措施总结如下：

（1）注意合理的生活方式，如进行常规体育锻炼[33,93]、推荐 0.8 g/（kg·d）的低蛋白饮食[33]、多摄入膳食纤维等[94-95]。

（2）保持正常的体重，BMI 建议范围为 20～25 kg/m^2[33,96]。

（3）注意贫血、酸中毒、营养不良、钙磷失衡、骨和矿物代谢障碍等并发症的识别和处理[8,96-98]。

（4）建议参考 2012 年 KDOQI 指南，控制 CKD 患者的血压、血糖[27,99-104]。

（5）CKD 患者抑郁患病率超过 20%[105]，需注意抑郁症状的识别及处理[106-108]。

（6）慎重用药，避免使用肾毒性药物（如非甾体类抗炎药），同时根据肾功能（GFR）恰当调整用药剂量，防止肾损害[8,109]。为此美国 FDA1998 年批准了标有按 GFR 和肌酐清除率推荐服药剂量的药品标签。

（7）开始透析需参考严格的适应证[4,110-115]，对于老年人肾移植应谨慎[116-118]。

（8）老年群体常常心肾损害合并存在，建议同时关注治疗[119]。

（9）从国家层面重视 CKD 患者治疗，将其纳入国家医疗计划。美国、印度、日本等国家已经开展[120-122]，但亚洲多数国家并不重视[80]。

需要特别注意的是，CKD 与 CVD 存在着许多共同的危险因素，二者又互为危险因素，因此实际防控工作中建议将两者整合。CKD 患者中存在着多种 CVD 的危险因素，评估 GFR，同时应对 CKD 的 CVD 危险因素进行监测，进而寻求相关的预防和治疗措施，使患者获得更大益处。同时，对 CVD 危险因素进行有效干预，其实也直接或间接地利于 CKD 的防治。另外，既往 CVD 防控工作积累了许多经验，可以尝试将其运用到 CKD 领域，以期更快更好地推动 CKD 的防控工作。

第五节　发展趋势或展望

最近，全国性的横断面研究刚刚证实了 CKD 在我国所造成的巨大经济负担，但由于我国 CKD 的流行病学研究开展尚不足 10 年，有待回答的问题还很多。到底我国 CKD 患者的发病情况如何？哪些指标应作为判断国人 CKD 高危人群的标准？哪些指标影响 CKD 患者的病情进展？适合国人的 GFR 计算公式的开发及筛检方法的选择等都亟须我们国家自己的证据支持。此外，全基因组关联研究（Genome-Wide Association Study，GWAS）、全环境因素关联研究（Environment-Wide Association Study，EWAS）、表观遗传学等概念和技术的提出及完善，Chronic Kidney Disease Prognosis Consortium 成立、构建超大型人群队列的潮流也为深入开展 CKD 相关的遗传流行病学研究提供了契机。当下，开展大规模的随访研究，进行全面的遗传流行病学分析，已经成为我国 CKD 研究必然的新趋势。相信借助高质量的研究必然为上述未知提供高质量的证据，进而为我国开展 CKD 防治工作奠定坚实的基础。

（王胜锋）

参考文献

[1] Zhang Q L, Rothenbacher D. Prevalence of chronic kidney disease in population-based studies：systematic

review [J]. BMC Public Health, 2008, 8 (1): 117.

[2] United Nations, Department of Economic and Social Affairs, Population Division. World population ageing 1950-2050 [M]. Renoof Pub Co Lt., 2002.

[3] Levey A S, Coresh J, Balk E, et al. National Kidney Foundation practice guidelines for chronic kidney disease: evaluation, classification, and stratification [J]. Annals of Internal Medicine, 2003, 139 (2): 137.

[4] Jadoul M, Wiecek A, Van Biesen W. A decade after the KDOQI CKD guidelines: a perspective from europe [J]. American Journal of Kidney Diseases, 2012, 60 (5): 743-744.

[5] Polkinghorne K R. Controversies in chronic kidney disease staging [J]. The Clinical Biochemist Reviews, 2011, 32 (2): 55.

[6] Collins A J, Foley R N. A decade after the KDOQI CKD guidelines: impact on the United States and Global Public Policy [J]. American Journal of Kidney Diseases, 2012, 60 (5): 697-700.

[7] Coresh J. A decade after the KDOQI CKD guidelines: impact on research [J]. American Journal of Kidney Diseases, 2012, 60 (5): 701-704.

[8] ради Kdigo Ч. KDIGO 2012 Clinical Practice Guideline for the Evaluation and Management of Chronic Kidney Disease [J]. Kidney International, 2013, 3: 1.

[9] Levey A S, de Jong P E, Coresh J, et al. The definition, classification, and prognosis of chronic kidney disease: a KDIGO Controversies Conference report [J]. Kidney International, 2010, 80 (1): 17-28.

[10] Levey A S, Coresh J. Chronic kidney disease [J]. The Lancet, 2012, 379 (9811): 165-180.

[11] Wang X, Luo Y, Wang Y, et al. Comparison of associations of outcomes after stroke With estimated GFR using Chinese modifications of the MDRD Study and CKD-EPI creatinine equations: results from the China National Stroke Registry [J]. Am J Kidney Dis, 2014, 63 (1): 59-67.

[12] Wang H, Zhang L, Zuo L. A decade after the KDOQI CKD guidelines: a perspective from China [J]. American Journal of Kidney Diseases, 2012, 60 (5): 727-728.

[13] Liu X, Wang Y, Wang C, et al. A new equation to estimate glomerular filtration rate in Chinese elderly population [J]. PloS one, 2013, 8 (11): e79675.

[14] Inker L A, Schmid C H, Tighiouart H, et al. Estimating glomerular filtration rate from serum creatinine and cystatin C [J]. New England Journal of Medicine, 2012, 367 (1): 20-29.

[15] Horio M, Imai E, Yasuda Y, et al. GFR estimation using standardized serum cystatin C in Japan [J]. American Journal of Kidney Diseases, 2013, 61 (2): 197-203.

[16] Kalantar-Zadeh K, Amin A N. Toward more accurate detection and risk stratification of chronic kidney disease [J]. JAMA: The Journal of the American Medical Association, 2012, 307 (18): 1976-1977.

[17] Shlipak M G, Mattes M D, Peralta C A. Update on cystatin C: incorporation into clinical practice [J]. American Journal of Kidney Diseases, 2013, 62 (3): 595-603.

[18] Mccullough P A, Li S, Jurkovitz C T, et al. CKD and cardiovascular disease in screened high-risk volunteer and general populations: the Kidney Early Evaluation Program (KEEP) and National Health and Nutrition Examination Survey (NHANES) 1999-2004 [J]. American Journal of Kidney Diseases, 2008, 51 (4): S38-S45.

[19] Mccullough K, Sharma P, Ali T, et al. Measuring the population burden of chronic kidney disease: a systematic literature review of the estimated prevalence of impaired kidney function [J]. Nephrology Dialysis Transplantation, 2012, 27 (5): 1812-1821.

[20] Zhang L, Wang F, Wang L, et al. Prevalence of chronic kidney disease in China: a cross-sectional survey [J]. The Lancet, 2012, 379 (9818): 815-822.

[21] Collins A J, Foley R N, Herzog C, et al. US Renal Data System 2012 annual data report [J]. American

Journal of Kidney Diseases，2013，61（1）：A7.

［22］ Gansevoort R T, Matsushita K, van der Velde M, et al. Lower estimated GFR and higher albuminuria are associated with adverse kidney outcomes: a collaborative meta-analysis of general and high-risk population cohorts [J]. Kidney international, 2011, 80 (1): 93 – 104.

［23］ Astor B C, Matsushita K, Gansevoort R T, et al. Lower estimated glomerular filtration rate and higher albuminuria are associated with mortality and end-stage renal disease: a collaborative meta-analysis of kidney disease population cohorts [J]. Kidney international, 2011, 79 (12): 1331 – 1340.

［24］ Nitsch D, Grams M, Sang Y, et al. Associations of estimated glomerular filtration rate and albuminuria with mortality and renal failure by sex: a meta-analysis [J]. British Medical Journal, 2013, 346: f324.

［25］ Fox C S, Matsushita K, Woodward M, et al. Associations of kidney disease measures with mortality and end-stage renal disease in individuals with and without diabetes: a meta-analysis [J]. The Lancet, 2013, 381 (9864): 374.

［26］ Mahmoodi B K, Matsushita K, Woodward M, et al. Associations of kidney disease measures with mortality and end-stage renal disease in individuals with and without hypertension: a meta-analysis [J]. The Lancet, 2012, 380 (9854): 1649 – 1661.

［27］ Eckardt K, Coresh J, Devuyst O, et al. Evolving importance of kidney disease: from subspecialty to global health burden [J]. The Lancet, 2013, 382 (9887): 158 – 169.

［28］ Matsushita K, van der Velde M, Astor B C, et al. Association of estimated glomerular filtration rate and albuminuria with all-cause and cardiovascular mortality in general population cohorts: a collaborative meta-analysis [J]. Lancet, 2010, 375 (9731): 2073.

［29］ van der Velde M, Matsushita K, Coresh J, et al. Lower estimated glomerular filtration rate and higher albuminuria are associated with all-cause and cardiovascular mortality: a collaborative meta-analysis of high-risk population cohorts [J]. Kidney International, 2011, 79 (12): 1341 – 1352.

［30］ Izumi Y, Ogawa M, Itoh H, et al. Association of chronic kidney disease with adverse outcomes [J]. The Lancet, 2013, 381 (9866): 531.

［31］ Kasiske B L, Eckardt K. Evidence and outcomes in CKD [J]. American Journal of Kidney Diseases, 2012, 59 (4): 492 – 494.

［32］ Weiner D E, Sarnak M J. A decade after the KDOQI CKD guidelines: impact on the cardiovascular disease-CKD paradigm [J]. American Journal of Kidney Diseases, 2012, 60 (5): 710 – 712.

［33］ Gansevoort R T, Correa-Rotter R, Hemmelgarn B R, et al. Chronic kidney disease and cardiovascular risk: epidemiology, mechanisms, and prevention [J]. The Lancet, 2013, 382 (9889): 339 – 352.

［34］ Sarnak M J, Levey A S, Schoolwerth A C, et al. Kidney disease as a risk factor for development of cardiovascular disease a statement from the American Heart Association Councils on kidney in cardiovascular disease, high blood pressure research, clinical cardiology, and epidemiology and prevention [J]. Circulation, 2003, 108 (17): 2154 – 2169.

［35］ Chobanian A V, Bakris G L, Black H R, et al. Seventh report of the joint national committee on prevention, detection, evaluation, and treatment of high blood pressure [J]. Hypertension, 2003, 42 (6): 1206 – 1252.

［36］ Couser W G, Remuzzi G, Mendis S, et al. The contribution of chronic kidney disease to the global burden of major noncommunicable diseases [J]. Kidney International, 2011, 80 (12): 1258 – 1270.

［37］ 左力. 终末肾脏病数据收集和分析—美国肾脏病数据系统介绍 [J]. 中国血液净化，2007，6（6）：291 – 292.

［38］ Tuot D S, Plantinga L C, Hsu C, et al. Chronic kidney disease awareness among individuals with clinical markers of kidney dysfunction [J]. Clinical Journal of the American Society of Nephrology, 2011, 6 (8): 1838 - 1844.

[39] Arora P, Vasa P, Brenner D, et al. Prevalence estimates of chronic kidney disease in Canada: results of a nationally representative survey [J]. Canadian Medical Association Journal, 2013, 185 (9): E417 -E423.

[40] Vassalotti J A, Piraino B, Szczech L A. A decade after the KDOQI CKD guidelines: impact on the National Kidney Foundation [J]. American Journal of Kidney Diseases, 2012, 60 (5): 689 - 691.

[41] Lien Y H. Mystery of Chronic Kidney Disease Awareness [J]. The American Journal of Medicine, 2012, 125 (7): 625 - 627.

[42] Whaley-Connell A, Shlipak M G, Inker L A, et al. Awareness of kidney disease and relationship to end-stage renal disease and mortality [J]. The American Journal of Medicine, 2012, 125 (7): 661 - 669.

[43] Chugh S S, Clement L C, Macé C. New insights into human minimal change disease: lessons from animal models [J]. American Journal of Kidney Diseases, 2012, 59 (2): 284 - 292.

[44] Stenvinkel P, Larsson T E. Chronic kidney disease: a clinical model of premature aging [J]. American Journal of Kidney Diseases, 2013, 62 (2): 339 - 351.

[45] Venkatachalam M A, Weinberg J M. The tubule pathology of septic acute kidney injury: a neglected area of research comes of age [J]. Kidney International, 2012, 81 (4): 338 - 340.

[46] Coca S G, Singanamala S, Parikh C R. Chronic kidney disease after acute kidney injury: a systematic review and meta-analysis [J]. Kidney International, 2011, 81 (5): 442 - 448.

[47] Boyd J K, Cheung C K, Molyneux K, et al. An update on the pathogenesis and treatment of IgA nephropathy [J]. Kidney International, 2012, 81 (9): 833 - 843.

[48] Kurts C. A crystal-clear mechanism of chronic kidney disease [J]. Kidney International, 2013, 84 (5): 859 - 861.

[49] Braam B, Joles J A, Danishwar A H, et al. Cardiorenal syndrome—current understanding and future perspectives [J]. Nature Reviews Nephrology, 2014, 10 (1): 48 - 55.

[50] Hooi L S, Ong L M, Ahmad G, et al. A population-based study measuring the prevalence of chronic kidney disease among adults in West Malaysia [J]. Kidney International, 2013, 84 (5): 1034 - 1040.

[51] Varma P P, Raman D K, Ramakrishnan T S, et al. Prevalence of early stages of chronic kidney disease in apparently healthy central government employees in India [J]. Nephrology Dialysis Transplantation, 2010, 25 (9): 3011 - 3017.

[52] Wen C P, Cheng T, Tsai M K, et al. All - cause mortality attributable to chronic kidney disease: a prospective cohort study based on 462 293 adults in Taiwan [J]. The Lancet, 2008, 371 (9631): 2173 - 2182.

[53] Chen W, Liu Q, Wang H, et al. Prevalence and risk factors of chronic kidney disease: a population study in the Tibetan population [J]. Nephrology Dialysis Transplantation, 2011, 26 (5): 1592 - 1599.

[54] Hsu R K, Hsu C. Temporal trends in prevalence of CKD: the glass is half full and not half empty [J]. American Journal of Kidney Diseases, 2013, 62 (2): 214 - 216.

[55] Mayer G. Chronic kidney disease: who is affected, who is at risk and who cares? [J]. Nephrology Dialysis Transplantation, 2013: t475.

[56] Drawz P E, Sedor J R, Hostetter T H. Family History and Kidney Disease [J]. American Journal of Kidney Diseases, 2012, 59 (1): 9 - 10.

[57] Hildebrandt F. Genetic kidney diseases [J]. The Lancet, 2010, 375 (9722): 1287 - 1295.

[58] O'Seaghdha C M, Yang Q, Wu H, et al. Performance of a genetic risk score for CKD stage 3 in the gen-

eral population [J]. American Journal of Kidney Diseases, 2012, 59 (1): 19 - 24.

[59] Coresh J, Selvin E, Stevens L A, et al. Prevalence of chronic kidney disease in the United States [J]. JAMA, 2007, 298 (17): 2038.

[60] Hallan S I, Matsushita K, Sang Y, et al. Age and association of kidney measures with mortality and end-stage renal disease kidney measures and mortality and ESRD by age [J]. JAMA, 2012, 308 (22): 2349 - 2360.

[61] Yano Y, Fujimoto S, Sato Y, et al. Association between prehypertension and chronic kidney disease in the Japanese general population [J]. Kidney International, 2012, 81 (3): 293 - 299.

[62] Silverwood R J, Pierce M, Hardy R, et al. Early-life overweight trajectory and CKD in the 1946 British Birth Cohort Study [J]. American Journal of Kidney Diseases, 2013, 62 (2): 276 - 284.

[63] Chang A, Van Horn L, Jacobs Jr D R, et al. Lifestyle-related factors, obesity, and incident microalbuminuria: the CARDIA (Coronary Artery Risk Development in Young Adults) Study [J]. American Journal of Kidney Diseases, 2013, 62 (2): 267 - 275.

[64] Muneyuki T, Sugawara H, Suwa K, et al. A community-based cross-sectional and longitudinal study uncovered asymptomatic proteinuria in Japanese adults with low body weight [J]. Kidney International, 2013, 84 (6): 1254 - 1261.

[65] Mok Y, Lee S J, Kim M S, et al. Serum uric acid and chronic kidney disease: the Severance cohort study [J]. Nephrology Dialysis Transplantation, 2012, 27 (5): 1831 - 1835.

[66] Zhang L, Wang F, Wang X, et al. The association between plasma uric acid and renal function decline in a Chinese population-based cohort [J]. Nephrology Dialysis Transplantation, 2012, 27 (5): 1836 - 1839.

[67] Jalal D I, Chonchol M, Chen W, et al. Uric acid as a target of therapy in CKD [J]. American Journal of Kidney Diseases, 2012, 61 (1): 134 - 146.

[68] Schaeffner E, Ritz E. Alcohol and kidney damage: a Janus-faced relationship [J]. Kidney International, 2012, 81 (9): 816 - 818.

[69] Robinson E S, Fisher N D, Forman J P, et al. Physical activity and albuminuria [J]. Am J Epidemiol, 2010, 171 (5): 515 - 521.

[70] Wen C P, Wai J P M, Tsai M K, et al. Minimum amount of physical activity for reduced mortality and extended life expectancy: a prospective cohort study [J]. The Lancet, 2011, 378 (9798): 1244 - 1253.

[71] Yamamoto R, Nagasawa Y, Iwatani H, et al. Self-reported sleep duration and prediction of proteinuria: a retrospective cohort study [J]. American Journal of Kidney Diseases, 2012, 59 (3): 343 - 355.

[72] Ryoo J. Association of apolipoproteins with incidence of decreased estimated GFR in Korean men [J]. American Journal of Kidney Diseases, 2012, 61 (4): 564 - 570.

[73] De Broe M E. Chinese herbs nephropathy and Balkan endemic nephropathy: toward a single entity, aristolochic acid nephropathy [J]. Kidney International, 2012, 81 (6): 513 - 515.

[74] Halbesma N, Kuiken D, Brantsma A H, et al. Macroalbuminuria is a better risk marker than low estimated GFR to identify individuals at risk for accelerated GFR loss in population screening [J]. Journal of the American Society of Nephrology, 2006, 17 (9): 2582 - 2590.

[75] Damasiewicz M J, Magliano D J, Daly R M, et al. Serum 25-hydroxyvitamin D deficiency and the 5-year incidence of CKD [J]. American Journal of Kidney Diseases, 2013, 62 (1): 58 - 66.

[76] Silverwood R J, Pierce M, Hardy R, et al. Low birth weight, later renal function, and the roles of adulthood blood pressure, diabetes, and obesity in a British birth cohort [J]. Kidney International, 2013, 84 (6): 1262 - 1270.

[77] Luyckx V A, Bertram J F, Brenner B M, et al. Effect of fetal and child health on kidney development and long-term risk of hypertension and kidney disease [J]. The Lancet, 2013, 382 (9888): 273 - 283.

[78] Levey A S, Schoolwerth A C, Burrows N R, et al. Comprehensive public health strategies for preventing the development, progression, and complications of CKD: report of an expert panel convened by the Centers for Disease Control and Prevention [J]. American Journal of Kidney Diseases, 2009, 53 (3): 522 - 535.

[79] Policy G P. A decade after the KDOQI CKD guidelines [J]. American Journal of Kidney Diseases, 2012, 60 (5): 694 - 696.

[80] Jafar T H, Agarwal S K. A decade after the KDOQI CKD guidelines: a perspective from south Asia [J]. American Journal of Kidney Diseases, 2012, 60 (5): 731 - 733.

[81] Abensur H, Yu L, Burdmann E A. A decade after the KDOQI CKD guidelines: a perspective from Brazil [J]. American Journal of Kidney Diseases, 2012, 60 (5): 738 - 739.

[82] O'Donoghue D J, Stevens P E. A decade after the KDOQI CKD guidelines: a perspective from the United Kingdom [J]. American Journal of Kidney Diseases, 2012, 60 (5): 740 - 742.

[83] Nitsch D, Wheeler D C. Community-based strategies for blood pressure control in low-income countries [J]. American Journal of Kidney Diseases, 2012, 60 (3): 347 - 349.

[84] Brown R S. Is nephrology fellowship training on the right track? [J]. American Journal of Kidney Diseases, 2012, 60 (3): 343 - 346.

[85] Yuan C M, Nee R, Abbott K C, et al. Milestones for Nephrology Training Programs: a modest proposal. [J]. American Journal of Kidney Diseases, 2013, 62 (6): 1034 - 1038.

[86] Levin A, Djurdjev O. On being better kidney doctors: understanding trajectories, probabilities, predictability, and people [J]. American Journal of Kidney Diseases, 2012, 59 (4): 475 - 477.

[87] Fox C H, Kahn L S, Vassalotti J. A decade after the KDOQI CKD guidelines: impact on primary care [J]. American Journal of Kidney Diseases, 2012, 60 (5): 707 - 709.

[88] Imai E, Yamagata K, Iseki K, et al. Kidney disease screening program in Japan: history, outcome, and perspectives [J]. Clinical Journal of the American Society of Nephrology, 2007, 2 (6): 1360 - 1366.

[89] Whaley-Connell A, Kurella Tamura M, Mccullough P A. A decade after the KDOQI CKD guidelines: impact on the National Kidney Foundation's Kidney Early Evaluation Program (KEEP) [J]. American Journal of Kidney Diseases, 2012, 60 (5): 692 - 693.

[90] Obrador G T, Paniagua R. A decade after the KDOQI CKD guidelines: a perspective from Mexico [J]. American Journal of Kidney Diseases, 2012, 60 (5): 736 - 737.

[91] James M T, Hemmelgarn B R, Tonelli M. Early recognition and prevention of chronic kidney disease [J]. The Lancet, 2010, 375 (9722): 1296 - 1309.

[92] Li P K T, Chow K M, Matsuo S, et al. Asian chronic kidney disease best practice recommendations: positional statements for early detection of chronic kidney disease from Asian Forum for Chronic Kidney Disease Initiatives (AFCKDI) [J]. Nephrology, 2011, 16 (7): 633 - 641.

[93] Johansen K L, Painter P. Exercise in individuals with CKD [J]. American Journal of Kidney Diseases, 2012, 59 (1): 126 - 134.

[94] Evenepoel P, Meijers B K. Dietary fiber and protein: nutritional therapy in chronic kidney disease and beyond [J]. Kidney International, 2012, 81 (3): 227 - 229.

[95] Ikizler T A, Cano N J, Franch H, et al. Prevention and treatment of protein energy wasting in chronic kidney disease patients: a consensus statement by the International Society of Renal Nutrition and Metabolism [J]. Kidney International, 2013, 84 (6): 1096 - 1107.

[96] Chang A, Batch B C, Mcguire H L, et al. Association of a reduction in central obesity and phosphorus

intake with changes in urinary albumin excretion: the PREMIER Study [J]. American Journal of Kidney Diseases, 2013, 62 (5): 900-907.

[97] Evenepoel P, Viaene L, Meijers B. Calcium balance in chronic kidney disease: walking the tightrope [J]. Kidney International, 2012, 81 (11): 1057-1059.

[98] Tonelli M. Serum phosphorus in people with chronic kidney disease: you are what you eat [J]. Kidney International, 2013, 84 (5): 871-873.

[99] Macdougall I C. New anemia therapies: translating novel strategies from bench to bedside [J]. American Journal of Kidney Diseases, 2012, 59 (3): 444-451.

[100] Beck L, Bomback A S, Choi M J, et al. KDOQI US commentary on the 2012 KDIGO clinical practice guideline for glomerulonephritis [J]. American Journal of Kidney Diseases, 2013, 62 (3): 403-441.

[101] Radhakrishnan J, Cattran D C. The KDIGO practice guideline on glomerulonephritis: reading between the (guide) lines—application to the individual patient [J]. Kidney International, 2012, 82 (8): 840-856.

[102] Bolignano D, Rastelli S, Agarwal R, et al. Pulmonary hypertension in CKD [J]. American Journal of Kidney Diseases, 2013, 61 (4): 612-622.

[103] Sise M E, Courtwright A M, Channick R N. Pulmonary hypertension in patients with chronic and end-stage kidney disease [J]. Kidney International, 2013, 84 (4): 682-692.

[104] Lv J, Ehteshami P, Sarnak M J, et al. Effects of intensive blood pressure lowering on the progression of chronic kidney disease: a systematic review and meta-analysis [J]. Canadian Medical Association Journal, 2013, 185 (11): 949-957.

[105] Palmer S, Vecchio M, Craig J C, et al. Prevalence of depression in chronic kidney disease: systematic review and meta-analysis of observational studies [J]. Kidney International, 2013, 84 (1): 179-191.

[106] Hedayati S S, Yalamanchili V, Finkelstein F O. A practical approach to the treatment of depression in patients with chronic kidney disease and end-stage renal disease [J]. Kidney International, 2011, 81 (3): 247-255.

[107] Palmer S C, Vecchio M, Craig J C, et al. Association between depression and death in people with CKD: a meta-analysis of cohort studies [J]. American Journal of Kidney Diseases, 2013, 62 (3): 493-505.

[108] Campbell K H, Huang E S, Dale W, et al. Association between estimated GFR, health-related quality of life, and depression among older adults with diabetes: the Diabetes and Aging Study [J]. American Journal of Kidney Diseases, 2013, 62 (3): 541-548.

[109] Richardson M M, Nolin T D. A decade after the KDOQI CKD guidelines: impact on medication safety [J]. American Journal of Kidney Diseases, 2012, 60 (5): 713-715.

[110] Pauly M V. Accountable care organizations and kidney disease care: health reform innovation or more same-old, same-old? [J]. American Journal of Kidney Diseases, 2012, 60 (4): 524-529.

[111] Fishbane S, Hazzan A. Meeting the 2012 QIP (Quality Incentive Program) clinical measures: strategies for Dialysis Centers [J]. American Journal of Kidney Diseases, 2012, 60 (5): S5-S13.

[112] Kalantar-Zadeh K, Kovesdy C P, Norris K C. Racial survival paradox of dialysis patients: robust and resilient [J]. American Journal of Kidney Diseases, 2012, 60 (2): 182.

[113] Mcintyre C W, Rosansky S J. Starting dialysis is dangerous: how do we balance the risk&quest [J]. Kidney International, 2012, 82 (4): 382-387.

[114] Van Biesen W, Dekker F, Heimburger O, et al. European guidelines on when to start dialysis: check the facts first before commenting [J]. Kidney International, 2012, 81 (11): 1149.

[115] Schell JO，Patel UD，Steinhauser KE，et al. Discussions of the kidney disease trajectory by elderly patients and nephrologists a qualitative study [J]. American Journal of Kidney diseases，2012，59（4）：495 - 503.

[116] Knoll G A. Kidney transplantation in the older adult [J]. American Journal of Kidney Diseases，2013，61（5）：790 - 797.

[117] Tamura M K，Tan J C，O'Hare A M. Optimizing renal replacement therapy in older adults：a framework for making individualized decisions [J]. Kidney International，2011，82（3）：261 - 269.

[118] Schell J O，Patel U D，Steinhauser K E，et al. Discussions of the kidney disease trajectory by elderly patients and nephrologists：a qualitative study [J]. American Journal of Kidney Diseases，2012，59（4）：495 - 503.

[119] El Nahas M. Cardio-Kidney-Damage：a unifying concept [J]. Kidney International，2010，78（1）：14 - 18.

[120] Jha V. A decade after the KDOQI CKD guidelines：a perspective from India [J]. American Journal of Kidney Diseases，2012，60（5）：734 - 735.

[121] Imai E，Yasuda Y，Matsuo S. A decade after the KDOQI CKD guidelines：a perspective from Japan [J]. American Journal of Kidney Diseases，2012，60（5）：729 - 730.

[122] Kramer H，Berns J S，Nally J，et al. A decade after the KDOQI CKD guidelines：impact on NKF-KDOQI [J]. American Journal of Kidney Diseases，2012，60（5）：694 - 696.

第二十三章　老年抑郁症的流行病学研究

据 2010 年第六次全国人口普查显示，我国 60 岁以上人口占 13.26％，65 岁以上人口占 8.87％[1]，我国已进入老龄化社会，而且在未来几十年内老龄化程度将继续升高。因此，关注、促进老年人健康，提高其生活质量成为一大亟待解决的课题。老年人是各类疾病高发的特殊群体，不仅要关注他们的躯体健康，还要关注其心理健康。其中，老年抑郁症已成为突出的心理健康问题[2-3]，其危害巨大，不仅影响老年人日常生活功能，降低其生活质量，增加社会与个人医疗支出费用，甚至还可能引起自杀[4-6]，老年人自杀风险是年轻人的 2 倍[7]。由此可见，老年抑郁症已成为一个值得重视的公共卫生问题。

不仅如此，老年人的抑郁症通常与躯体疾病、认知损害和功能障碍伴随发生，或者由生活负性事件导致，老年人的精神问题往往被忽视。因此，抑郁症经常未得到诊断，不能有效的治疗，从而导致卫生服务需求增加、住院时间延长、治疗依从性降低，加重了经济负担，进而躯体疾病导致的患病和死亡增加，甚至是自杀。然而，抑郁症是可以治疗的精神疾病，早期准确诊断和合理治疗能提高老年人的生活质量。

本章首先介绍老年抑郁症的定义、临床特点、诊断标准及常用的抑郁症评价量表等基本概念和知识，然后介绍老年抑郁症的流行病学特征。本章第三节介绍老年抑郁症在遗传、生物学、共患躯体疾病和社会心理等方面的危险因素，最后介绍老年抑郁症的常用治疗和干预措施。

第一节　概述

一、概念

抑郁症也称抑郁发作（depression episode），是最常见的心境障碍（也称为情感障碍）。后者是以情感或者心境异常改变为主要临床特征的一组精神障碍，伴有与异常心境相应的认知、行为、心理生理以及人际关系方面的改变或紊乱。目前倾向于将心境障碍看作是一种综合征，而非孤立的疾病。情感障碍在临床上表现为抑郁和躁狂两种截然相反的极端心境，而正常的情感状态位于两者之间，而抑郁—正常—躁狂的各种状态之间并无截然的分界，因而有人认为情感的这些状态呈现一种连续的"统"（continuum）。本章介绍的只是其中一种状态，主要表现为"三低"症状，即心境低落、思维迟缓和行为减少，一般单次发作或反复发作，病程迁延。约 3/4 的患者有终生复发的风险，发作间歇期有不同程度的残留症状。如果出现至少 1 次的轻躁狂、躁狂则称为双相障碍（bipolar disorder），即躁狂-抑郁性精神病。如果在一次发作兼有抑郁和躁狂（或轻躁狂）表现的混合状态，则称为混合发作（mixed episodes）。

二、临床特点

老年抑郁症泛指发生在老年人中的抑郁症（depression），目前国内外均没有专门针对老年抑郁症的诊断标准，也未在分类学上成为一个独立的疾病单元，其诊断应符合一般抑郁症的诊断标准，亦不过增加了年龄的限制，即年龄在 65 岁以上。但老年人因其特殊的年龄层次，会有不同的社会心理、药物和治疗方面的因素，其所涉及的疾病谱也不同于一般抑郁症。

老年期抑郁发作的一般临床表现包括心境低落、思维迟缓、意志活动减退和躯体症状等几方面。心境低落主要表现为显著而持久的情绪低落，抑郁悲观，部分患者伴有焦虑、激越症状。典型病例有晨重夜轻的周期性变化，同时伴随自我评价低，产生无用感、无望感、无助感和无价值感。思维迟缓表现为思维联想速度缓慢，反应迟钝，思路闭塞，临床上可见主动言语减少，语速明显减慢，声音低沉，对答困难。意志生活减退在临床上表现为行动缓慢，生活被动、疏懒，不想做事，不愿和周围人接触交往。严重的抑郁发作常伴消极自杀的观念或行为。躯体症状是抑郁发作时的常见主诉，如睡眠障碍、乏力、食欲减退、体重减轻、便秘、身体多处不适或疼痛。老年人抑郁也有躯体上和行为上的表现，而不单单是抑郁情绪。因此，在临床上诊断具有躯体疾病的老年人时，认知和情绪症状一直被认为是比躯体症状更好的鉴别诊断指标。

广义的老年期抑郁症包括 3 种临床类型：①老年期前发病持续到老年期或老年期复发的抑郁症，随着年龄的增大，临床症状可能变得不够典型；②老年期继发于其他疾病，包括各种躯体疾病和外来物质导致的抑郁症（继发性抑郁），一般症状波动较大，一般不具有重症抑郁的特点，病程与原发性疾病关系密切。例如血管性抑郁，常见于脑梗死和脑血管疾病发作后，临床表现为淡漠、迟滞、缺乏自知力等功能和认知损害，而自罪特征不突出；③老年期首发的抑郁，称为晚发抑郁，它与早年起病的精神障碍在病因学上和预后存在不同，前者的人格特点和神经症样症状更为突出，情感障碍家族史较多见，而后者具有更为突出的脑结构性损害特征，可有一种或多种神经系统疾病，神经心理测验损害更为突出，有较高的痴呆合并诊断比例和痴呆转化率。

老年期抑郁症患者与青壮年之间的临床表现是否有质的差别，尚无统一意见。但老年期抑郁症受老化过程中心理和生理变化的影响，其临床表现往往不太典型，仍具有一些特点：①具有阳性家族史者较少，症状隐匿，有的抑郁特征性症状不突出，神经科病变及躯体疾病所占比重大，躯体主诉或不适多，疑病观念较多；②体重变化、早醒、性欲减退、精力缺乏等因年龄因素变得不突出；③部分老年抑郁症患者会以易激惹、攻击、敌意为主要表现；④失眠、食欲减退明显，情感脆弱，情绪波动性大；⑤往往不能很好地表达情绪，兴趣丧失、自责、无用无助无望明显，常伴有焦虑症状；⑥自杀危险性很高，尤其是伴有躯体疾病的情况下，但自杀观念的表露常不清楚。

需要特别提出的是，在中国老年抑郁症诊断时要特别关注躯体化症状。广义上来说，躯体化症状是指在没有心理动力因素影响下，出现一个或多个医学上无法解释的躯体症状。他在各个社会和文化中均可见到，在非西方文化中更为常见，例如亚洲人群。亚洲人群的压力和焦虑通常表现为躯体化症状。在不同种族文化中，亚洲人，尤其是中国人，更容易将心理问题表现为躯体的不适。常见的躯体症状有失眠，头痛和身体疼痛。正是文化因素，中国人更愿意描述其躯体化因素。中国人强调控制、情绪管理和社会的和谐，鼓励和倡导顺从、服从、自制，而认为大胆、个人意愿、强烈的情感被认为是负面的。因此，中国人更容易压抑情绪，而通过躯体症状来表达心理压力。此外，中文缺乏在表达心理学上的情绪的词汇，这也部分解释了通过躯体感受比喻情绪感受。中文还存在一词多义的情况，比如心痛，即可是生理的症状，也可能是心理的表现。

此外，患有精神疾病对中国老年人来说是严重的污名，可能影响他们甚至其家人的婚姻或就业机会。而在中国文化中，躯体疾病被认为是无法控制的，因而更容易被社会接受。中国的抑郁症患者通常保留逃避、自杀念头、紧张焦虑、躁动不安等负面情绪，而只描述文化上更容易接受的躯体化症状，例如头疼、睡眠障碍、食欲减退或身体虚弱。这就导致了心理上和情绪上的症状被躯体症状所掩盖。

因此，对症状描述不清楚、担心污名和认知水平下降等因素，使老年人抑郁症状的诊断和评价更加困难。老年人抑郁的常见症状可以有机体正常衰老过程导致的，或与其他身体疾病导致的（例如心脏病、糖尿病），或者药物的副作用。老年人将这些症状归因于前者，所以在进行问卷调查时不能如实回答自己的情况。特别是老年痴呆，它是导致老年认知水平下降和其他障碍的最常见的原因。抑郁的许多症状和痴呆的表现有很大的重合，例如活动减少、缺少动力。如果两者同时出现，那进行诊断就更加困难。

三、诊断与常用评定量表

虽然老年抑郁症有不同于其他年龄段的特点，很多研究者提出应建立专门的老年抑郁诊断标准，但国内外仍采用针对全人群的国际疾病分类（The International Statistical Classification of Diseases and Related Health Problems 10th Revision，ICD-10）、美国精神疾病诊断标准第四版（Diagnostic and Statistical Manual of Mental Disorders，Fourth Edition，DSM-Ⅳ）或中国精神障碍分类与诊断标准第3版（Chinese classification of mental disorders，CCMD-3）中关于抑郁发作的内容。这三类诊断标准中关于抑郁症的条目大部分相同，但是也有细微差别。比如，CCMD-3中的"抑郁发作"与DSM-Ⅳ中相应的"重性抑郁"发作在诊断标准上存在如下不同：①情绪低落是CCMD-3诊断抑郁发作的首要症状，而DSM-Ⅳ则把"兴趣丧失、无愉快感"和"情绪低落"视为抑郁的等位症状。②DSM-Ⅳ把体重或食欲的明显增加或减少都视为抑郁症状，但CCMD-3仅把食欲或体重的明显降低作为症状。③性欲减退是CCMD-3的症状条目，但不是DSM-Ⅳ的诊断条目。有研究针对诊断标准差异对于诊断结果的影响，发现ICD-10与DSM-Ⅳ诊断结果之间有较大差异，而DSM-Ⅳ与CCMD-3的诊断结果一致性较好。

抑郁除临床诊断标准进行确诊外，筛查和流行病学调查中还常用量表评定。针对抑郁的量表种类较多，其中专门有针对老年抑郁设计的"老年抑郁量表"（Geriatric Depression Scale，GDS）。该量表根据老年的生理和认知特点，剔除了与年龄相关的躯体症状条目，对每个条目用二分法（"是"或"否"）进行评定。GDS量表有30个条目，并给出了明确评分界值，但建议按照研究目的在9～14分间设定。国内的相关研究多数使用如下划分：≤10分为无抑郁，11～19分为轻度抑郁，21～30分为中重度抑郁。在最初的GDS量表基础上，为快速进行筛查衍生出了GDS-15、GDS-10、GDS-4、GDS-1等，但GDS-4和GDS-1的可靠性和区分抑郁严重度的性能较差，GDS-15和GDS-10均显示了较好的信效度。

但 GDS 不适用于痴呆患者中抑郁症状的评定，因为有研究显示简明精神状况检查表评分小于 24 分的人群中 GDS 灵敏度明显降低至 25％，而该研究中正常人群 GDS 灵敏度为 75％。对于痴呆老年人群的抑郁流行病学调查和筛查，可用老年精神评定表（Psychogeriatric Assessment Scale，PAS），该量表用于评定老年人的认知受损、认知下降、抑郁、行为改变、卒中等各方面情况，在国内外社区调查和随访研究中表现了较为满意的信效度。

抑郁症流行病学研究中心量表（Centre for Epidemiologic Studies Depression Scale，CES-D）是流行病学调查中常用的一类抑郁评价量表，一些研究显示该量表具有较好的灵敏度和特异度。该量表有较为统一的临界值划分标准：<16 分为无抑郁，16～19 分为轻度抑郁，≥20 分为中重度抑郁。但是该量表不能用于评价抑郁严重程度的变化，同时该量表条目中包含躯体症状内容，另外其多级式答案设置也不便于老年回答。对于需要评价疾病严重程度、衡量治疗效果的研究，可以采用汉密顿抑郁量表（Hamilton Depression Rating Scale for Depression，HRSD），该量表需由经过训练的 2 名评定员对被评定者进行联合检查。

表 23-1-1 列出了所有目前常用的西方开发的问卷，分别包括 BDI、CES-D、GDS、GDS-15、HADS、SDS，以及单一问题等几种常用问卷。所有这些问卷采用相似的标准流程，确保与原测量工具同样精确。为了确保测量问卷易于理解、符合文化背景，研究开始时都进行预实验。这些问卷具有较好的灵敏度（60％～90％）和特异度（73％～96％）。另外，也有不少在中国人群中开发和测试的，它们分别是 CDI、GDS-4、GDS-15 中文版和 TDQ 四类，其中未列出 BDI 中文版，因为没有对中国背景进行相应的调整。具体比较详见表 23-1-2。

正如前面在临床表现和诊断中提到的，在老年中进行抑郁筛查存在诸多挑战。首先，许多抑郁诊断量表（例如 BDI、CES-D、SDS）同时包括情感条目和躯体化条目。在抑郁量筛查工具中是否加入躯体化条目仍然存在争议。因为躯体化症状可能是由老年人身体状况或者服药后的反应，这将高估老年人年中的抑郁情况。因此，在老年人中测量时，尽管有研究显示躯体化症状在调查中的干扰作用没有预计的大，但仍建议采用那些只有少量此类条目的抑郁评价量表，例如 BDI 和 CES-D。西方国家倾向于采用没有躯体化条目的问卷，例如 GDS。然而，正如前面讨论的一样，中国老年人更容易将抑郁情绪躯体化，这可能会带来一定的问题。其次，考虑文化的差异可能影响中国人群抑郁的临床表现，因此在一个文化背景下证实有用的测量工具不一定在其他文化背景下同样有效。例如，人口流动、移民，以及他们适应当地文化的过程也可能影响老年人的心理健康。

因此，通过比较表中的几类问卷，在中国老年人群中进行抑郁测量较为合理快速的策略是首先用单个问题或者 GDS-4 问卷，然后对疑似病例进一步采用 GDS-15 量表进行确认[8]。

表 23-1-1　西方常见抑郁评价量表比较

名称	作者（年份）场所	条目	评分范围	问题类型	完成时间	截断值	评分标准	灵敏度（%）	特异度（%）	准确性	覆盖范围
BDI	Beck (1961)[9] 诊所	21	0~63	0~3分	5~10min	10	0~9分：无抑郁 10~15分：轻度抑郁 16~19分：轻到中度抑郁 20~29分：中到重度抑郁 30~63分：重度抑郁	93	81	与临床评价相关	21个症状条目，对抑郁的态度
CES-D	Radloff (1977)[10] 诊所	20	0~60	0~3分	10~15min	16	分数越高抑郁越严重	60~99	73~94	在精神科住院患者和一般人群中进行鉴别诊断	四个方面：抑郁情绪，精神运动性阻滞和躯体症状，缺少幸福感，人际交往困难
GDS	Yesavage (1983)[11] 诊所	30	0~30	是/否	5~10min	11	0~10分：无抑郁 11~20分：轻度抑郁 21~30分：中重度抑郁	83~96	82~96	HADS, SDS	非躯体性
GDS-15	Sheikh (1986)[12] 诊所	15	0~15	是/否	5~10min	8	0~4分：无抑郁症状 5~9分：抑郁； 10~15分：中重度抑郁	96	88	与GDS的相关系数 $r=0.84$	非躯体性
HADS	Zigmond (1983)[13] 医院	14	0~52	0~3分	未报告	36	分数越高，抑郁或焦虑越严重	80	90	—	评价抑郁和抑郁和焦虑
SDS	Zung (1965)[14] 诊所	20	20~80	1~4分	10~15min	50	50~59分：轻度抑郁 60~69分：中度抑郁 70~80分：重度抑郁	77	82	BDI	广泛性受累，生理和心理上的等位症
单一问题	Avasarala (2003)[15] 诊所	1	—	是/否	<1min	—	"是"表示抑郁倾向	65.3	87.3	—	"你经常觉得伤心或抑郁吗?"

注：BDI，Beck Depression Inventory，贝克抑郁量表；CES-D，Center for Epidemiological Studies Depression scale，流调用抑郁量表；GDS，Geriatric Depression Scale，老年抑郁量表；HADS，Hospital Anxiety and Depression Scale，医院焦虑抑郁量表；SDS，Zung Self-Rating Depression Scale，抑郁自评量表。

表23-1-2 针对中国人群开发的抑郁评价量表比较

名称	作者(年份)	场所	条目	评分范围	问题类型	截断值	评分标准	灵敏度(%)	特异度(%)	真实性	覆盖范围
CDI	Zheng (1991)[16]	医院	20	未报告	未报告	25/26	<25分:正常 26~35分:轻度抑郁 36~45分:中度抑郁 >45分:重度抑郁	未报告	未报告	结构效度,CBDI	四个方面:担心、忧虑(5)、易怒(5)、躯体症状(3)、抑郁和迟滞。
GDS-15 中文版	Mui (1996)[17]	社区	15	0~15	是/否	4/5	0~4分:正常 5~9分:轻度抑郁 >=10分:中重度抑郁	未报告	未报告	GDS-15	新条目(11、13、16、24、25)替换了原10、12、15、21和22条。两个方面:高兴和悲伤情绪。
GDS-4	Cheng (2004)[18]	门诊	4	0~4	是/否	3	得分越高,抑郁越严重	63	81	未报告	GDS中的7、11、15和16条目。
TDQ	Lee (2000)[19]	社区	18	0~54	0~3分	18/19	得分越高,抑郁或焦虑越严重	89	92	未报告	三方面:情绪(4)、认知(7)和躯体(7)。

注:CBDI, Chinese Beck Depression Inventory; CDI, Chinese Depression Inventory; GDS, Geriatric Depression Scale; TDQ, Taiwanese Depression Questionnaire.

第二节 老年抑郁症的流行情况

老年抑郁症是较为常见的老年精神疾病，但很少有全面系统的研究报道。关于该病的发病率和患病率研究的结果差异较大，导致这种差别存在于多个环节、多个方面。例如，调查对象不同，调查方法不同，采用的工具不同等。本节主要从发病率和患病率来介绍老年抑郁症的流行情况。

一、老年抑郁症发病率

关于老年抑郁症的发病率研究较少，原因之一是抑郁诊断和随访相对于其他躯体疾病更为烦琐，更容易出现失访。美国 2001—2005 年开展的一项以 DSM-Ⅳ 为诊断标准的调查显示，老年抑郁症的 3 年内发病率为 3.28%[20]。澳大利亚的一项以 ICD-10 为诊断标准的调查显示，1990—1993 的针对 70 岁以上老年人的调查显示，最小年发病率为 2.5%。美国 Eaton 等[21]的流行病学管理区（ECA）研究，以 DIS/DSM-Ⅲ 为研究工具，发现在 65 岁及以上的居民中，重型抑郁症年发病率为 1.25%，其中女性为 1.48%，男性为 0.90%。

国内的老年抑郁发病率研究尤其少，缺乏全国性的调查，现有的调查多集中在北京、上海等精神卫生资源较为丰富的发达地区。李淑然等[22]在 1999 年开展的随访研究以 GDS 为筛查工具，HDRS-17 为评定工具，ICD-10 为诊断标准，60 岁及以上老年人的抑郁症发病率为 1.57%。闫芳等对 1997 年调查的 1593 名老年人进行随访，发现老年抑郁症的最小年发病率为 1.28%[23]。高之旭于 1990 年对上海 2885 名 60 岁及以上老年人进行调查，以 GDS 为筛查工具，DSM-Ⅱ-R 为诊断标准，以回顾性方法登记 1983—1989 年抑郁症病例，各年发病率为 1.50‰~2.42‰，其中城市发病率（1.00‰~3.60‰），高于农村发病率（0.52‰~1.30‰）；65 岁及以上人群的抑郁症发病率为 2.10‰~5.20‰[24]。

患有躯体疾病的老年人中抑郁症的发病率较未患躯体疾病的老年人高[25]。患糖尿病和心脑血管病的老年人抑郁症的发病率为 13.6%~50%，而且很多老年抑郁病例的表现不典型[26]。

二、老年抑郁症患病率

相对于发病率，国内外关于老年抑郁患病率的研究较多。欧美国家社区的老年抑郁症患病率从 0.4%~35% 不等，根据病例的等级加权后抑郁症的平均患病率为 1.8%[27]。高加索人的社区老年抑郁症患病率从 0.9%~9.4% 不等[28]。一项针对中国内地老年抑郁研究的 meta 分析显示，在研究设计和诊断标准可比的情况下，中国老年人的抑郁患病率低于其他国家，未加权的综合平均患病率为 3.86%[29]。以 DSM-Ⅳ 为诊断标准，2007 年上海老年抑郁症患病率为 2.8%[30]，2010 年为 3.6%[31]，呈现上升趋势。以 GDS/ICD-10 为研究工具，1997 年北京西城区 60 岁以上老年人中的抑郁症患病率为 1.57%[22]。20 世纪 90 年代在我国上海开展的一项研究显示，老年人患病率超过一般人群患病率的 5 倍[24]。

据大型社区样本的流行病学调查显示，65 岁以上人群重症抑郁的患病率为 1%~5%，70~85 岁及以上高龄老年人群的患病率增加 1 倍，10%~12% 的住院患者患有重症抑郁，养老机构的重症抑郁发生率为12%～14%。此外，6%的初级卫生保健机构中的患者患有轻度抑郁，10%有亚综合征性抑郁，社区老年人群中表现明显抑郁症状者高达15%，有17%～35%的长期养护机构老年人群患有轻型抑郁或典型的抑郁症状，50%的非重症抑郁持续1年以上。

从城乡差别来看，城市和农村的患病率差异在不同的研究中有不同的结果。据高之旭等1990年在上海60岁及以上老年人中开展的调查显示（以GDS为筛查工具，DSM-Ⅱ-R为诊断标准），城市老年抑郁症的患病率（18.04‰）高于农村（11.81‰），但是差异没有统计学意义。2008年在安徽省开展的一项调查显示，农村的老年抑郁症患病率（6.24%，95%CI 4.67%～7.82%）则高于城市（3.60%，95%CI 1.64%～5.57%）。针对中国内地老年抑郁的meta分析显示[29]，农村老年抑郁症的患病率为5.07%，（95%CI 3.61%～7.13%），高于城市的患病率2.61%（95%CI 2.22%～3.08%）。

从性别来看，女性的患病率一般比男性要高。美国1995—1996年开展的一项以DSM-Ⅳ为诊断标准的研究显示，老年女性的患病率为4.4%，老年男性为2.7%（$P=0.03$）[5]。以GDS/ICD-10为研究工具，1997年北京西城区的调查显示，60岁以上老年男性的抑郁症患病率0.57%，老年女性的患病率为2.23%，患病率差异有统计学意义[22]。1990年在上海的一项调查显示，老年男女的患病率分别为9.7‰、18.2‰[24]。

在社区开展的流行病学调查的老年抑郁患病率往往比诊所或者住院患者中的患病率要低，可能由于采用的诊断标准不如医院的严格或者社区人群患病率本来就低有关[32]。

第三节　老年抑郁症的危险因素

迄今为止，老年抑郁症的病因尚不明确，可能与遗传、生化、社会环境及生活事件等多种有关系。尽管如此，相对于青壮年起病的患者，老年抑郁症在病因及其危险因素方面具有一定的特殊性。

一、遗传因素

国内外研究显示，遗传因素在老年期抑郁中的作用较弱，Kay首次报道老年期首次发病的抑郁症患者的遗传负荷明显低于早年发病者。一项双生子研究显示，42岁以上的双生子抑郁症同病率女性为42%，男性为29%，与同年龄一般人群无差别。双胞胎中一人患重型抑郁的同胞患抑郁风险，早年起病者高于35岁以后起病者。

二、生物学因素

生物学因素是指和人的生物躯体属性密切相关的危险因素，主要有基因、女性、高龄、慢性病、残疾、睡眠障碍、不良生活习惯和使用某些药物。其中前3项危险因素即基因、女性和高龄是不可调控的危险因素，但可用于识别高危人群；后5项都是可调控的高危因素，可作为干预的切入点。这些生物学因素中，高龄、使用某些药物和老年抑郁的关系现有研究结果尚不确定，需要进一步探究。

1. 基因　抑郁症的生化基础涉及多个神经递质系统，其中较为肯定的是去甲肾上腺素

（NE）系统、5-羟色胺（5-HT）系统，但具体的作用机制还不明确，针对老年期抑郁症的研究更少。另外，大脑组织中的多巴胺（DA）含量降低与机体老化有关，DA 系统的功能减弱是老年人易患抑郁症的原因之一。

2. 神经内分泌因素 年龄本身可以造成神经内分泌水平的改变，目前认为可能与下丘脑-垂体-肾上腺（HPA）轴和下丘脑-垂体-甲状腺（HPT）轴的内分泌调节紊乱有关。

基因会影响个体对于老年抑郁的易感性，现在研究关注比较多的是两个基因：5-HTT 基因和 ApoE4 基因。5-HTT 基因会影响个体因生活紧张事件而患老年抑郁症的易感性[33-34]。ApoE4 等位基因也有研究支持其会影响老年抑郁症的发生风险。之前的研究认为是因为 ApoE4 基因与脑血管病的发病风险有关，从而增加了发生老年抑郁症的风险。而最新的研究显示，在控制了脑血管病的影响后，该基因仍然会增加老年抑郁症的发生风险，提示该基因对老年抑郁症有独立于脑血管病以外的作用[35]。

3. 女性 目前女性作为老年抑郁症危险因素的结论较为明确[36-38]。而从老年抑郁症与死亡率的关系上来说，男性的老年抑郁症死亡率比女性高。提示老年男性患抑郁症的风险较女性低，但其患病的预后往往不如女性[39]。其中的原因可能与不同性别的性格特点有关，男性比较深沉、内敛，不轻易坦露心理问题，有问题不能得到及时解决；而女性则更倾向于表达，有问题及时反馈，有利于及时治疗和控制。

4. 高龄 关于年龄和老年抑郁关联的研究结果尚不确定，有研究发现高龄是老年抑郁症的危险因素[40]，也有研究不支持关联的存在[5]。据 Cole 开展的系统综述显示高龄不是一个危险因素[38]。这种不确定的关系可能是因为年龄与很多影响老年抑郁症风险的因素相关，而不同的研究纳入的危险因素范围不同，所以使得年龄与老年抑郁症关系的研究结果呈现多样化[41-42]。尽管如此，一些研究结果对与探索老年抑郁症的危险因素具有启示意义。例如，Lehtinen 的一项研究结果显示[43]，60～64 岁是老年抑郁患病率最高的年龄段，从 65～75 岁，患病率逐渐降低。60～64 岁一般是老年人退休后的最初几年，卸下了工作负担，生活节奏变慢，整个生活模式都发生了改变，如果适应不好很可能会引起心理问题，这提示退休之后最初的生活模式改变可能是老年抑郁发生的一个危险因素。

5. 睡眠障碍 失眠不仅是老年抑郁的表现之一，也是其危险因素。对失眠进行早治疗和控制有利于预防老年抑郁[38, 44]。睡眠障碍引起老年抑郁症的机制现在还没有阐明，现在的机制研究重点是睡眠在情绪管理中的作用[45-46]。值得注意的是，睡眠障碍连同残疾、慢性病都与老年抑郁症存在相互影响和相互促进的关系，即一方的存在可以增加另一方发生的风险或者加重另一方的病情，所以对这 3 种因素开展干预可以起到"一加一大于二"的效果。而如果对于两边都不能很好地控制，就会使健康陷入恶性循环。

6. 不良生活习惯 现有的文献显示和老年抑郁相关的不良生活习惯主要有吸烟、饮酒和缺乏体力活动[47]。这一关联在许多横断面研究[48-49]中得以发现，而验证该种关联的纵向研究不多，今后需要开展更多的纵向研究来进一步明确它们之间的关系。

三、共患躯体疾病的影响

老年人易患多种躯体疾病，疾病的病理生理变化、药物治疗以及疾病所产生的心理影响均可以成为老年期抑郁症的发病原因。

1. 慢性病 众多研究均支持老年人患慢性病之后发生抑郁症的危险明显增高[32, 37]。最新的一项系统综述显示[50]，比较肯定能够增加老年抑郁症发生风险的有卒中、心血管病、慢性肺病、失聪、失明，而糖尿病、关节炎和高血压是否会增加抑郁发生风险现在还没有充分的研究证据来判定，需要高质量的研究继续探索。

2. 残疾　残疾是老年抑郁一个比较确定的危险因素，众多研究均支持这一点[36, 38, 51-53]。残疾不仅仅指躯体残疾，也包括智力残疾等其他类型的残疾，是身体、心理和认知损害的综合。残疾会让老年人丧失独立性和劳动能力，降低老年人外界的沟通和联系的能力，会让老年人在心理上产生一种无用感，这是残疾作为老年抑郁症危险因素的一种解释[52-53]。残疾本身很复杂，种类很多，残疾既包括躯体功能的受限，也包括社会功能的受限，不同类别的残疾导致老年抑郁症的危险是不一样的。不同的残疾与老年抑郁的关联强度可能不同，弄清该问题对于确定优先干预项目很有参考意义，所以有必要对于细分的残疾种类与老年抑郁症的关系做进一步的探究。

3. 药物治疗　一些药物存在致抑郁的副作用，老年人群是常见慢性疾病的高发人群，所以使用药物的机会就更多，临床用药中应该考虑到药物的这种效应。现在关注比较多、结论较为一致的主要有皮质类固醇和非选择性 β 受体阻滞剂的致抑郁作用[54]。一些其他的药物诸如 H_2 受体阻滞剂、干扰素等都有证据显示存在致抑郁作用，但是关于这些药物的研究结果不是很稳定，可能是研究设计存在缺陷[54-55]。

四、社会心理因素

心理性危险因素主要是指和人的心理特征密切相关的危险因素，主要有曾经患抑郁症和特定的性格类型，此外，消极的自我评价、应付性功能降低也会增加抑郁的发生风险[37]。随着年龄的增长，老年人一方面对躯体疾病及精神挫折的耐受能力日趋下降，另一方面遭受各种心理应激的机会越来越多，因此社会心理因素在老年抑郁症发病过程中的作用就显得更加突出。

老年人在生理老化的同时，心理功能也随之老化，心理防御和心理适应的能力减退，一旦遭遇生活负性事件便不易重建内环境的稳定，如果加上缺乏社会支持，心理活动的平衡更难维持，从而触发包括抑郁症在内的各种精神疾病。

1. 抑郁发作史　很多研究显示曾经有过抑郁发作史是老年抑郁症的一个重要危险因素[28, 40, 56]。该种危险因素实质上反映的是抑郁存在一种复发倾向，这种复发倾向在抑郁症这一类型的抑郁中是最强烈的[57]。这个危险因素具有重要的临床意义，提示临床医生和家人对于曾经患有抑郁症的患者，在其康复后也应该持续关注其心理状况。

2. 性格特点　任何一种性格都可以用 FFM（Five-Fator Model）来测量，包括神经质（neuroticism）、责任性（conscientiousness）、外向性（extraversion）、随和性（agreeableness）、经历意愿（openness to experience）5 个方面[58]。5 大性格特征中，高神经质和低责任性都和老年抑郁的发生明显相关[59-60]，但是因为其他 3 个因素可能会对高神经质和低责任性与抑郁的关联产生影响，所以现在的研究更加倾向于考虑几种性格特征的组合所代表的人格类型与老年抑郁的关系，这样得出的结论相对于单独考虑某一个特征而言更为准确、可靠。比如，一项研究显示，有高神经质、高经历意愿组合的人易患重度抑郁，高神经质、高随和性、低经历意愿的人易患轻度抑郁[61]。Post 和 Abrams 发现老年期抑郁症患者有明显的人格缺陷，与正常老年人相比有突出的回避和依赖人格特征。

3. 负性生活事件　老年期抑郁症的生活事件以家庭冲突和躯体疾病最为常见，也有亲友去世、恐怖经历、经济困难和财物损失等。配偶亡故、子女分居、社会地位的改变、经济困顿和疾病缠身等诸多因素都会造成或加重老年人的孤独感、寂寞感、无用感、无助感，成为心情沮丧、抑郁的诱因。造成老年抑郁发生风险增高的既有近期发生的负性生活事件[61-64]，也有远期的负性生活事件[65-66]。前者最常见、最重要的是丧失亲人[67-68]，比如配偶、子女等。对于后者主要是指在儿童期发生一些的负性事件，诸如儿童虐待、体罚，父母激烈的言辞批评、羞辱甚至家境贫寒等，也会增加老年抑郁的发生风险[65-66]。但是这种研究中测量儿童期负性生活事件的方法是让老年人回忆，考虑到老年人的记忆力降低和儿童期的事件年代久远的问题，该种测量方法的准确性值得商榷。确证该种关联需要进一步开展纵向研究。

4. 宗教信仰　在欧美国家，特别是欧洲，开展了一些研究宗教信仰与老年抑郁关系的研究，结果显示宗教信仰可以起到预防、降低老年抑郁的作用[69-71]。关于信仰宗教可以降低抑郁的解释性学说有两种：第一种是社会心理机制，即有信仰宗教的人对于自己的生活会有更好的认知和应付策略；第二种解释是信仰宗教可以给人更好的社会支持。但是相关的研究并不支持第二种解释[72-73]，提示宗教信仰对于老年抑郁症的作用比社会支持更为广博、宏观，较为合理的解释是社会普遍的宗教信仰可以通过塑造价值观和道德感来改变社会组织，改善人与人的关系，并使有宗教信仰的人更容易找到自己的社群，获得归属感[74]。有研究显示信教的老年女性的抑郁状况比男性要好或者持平[70]，而我们知道女性是老年抑郁的危险因素，如果这种关系真的成立的话，那么就提示宗教信仰的保护作用很强，可以考虑将传教作为老年抑郁的防控手段。但是在我国开展的研究却显示宗教信仰与更高的抑郁患病率相关[75]，这有可能是宗教信仰的保护作用不适用于中国人群，也可能是老年抑郁患者在抑郁之后通过宗教来寻找精神慰藉而造成的一种假象。另外，还有研究显示不同的宗教流派对于抑郁的作用也不一样[70]，一项横断面研究显示基督教中偏传统的天主教比新教的抗抑郁作用更强，但是研究者的宗教信仰以及研究资助的来源是否对于结果有影响也是值得探究的。

5. 社会支持　很多研究显示缺乏社会支持是老年抑郁的重要危险因素[76-79]，但是也有一些研究的结果显示关联为阴性[80]。关于社会支持和老年抑郁关系的研究结果不稳定的现象在一定程度上反映出社会支持测量的复杂性，因为社会支持本身就是一个涉及多因素和多维度的概念，而且对于老年人而言，他们的社会网络和社会支持的需求特点和年轻人本身就不一样。社会情感选择理论提示[81]，尽管社会支持的其他方面也很重要，但是老年人对于泛泛之交的社会交往需求是降低的，对于他们最重要的是来自关系亲密的人的情感支持，并且他们建立一段新的亲密关系比年轻人要困难很多，所以这就提示在老年抑郁的防治中需要子女多抽时间陪伴老年人，给予情感关怀，而对于那些要入住老年公寓的老年人应该鼓励其与生平好友一同入住[76, 82]。

第四节　治疗和干预措施

老年期抑郁症治疗目的在于减轻抑郁症状，预防自杀、复发和症状复燃，改善认知功能，帮助患者掌握应对技巧以更好地应对环境的改变，提高生活质量。

一、治疗

根据老年期抑郁症的特点，评估老年人目前躯体疾病状态和服用药物治疗，积极治疗潜在的躯体疾病和更换对情绪有影响的药物非常重要，然后结合具体情况合理选择抗抑郁治疗，包括药物治疗、心理治疗以及物理疗法都可采用。

1. 药物治疗　对于老年抑郁症，及时而积极的治疗是缓解症状、改善预后的先决条件。针对老年抑郁症的临床特点，药物治疗依然是首选。治疗的一般原则是充分的急性期治疗，足够的维持治疗和积极的心理治疗。选择性5-羟色胺再摄取抑制剂（SSRIs）、三环类抗抑郁剂（TCAs）、四环类抗抑郁剂、单胺氧化酶抑制剂（MAOIs）等，是急性期治疗和维持治疗的主要药物。

2. 心理治疗　心理治疗在老年期抑郁症治疗中的地位十分重要，抗抑郁剂合并心理治疗的疗效高于单用抗抑郁剂或心理治疗，心理治疗可以改善预后，有助于预防复发。起病前有明显心理因素的患者，尤其应进行心理治疗。老年患者常选用支持性心理治疗、认知和行为治疗和家庭治疗等心理治疗方法。

二、干预措施

初次诊断和治疗老年抑郁症多在初级卫生保健机构，而这些医疗机构的医生对疾病诊断和抗抑郁药物的使用经验有限。将来可以培训初级保健医生、开展计算机辅助远程诊断、整合抑郁与其他躯体疾病照料模式、建立合作性医疗机构让初级卫生保健机构人员与专科医生一起诊治患者等方法提高抑郁治疗水平。在老年人护理机构，可以培训专门的抑郁护理人员，定期定点配合初级保健医生工作，缓解抑郁症状、减少自杀、减少复发。

预防抑郁的重点在于其危险因素的控制，防止可能的首次发作和预防治疗后的复发。对于抑郁高危人群，例如患有慢性躯体疾病的老年人接受身心关系指导、放松技术、认知重建、问题解决、沟通和睡眠的行为管理、营养和训练，能增加自我能效，使抑郁、焦虑、疼痛和失眠症状减轻。对躯体疾病共患的高危人群采取抗抑郁药物治疗，降低抑郁歧视，使更多的老年人寻求和获得及时的抗抑郁治疗。对于既往有过抑郁症发作的患者，单独和合并抗抑郁药物和心理治疗的二级预防措施能有效减少在老年期复发。同时，多学科合作、培训家庭医生和其他健康工作者以便早期发现和处理抑郁，并定期对居民提供抑郁的宣传教育。三级预防主要是对老年抑郁症患者进行综合干预，减少自杀意念和自杀的危险性。

第五节　小结

老年抑郁症无论是对于中国还是全球，都是一个值得关注的社会问题。特别是在老龄化程度不断提高的今天，研究者需要改进研究设计，提高研究的准确性和可靠性，为老年抑郁症的防治提供科学的指导。特别是加强老年抑郁症筛查工具和诊断标准的开发，增强不同研究之间的可比性。

此外，目前国内老年抑郁症研究还有待发展。一方面，国内老年抑郁症领域的研究主要集中在发达省份的城市地区，对于西部等欠发达地区的研究较少，加上不发达地区的心理卫生资源本来就稀缺，造成不发达地区的老年人成为抑郁的高危群体，没有得到应有的关注。另一方面，由于我国关于老年抑郁危险因素的研究相对较少，国外的研究结论，特别是心理性危险因素和社会性危险因素的研究结果，在推广到国内时应该慎重，因为中国人在文化传统、思维方式和价值理念方面与之存在较大差别。综上所述，我国应加强在老年精神卫生领域的投入，找到符合我国文化传统、社会习惯和价值观念的疾病防治证据。

（李　昱　余灿清）

参考文献

[1] 中华人民共和国国家统计局. 2010 年第六次全国人口普查主要数据公报（第 1 号）[Z]. 2011.

[2] Ell K. Depression care for the elderly：reducing barriers to evidence-based practice [J]. Home Health Care Serv Q, 2006, 25（1-2）：115-148.

[3] Bird M J, Parslow R A. Potential for community programs to prevent depression in older people [J]. Med J Aust, 2002, 177 Suppl：S107-S110.

[4] Serby M, Yu M. Overview：depression in the elderly [J]. Mt Sinai J Med, 2003, 70（1）：38-44.

[5] Steffens D C, Skoog I, Norton M C, et al. Prevalence of depression and its treatment in an elderly population：the Cache County study [J]. Arch Gen Psychiatry, 2000, 57（6）：601-607.

[6] World Health Orgnization. Depression：Fact sheet [Z]. 2012.

[7] 周盛年，于会艳，刘黎青. 老年抑郁症概观 [J]. 中国老年学杂志, 2004, 24（6）：578-580.

[8] Wu C M, Kelley L S. Choosing an appropriate depression assessment tool for chinese older adults：a review of 11 instruments. The best tools take into account cultural differences [J]. J Gerontol Nurs, 2007, 33（8）：12-22.

[9] Beck A T, Ward C H, Mendelson M, et al. An inventory for measuring depression [J]. Arch Gen Psychiatry, 1961, 4：561-571.

[10] Radloff L S. The CES-D Scale：a self-report depression scale for research in the general population [J]. Applied Psychological Measurement, 1977（1）：385-401.

[11] Yesavage J A, Brink T L, Rose T L, et al. Development and validation of a geriatric depression screening scale：a preliminary report [J]. J Psychiatr Res, 1982, 17（1）：37-49.

[12] Sheikh JI, Yesavage JA. Geriatric Depression Scale (GDS)：recent evidence and development of a shorter version. //Clinical Gerontology：A Guide to Assessment and Intervention [M]. New York：Haworth, 1986：165-173.

[13] Zigmond A S, Snaith R P. The hospital anxiety and depression scale [J]. Acta Psychiatr Scand, 1983, 67（6）：361-370.

[14] Zung W W. A self-rating depression scale [J]. Arch Gen Psychiatry, 1965, 12：63-70.

[15] Avasarala J R, Cross A H, Trinkaus K. Comparative assessment of Yale Single Question and Beck Depression Inventory Scale in screening for depression in multiple sclerosis [J]. Mult Scler, 2003, 9（3）：307-310.

[16] Zheng Y P, Lin K M. Comparison of the Chinese Depression Inventory and the Chinese version of the Beck Depression Inventory [J]. Acta Psychiatr Scand, 1991, 84（6）：531-536.

[17] Mui A C. Depression among elderly Chinese immigrants：an exploratory study [J]. Soc Work, 1996, 41（6）：633-645.

[18] Cheng S T, Chan A C. A brief version of the geriatric depression scale for the chinese [J]. Psychol

Assess，2004，16 (2)：182 - 186.

[19] Lee Y，Yang M J，Lai T J，et al. Development of the Taiwanese Depression Questionnaire [J]. Chang Gung Med J，2000，23 (11)：688 - 694.

[20] Chou K L，Mackenzie C S，Liang K，et al. Three-year incidence and predictors of first-onset of DSM-IV mood，anxiety，and substance use disorders in older adults：results from Wave 2 of the National Epidemiologic Survey on Alcohol and Related Conditions [J]. J Clin Psychiatry，2011，72 (2)：144 - 155.

[21] Eaton W W，Kramer M，Anthony J C，et al. The incidence of specific DIS/DSM-Ⅲ mental disorders：data from the NIMH Epidemiologic Catchment Area Program [J]. Acta Psychiatr Scand，1989，79 (2)：163 - 178.

[22] 李淑然，陈昌惠，张维熙，等. 北京市城市社区老年期痴呆和老年抑郁症患病率调查 [J]. 中国心理卫生杂志，1999 (05)：266 - 268.

[23] 闫芳，李淑然，刘津，等. 老年期痴呆和老年抑郁症的流行病学调查 [J]. 中华医学杂志，2002，82 (15)：1025 - 1028.

[24] 高之旭，盛尤荣，严和骎，等. 上海地区老年抑郁症的流行病学调查 [J]. 中国神经精神疾病杂志，1992 (05)：278 - 280.

[25] 孙菲，汤哲，刘富荣，等. 北京市城乡老年人常见慢性疾病对抑郁症状发病率的影响 [J]. 首都医科大学学报，2008，29 (3)：283 - 287.

[26] 陈昌惠. 老年抑郁症流行病学 [J]. 实用老年医学，2001，15 (1)：3 - 6.

[27] Beekman A T，Copeland J R，Prince M J. Review of community prevalence of depression in later life [J]. Br J Psychiatry，1999，174：307 - 311.

[28] Djernes J K. Prevalence and predictors of depression in populations of elderly：a review [J]. Acta Psychiatr Scand，2006，113 (5)：372 - 387.

[29] Chen R，Copeland J R，Wei L. A meta-analysis of epidemiological studies in depression of older people in the People's Republic of China [J]. Int J Geriatr Psychiatry，1999，14 (10)：821 - 830.

[30] 吴海苏，徐勇，朱惠仙，等. 上海市社区老年抑郁症患病率调查 [J]. 中国民康医学，2007，19 (12)：411 - 413.

[31] 孙喜蓉，瞿正万，江琦，等. 上海市浦东新区社区老年抑郁症流行病学调查 [J]. 中国民康医学，2011，23 (9)：1078 - 1080，1119.

[32] Krishnan K R. Biological risk factors in late life depression [J]. Biol Psychiatry，2002，52 (3)：185 - 192.

[33] Caspi A，Sugden K，Moffitt T E，et al. Influence of life stress on depression：moderation by a polymorphism in the 5 - HTT gene [J]. Science，2003，301 (5631)：386 - 389.

[34] Otte C，Mccaffery J，Ali S，et al. Association of a serotonin transporter polymorphism (5 - HTTLPR) with depression，perceived stress，and norepinephrine in patients with coronary disease：the Heart and Soul Study [J]. Am J Psychiatry，2007，164 (9)：1379 - 1384.

[35] Yen Y C，Rebok G W，Gallo J J，et al. ApoE4 allele is associated with late - life depression：a population-based study [J]. Am J Geriatr Psychiatry，2007，15 (10)：858 - 868.

[36] Cole M G，Dendukuri N. Risk factors for depression among elderly community subjects：a systematic review and meta-analysis [J]. Am J Psychiatry，2003，160 (6)：1147 - 1156.

[37] Vink D，Aartsen M J，Schoevers R A. Risk factors for anxiety and depression in the elderly：a review [J]. J Affect Disord，2008，106 (1 - 2)：29 - 44.

[38] Cole M G. Evidence-based review of risk factors for geriatric depression and brief preventive interventions [J]. Psychiatr Clin North Am，2005，28 (4)：785 - 803.

[39] Murphy E，Smith R，Lindesay J，et al. Increased mortality rates in late-life depression [J]. Br J Psychiatry，1988，152：347 - 353.

[40] Heun R，Hein S. Risk factors of major depression in the elderly [J]. Eur Psychiatry，2005，20（3）：199 – 204.

[41] Blazer D，Burchett B，Service C，et al. The association of age and depression among the elderly：an epidemiologic exploration [J]. J Gerontol，1991，46（6）：M210 – M215.

[42] Roberts R E，Kaplan G A，Shema S J，et al. Does growing old increase the risk for depression？[J]. Am J Psychiatry，1997，154（10）：1384 – 1390.

[43] Lehtinen V，Joukamaa M. Epidemiology of depression：prevalence，risk factors and treatment situation [J]. Acta Psychiatr Scand Suppl，1994，377：7 – 10.

[44] Baglioni C，Battagliese G，Feige B，et al. Insomnia as a predictor of depression：a meta-analytic evaluation of longitudinal epidemiological studies [J]. J Affect Disord，2011，135（1 – 3）：10 – 19.

[45] Koffel E，Watson D. The two-factor structure of sleep complaints and its relation to depression and anxiety [J]. J Abnorm Psychol，2009，118（1）：183 – 194.

[46] Baglioni C，Lombardo C，Bux E，et al. Psychophysiological reactivity to sleep-related emotional stimuli in primary insomnia [J]. Behav Res Ther，2010，48（6）：467 – 475.

[47] Strawbridge W J，Deleger S，Roberts R E，et al. Physical activity reduces the risk of subsequent depression for older adults [J]. Am J Epidemiol，2002，156（4）：328 – 334.

[48] Jorm A F，Anstey K J，Christensen H，et al. MRI hyperintensities and depressive symptoms in a community sample of individuals 60 – 64 years old [J]. Am J Psychiatry，2005，162（4）：699 – 705.

[49] Almeida O P，Pfaff J J. Depression and smoking amongst older general practice patients [J]. J Affect Disord，2005，86（2 – 3）：317 – 321.

[50] Huang C Q，Dong B R，Lu Z C，et al. Chronic diseases and risk for depression in old age：a meta – analysis of published literature [J]. Ageing Res Rev，2010，9（2）：131 – 141.

[51] Prince M J，Harwood R H，Blizard R A，et al. Impairment，disability and handicap as risk factors for depression in old age：The Gospel Oak Project V [J]. Psychol Med，1997，27（2）：311 – 321.

[52] Bruce M L. Psychosocial risk factors for depressive disorders in late life [J]. Biol Psychiatry，2002，52（3）：175 – 184.

[53] Bruce M L. Depression and disability in late life：directions for future research [J]. Am J Geriatr Psychiatry，2001，9（2）：102 – 112.

[54] Patten S B，Barbui C. Drug-induced depression：a systematic review to inform clinical practice [J]. Psychother Psychosom，2004，73（4）：207 – 215.

[55] Dhondt T D，Beekman A T，Deeg D J，et al. Iatrogenic depression in the elderly. Results from a community-based study in the Netherlands [J]. Soc Psychiatry Psychiatr Epidemiol，2002，37（8）：393 – 398.

[56] Barkow K，Maier W，Ustun T B，et al. Risk factors for new depressive episodes in primary health care：an international prospective 12-month follow-up study [J]. Psychol Med，2002，32（4）：595 – 607.

[57] Kivela S L，Viramo P，Pahkala K. Factors predicting the relapse of depression in old age [J]. Int J Geriatr Psychiatry，2000，15（2）：112 – 119.

[58] Digman J M. Personality structure：emergence of the five-factor model [J]. Annual Review of Psychology，1990，41（1）：417 – 440.

[59] Goodwin R D，Gotlib I H. Gender differences in depression：the role of personality factors [J]. Psychiatry Res，2004，126（2）：135 – 142.

[60] Weiss A，Sutin A R，Duberstein P R，et al. The personality domains and styles of the five – factor model are related to incident depression in Medicare recipients aged 65 to 100 [J]. Am J Geriatr Psychiatry，2009，17（7）：591 – 601.

[61] Brilman E I，Ormel J. Life events，difficulties and onset of depressive episodes in later life [J]. Psychol

Med，2001，31（5）：859-869.

[62] 马岁岁，秦侠，陈若陵，等. 负性生活事件与老年抑郁症发病率的关系 [J]. 中国心理卫生杂志，2006，20（3）：157-159.

[63] 陈若陵，秦侠，徐晓超，等. 农村社区老年人负性生活事件、兴趣、生活能力与老年抑郁症患病率 [J]. 中国农村卫生事业管理，2007，27（1）：27-30.

[64] 胡志，秦侠，徐晓超，等. 老年人生活事件、兴趣、生活能力与老年抑郁症患病率 [J]. 中国初级卫生保健，2004，18（4）：27-29.

[65] Kraaij V，de Wilde E J. Negative life events and depressive symptoms in the elderly：a life span perspective [J]. Aging Ment Health，2001，5（1）：84-91.

[66] Ritchie K，Jaussent I，Stewart R，et al. Association of adverse childhood environment and 5-HTTLPR Genotype with late-life depression [J]. J Clin Psychiatry，2009，70（9）：1281-1288.

[67] Chou K L，Chi I. Stressful events and depressive symptoms among old women and men：a longitudinal study [J]. Int J Aging Hum Dev，2000，51（4）：275-293.

[68] Kraaij V，Arensman E，Spinhoven P. Negative life events and depression in elderly persons：a meta-analysis [J]. J Gerontol B Psychol Sci Soc Sci，2002，57（1）：P87-P94.

[69] Levin J S. Religion and health：is there an association，is it valid，and is it causal? [J]. Soc Sci Med，1994，38（11）：1475-1482.

[70] Braam A W，Van den Eeden P，Prince M J，et al. Religion as a cross-cultural determinant of depression in elderly Europeans：results from the EURODEP collaboration [J]. Psychol Med，2001，31（5）：803-814.

[71] Batson C D，Schoenrade P，Ventis W L. Religion and the individual：a social-psychological perspective [M]. Oxford University Press，1993.

[72] Braam A W，Beekman A T，van Tilburg T G，et al. Religious involvement and depression in older Dutch citizens [J]. Soc Psychiatry Psychiatr Epidemiol，1997，32（5）：284-291.

[73] Idler E L，Kasl S V. Religion，disability，depression，and the timing of death [J]. American Journal of Sociology，1992：1052-1079.

[74] Ellison C G，Gay D A，Glass T A. Does religious commitment contribute to individual life satisfaction? [J]. Social Forces，1989，68（1）：100-123.

[75] 马颖，陈任，秦侠，等. 安徽省城乡社区老年期抑郁症患病率及相关因素 [J]. 中国心理卫生杂志，2010，24（10）：752-756.

[76] Adams K B，Sanders S，Auth E A. Loneliness and depression in independent living retirement communities：risk and resilience factors [J]. Aging Ment Health，2004，8（6）：475-485.

[77] Bruce M L，Hoff R A. Social and physical health risk factors for first-onset major depressive disorder in a community sample [J]. Soc Psychiatry Psychiatr Epidemiol，1994，29（4）：165-171.

[78] 马颖，秦侠，陈任，等. 城乡社区老年期抑郁症与社会支持的关系 [J]. 中国老年学杂志，2010，30（4）：519-521.

[79] 范振国，陈加美，卢胜利，等. 老年抑郁与生活事件、社会支持的对照研究 [J]. 中国心理卫生杂志，1993（05）：230-231.

[80] Schoevers R A，Beekman A T，Deeg D J，et al. Risk factors for depression in later life：results of a prospective community based study（AMSTEL）[J]. J Affect Disord，2000，59（2）：127-137.

[81] Carstensen L L. Social and emotional patterns in adulthood：support for socioemotional selectivity theory [J]. Psychol Aging，1992，7（3）：331-338.

[82] Oxman T E，Berkman L F，Kasl S，et al. Social support and depressive symptoms in the elderly [J]. Am J Epidemiol，1992，135（4）：356-368.

第二十四章　老年帕金森病的流行病学研究

第一节　概述

帕金森病（Parkinson's disease，PD）有世界上最常见的严重运动障碍疾病之称。其又名震颤麻痹[1]，主要临床表现为震颤、少动、强直、姿势平衡障碍等运动症状[2]，是一种常见的老年神经系统变性疾病。随着人口的老龄化，其发病率呈逐年上升趋势，给家庭和社会都造成了负面影响。从 1817 年英国医生詹姆士·帕金森（James Parkinson）首次描述 PD 至今，人们对 PD 的认识已有近两个世纪。最近 10 余年，无论是对 PD 危险因素的认识还是对发病机制的探索，都有了长足的进步[1]。

老年帕金森的诊断标准必须同时具备以下 3 个条件[3]：①老年人中逐渐出现进行性加重的活动和动作缓慢，持久活动后动作更慢、幅度更小；②颈和（或）肢体肌张力增高；③4～6 Hz 的静止性震颤或姿势不稳。目前 PD 的病因尚不明确，得到大多数学者公认的是多巴胺缺失学说，近年来氧化应激-自由基学说以及中脑多巴胺神经元的分化发育和存活在PD 发病机制中的作用也逐渐得到重视[4]。

PD 患者死亡率高于一般人群，在左旋多巴用于治疗 PD 之前，PD 患者死亡率是对照人群的 3 倍，到左旋多巴广泛应用之后，死亡率下降至对照人群的 1.52 倍[5]。PD 对老年人身心都有不利影响，加拿大一项研究对比 261 位 PD 患者以及超过 11 万非患者发现，患者健康公用事业指数马克 3（Health Utilities Index Mark 3，HUI3；该指数从视力、听力、语言能力、步行、敏捷度、情绪、认知、疼痛 8 个方面评价健康状态）分数显著低于非患者[6]。PD 无论给患者及其家庭还是给社会都带来了沉重的负担，但是，目前相关数据仅限于欧洲和北美。北美一项研究证明，每年 PD 患者比对照人群在医院多待 2 天，在长期照料机构（long-term care institution）多待 43 天，多 20 个处方且直接医疗费用是对照的 2 倍以上[5]。

第二节　老年帕金森病的流行病学研究

一、地区分布

（一）国家间和地区间分布

PD 在全世界分布广泛。PD 每年的发病率为 4.5/10 万～19/10 万。发病率差异如此之大，可能的原因包括发病率估计的方法学差异、病例确诊的方法差异以及样本人群的年龄分布不同等。年龄调整之后的年发病率为 9.7/10 万～13.8/10 万。由于 PD 是一类迁延不愈的慢性疾病，因此患病率要显著高于发病率。粗患病率从我国上海人群调查的 18/10 万到墨西哥西部城市调查的 585/10 万[7]，年龄调整之后患病率从 72/10 万到 258.8/10 万不等。大多数研究报告的 PD 总患病粗率界于 100/10 万~200/10 万之间[5]。患病率之间的差异可能与各研究人群的环境危险因素或遗传背景差异有关。

（二）城乡分布

曾有研究者认为 PD 居住在农村者多于城市，但是我国几个城市 PD 的城乡分布规律结果不一致。上海调查 16 030 人发现城市患病率为 1.1％，农村患病率为 0.76％，城市的 70 岁以后各年龄段的患病率高于农村，而 70 岁以前的患病率农村高于城市[8]；同一课题在西安地区调查 4850 名 55 岁以上老年人，发现 55 岁以上患病率城市 0.63％、农村 0.98％，但两者之间差异无显著性[9]。

二、人群分布

（一）年龄和性别

尽管本病通常始于 50~60 岁，但是最近的证据证明随着年龄的增长，发病率在增加[5]。只有一小部分患者是在较早年龄发病，对于 40 岁以前发病的患者通常称之为"早发（early onset）" PD。在这些早发 PD 中，21~40 岁始发的 PD 称为"青年早发（young onset）" PD，20 岁以前的则称为"幼年型 PD（juvenile Parkinsonism）"。大多数"青年早发"和"幼年早发" PD 病例具有家族聚集性，而其他病例则是散发的。此外，一些晚发 PD 也发现有遗传学基础。尽管一般认为 PD 男女性别差异不大，但是最近发表的文献显示男性更容易受累，男女性发病率之比为 1.9[5]。

欧洲 7 个人群协作研究发现在 22 158 位 PD 患者中，65 岁及以上所占比例高达 83.5％。65 岁及以上人群 PD 总患病率为 1.8％，66~69 岁 2.4％，85~89 岁增加至 4.4％[10]。我国人群中的 PD 患病率也不低，在 55 岁及以上人群中 PD 患病率 1.07％（95％CI 0.96％~1.19％），65 岁及以上人群中 PD 患病率为 1.67％（95％CI 1.49％~1.87％）[11]。

（二）种族和民族

由于人口学原因（期望寿命在不同国家差异较大）、卫生保健相关原因（例如对该病缺乏正确、广泛的认识，或者对卫生保健服务的可及性不同）、遗传、环境以及估计方法学不同，使得不同地区发病率和患病率存在较大差异。早期的研究表明，PD 的患病率差异主要归因于不同地区人种的原因。欧洲、北美的高加索人患病率最高、亚洲的中国和日本次之，非洲的黑人患病率最低。但是，近年来亚洲更多的研究显示其患病率与高加索人差异并不显著[5]。我国曾对新疆喀什地区汉族和维吾尔族中老年人进行 PD 患病率调查，结果发现维吾尔族相对于汉族 PD 患病率更高（分别是 1.1％和 0.7％），PD 患病率有随教育程度增高而下降的趋势[12]。

（三）家族史

关于家族聚集性，目前研究结果不一致。有学者认为大多数 PD 患者没有家族史。只有大约 15% 的 PD 患者的一级亲属患有此病,因此,PD 没有显示出一个明显的遗传模式[13]。而瑞典一项针对全国的研究中,当先证者是同胞兄弟姐妹时,一级家属 PD 标准化发病率(standardized incidence ratios,SIRs)为 8.7,比先证者是父母(SIR=2.9)或孩子(SIR=3.6)均高,同时该研究没有发现配偶风险增加。先证者各年龄组 SIR 无差异。因此,推测无论早发还是晚发 PD,遗传或儿童时期共享环境均有一定作用[14],对此,国内也有研究支持[15]。

三、时间分布

PD 患病率具有逐渐增加的长期趋势。1980 年上海调查 PD 粗患病率为 18.2/10 万,1983 年 6 城市居民患病率为 44/10 万,1986 年 29 省市患病率为 14.6/10 万,明显低于欧美和日本的报道。1997 年上海总患病粗率为 99/10 万,显著高于前几次国内调查结果[8]。这其中有调查方法不同的因素,也可能是环境因素不同,因为我国当时正经历工业迅速发展阶段。但是目前还没有直接证据证明近年来帕金森的新增病例是由于危险因素的增加而增加,主要还是由于对本病的意识增加,能够早期识别疾病[5]。

第三节　老年帕金森病的危险因素研究

PD 病因尚未完全明了,但根据现有的研究资料,可以形成这样的观点:在 PD 发病中环境与遗传因素都发挥重要作用,基因突变可以解释一小部分 PD 的病因,但大多数 PD 是由环境因素与遗传易感性共同作用致病的。在 PD 中目前已经发现至少有 11 种遗传性 PD 的临床特点及发病机制与常见的散发 PD 相同。对外源性的环境因素的探索一直以来都很困难[5],根据目前的流行病学研究,危险因素有生活方式、环境和职业暴露,以及其他因素等。

一、遗传因素

过去 PD 长期被认为是环境因素造成的多因素神经退行性病变。但是在过去 15 年,已有学者开始涉足 PD 的遗传学病因,包括对家族性 PD 进行连锁(linkage)和第二代测序(next-generation sequencing)分析,对散发的 PD 进行候选基因(candidate gene)和全基因组关联(genome-wide association)研究[16]。

从基因角度看,混合基因致病而形成的家族性 PD,包括已确定的 11 种编码基因突变的线粒体蛋白(PARK2,DJ-1,PINK1),泛素羟基末端水解酶(UCH-L1),α-突触核蛋白(SNCA)和其他没有确切定义的蛋白。目前有研究表明,遗传因素在某种情况下也参与了 PD 的形成。因此,遗传因素在 PD 病因与发病机制中的作用日益受到重视[17-18]。

(一)SNCA 基因

SNCA 在脑神经元及突触前神经末梢含量丰富,是一种突触前蛋白基因。在散发的病例中大于 90% 的 PD 患者是由于单个基因突变引起的,这些致病基因将帮助人们了解多巴胺神经元细胞死亡的机制,并有针对性治疗家族性与散发性的 PD[19]。SNCA 也已被确定是

Lewy 体的重要组成部分，其机制是 SNCA 的异常堆积，出现在散发的 PD 患者中[17,20]。

（二）Parkin 基因

Parkin 基因有多个突变位点，其中外显子 4、6、7 是突变热点区域。家族性 PD 主要表现为外显子 4 的部分或全部缺失，而散发性 PD 主要表现为外显子 4 的点突变。突变可引起 Parkin 蛋白一、二级结构改变，进而影响功能，造成多巴胺能神经元内蛋白水解通路障碍，细胞内淀粉样物质沉积，导致神经元死亡[17]。Parkin 基因突变与早发性 PD 也有关[17]。

（三）PINK1 基因

PINK1 基因为导致常染色体隐性遗传 PD 的致病基因之一，其分布较为广泛，突变频率在不同种族中变化很大。PINK1 基因的研究尚处于早期阶段，其生物学功能、作用底物及对 PD 发病机制的分子作用途径尚未十分清楚，有待进一步研究[17]。

（四）DJ-1 基因

突变的 DJ-1 基因被确定是一种罕见的常染色体隐性遗传 PD 的致病因素，在散发型早发 PD 中的突变频率为 1% 左右，晚发 PD 中尚未发现 DJ-1 突变，因此 DJ-1 基因并不是晚发 PD 机制中的重要危险因素[17, 21]。

（五）UCHL1 基因

动物实验表明 UCHL1 基因突变与多巴胺神经元进行性丢失有关[22]，但其具体机制尚需进一步研究。

（六）富亮氨酸重复序列激酶（LRRK2）基因

LRRK2 基因突变在 PD 家族中的阳性检出率为 5%～40%，在散发性 PD 患者中阳性检出率为 2%，因此，该基因突变与否，是筛选 PD 高危人群的重要环节之一[17,23-24]。

二、环境因素

（一）生活方式

1. 吸烟　哈佛大学曾于 1992—2001 年随访超过 14 万人，其中 413 例发生 PD，总体来看，吸烟与 PD 呈现负向关联，吸烟持续时间越长、每天吸烟量越大、戒烟时间越晚、戒烟后时间越短，PD 发生风险越低[25]。与从未吸烟的人相比，曾经吸烟者发生 PD 的相对危险度 RR 为 0.78（95%CI 0.64～0.95），目前吸烟者 RR 为 0.27（95%CI 0.13～0.56）。PD 发病率在晚年戒烟者中最低[25]。美国 8 个病例对照研究和 3 个队列研究（Nurses' Health Study，Health Professionals Follow-up Study 和 Honolulu-Asia Aging Study）的荟萃分析也发现吸烟与 PD 之间的负向关联，同时还支持吸烟（香烟及其他烟草制品）与 PD 之间的反向剂量反应关系[26]。剂量反应关系虽然从生物学上支持吸烟对于 PD 的保护作用，但是对于保护机制目前还没有统一的证据支持。有学者认为香烟中可能含有一种具有神经保护作用的物质，比如一氧化碳，这是一种自由基清除剂，也有可能是容易得 PD 的人本身对吸烟的兴趣较低[27]。香烟中的尼古丁被认为能够刺激纹状体的多巴胺能神经元，而且在实验中显示能够抵抗对神经的伤害[13, 28]。

2. 饮酒　饮酒与 PD 的关系目前尚无定论。多数研究认为，饮酒与 PD 间无明显关系[29]。日本一项病例对照研究（214 病例，327 对照）认为饮酒和 PD 之间无直接相关性，但日本米酒对 PD 有积极的保护性作用[30]。我国新疆一项 PD 病例对照研究也认为饮酒与 PD 之间没有直接关联[29]。但另一项研究认为饮酒除了对 PD 有直接致病作用外，还可间接通过家族史对 PD 发病起作用[29]。

3. 摄入咖啡因　Honolulu 心脏研究追踪 8004 名日本裔美国男性 30 年，其中 102 名男性在随访期间发生 PD。年龄调整后发现，不喝咖啡者 PD 发病率为 10.4/万人年，喝咖啡者（每日至少 28oz，1oz=28.35g）为 1.9/万人年。该项研究提示男性咖啡和咖啡因摄入与 PD 呈负向关联，且该效应不受吸烟的影响[31]。在世界人均咖啡销量最高的芬兰，一项包括29 335 名受试者的队列研究也发现同样的趋势，喝咖啡对于 PD 具有保护作用，而且也是校正了吸烟在内的几种混杂因素之后的结果[32-33]。在本研究中也发现每天喝 3 杯及以上茶者较不喝茶者 PD 的危险比 HR 为 0.41（95％CI 0.20～0.83）[32]。在新加坡一项超过 6 万华人的队列研究中，有 157 例发病，该研究发现 PD 与喝绿茶无关，但与红茶摄入呈负向关联[34]，而香港另有一项研究则认为饮用绿茶也是 PD 的保护性因素[35]。

4. 膳食　乳制品摄入可能与 PD 的风险相关。一项对 3 个前瞻性研究的荟萃分析证实，高乳制品摄入的人，尤其是男性，PD 的风险中度增加（OR=1.6，95％CI 1.3～2.0）[33]。另有一项研究也证实乳制品摄入量与 PD 的风险相关独立于钙、维生素 D 或脂肪的摄入[25]。此外，有研究认为高脂尤其是高动物脂肪、高糖饮食是 PD 的危险因素[29, 36-37]。烟酸（维生素 B₃）和维生素 E 是 PD 的保护因素，但维生素 C 和 β 胡萝卜素对 PD 无保护作用[29]。

5. 体力活动　哈佛大学超过 14 万人随访 9 年的队列研究还发现，适度到剧烈强度的运动锻炼，或增加基础的休闲体力活动均可降低 PD 的发生[38]。另一项针对 21 万余人的美国国立健康研究院-退休人员协会饮食与健康研究也发现此趋势[39]。我国也有研究发现坚持每天锻炼 1 小时以上 PD 的发病风险相对较低[29]。

（二）环境和职业危险因素

1. 农药　1-甲基-4-苯基-丙氧哌啶（1-methyl-4-phenyl-1,2,3,6-tetrahydropyridine，MPTP）是一种在合成哌替啶类似物时产生的有毒副产品。目前已经证实其与 PD 发病直接有关，并用于制作 PD 动物模型。MPTP 能够自由通过血脑屏障，选择性地损害多巴胺能神经元，而发展成临床上难以与 PD 相区分的帕金森综合征[13]。环境中与 MPTP 结构类似的物质也可引发 PD 风险，现已知百草枯、狄士剂等农药特别是杀虫剂能够导致多巴胺能神经元的死亡和原发性 PD 病理特征[40]。

2. 重金属　目前认为铅与 PD 的相关性不大。因铅中毒而表现为 PD 样的患者数目并不多[41]。但是对于重金属锰，无论动物实验还是人群研究均证实其与 PD 发病密切相关。我国学者早在 1989 年调查含锰车间工作 10 年以上的 132 名工人，6 名 PD 患者所处空气锰浓度及血锰浓度均高于其他工人[41]。目前含锰无铅汽油被大量使用，其释放到大气中的锰污染将可能是 PD 的危险因素之一。

（三）其他因素

1. 激素   一项针对 4000 余名妇女进行的病例对照研究显示，绝经前单侧或双侧卵巢切除术的妇女继发 PD 的风险增加（OR＝1.68，95％CI 1.06～2.67），较早行卵巢切除术的妇女 PD 风险增加，由此认为引起早期内源性雌激素减少的状况可能增加 PD 风险，这也在一定程度上解释了男性 PD 患病率高于女性的现象[9,42]。

2. 药物   有研究者对于 PD 与非甾体类抗炎药（NSAIDs）及他汀类药物之间的关系进行研究，其中 NSAIDs 尚无统一结论，他汀类药物似乎可以起到一定的保护作用[33]。

3. 相关慢性病   目前有研究尝试观察 PD 与糖尿病、高血压、高胆固醇血症等的共患情况，但这些疾病与 PD 的相关关系并不稳定，尚不能提示 PD 与这些慢性病及其危险因素之间的关系[33]。

第四节   预防策略与措施

由于对于 PD 的病因认识目前还相当有限，因此，针对 PD 尚无公认的预防策略。根据 PD 的危险因素研究，按照疾病三级预防的思路，可以包括以下内容。

一、一级预防

一级预防即针对病因和危险因素采取的预防对策和措施。主要包括：全民动员，加强环境保护，减少环境污染；养成良好卫生习惯，尽量减少直接接触化学物质；坚持健康生活方式，虽然吸烟对于 PD 有保护作用，但由于吸烟是多种慢性病的危险因素，因此不建议使用吸烟的方式来预防 PD。可适当饮茶或咖啡，加强体育锻炼，合理平衡膳食，适度摄入乳类，补充维生素 E 等。

二、二级预防

关键是早期发现、早期诊断和早期治疗。帕金森病有较长代偿期，故疾病早期很难被觉察。因此，要对高危人群进行健康检查。其中，有家族史的老年人更要注意。

临床上可使用统一帕金森病评分量表作为评价的标准工具，其主要包括 4 个分量表，即：精神、行为和情绪，日常生活活动，运动检查，并发症。其优点在于信度效度较高，但量表项目过多。目前有简明帕金森病评分量表可使用，分为运动评价、日常生活活动及运动并发症 3 部分共 21 项内容，其使用快捷、可靠、有效[43]。目前尚未见到公认的用于人群 PD 筛查的筛查量表。国家"九五"攻关课题曾经开发适合我国国情的 PD 筛查量表，其灵敏度和特异度可以达到 89.5％和 99.5％，但 PD 筛查量表筛查的结果不能取代临床诊断[44]。

三、三级预防

已确诊为 PD 患者，重点是缓慢致残过程，减少威胁生命并发症。尽管患者运动功能和自理能力已有障碍，仍应鼓励尽量自己的事自己做，这样有助于防止和推迟关节强直和肢体挛缩。日常生活中尽量克服情绪激动和精神紧张，保持愉快心境；多吃蔬菜水果，防止便秘；尽可能不长期卧床，需要卧床者要加强翻身，防止关节固定和引发坠积性肺炎。

　　综上所述，作为老年常见疾病的 PD 给老年患者、家人和社会带来沉重的负担，针对 PD 病因的研究无论是遗传还是环境因素都尚有很多未知的领域。从 1997 年开始，每年的 4 月 11 日被确定为"世界 PD 日"，这一天是 PD 的发现者——詹姆士·帕金森医生的生日，全球的科学家正在沿着帕金森医生的足迹，为防治 PD 做出不懈的努力。

（高文静）

参 考 文 献

[1] 陈生弟，中华医学会神经病学分会帕金森病及运动障碍学组．中国帕金森病治疗指南（第二版）［J］．中华神经科杂志，2009，42（5）：352-355．

[2] 中华医学会神经病学分会神经心理学与行为神经病学组．帕金森病抑郁、焦虑及精神病性障碍的诊断标准及治疗指南［J］．中华神经科杂志，2013，46（1）：56-60．

[3] 蒋雨平，王坚，丁正同，等．原发性帕金森病的诊断标准（2005 年）［J］．中国临床神经科学，2006（01）：40．

[4] 吴珍珍，王雪敏．帕金森病相关转录因子的研究进展［J］．实用医学杂志，2011（16）：3061-3063．

[5] World Health Organization. Neurological Disorders：Public Health Challenges［M］．Geneva：World Health Organization，2006．

[6] Pohar S L，Allyson J C. The burden of Parkinson disease（PD）and concomitant comorbidities［J］. Arch Gerontol Geriatr，2009，49（2）：317-321．

[7] Martinez-Perez J A，Ortiz-Garcia R，Gonzalez-Zerega A，et al．［Epidemiology of parkinsonism in the Guadalajara Health Area］［J］. Semergen，2014，40（6）：305-312．

[8] 周玢，洪震，黄茂盛，等．上海城乡帕金森病患病率研究［J］．脑与神经疾病杂志，2001（06）：330-332．

[9] 乔晋，屈秋民，韩建峰，等．西安地区老年人帕金森病患病率调查［J］．中国神经免疫学和神经病学杂志，2001（02）：79-83．

[10] de Rijk M C，Launer L J，Berger K，et al. Prevalence of Parkinson's disease in Europe：a collaborative study of population-based cohorts. Neurologic Diseases in the Elderly Research Group［J］．Neurology，2000，54（11 Suppl 5）：S21-S23．

[11] Zhang Z X，Roman G C，Hong Z，et al. Parkinson's disease in China：prevalence in Beijing，Xian，and Shanghai［J］．Lancet，2005，365（9459）：595-597．

[12] 刘燕，张晓莺，何瑛，等．2008-2009 年新疆喀什地区 55 岁以上人群帕金森病患病率调查［J］．中华神经科杂志，2010，43（12）：863-865．

[13] 程琦，杨燕，姜国鑫．帕金森病流行病学研究进展［J］．老年医学与保健，2006（04）：197-199．

[14] Sundquist K，Li X，Hemminki K. Familial risks of hospitalization for Parkinson's disease in first-degree relatives：a nationwide follow-up study from Sweden［J］．Neurogenetics，2006，7（4）：231-237．

[15] 谭现花，王束玫，滕文涛．帕金森病的危险因素及其通径分析［J］．中国临床康复，2006（34）：25-27．

[16] Trinh J，Farrer M. Advances in the genetics of Parkinson disease［J］．Nat Rev Neurol，2013，9（8）：445-454．

[17] 封华，刘承伟．遗传基因与帕金森病相关性的研究进展［J］．中国老年学杂志，2011（10）：

1911 -1913.

[18] 高振坤，崔岩，王建夺．帕金森症致病机理分析及预警基因筛查研究进展 [J]．现代预防医学，2012 (04)：961 - 964．

[19] Yasuda T，Mochizuki H．The regulatory role of alpha-synuclein and parkin in neuronal cell apoptosis：possible implications for the pathogenesis of Parkinson's disease [J]．Apoptosis，2010，15（11）：1312 -1321.

[20] Shults C W．Lewy bodies [J]．Proc Natl Acad Sci U S A，2006，103（6）：1661 - 1668．

[21] Morris C M，O'Brien K K，Gibson A M，et al．Polymorphism in the human DJ - 1 gene is not associated with sporadic dementia with Lewy bodies or Parkinson's disease [J]．Neurosci Lett，2003，352（2）：151 - 153．

[22] Setsuie R，Wang Y L，Mochizuki H，et al．Dopaminergic neuronal loss in transgenic mice expressing the Parkinson's disease-associated UCH-L1 I93M mutant [J]．Neurochem Int，2007，50（1）：119 - 129．

[23] Di Fonzo A，Wu-Chou Y H，Lu C S，et al．A common missense variant in the LRRK2 gene，Gly2385Arg，associated with Parkinson's disease risk in Taiwan [J]．Neurogenetics，2006，7（3）：133 - 138．

[24] Lu Y W，Tan．Molecular biology changes associated with LRRK2 mutations in Parkinson's disease [J]．Journal of Neuroscience Research，2008，86（9）：1895 - 1901．

[25] Thacker E L，O'Reilly E J，Weisskopf M G，et al．Temporal relationship between cigarette smoking and risk of Parkinson disease [J]．Neurology，2007，68（10）：764 - 768．

[26] Ritz B，Ascherio A，Checkoway H，et al．Pooled analysis of tobacco use and risk of Parkinson disease [J]．Arch Neurol，2007，64（7）：990 - 997．

[27] Samii A，Nutt J G，Ransom B R．Parkinson's disease [J]．Lancet，2004，363（9423）：1783 - 1793．

[28] Quik M．Smoking，nicotine and Parkinson's disease [J]．Trends in Neurosciences，2004，27（9）：561 -568．

[29] 王晓琴，王功伍．帕金森病危险因素的研究进展 [J]．医学综述，2012（22）：3789 - 3791．

[30] Fukushima W，Miyake Y，Tanaka K，et al．Alcohol drinking and risk of Parkinson's disease：a case-control study in Japan [J]．BMC Neurol，2010，10：111．

[31] Ross G W，Abbott R D，Petrovitch H，et al．Association of coffee and caffeine intake with the risk of Parkinson disease [J]．JAMA，2000，283（20）：2674 - 2679．

[32] Hu G，Bidel S，Jousilahti P，et al．Coffee and tea consumption and the risk of Parkinson's disease [J]．Mov Disord，2007，22（15）：2242 - 2248．

[33] 刘功禄，赵永波．帕金森流行病学的研究进展 [J]．临床神经病学杂志，2010（03）：237 - 239．

[34] Tan L C，Koh W P，Yuan J M，et al．Differential effects of black versus green tea on risk of Parkinson's disease in the Singapore Chinese Health Study [J]．Am J Epidemiol，2008，167（5）：553 - 560．

[35] Chan D K，Woo J，Ho S C，et al．Genetic and environmental risk factors for Parkinson's disease in a Chinese population [J]．J Neurol Neurosurg Psychiatry，1998，65（5）：781 - 784．

[36] Hellenbrand W，Boeing H，Robra B P，et al．Diet and Parkinson's disease．II：a possible role for the past intake of specific nutrients．Results from a self-administered food-frequency questionnaire in a case-control study [J]．Neurology，1996，47（3）：644 - 650．

[37] Logroscino G，Marder K，Cote L，et al．Dietary lipids and antioxidants in Parkinson's disease：a popula-tion-based，case-control study [J]．Ann Neurol，1996，39（1）：89 - 94．

[38] Thacker E L，Chen H，Patel A V，et al．Recreational physical activity and risk of Parkinson's disease [J]．Mov Disord，2008，23（1）：69 - 74．

[39] Xu Q，Park Y，Huang X，et al．Physical activities and future risk of Parkinson disease [J]．Neurology，

2010，75（4）：341－348.

[40] 李小平，王取南.农药与帕金森病相关性的研究进展 [J].国外医学（卫生学分册），2004（06）：343－346.

[41] 蒋雨平，孙旭红.环境和职业危险因素与帕金森病 [J].中国临床神经科学，2012（05）：551－555.

[42] Rocca W A，Bower J H，Maraganore D M，et al. Increased risk of parkinsonism in women who underwent oophorectomy before menopause [J]. Neurology，2008，70（3）：200－209.

[43] 赵澎，程焱.简明帕金森病评分量表/帕金森病致残量表评估帕金森病患者运动功能的信度和效度 [J].中国临床康复，2006（14）：56－58.

[44] 乔晋，屈秋民，罗国刚，等.帕金森病筛查量表效度及其分值分布特征分析 [J].西安医科大学学报，2002（02）：198－201.

第二十五章　老年肿瘤的流行病学研究

第一节　概述

肿瘤是影响老年人生命和健康的最重要因素之一。研究表明，肿瘤与年龄密切相关，许多肿瘤的发病率在 80（85）岁以前随着年龄的增长而上升，65 岁及以上人群肿瘤的发病率比 65 岁以下人群高近 10 倍，其肿瘤死亡率是 65 岁以下人群的 16 倍。在中国等发展中国家，因可控死因的降低，寿命的延长，肿瘤死亡的绝对数、相对数增加。当前肿瘤的发病率与死亡率的增长已经受到人群老龄人口数量增长的影响，随着年代的推进，恶性肿瘤在老年人死因中所占的百分比不断升高，并且有进一步升高的可能。中国癌症年龄别发病率随年龄的增长而增加，在 80～84 岁组达到高峰为 1560.77/10 万。死亡率在 15 岁以后随年龄增长而增加，45 岁以后上升幅度加大，在 80～84 岁组达到高峰。与 1990 年第二次死因调查相比，70 岁以上各年龄组恶性肿瘤死亡率明显上升，85 岁以上组上升了 54.04%，表现出恶性肿瘤死亡率升高的后移现象。

有关衰老和肿瘤关系的机制，年龄相关的肿瘤发病率升高的原因，尚无统一的认识。现有的衰老与肿瘤关系的学说有很多，最重要的两个学说是自由基学说和端粒假说。自由基学说由 Denham Harman 于 1956 年提出，认为当机体衰老时，自由基的产生增多，清除自由基的物质减少，清除能力减弱。过多的自由基在体内蓄积，对机体的损伤程度超过修复代偿能力时，组织器官的机能就会逐步发生紊乱，破坏细胞内的 DNA，导致衰老和肿瘤。端粒学说则认为细胞在每次分裂过程中都会由于 DNA 聚合酶功能障碍而不能完全复制它们的染色体，因此最后复制 DNA 序列可能会丢失，最终造成细胞衰老死亡；而极少部分细胞通过病毒基因的整合或抑癌基因的突变而逃脱死亡，通过某种机制激活端粒酶，使端粒长度得以维持，成为永生细胞，无限增殖，形成肿瘤。

研究老年恶性肿瘤流行病学，探讨其病因及危险因素，并制定相应的防治措施具有重要意义。

第二节　老年肿瘤常见类型及分布特征

癌症是老年人死亡的重要原因，据 WHO 估计，全世界癌症新发病例每年约 1266 万，占前 3 位的是肺癌（161 万）、乳腺癌（138 万）和结直肠癌（124 万）。肺癌在男性中普遍，女性中以乳腺癌最多见。全世界每年癌症死亡有 756 万。我国癌症死亡情况，据全国第三次死因回顾抽样调查数据显示，恶性肿瘤死亡率（135.88/10 万）明显上升，已接近死因构成首位的脑血管病的死亡率（136.64/10 万）。据统计在老年肿瘤患者中，前列腺癌、肺癌、乳腺癌、结直肠癌的发病率居前位。

一、肺癌

肺癌是世界各国普遍高发的一种癌症，多发于 50～70 岁男性。在 20 世纪 70 年代，肺癌在肿瘤死亡分类构成中，占肿瘤总死亡的 7.35%，居第 5 位。随着社会经济的发展，环境、生活方式的改变以及人口老龄化程度的加深，我国居民癌谱发生变化，一些肿瘤死亡率有所下降，但肺癌呈现明显上升趋势。20 世纪 90 年代，肺癌上升到肿瘤死因的第 3 位，并成为城市肿瘤死亡的首位。而在 2004—2005 年第三次死因调查中，在样本地区肺癌跃居全部恶性肿瘤死因的首位。从 1998—2005 年，在我国肿瘤登记地区中肺癌发病率每年以 1.63% 的速度增长，其中男性为 1.3%，女性为 2.3%。

世界卫生组织 2011 年 9 月发布的最新资料表明，全球肺癌的发病率和死亡率高居各类恶性肿瘤之首。因肺癌死亡的人数超过了乳腺癌、前列腺癌和结直肠癌死亡人数的总和。肺癌目前已成为一个严重的全球公共健康问题。

（一）肺癌的地区分布

肺癌的发病率和死亡率在不同国家，不同城市和地区有明显差别。一般认为工业发达国家比发展中国家高。发达国家平均肺癌发病与死亡率为 80.3/10 万和 68.7/10 万，发展中国家为 21.7/10 万和 19.1/10 万。此外，城市高于农村地区，而且城市人口越多，其肺癌标准化死亡率越高。我国的资料也表明，肺癌的发病分布是城市高于郊区，郊区高于农村。越城市化、工业化的地区，肺癌的发病率就越高。

肺癌死亡率在我国地理位置上有由东北向南、由东向西逐步下降的趋势，以东北、华北以及华东沿海一带高发，肺癌死亡率较高地区基本分布在天津、东北、内蒙古、山东、江苏、四川、广东等省和城市中，而中南、西南和西北各省均偏低。

（二）肺癌的人群分布

几乎所有国家中男性肺癌发病率和死亡率均高于女性。这一差别以欧洲国家最为显著，肺癌男女性别比例法国为 6.173：1，俄罗斯为 6.128：1，德国为 4.03：1。亚洲、非洲一些国家均在（2～3）：1。我国肺癌死亡率性别比为 2.08：1。

肺癌的发病率和死亡率均随年龄上升而明显增长。出生队列分析表明，不同时期出生的人群其肺癌发病率和死亡率随年龄上升而增高，高年龄组增加最为明显。各年龄组肺癌发病率的变动趋势是老年组在增加，青壮年组变化不大。我国肺癌发病率和死亡率随年龄而上升，10 岁前罕见，40 岁前迅速上升，70 岁左右达高峰，各年龄组均呈男高女低。在不同性别中，同样随着年龄增加肺癌发病率增加，男性女性都在 80～84 岁组达到高峰，分别为 573.83/10 万和 224.76/10 万。

（三）肺癌的时间分布

美国、英国、荷兰等一些欧美国家由于长期开展有效的控烟运动，肺癌的发病和死亡率已开始下降，特别是男性肺癌的下降较为明显。我国肺癌发病率和死亡率为世界上增长速度最快的国家之一，肺癌发病和死亡仍然呈明显上升趋势。1988—2007 年 20 年间，启东市肺癌的中国人口年龄别标化发病率（中标发病率）从 1988 年的 15.08/10 万上升至 2007 年的 31.19/10 万，增长了 1 倍，死亡率由 14.10/10 万上升至 24.29/10 万。有资料表明，我国肺癌发病率将在相当长时期内呈现显著上升的趋势。

二、胃癌

胃癌是全球第四大常见癌症，死亡率仅次于肺癌。大约全球每年有 100 万新发胃癌病例，85 万死亡病例，占全部癌症死因的 10％左右。尽管在世界范围内一些国家胃癌的发病率和死亡率逐渐下降，但胃癌发病和死亡人数的绝对数量由于人口老龄化，仍在增长中。2008 年统计数据估计，有 1/2 的胃癌病例发生在东亚，主要集中在中国，我国有 46 万胃癌新发病例，35 万胃癌死亡病例。在我国老年肿瘤中，消化系统肿瘤占有较大比重，其中胃癌尤为常见，严重威胁老年人的生命和健康，为我国当前癌症研究的重点。

（一）胃癌的地区分布

胃癌呈现明显的地区分布差异，高、低发区发病率相差接近 10 倍，高的可超过 100/10 万，低的则不足 10/10 万。高发地区包括日本、中国和中南部美洲的大部分地区，美国、澳大利亚等发病率和死亡率均较低。约 70％的胃癌发生在发展中国家。在我国，各省之间胃癌的调整死亡率差别也很大。一些不发达的农村地区常常存在较高的胃癌发病率，包括甘肃、河南、河北、山西、陕西省份，农村是城市的 1.6 倍，东南沿海的江苏、上海、浙江、福建及辽宁半岛也高发，而广东、广西等华南地区及云贵高原则为低发地区。

（二）胃癌的人群分布

世界各国胃癌登记资料表明，胃癌的发病率男性约为女性的 2 倍，以非贲门部胃癌较常见，男女性别比约为 2：1。贲门部胃癌有更高的男女性别比，在美国白人中这一比例接近 6：1。我国胃癌男性患者也远较女性患者为多，其比例约为 3：1。这一点是胃癌流行病学的特征之一。在我国，30 岁以前的病例极为罕见，随年龄增加，胃癌发病率也随之增加，在 50～75 岁左右达到高峰，80 岁以后快速下降。美国胃癌死亡高峰为 75～84 岁，在我国 80 岁组为胃癌死亡率的高峰。

（三）胃癌的时间分布

过去半个多世纪里，世界范围内许多国家的胃癌发病率和死亡率呈现出快速下降的趋势，其中美国最早出现这一下降趋势，而且下降最明显，从 20 世纪 30 年代到 60 年代下降了 2/3，日本、智利等高发国，从 50 年代开始，也有明显下降。与同期胃癌总体世界调整死亡率的下降趋势相反，在过去 30 多年中，西方一些发达国家（如美国和北欧地区等），胃贲门癌的发病率却表现出上升的趋势。与世界各国比较，中国胃癌男、女性世界调整死亡率居于首位。胃癌死亡始终是消化系统恶性肿瘤死亡的第 1 位。尽管我国胃癌发病率和死亡率均有下降，但下降率较发达国家缓慢。

三、乳腺癌

乳腺癌是严重危害妇女健康与生命的恶性肿瘤，在北美、北欧等地区，为女性恶性肿瘤死因之首位。据世界卫生组织国际癌症研究中心（International Agency for Research on Cancer，IARC）统计，2008 年全球女性乳腺癌新发病例达 138 万，占全部女性恶性肿瘤发病的 22.9％；46 万女性因乳腺癌死亡，占所有女性恶性肿瘤死亡的 13.7％，占所有女性死亡的 1.7％。我国女性乳腺癌的总体发病率和死亡率在世界范围处于中低水平，但发病率正逐年上升，在乳腺癌高发城市发病和死亡率均已达发达国家平均水平的 60％左右，且随着年龄的增长而上升，对老年女性健康构成严重威胁。

（一）乳腺癌的地区分布

在世界范围内，北美、北欧等西方国家是乳腺癌的高发地区，其发病率约为亚、非、拉美地区的 4 倍。2008 年全球女性乳腺癌发病率为 38.9/10 万，其中发达国家为 66.4/10 万，发展中国家为 27.1/10 万，发病率最高的国家是比利时、丹麦和法国，最低的是蒙古国、不丹和冈比亚。

中国虽属于乳腺癌相对低发地区，但也存在地区差异，城市高于农村，经济发达地区高于落后地区。在我国上海、北京、天津及沿海地区相对高发，其中以上海地区最高，且呈上升趋势，1972 年为 20.1/10 万，1988 年为 28/10 万，2003—2007 年为 68.58/10 万，平均每年增长 2.5％左右，居女性恶性肿瘤之首。

（二）乳腺癌的人群分布

乳腺癌主要见于女性，女性发病率为男性的近百倍。2003—2007 年全国 32 个肿瘤登记地区女性乳腺癌年龄别发病率随年龄的增长而增加，在 50～54 岁组达到高峰，为 94.83/10 万，55 岁后开始下降，85 岁以上组下降到 51.12/10 万。在美国等乳腺癌高发国家，年龄别发病率随年龄的增长而增长，75～80 岁组达到最高，仅有一次高峰；而我国女性乳腺癌年龄别发病率曲线呈现双峰现象，城市地区尤为明显，在城市女性中，乳腺癌在 50～54 岁组、70～74 岁组呈现两个发病高峰，农村地区发病率最高的是 55～59 岁组。

（三）乳腺癌的时间分布

在过去 50 年中，乳腺癌的年龄相关发病率上升，而且随着人口老龄化，发病率还会持续上升。根据全国肿瘤登记中心收集的历史资料，分析发病结果显示，从 1988—2007 年，北京、上海、林州和启东 4 个地区的乳腺癌中标发病率都呈显著上升趋势，北京市和上海市的中标发病率较为接近，平均每年增长 2.5％左右，相差不大；同属农村地区的林州市和启东市的中标发病率较为接近，但平均每年增长幅度明显高于北京市和上海市，林州市平均每年增长 7.04％，启东市为 4.16％。据世界卫生组织国际癌症研究中心（International Agency for Research on Cancer，IARC）预计，在 2030 年我国女性乳腺癌发病数可达到 23.4 万例，发病数上升幅度比 2008 年增长 31.15％，因乳腺癌死亡 7.0 万例，死亡数上升幅度达 47.94％。

四、宫颈癌

宫颈癌是发生在宫颈阴道部的最常见的女性生殖道恶性肿瘤，是全球妇女中仅次于乳腺癌和结直肠癌的第 3 位恶性肿瘤,在发展中国家是仅次于乳腺癌居第 2 位常见的女性恶性肿瘤。据 2008 年世界卫生组织(World Health Organization,WHO)数据统计,全球每年有宫颈癌新发病例 529 800 例,死亡病例 275 100 例,其中超过 85% 的宫颈癌发生在发展中国家,给患者及家庭带来极大的痛苦。世界范围内,宫颈癌发病率最高的地区在非洲的东部、西部和南部。印度作为第二人口大国占全球宫颈癌死亡病例的 26%(72 823)。我国宫颈癌新发病例占全球新发病例的 14%(75 434),死亡病例占全球死亡病例的 12%。比较我国 20 世纪 70 年代、90 年代和 2004—2005 年的三次死因回顾调查资料,宫颈癌死亡率持续下降,但近期下降幅度与 20 世纪 90 年代和 70 年代调查相比变化不大;死亡率分布情况总体上农村略高于城市,中、西部明显高于东部地区;年龄别死亡率的变化反映宫颈癌的危害呈年轻化的趋势。

(一)宫颈癌的地区分布

世界各国宫颈癌的地理分布差异很大,即使同一大洲内或同一国家内也有明显的地区分布差异。IARC 数据显示 2008 年不同地区的宫颈癌发病率相差至少 20 倍。总的来说,全球宫颈癌的世界人口年龄别标化发病率(世标发病率)为 15.2/10 万。最低的是亚洲西部、澳大利亚/新西兰、北美洲、北非和欧洲大部分地区。发展中国家的发病率较高,如拉丁美洲和加勒比海地区、非洲东部、非洲西部、撒哈拉以南非洲地区、亚洲中南部和东南部。同一大洲的不同国家中的差异也很明显,在拉丁美洲和加勒比海地区中,发病率最高的国家为牙买加、多米尼加共和国和古巴,而发病率最低的国家为波多黎各岛、法属瓜德罗普岛。而在亚太地区,发病率最高的国家为尼泊尔、斐济、孟加拉共和国、蒙古、柬埔寨和印度;最低的为加沙地带和约旦河西岸、沙特阿拉伯、伊朗伊斯兰共和国。

根据 20 世纪 70 年代、90 年代及 2004—2005 年三次全国性死亡原因调查资料,我国宫颈癌的分布主要在中西部地区,第三次调查显示农村和城市宫颈癌粗死亡率分别为 2.88/10 万和 2.83/10 万,中标死亡率分别为 2.01/10 万和 1.67/10 万。30 年来宫颈癌中标死亡率下降了 82.97%。全国中部、西部和东部地区宫颈癌粗死亡率分别为 3.41/10 万、3.25/10 万和 2.05/10 万,中标死亡率中西部地区约为东部地区的 2 倍(中部 2.35/10 万,西部 2.38/10 万,东部 1.19/10 万)。死亡率分布情况总体上农村高于城市,地区差异显著,中、西部明显高于东部地区。

(二)宫颈癌的人群分布

IARC 对五大洲癌症发病率的调查资料显示,居住于同一国家内的不同民族,宫颈癌发病率存在差异,可能主要受社会经济地位的影响。发病率较高的有黑人、墨西哥人、刚果人等,其中黑人为白人的 1.5~2.8 倍;而犹太人和一些伊斯兰教人的发病率较低。调查表明美国土著人、黑人、拉丁美洲人发病率较高,居住在加拿大的这些人群的宫颈癌发病例数占到所有妇女癌症发病总数的 15%。国际妇产科联盟(The International Federation of Gynecology and Obstetrics,FIGO)1995 年报道来自多个国家 22 428 例浸润性宫颈癌的年龄分布,40 以下患者占 26%,60 岁以上为 34%,大部分为 40~60 岁(约占 40%)。2001 年 FIGO 流行病学和统计学调查报道,宫颈癌的发病率由 20 世纪 20 年代的平均 60 岁下降到 90 年代末的 50 岁。

　　我国有医院报道近 50 年宫颈癌的平均发病年龄逐渐降低，由 1955—1964 年的 56 岁降至 1995—2004 年的 44 岁；年轻宫颈癌（≤35 岁）的构成比由 3.4% 升至 24.9%，说明宫颈癌的危害有年轻化的趋势。在第三次死因调查中，宫颈癌死亡率随着年龄的增加而升高，55～59 岁组达到 1 个小高峰，60～64 岁组有所降低，从 65～69 岁组又开始上升，直至最后 85 岁以上组达到死亡高峰。

（三）宫颈癌的时间分布

　　自 20 世纪 60 年代以来，宫颈癌的发病率普遍呈下降趋势。据 WHO 统计 28 个发达国家，在 1960—1980 年间宫颈癌的死亡率下降了 30%。虽然宫颈癌在我国女性人群恶性肿瘤死因中的构成比下降，但 2003—2007 年全国 32 个肿瘤登记地区资料显示，宫颈癌在我国总体的发病率和死亡率并未见下降，反而略有升高。

五、结直肠癌

　　在世界范围内，结直肠癌已经成为仅次于肺癌和乳腺癌的第三大常见肿瘤，其发病率在发达国家和地区处于较高水平。全球男/女性结直肠癌的世标发病率为 20.4/10 万和 14.7/10 万，其中发达国家为 37.7/10 万和 24.3/10 万，发展中国家为 12.1/10 万和 9.4/10 万。虽然我国属于结直肠癌的传统低发区，但近 10 年来，随着社会经济发展、人们生活方式的转变以及人口老龄化的不断加速，结直肠癌的发病和死亡呈现明显上升趋势，已成为危害居民健康的主要癌症之一。根据 GLOBOLCAN 2008 年统计数据推断，中国结直肠癌的发病率和死亡率（世标率）分别是 14.2/10 万和 6.9/10 万，居癌症发病和死亡的第 5 位。

（一）结直肠癌的地区分布

　　结直肠癌在北美、欧洲等地高发，世标发病率最高的国家有新西兰、斯洛伐克、匈牙利和捷克。发展中的非洲、拉丁美洲等国家结直肠癌发病率较低，世标发病率最低的国家有佛得角、科特迪瓦、冈比亚、伯利兹、坦桑尼亚和科摩罗等。在亚洲国家中，2003—2007 年中国结直肠癌发病与死亡率低于韩国、日本和新加坡等国家，高于老挝、伊朗和印度等国家。在我国，结直肠癌发病率和死亡率的地理分布特征为：东部沿海地区比内陆西北部地区高发，城市较农村高发，大城市较小城市高发。该分布特征也证明结直肠癌发病与经济、生活习惯、膳食结构等因素相关。

（二）结直肠癌的人群分布

　　结直肠癌多发于男性，与年龄的关系较密切，随着年龄增长，结直肠癌发病的危险性增加。在发达国家，90% 以上患者年龄在 50 岁以上，英国发病高峰年龄为 70 岁，5%～10% 为 80 岁；美国发病高峰为 75 岁，40 岁以下发病少于 6%。但在发展中国家，患者发病年龄较轻。我国结直肠癌年龄别发病率与死亡率均随年龄的增长而上升，发病率在 80～84 岁组达到高峰，死亡率在 85 岁以上组达到高峰。30 岁以上各年龄组的结直肠癌发病率均为男性高发于女性，50 岁以上各年龄组发病率男女性别比随着年龄的增长而增大，由 1.17 上升到 1.71。男女死亡率均在 85 岁以上组达到高峰。

（三）结直肠癌的时间分布

根据世界卫生组织国际癌症研究中心公布的资料，2008 年全球结直肠癌的新病例为 123.4 万，占全部癌症的 9.7%。结直肠癌发病呈上升趋势，对人类健康造成严重危害。发病率从 2003 年的 25.21/10 万上升至 2007 年的 30.97/10 万，死亡率由 11.85/10 万上升至 14.96/10 万，上升趋势明显。全国 3 次死因回顾调查结果也显示了死亡率的上升趋势。我国上海的登记资料显示，上海市 2007 年大肠癌发病率较 1988 年由 13.76/10 万上升至 19.32/10 万。

六、前列腺癌

前列腺癌是危害男性健康的常见恶性肿瘤之一，多发于男性老年人。国际癌症研究机构公布的统计数据表明，前列腺癌在西欧、北欧、北美等国家发病率较高，位居男性新发癌症第 2 位，我国前列腺癌的发病率较欧美各国为低，但随着社会经济的发展和我国人口老龄化程度的加剧，以及环境和人们生活方式的改变，近 20 年来，我国的前列腺癌发病和死亡率呈现快速上升势头。前列腺癌在世界范围内正日渐成为一个重要的卫生和社会经济问题。

（一）前列腺癌的地区分布

前列腺癌的发病率和死亡率在世界各地区的分布存在不平衡的现象。全球前列腺癌发病率居前 4 位的国家和地区分别是法属马提尼克、法国、比利时和瑞典，其世标发病率分别是 173.3/10 万、118.3/10 万、100.5/10 万和 95.5/10 万，约是中国 2003—2007 年发病水平的 16～30 倍。在统计的 184 个国家和地区前列腺癌发病排位中，中国世标发病率 5.9/10 万，位居第 170 位，属于前列腺癌低发国家。在前列腺癌死亡排位中，中国世标发病率 2.3/10 万，位居第 175 位，死亡水平明显低于全球绝大多数国家和地区。我国第三次死因回顾抽样调查发现，前列腺癌位居癌症死因顺位第 13 位。在我国，东部沿海地区发病率高于西部和中部地区较落后，城市地区明显高于农村地区。

（二）前列腺癌的人群分布

前列腺癌的发病率有着明显的种族差异。美国 2001—2005 年前列腺癌分种族统计白种人、非洲裔美国人、亚洲裔美国人的发病率分别为 156.7/10 万、248.5/10 万和 93.8/10 万。前列腺癌的发病率及死亡率由高至低依次为黑人、白人、黄种人。非洲裔美国人在疾病的发展速度上也要快得多，预后也更差。

前列腺癌多发于老年男性，国外统计数据显示，新诊断前列腺癌患者中位年龄为 72 岁，高峰年龄为 75～79 岁。在美国，70% 以上的前列腺癌患者年龄超过 65 岁，50 岁以下男性很少见，但是大于 50 岁，发病率和死亡率就会呈指数增长。我国前列腺癌的发病率高峰在 70～90 岁，且死亡率从 35 岁开始随着年龄增长有明显上升趋势，在 85 岁以上组达到 130.50/10 万的高峰。

（三）前列腺癌的时间分布

由于老龄人群扩大，血清 PSA、活检、超声检查等诊断技术的推广应用，发现了更多更早期的前列腺癌，全世界范围内前列腺癌的发病率均有明显增长。据美国国家癌症研究所的监测，前列腺癌在过去 20 多年中有逐渐上升的趋势。1983 年的 SEER 调查显示，各地区前列腺癌的发病率无明显差异，而此后各地区的年增加率相差很大，从 2.7％到 12％。但各地区死亡率差异相对较小，死亡率和发病率之间几乎无关。目前中国前列腺癌的发病率仍然较低，但是发达地区前列腺癌发病率的增长趋势非常明显，而且晚期前列腺癌的比率高，生存率低。与 1992 年的第二次死因调查结果相比，我国前列腺癌死亡率上升了 209.84％，高发地区年平均增长率为 10％左右。

第三节　老年肿瘤危险因素研究

一、肺癌

近几十年来，肺癌的发病率在世界范围内急剧增加，使得对其病因学的研究倍加重视。大量的调查资料及移民流行病学研究显示，肺癌的主要危险因素是环境因素，DNA 突变主要是环境因素所致。

（一）吸烟

最初人们发现随着烟草消耗量的增多，肺癌的发病率也增加了。一般来说吸烟量越大、吸烟时间越长患肺癌的危险度越高，Doll 对英国医生的肺癌队列研究结果表明，每天吸烟 5~14 支、15~24、25~49 支者，其肺癌的相对危险度分别为 7.5、9.5 和 16.6。在吸烟量固定情况下，吸烟年限分别为 15 年、30 年、45 年时，肺癌超额发病率之比约为 1：20：100。吸烟者在戒烟后的受益随时间的延长而增大，如果戒烟 5 年，其比一般吸烟者（每天 1 包）的肺癌死亡率有明显下降，可以接近于不吸烟者的肺癌死亡水平；如果戒烟达 10 年，其肺癌发生率将降到和不吸烟者完全相同的水平。之后，世界各国学者对吸烟和肺癌发生的关系进行了大量的研究，先后在十几个国家进行的 30 多次病例对照研究和 7 次队列研究指出，吸烟者发生肺癌的机会显著高于不吸烟者。美国以及欧洲一些国家通过有效的控烟措施，肺癌死亡率已经开始下降。目前，已公认吸烟是引起肺癌发生的一个重要因素。肺癌病例中有 80％~90％患者是吸烟所引起的。被动吸烟也是肺癌的危险因素之一，在日本曾进行一项 14 年前瞻性队列研究发现，重度吸烟者的非吸烟妻子患肺癌的危险性较高，而且存在剂量-反应关系。一项 meta 分析结果显示被动吸烟人群的相对危险度是 1.14~5.20。研究报道从未成年开始被动吸烟者成年后患肺癌危险度增加 3.6 倍。

（二）大气污染

肺癌发病率在许多国家的城乡差别，提示污染的大气可能对肺癌发生有一定作用。已有许多资料表明，肺癌的发生和大气污染之间有明显的相关关系。以大气污染物或其提取物进行的动物体内外致癌、致突变实验也提示了大气污染与肺癌间有关联。此外，当有效控制大气污染后，肺癌发病率有所下降这一点，提供了更有说服力的证据。1976 年英国学者报道，伦敦为一空气污染严重、肺癌死亡率不断增高的城市，1960 年以来，大力控制了居民和工厂燃灶引起的空气污染后，到 20 世纪 70 年代中期，居民肺癌死亡率不再上升，且有下降的趋势。城市空气污染主要来源于机动车辆废气、采暖及工业燃烧废物等，从污染大气中，已查明的致癌物有多环芳烃、脂肪族巯基化合物和一些镍化合物等。室内局部污染主要指的是环境烟草烟雾、室内用生活燃料和烹调时油烟所致的污染。

（三）职业性致肺癌因子

国内外大量的调查研究已经证实了职业性致肺癌因子的存在。对于这些致癌因子，除了关切其对职业工人的危害之外，还应考虑其对附近居民健康的影响。云南锡矿工人肺癌发病相对危险性随着工作年限和职业暴露年限增加而增加，高水平氡暴露的肺癌危险性是低水平暴露的 3.90 倍。在云锡矿工中，特别是在井下工作 10 年以上又在冶炼厂工作过的矿工中，肺癌死亡率高达 1231.23/10 万。目前认为职业性致肺癌因子包括：无机砷、石棉、铬、镍、煤焦油和煤的其他燃烧产物、二氯甲醚和氯甲甲醚、铍、石油、矿物油、石蜡、石油沥青、氯乙烯、橡胶工业和橡胶配合剂、地下采锡和锡的冶炼等。

（四）遗传因素

所有组织学类型肺癌的发生都与多步骤累积的遗传学改变有关，这些遗传学改变包括等位基因缺失（杂合性丢失）、染色体不稳定和失衡、癌基因和抑癌基因突变、通过启动子超甲基化所致的表观遗传性基因沉默和控制细胞增殖基因的异常表达等。

（五）饮食营养

水果和蔬菜的高摄入与肺癌危险度降低相关，其缘由是维生素的抗氧化性、其他微量元素调节细胞生长分化的能力，特别是 β-胡萝卜素。最近其他微量营养素（如维生素 C、维生素 E、硒）等均被认为能够降低肺癌危险度。越来越多的研究提示绿茶中的茶多酚可能对肺癌具有预防作用。另外在烹饪方面防癌也要关注。高温条件下烹饪肉类会产生杂环胺，已经发现其摄入过多会增加肺癌危险度。

（六）其他

机体免疫状态、代谢功能、内分泌功能失调、肺部慢性疾患（炎症、结核、尘肺等）也可能与肺癌的发生有一定关系。心理、精神因素对肺癌发生的影响亦正在越来越被人们重视。

二、胃癌

胃癌分两种组织学类型，即肠型胃癌和弥漫型胃癌。前者在高发区人群中最为常见，在这类胃癌中，癌细胞互相联结形成类似胃肠道腺体的腺结构，其发病因素主要是环境因素，与饮食和感染有关。这类胃癌有较长的癌前改变链，主要阶段包括慢性胃炎、萎缩性胃炎、肠化生、异型增生。在低发区人群中，第二种组织类型，即弥漫型胃癌相对多见，在这类胃癌中，癌细胞之间相对独立，侵入器官时没有完好的腺体结构，这一类型胃癌尚未发现清楚的癌前病变。胃癌的移民流行病学研究结果显示，环境因素在胃癌发生中有较大的影响作用。

（一）幽门螺杆菌感染

1982 年，澳大利亚学者 Marshall 和 Warren 首先从慢性胃炎患者胃黏膜中分离出幽门螺杆菌（Hp），并发现了 Hp 导致胃炎和消化性溃疡的致病机制，两人因此获得诺贝尔奖。到目前为止，科学家一致认为 Hp 感染能引起人类的胃十二指肠溃疡、功能性消化不良和 MALT（mucosal‐associated lymphoid tissue，MALT）淋巴瘤。1994 年，国际癌症研究中心 IARC 将 Hp 定为一类致癌物，目前大多数科学家认同 Hp 感染能引起人类胃癌和癌前病变，Hp 是胃癌发生的启动因子之一。

在日本一项 1526 例非胃癌人群超过 10 年的随访研究发现，最初 Hp 阳性者有 5％进展成胃癌，而 Hp 阴性的健康人群均未患胃癌。研究表明，2005 年我国人群中有 63.1％的男性和女性的非贲门胃癌发病和死亡均归因于感染因素，即 Hp 的感染。有 19.2％的男性和女性的贲门胃癌发病和死亡均归因于 Hp 的感染。共计 176 402 例胃癌的死亡和 236 867 例胃癌的发生归因与 Hp 的感染。在胃癌发病率降低的地区也伴随幽门螺旋菌感染率的降低，如美国 Hp 感染率低于 20％，而胃癌发病率高的国家，Hp 感染率高于 70％。Fuccio 等汇总了目前 6 项胃癌干预研究结果，荟萃分析发现：治疗组的胃癌发病率为 37/3388＝0.011，而安慰剂组为 57/3307＝0.017，相应的相对危险性（RR）为 0.65（95％ CI －0.43～0.98）。尽管每项研究均无统计学意义，这一合并的 RR 值显示根除 HP 似乎有预防胃癌的保护作用。胃淋巴瘤在胃癌中仅占 6％，较为少见，但研究表明其与 Hp 有较好的相关性，根除 Hp 可以使 60％～100％的低度 MALT 胃淋巴瘤患者和 60％早期高度胃淋巴瘤患者持续逆转。

尽管对 Hp 与胃癌的关系存在许多争议，目前科学家比较一致的认为 Hp 是胃癌发病的一个重要生物因素，是许多慢性胃病发生、发展环节中的一个重要致病因子。

（二）饮食因素

胃癌发病与多因素有关，但饮食是其中的主要因素。世界癌症研究基金会和美国癌症研究所 2007 年出版的《食物、营养与癌症预防》报告是食物、营养与癌症预防领域最权威的信息来源，该报告评价了胃癌的饮食相关危险因素：如高盐、盐腌食物很可能是胃癌发生的原因；而红辣椒、加工肉类、烟熏食物、烤肉对胃癌的风险证据有限。N‐亚硝基化合物、多环芳烃类化合物是两大可致胃癌的化学致癌物。多食用新鲜蔬菜、水果则具有保护作用。中国和意大利开展的病例对照研究发现，食用葱、蒜、蔬菜能降低胃癌患病风险，大量研究显示：新鲜蔬菜水果是独立于其他膳食因素外的胃癌保护性因素，这一联系在队列研究中得到证实，其中可能的保护性微量营养素包括维生素 C、维生素 E、β 胡萝卜素和硒。

除食物外，不良的饮食习惯，如暴饮暴食、喜烫食、进食快、喜食刺激性摩擦性大的食物及相关的食物加工方式（如腌、熏、发酵等）也可以增加胃癌的危险性。

饮食因素是比较复杂的，受多种因素的影响，由于地域、气候、生活习惯不同，导致了地区间、人群间以及不同个体间胃癌发病的差异。因此进行合理健康的膳食，避免一些癌前高危因素，对预防胃癌的发生及胃癌的预后都有很好的作用。

（三）社会经济状况

日本、冰岛、美国等地的调查研究表明，社会经济状况低与胃癌相关联。我国胃癌综合考察发现，胃癌调整死亡率与建国初期粮食每人每年 200kg 以上的人所占调查总数的比重呈负相关，与进食霉变食物呈正相关。

（四）不良的生活方式

吸烟、饮酒与胃癌的关系目前尚处于研究阶段，争议较大。一般认为吸烟、饮烈性酒增加胃癌发生的相对危险性，但目前尚缺乏充分证据证明饮酒与胃癌间的病因学联系。在 2002 年 IARC 工作组将吸烟致胃癌评估为具有充足证据，研究得出吸烟与胃癌的 RR 值（95％CI）为 1.7（1.34～2.14）。2005 年我国人群中 30.9％的男性胃癌死亡或发病归因于吸烟，即男性吸烟导致 65 844 例胃癌死亡病例和 90 529 例新发病例。3.8％的女性胃癌死亡或发病归因于吸烟，即女性吸烟导致 4 008 例胃癌死亡和 5 137 例新发病例，吸烟对于男性胃癌发生或死亡的贡献高于女性，因为女性的吸烟率远低于男性。2005 年中国男性人群中约 27％的胃癌死亡归因于吸烟（RR=1.52）。

（五）精神心理因素

恶性情绪（长期悲伤、担忧、焦虑、抑郁、紧张压力等）会增加患胃癌的危险性。但因这些因素难以准确测定和衡量，其作用有待深入研究。

（六）遗传因素

许多研究表明，胃癌有一定的遗传倾向和家族聚集性，尤以弥漫型胃癌更为明显，胃癌患者家族成员比非胃癌患者家族成员患胃癌的危险性高 2～3 倍，但仍无法判定是由于遗传因素还是由于共同生活因素或是其他因素造成。还有研究表明，弥漫性胃癌者的亲属患胃癌危险性高达 7 倍，而肠型胃癌患者的亲属胃癌危险性并不高，支持遗传因素在弥漫型胃癌的发生中起重要作用。

（七）其他因素

真菌污染、胃部手术、电离辐射及地球化学因素等作为胃癌的环境危险因素，也都受到了各国研究者的重视和研究。

三、乳腺癌

虽然乳腺癌的病因尚不清楚，但多种因素在乳腺癌的发生中起作用，成为乳腺癌病因学研究中的危险因素。

（一）生育因素及激素水平

近年来对乳腺癌的病因研究多集中于内源性激素上。一般认为，乳腺癌为激素依赖性肿瘤，内源性激素在乳腺癌的发病中起着重要的作用。据研究，初潮早、绝经晚、长期停止排卵、不孕、未经产、少产以及首次怀孕晚（35 岁以上）都增加乳腺癌的危险性，主要与内源性激素的暴露有关。而哺乳对乳腺癌的发生有保护作用。不哺乳或哺乳时间短会增加患乳癌的患病危险性，一方面哺乳期间卵巢停止了月经周期的变化，激素水平降低，从而使乳腺癌发生的可能性下降；另一方面，哺乳也能促进乳腺组织发育完善，降低乳腺上皮癌变的可能性。一些病例对照研究和群组研究显示，尿中或血中雌激素水平与乳腺癌危险性呈正相关。有假设认为，雌激素中总雌二醇水平的升高与乳腺癌危险性呈正相关。而孕激素则可能是一种乳腺癌的保护因素。初产年龄大、未生育或未哺乳都减弱了孕激素的保护作用，并相应延长了雌激素刺激作用时间。此外，乳腺受体还受催乳素、生长激素、皮质激素等内分泌激素的作用，它们之间的相互联系和作用尚不完全明了。

（二）遗传因素

乳腺癌具有种族差异性，美国白人妇女的乳腺癌发病率比黑人妇女高出 16％，而黑人妇女在所有种族人口中死亡率最高。乳腺癌的发生还有家族聚集倾向，研究表明，一级亲属中有乳腺癌患者的妇女，其乳腺癌的危险性是正常人群的 2～3 倍，可见家族或遗传因素在乳腺癌发病中起着一定作用。目前已经公认的与乳腺癌有关的基因包括 BRCA1、BRCA2、P53 等，这 3 种基因是目前已知的 3 种乳腺癌的高外显性遗传易感基因。

（三）其他因素

近年的研究指出，高脂肪饮食增加乳腺癌的危险性，而水果蔬菜是乳腺癌的保护因素；体重增加可能是绝经后妇女发生乳腺癌的重要危险因素；吸烟饮酒等也被认为是可能诱发乳腺癌的一种危险因素；良性增生性乳腺病也导致乳腺癌危险性的增加；社会经济地位高的女性乳腺癌发病率较高；被动吸烟也是乳腺癌的危险因素，且被动吸烟年龄越早危险越大；放射电离辐射与乳腺癌的发生也具有明确关系，乳腺是对辐射敏感的组织之一，尤其在乳腺细胞发育成熟过程中，腺体有丝分裂活跃，对电离辐射的致癌效应就更敏感，危险性更高，危险性与年龄和暴露剂量有关。另外，许多流行病学研究已经证实了精神心理因素与乳腺癌的关系，性格内向抑郁者患乳腺癌的 OR 值为 2.48；职业接触有害物质如苯、四氯化碳等有机试剂均会增加患乳腺癌的危险。

四、宫颈癌

目前已经明确高危型人乳头瘤病毒（HPV）感染是宫颈癌的主要病因，首次提出两者病因关系的德国科学家豪森（Harald zur Hausen）教授因此获得了 2008 年诺贝尔生理学/医学奖。概括来讲，除了 HPV 是宫颈癌的主要病因外，引发宫颈癌的协同危险因素主要有以下 3 类：一是生物学因素，包括细菌、病毒和衣原体等各种微生物的感染；二是行为危险因素，诸如性生活过早、多个性伴侣、多孕多产、社会经济地位低下、营养不良及性混乱等；三是遗传易感性。

（一）HPV 感染

HPV 感染很常见，通常通过性行为进行传播。在世界范围内，大多数女性在一生中几乎都感染过 HPV。HPV 感染率高低主要取决于人群的年龄和性行为习惯。年轻的性活跃妇女 HPV 感染率最高，感染的高峰年龄在 18～28 岁。对于性行为活跃的妇女，宫颈感染至少 1 种 HPV 的终生累积概率高达 80%。据调查，大约有 20%～25% 的青春期少女或大学阶段的女性 HPV DNA 检测阳性。前瞻性队列研究显示，在性行为开始后很快就会发生高危型 HPV 的感染，大约有 1/2 的年轻女性在开始性行为后的 3 年内就会感染上 HPV。虽然年轻女性的 HPV 感染及其引起的宫颈低度癌前病变的频率很高，但绝大多数都会在短期内自动消失，当然还会反复感染，也可同时感染几种不同亚型。随着年龄的增长宫颈 HPV 的新发感染率明显下降，但相对于年轻女性，大年龄段的妇女更容易发生 HPV 的持续感染。这大概与免疫功能随着年龄的增加而下降有关，这就降低了人体对病毒的新发和既往感染的清除能力。有研究还报道了妇女 HPV 感染的第二个高峰年龄段是在女性的围绝经期（45～50 岁），部分原因认为是生理因素造成体内激素改变造成，大部分研究还是认为其本人或其配偶与新的性伴侣接触而发生的感染。在世界范围内，我国 HPV 感染居中高发地区。一篇汇总了中国 9 个省的人群调查资料显示，城市和农村地区的妇女致癌型 HPV 感染率平均在 15%～17% 之间，且在年龄分布上呈现两个感染高峰，分别是 20～25 岁和 40～45 岁。

（二）其他生物学因素

沙眼衣原体（CT）感染和 II 型单纯疱疹病毒（HSV-2）感染是致宫颈癌的协同危险因素，在 HPV 感染的妇女中，衣原体和 HSV-2 能成倍地增加患宫颈癌的发病风险。此外，也有研究提示阴道滴虫感染是宫颈癌的危险因素，能 3.5 倍增加宫颈癌的发病风险。

（三）行为因素

性行为是宫颈癌最为密切的相关行为，大量的流行病学研究证实性生活过早、多个性伴侣、性混乱、流产等因素使罹患宫颈癌的危险性增高。研究显示，17～20 岁有初始性行为者，其患浸润性宫颈癌的危险性是 ≥21 岁者的 1.80 倍（95% CI 1.50～2.39），而不足 16 岁即有初次性行为者患浸润性宫颈癌的危险性是 ≥21 岁者的 2.31 倍（95% CI 1.85～2.87）。口服避孕药、多孕多产、吸烟、营养不良和卫生状况、机体免疫功能等也都会影响到宫颈癌的发生。

五、结直肠癌

据统计，结直肠癌患者中有 1% 来源于家族性腺瘤性息肉病（FAP），1% 来源于溃疡性结肠炎，5%～8% 属于遗传性非息肉病性大肠癌（HNPCC），90% 的结直肠癌发病与环境危险因素相关。移民流行病学研究显示，中国和日本两国结直肠癌发病率低于美国，但移民到美国后，第二代发病率明显上升，接近当地居民，且发病部位与分布也与当地居民相似。这说明对结直肠癌起决定性的因素是环境因素而非遗传因素。

（一）饮食因素

饮食因素是对结直肠癌发生影响最为明显的环境因素。流行病学研究表明，移居到另一国家的移民，其饮食习惯发生了改变，结、直肠癌发生率与原居住地有显著差异，提示饮食在结、直肠癌发病中的重要性。世界卫生组织提出，高脂肪、高蛋白质食物，尤其是经煎、炸、熏、烤制作后，是结直肠癌的确定危险因素，另外，腌制食品、精细纤维素食品的摄入也被认为与结直肠癌的发生呈正相关；饮用河浜水、池塘水等易被各类环境致癌物污染的浅表水源也是结直肠癌的危险因素；与之相反，新鲜蔬菜、水果、粗粮的充足摄入，在提供机体足量粗纤维的同时，可补充机体维生素 A、C、E 和硒、钙、铁、锌等微量元素，对机体抗结直肠癌有保护作用。1986 年开始，在荷兰进行的年龄 55～69 岁间、120 852 人参加的一项饮食与肿瘤关系的前瞻性研究，结果表明：多食新鲜肉食及脂类饮食并不增加结肠癌的危险性，这与一些学说观点不同。而每天食用一些经处理过的肉食，如腊肠，却可能增加结肠癌的危险性，但其机制尚不清楚；结果还表明，发酵乳制品和饮食钙摄入的增加并不一定降低结、直肠癌的危险性。而美国学者报道，给有结、直肠癌家族史的人口服钙剂，可使癌症发病率下降。

（二）结直肠疾病和遗传因素

1. 大肠腺瘤 有证据表明，大多数大肠癌来源于腺瘤或增生性息肉，大肠癌高发的国家或地区，其大肠腺瘤的发病率也高。在西方国家，老年人大肠腺瘤的发生率高达 40%～50%，是大肠癌的重要高危人群。

2. 家族性腺瘤性息肉病 家族性腺瘤性息肉病为常染色体显性遗传的疾病，其后代 40%～50% 可发病，若不经过治疗，至 55 岁几乎 100% 发生癌变。

3. 慢性溃疡性结肠炎 有研究显示患慢性溃疡性结肠炎罹患结直肠癌的危险性是常人的 30 倍。慢性溃疡性结肠炎与结、直肠癌的发生关系密切，通常在发病 5～8 年后发生恶变，10 年后大约 15% 的患者将发展成为结肠癌。

（三）药物和心理精神因素

长期小剂量服用阿司匹林等非甾体类抗炎药可降低结直肠癌的发生率，国外一项病例对照研究显示，定期服用阿司匹林具有保护作用（OR=0.72）。长期的精神压抑和不良情绪等心理因素也是对结直肠癌的发生和发展有影响的危险因素。

六、前列腺癌

前列腺癌的确切病因至今尚未明确，可能与环境和基因的改变有关。

（一）年龄、种族和遗传因素

前列腺癌多发于老年非洲裔及白种人中，年龄、种族和遗传是目前已经明确的危险因素。文献表明如果 1 个一级亲属（兄弟或父亲）患有前列腺癌，其本人患前列腺癌的危险性会增加 1 倍以上；2 个或 2 个以上一级亲属患前列腺癌，其本人患前列腺癌的危险性会增至

5～11 倍；有前列腺癌阳性家族史的患者比那些无家族史患者的确诊年龄大约早 7 年。目前很多研究集中在前列腺癌的基因靶点，但尚无明确定论。

（二）激素

前列腺是一个雄激素依赖性器官，正常前列腺上皮的生长和早期前列腺癌的发生都需要雄激素的存在。雄激素在前列腺的发育和前列腺癌的进展过程中起关键作用。在动物实验中，雄激素和双氢睾酮能够诱发前列腺癌。有研究证明年轻的美国男性黑人血清睾酮水平较同龄白人高约 15％，美国男性睾酮代谢酶水平与同龄的日本人有显著差别，这或许是造成这些人群前列腺癌发病率不同的原因。流行病学研究资料也显示体内雄激素水平高者较低者患前列腺癌的危险性增加（OR 约为 2）。显然，激素对于正常前列腺及前列腺癌的生理变化均发挥着重要作用，但与罹患前列腺癌危险性的相关性尚不明确。这可能是由于雄激素的致病作用是在肿瘤形成前数十年间所产生的，同时目前的研究忽略了复杂的激素网络的相互作用。胰岛素和胰岛素样生长因子也是前列腺癌发病的相关因素。

（三）饮食

多数研究表明认为过多摄入脂肪、红色肉类（猪、牛、羊肉）消耗量增加可以影响前列腺癌的发病率。有种学说认为，饮食成分可能影响体内性激素的产生，从而影响前列腺癌的发病。总能量、脂肪摄入量被许多研究认为在前列腺癌发病机制中起重要作用。在许多不同国家的研究中，前列腺癌发病率与人均动物脂肪摄入量有高相关系数。病因学研究提示，前列腺癌和西方生活方式相关，特别是与富含脂肪、肉类和奶类的饮食相关。脂肪酸过氧化过程中可产生具有致癌损伤的过氧化物。此外，动物脂肪可能通过影响体内激素水平、在高温烹调加工过程中产生致癌物等途径促使前列腺癌的发生。食用大豆被认为是亚洲国家发病率低的原因之一，其富含植物类雌激素，在动物实验中能够缩小肿瘤体积并减少 PSA（前列腺特异抗原）的分泌。番茄中富含一种抗氧化剂——番茄红素，摄入量大的人群相对于较小者减少了 16％ 的患病危险。

（四）其他环境因素

目前认为与前列腺癌发生可能有关的其他因素为：微量元素摄入少、既往前列腺疾病史、吸烟、饮酒、性习惯、生活方式、精神刺激及职业方面接触等因素有关。但目前这些因素尚需要更进一步大量的流行病学研究来证明。

第四节   老年肿瘤的预防策略和措施

随着肿瘤流行病学和病因学研究的深入，人们越来越认识到肿瘤是可以预防的。虽然大多数肿瘤的发病和死亡水平以老年人为高，但肿瘤的发生一般都具有较长的过程，是多阶段、多因素作用的结果，而非突然发生。因此，如果能针对不同阶段、不同因素采取相应的措施，就可以预防和控制肿瘤的发生和发展。世界卫生组织在癌症预防方面的总策略是：降低发病和死亡率，改善生命质量。具体预防措施分为三级：一级预防是去除病因的预防措施；二级预防是早期发现、早期诊断和早期治疗；三级预防是解除患者痛苦。

一、肺癌

吸烟与肺癌的病因学的关系比较明确，针对病因，采取戒烟和综合治理工业污染等措施是预防肺癌的关键；早期发现肺癌前期病变患者，及时加以防治，也是预防肺癌的重要办法。

（一）一级预防

1. 戒烟　世界卫生组织指出，根除吸烟可有效地降低肺癌的发病率，应该把更多的精力和资金用于一级预防。美国政府通过立法和全社会的长期努力，从 1991—2006 年，成年人吸烟比例减少了 12％，高中生吸烟比例从 39％（1997 年）下降至 23％（2005 年）。美国无烟工作环境明显增加，从 40％（1992 年）提高至 78％（2003 年）；而非吸烟者暴露被动吸烟的机会也明显减少。最重要的一点是美国肺癌的高发趋势已经基本得到遏制，其肺癌的发病率已经开始缓慢下降。因此，大力开展健康宣传教育，禁止在公共场所吸烟、提倡和鼓励戒烟，教育青少年认识吸烟的危害等，从根本上去除吸烟这一危害因素，达到一级预防的目的。

2. 防止大气污染　在城乡建设改造及工农业生产发展过程中，重视全面大气环境和局部小气候的环境保护，加强环保意识，综合治理"三废"，消除致癌因子等有害物质，将对肺癌的预防起到积极作用。

3. 职业防护　针对病因的预防，还包括对职业致癌因子的预防。针对那些已明确的工业致肺癌物。采取各种相应管治措施，加强个人防护和环境保护，使工作人员尽量避免或减少接触，降低肺癌发病率。

4. 注意饮食营养　多摄入水果和蔬菜，可以降低肺癌的发病率。另外还需要注意少食用高温烹制的肉类等，提倡健康生活方式。

（二）二级预防

主要是对中老年人，患有慢性支气管炎、肺气肿、肺结核的患者要及时加以防治，定期检查，防止发生癌变。肺癌的筛查技术主要有：低剂量螺旋 CT、胸部 X 线片、痰细胞学检查和分子生物学技术以及内镜技术等，研究显示这些技术都有助于提高肺癌的早期检出率，改善肺癌患者的生存情况。有研究者认为，老年人凡属于下列情况之一均应该警惕早期肺癌：①持续 2 周以上的顽固性刺激性咳嗽，治疗无效；②痰中带血无法解释；③局部异常呼吸音、咳嗽后声音不变；④突然四肢关节痛或发展迅速的痛性杵状指；⑤胸痛和肺内病灶不符，积极治疗不好转；⑥以往无呼吸系统疾病或长期吸烟者，一旦发现上述症状和体征，应倍加重视。

二、胃癌

胃癌是一个多阶段的发展过程，尽管对 Hp 与胃癌的关系存在许多争议，目前科学家比较一致的认识是：胃癌发病与多因素有关，其中饮食是主要因素，包括高盐饮食、霉变食物、高硝酸盐食物、缺乏新鲜蔬菜及水果等。Hp 是其中一个重要的生物学因素，Hp 感染作用在胃癌发生的早期。临床研究发现，胃癌 5 年生存率低于 20%，但早期癌的 5 年生存率高达 85% 以上。因此降低胃癌死亡的关键因素是早期发现、早期诊断和早期治疗。根据已经获得的流行病学及相关研究结果，胃癌是可以通过综合预防措施达到防治目的。

（一）一级预防

根据已知的研究成果，不同人群、不同地区所揭示的高危因素各不相同，所以应有针对性地采取措施。

1. 抗 Hp 感染 切断 Hp 感染的传播途径可大大减少 Hp 感染的机会，在平常生活中注意个人卫生，改善不良卫生条件也可减少被感染率。目前国内外治疗 Hp 感染的消化性溃疡主要有 4 类药物：组胺 H_2-受体抑制剂，如西咪替丁、雷尼替丁等；质子泵抑制剂，如奥美拉唑、泮托拉唑；黏膜保护剂，如枸橼酸铋钾（丽珠得乐、德诺）等铋剂；抗生素，如克拉霉素、甲硝唑及半合成青霉素等。目前较为常用的是三联疗法和加用铋剂的四联疗法。但随着抗生素的应用增多，耐药现象不断出现且日趋严重，根除率有所降低。

目前研究 Hp 疫苗主要有 Hp 全菌体疫苗和基因工程疫苗两种。但由于全菌体疫苗易污染、抗原成分复杂且 Hp 全菌疫苗生产周期长、产量低、菌种保存难，所以目前这方面的研究进展不大。随着分子生物学的发展，Hp 基因工程疫苗逐渐成为研究的热点。我国学者已经研究出世界上首个 Hp 疫苗，其有效性将在相当长的一段时间内继续观察。

2. 饮食方面 不吃发酵霉变的食物，保持一种合理的膳食平衡，多吃新鲜蔬菜、水果、纤维素、维生素类，避免过多碳水化合物、糖类、饱和脂肪酸的摄入。避免吃富含硝酸盐和亚硝酸盐的食物，提倡低盐饮食。管好饮用水，防止水源污染；改良水质，推广自来水，有条件应酌量添加微量元素；勤刷水缸，不用或少用焖罐水作饮用水。加强营养，增加蛋白质类饮食；规律进餐，不暴饮暴食；吃东西不过粗、过热、过快、不蹲着进食。

3. 少吸烟或不吸烟，少饮烈性酒。

4. 对老年人尤其应注意加强锻炼，增强体质；保持良好的心情，性格开朗。

（二）二级预防

在当前胃癌尚未有十分可靠的一级预防措施的时候，胃癌治疗关键在于早期发现和合理规范的治疗。筛查是早期发现胃癌、提高治愈率、降低死亡率的重要手段。

胃癌早期诊断筛查技术包括：X 线上消化道造影、气钡双重对比造影、血清学检查，以及胃镜-活检确诊。筛检工作投入很大，胃镜检查需要医生具有一定的临床经验，且检查相对痛苦，依从性较差，因而只有在高危人群中进行，才有较高的效益。高危人群一般认为有以下特征：男性，50 岁以上，社会经济地位低下，有胃癌家族史，有某种病状（慢性萎缩性胃炎、胃溃疡、胃息肉、胃黏膜肠化生、胃黏膜不典型增生），有前已述及的不良饮食习惯。

我国的胃癌筛查主要采用序贯筛查、直接胃镜检查和血清胃蛋白酶原（PG）Ⅰ/Ⅱ-胃镜检查进行人群筛查。其中，PG Ⅰ/Ⅱ-胃镜检查方案是目前国家胃癌早诊早治项目的推荐方案。方案要求：①对 40～69 岁的胃癌高危人群，通过测定血清 PG 含量进行初筛；②对于血清学初筛阳性者（PG Ⅰ≤70μg/L，PG Ⅰ/Ⅱ比值≤7）进行进一步的胃镜检查。另外，对老年人应定期作大便隐血实验，反复持续阳性，除了怀疑直肠癌外，还可能是胃癌，应进一步做胃镜等检查。

三、乳腺癌

（一）一级预防

针对已知的乳腺癌高发因素，采取一级预防措施，可降低乳腺癌的发病率。这些措施包括：青春期适当节制脂肪和动物蛋白摄入，控制总热量及脂肪摄入，控制体重，增加体育活动，鼓励母乳喂养婴儿，更年期妇女尽量避免使用雌激素，避免不必要的放射线照射，尽量避免生活精神刺激，培养健康和乐观的性格，保持健康的饮食习惯及生活方式等。月经周期的不规律性对乳腺癌的发病有潜在影响，也应予以重视。

（二）二级预防

WHO 已经确认，乳腺癌是继宫颈癌之后，可通过筛查降低死亡的一种肿瘤。在发达国家，乳腺癌筛查早在 20 世纪 60 年代便已广泛开展。美国妇女自 2001 年开始呈现乳腺癌死亡率逐渐下降的趋势，主要归功于有效的早期筛查和治疗。7 项随机对照试验（总数超过 50 万）结果也显示，对 50 岁以上女性进行筛查可使乳腺癌死亡率降低 20％～30％。众多国际组织（WHO、UICC、ACS 等）的评价结果都认为乳腺癌筛查计划是有效的，值得各国家推行。目前美国、澳大利亚等国家已将乳腺癌筛查作为一项国民政策持续开展。

乳腺癌筛查技术包括：乳房自我检查（BSE）、临床乳房检查（CBE）、乳腺 X 线钼靶摄片（MAM）、MRI 和乳腺超声检查。结合我国女性乳腺癌发病特点，中国抗癌协会 2008 版的《乳腺癌诊治指南与规范》推荐：

（1）对于一般妇女：①40～60 岁妇女，每年 1 次 MAM 和 CBE；②60～69 岁妇女，每 1～2 年 1 次 MAM 和临床检查；③40 岁以下者，每 1～3 年 1 次 CBE；④鼓励向妇女传授每月 1 次 BSE；⑤推荐乳腺 X 线检查和 B 超检查联合。

（2）对于高危人群和有明显的乳腺癌遗传倾向者、BRCA1/2 基因突变携带者以及曾有组织学诊断的乳腺不典型增生和小叶原位癌患者：不论年龄都建议在专业医师指导下，每 6～12 个月 1 次的 CBE 和每年 1 次的 MAM 及乳腺超声检查，必要时可缩短 MAM 筛查的间隔时间，并增加乳腺 MRI 检查。建议向高危妇女传授每月 1 次 BSE 的方法。

四、宫颈癌

宫颈癌病因的揭秘，使其成为人类历史上少数几个找到明确病因的肿瘤之一。之后大量的研究使人们对于宫颈癌致癌机制、HPV 感染自然史的特点等有了更为深刻的理解，为后续有关 HPV 的诊断性检测手段和宫颈癌预防性疫苗的研发提供了理论基础，也极大促进了宫颈癌的一级预防和二级预防研究，宫颈癌快速筛查技术和预防性疫苗的成功揭开了人类全面防治宫颈癌的新篇章。

（一）一级预防

阻断 HPV 感染，用 HPV 疫苗来消除宫颈癌的一级预防，从源头上"遏制"住宫颈癌发生。目前世界范围内，有两种 HPV 预防性疫苗研制成功并于 2006 和 2007 年相继上市。一种是由默沙东公司研制生产的针对 HPV 6、11、16、18 型的四价疫苗——Gardasil®，该疫苗可用来预防由 HPV 16 和 18 型引起的宫颈癌及癌前病变和 HPV 6 和 11 引起的生殖器疣。另一种是由葛兰素史克公司研制生产的针对 HPV 16 和 18 型的二价疫苗——Cervarix™，该疫苗采用了新型佐剂系统（ASO4），可以增强免疫反应，延长针对致癌型病毒的保护时间，主要是预防 16 型和 18 型导致的宫颈癌前病变及宫颈癌。目前我国自主研发的 HPV16 和 18 预防性疫苗也正在临床试验中。

总体上讲，HPV 预防性疫苗有很好的耐受性，高度免疫原性，能够诱导高的抗体滴度，可以有效降低持续性 HPV 感染和 HPV 相关临床疾病，保护效力高达 90%～100%。疫苗对那些从未感染过疫苗包含的 HPV 型别的妇女，或者先前感染过随后清除病毒的妇女有作用，但是对那些目前正感染疫苗包含的 HPV 型别的妇女似乎无效。模型研究预测疫苗高抗体滴度可以持续几十年。目前有关疫苗接种的卫生经济学评价研究显示疫苗接种可以降低 HPV 相关疾病负担，改善人们生存和生活质量，具有较好的成本效益。在中、低收入国家接种 HPV 疫苗，宫颈癌发生率和死亡率的下降可望最为明显，因为目前这些国家很少开展或根本没有宫颈癌筛查规划。

（二）二级预防

随着宫颈癌病因学的研究进展，其防治方法也在不断地提高和发展。在 HPV 疫苗尚未在人群中普遍应用之前，筛查仍是预防和控制宫颈癌的主要手段。HPV 检测方法的引入，使宫颈癌的筛查更为有效。目前应用于宫颈癌的筛查主要有巴氏涂片法、液基细胞学方法、HPV DNA 检测法、肉眼检测法和阴道镜检查等。

我国至今还没有一个全国性的宫颈癌筛查计划，在城市有限的一部分女性是通过机会性筛查形式获得宫颈癌筛查，而在农村，绝大多数妇女终生都没有机会接受宫颈癌筛查。在过去的几年里，我国政府已经开始并日益关注女性健康，自 2005 年建立了两个全国宫颈癌早诊早治示范基地以来，2006—2008 年期间以中央财政转移地方支付的形式资助全国多达 43 个宫颈癌筛查试点，2009 年政府把对农村妇女的宫颈癌和乳腺癌筛查纳入国家重大公共卫生服务项目，2009—2014 年期间已有超过 4000 万农村妇女享受宫颈癌的免费检查。虽然项目筛查人数距离覆盖我国所有适龄妇女的目标还有很大差距，但表明我国已经迈开逐渐解决妇女宫颈癌筛查的第一步。

五、结直肠癌

结直肠癌是我国的常见恶性肿瘤之一，近年来发病率有上升趋势。尽管在治疗方面有许多进步，但其 5 年生存率仅为 62%。大规模的普查是降低结直肠癌发病率、死亡率，提高治疗效果的重要手段。

（一）一级预防

1. 科学合理的饮食结构　饮食不合理是仅次于吸烟的第二个重要的、可避免的癌症病因，其与结直肠癌发生的关系较之其他癌症更为明显。科学合理的饮食结构包括：控制每日热量总摄入量；限制高脂肪、高蛋白类动物性肉食品尤其是红肉的摄入；限制煎、炸、熏、烤类食品和腌制品的摄入；增加新鲜蔬菜、水果和谷物的食入量和品种；少食精制纤维素食品，多食粗纤维食品，保证每日食入 20～30g 膳食纤维。

2. 健康的生活方式　不健康的生活方式是现代人各类慢性病的一个主要诱因。防治结直肠癌，我们应倡导健康的生活方式，主要包括：经常性地进行适度的体力劳动和体育锻炼；控制体重，减少肥胖；戒烟禁酒；作息时间规律化。

（二）二级预防

通过筛查，及早发现无症状的腺瘤（息肉），或早期癌变，并及时切除，可降低结、直肠癌的发病率和死亡率，开展广泛的普查对于结直肠癌的防治工作有很重要的意义。

结直肠癌高危人群定义虽无统一标准，公认的标准有：有肠道疾病症状（包括腹泻、便秘交替发生、排便不尽感、黏液血便、原因不明的便血、腹部有肿块、腹胀、下腹部隐痛）人群，曾患结直肠癌者，一级直系亲属中 2 人以上或 1 人 50 岁以前罹患结直肠癌，FAP 或 HNPCC 家族成员，有过盆腔放射治疗史者。对于 FAP、HNPCC 和家族性结直肠癌家族成员，即使本人未患病，同样应接受遗传学咨询，从青少年时期即给予定期的随访和筛查。

50 岁以上老年人，如发现消化道症状，如上腹部不适、贫血、大便习惯改变，大便带血或黏液，应及时检查，排除早期结直肠癌的可能；溃疡性结肠炎患者，要定期检查，以防恶变；观察家族性腺瘤性息肉病及遗传性非息肉结肠癌综合征的家族成员，也是预防结直肠癌的一个重要方面。

目前，结直肠癌的主要筛检试验方法有粪便潜血试验、纤维乙状结肠镜检查、结肠镜检查和双对比钡剂造影检查，并陆续有仿真结肠镜检查和粪便 DNA 检验等技术方法的产生、发展和应用。其中，粪便潜血试验应用最为广泛。有关结直肠癌的人群筛检策略，美国是世界上最早推行该恶性肿瘤人群筛检的国家，目前已经取得了一定的成效；而我国的结直肠癌人群筛检工作尚处在小范围试验应用中。美国肿瘤学会提出对无症状、无结、直肠癌危险因素的老年人进行普查的建议：①45 岁以上老年人每年直肠肛诊检查 1 次；②50 岁以上老年人每年做大便潜血检查 1 次；③从 50 岁开始常规乙状结肠镜检查 1 次，然后每 3～5 年复检 1 次。

除高危人群筛查外，可借助于肿瘤标记物的检测，大多数肿瘤标记物为相关性标记物，需结合筛检试验方法才能提高其检出率，如 CEA、CA199、CA242、CA211、CA724 等。

有些学者指出，通过服用非甾体抗炎药阿司匹林等可预防结直肠癌的发生，但目前世界卫生组织并不推荐这一方法。普查以及饮食结构改变是降低结、直肠癌死亡的有效手段。

六、前列腺癌

近年来前列腺癌病因学和发病机制研究取得了一些进展，针对潜在的危险因素或发病过程的某一环节采取相应干预措施，有望降低其发病率和死亡率。对老年人，则更应该积极开展二级预防工作，做到早期发现、早期诊断、早期治疗。

（一）一级预防

在前列腺癌高发区居民膳食结构中减少动物性脂肪或红肉的摄入量（或比例）有可能降低其发病的危险性；适当补充硒、维生素 A/E 及多吃一些富含果糖的水果对前列腺癌可能有预防作用。2003 年，美国国立癌症研究所（national cancer institute，NCI）公布了首个有效的前列腺癌预防药物的大样本临床试验报告，即非那雄胺，一种 5α 还原酶抑制剂。此外还有度他雄胺、选择性雌激素受体调节剂、选择性环氧化酶 2 抑制剂。

（二）二级预防

直肠指检、血清 PSA 检测和直肠超声检查是前列腺癌筛检和早期诊断的主要手段。研究表明筛查使前列腺癌的死亡率下降 50%～70%。但由于部分早期前列腺癌患者在相当长时间内（甚至终生）并不发展为致命的浸润性或转移性前列腺癌，而且现有的有效治疗手段因常伴有严重副作用（如阳痿、尿失禁、肠激惹等），直接影响患者治疗后的生活质量。美国在 20 世纪 80 年代末开始应用 PSA 对前列腺癌进行筛查，现在 PSA 已成为前列腺癌最重要的肿瘤标志物。在欧美国家，PSA 筛查已经广泛使用，但目前对其引起的过度诊断和过度治疗产生争议。

（三）三级预防

2010 年 4 月，丹德里昂公司开发的前列腺癌治疗性疫苗 Provenge（sipuleucel‐T）获美国 FDA 批准，用于治疗无症状或症状轻微的转移性激素抵抗性前列腺癌，是首个获 FDA 批准的治疗性肿瘤疫苗，给前列腺癌治疗带来了重大突破。但疫苗造价昂贵，生产的药物只能满足 2000 名患者的需要，且生产过程需要依赖患者自己的细胞，对于已明确有转移的患者，预先使用 Provenge 是否影响随后的化疗效果尚不清楚。因此对于前列腺癌疫苗，仍有待进一步研究。

（赵方辉）

参 考 文 献

[1] BalducciL. Management of cancer in the elderly [J]. Oncology, 2006, 20 (2)：135‐43.
[2] 赵平，陈万青，孔灵芝. 中国癌症发病与死亡. (2003—2007). 北京：军事医学科学出版社, 2012.
[3] 全国肿瘤防治研究办公室. 中国肿瘤死亡报告：全国第三次死因回顾抽样调查. 北京：人民卫生出版社, 2010.
[4] Ferlay J, Shin HR, Bray F, et al. GLOBOCAN 2008 v2.0, Cancer Incidence and Mortality Worldwide：IARC CancerBase No. 10 [Internet]. Lyon, France：International Agency for Research on Cancer; 2010. Available from：http://globocan.iarc.fr, accessed on 24/11/2013.
[5] 陈万青，郑荣寿，张思维，等. 2003～2007 年中国肺癌发病与死亡分析 [J]. 实用肿瘤学杂志, 2012, 26 (1)：6‐10.

［6］ Droz JP, Aapro M, Balducci L. Overcoming challenges associated with chemotherapy treatment in the senior adult population ［J］. Crit Rev in Oncol Hematol，2008，68（1）：S1-S8.

［7］ 黄朝，陈晓品. 老年肿瘤的流行病学及治疗前评估 ［J］. 中华内分泌外科杂志. 2009，3（4）：265-287.

［8］ 徐珽，吴斌，李幼平，等. 2011 年四川大学华西医院老年患者住院疾病构成调查 ［J］. 中国循证医学杂志，2013，13（6）：680-686.

［9］ John E, Laurel A, Copeland AB, et al. Cancer rates, medical comorbidities, and treatment modalities in the oldest patients ［J］. Crit Rev in Oncol Hematol，2008，67（3）：237-242.

［10］ 陈万青，张思维，邹晓农. 中国肺癌发病死亡的估计和流行趋势研究. 中国肺癌杂志，2010，13（5）：488-493.

［11］ Guggenheim DE, Shah MA. Gastric cancer epidemiology and risk factors ［J］. Journal of Surgical Oncology，2013，107：230-236.

［12］ 黄哲宙，陈万青，吴春晓，等. 中国女性乳腺癌的发病和死亡现况——全国 32 个肿瘤登记点 2003~2007 年资料分析报告. 肿瘤. 2012，32（6）：435-439.

［13］ Jacobsen SJ, Bergstralh EJ, Katusic SK. Screening digital rectal examination and prostate cancer mortality a population-based case-control study ［J］. Urology，1998，52（2）：173-179.

［14］ Thompon M, Goodman GJ, Tangen CM, et al. The influence of finasteride on the development of prostate cancer ［J］. N Engl J Med，2003，349（3）：215-224.

［15］ Jemal A, Siegel R, Ward E, et al. Cancer statistics，2009 ［J］. CA Cancer J Clin，2009；59（4）：225-491.

［16］ 叶定伟. 前列腺癌的流行病学和中国的发病趋势 ［J］. 中华外科杂志，2006，44（6）：362-364.

［17］ Doll R, Peto R. Mortality in relation to smoking：20 years' observations on male British doctors ［J］. British Medical Journal，1976，2：1525.

［18］ Barnoya J, Glantz S. Association of the California tobacco control program with declines in lung cancer incidence ［J］. Cancer Causes Control，2004，15：689-695.

［19］ Jemal A, Thun MJ, Ries LA, et al. Annual report to the nation on the status of cancer，1975-2005，featuring trends in lung cancer, tobacco use and tobacco control ［J］. J Natl Cancer Inst，2008，100：1672-1694.

［20］ Vineis P, Airoldi L, Veglia F, et al. Environmental tobacco smoke and risk of respiratory cancer and chronic obstructive pulmonary disease in former smokers and never smokers in the EPIC prospective study［J］. BMJ，2005，330（7486）：265-266.

［21］ Essary LR, Vargas SO, Fletcher CD. Primarypleuropulmonary synovial sarcoma：reappraisal of a recently described anatomic subset ［J］. Cancer，2002，94（2）：459-469.

［22］ Minna JD, Roth JA, Gazdar AF. Focus on lung cancer ［J］. Cancer Cell，2002，1（1）：49-52.

［23］ Ruano-Ravina A, Figueiras A, Freire-Garabal M, et al. Antioxidant Vitamins and risk of lung cancer ［J］. Curr Pharm Des，2006，12（5）：599-613.

［24］ Siems W, Wiswedel I, Saleno C, et al. β-Carotene breakdowm products may impair mitochondrial functions-potential side effects of high-dose β-carotene supplementation ［J］. J Nutr Biochem，2005，16（7）：385-397.

［25］ Vittal R, Selvanayagam ZE, Sun Y, et al. Gene expression changes induced by green tea polyphenol (-)-epigallocatechin-3-gallate in human bronchial 21BES cells analyzed by DNA microarray ［J］. Mol Cancer Ther，2004，3（9）：1091-1099.

［26］ Schuller HM, Porter B, Riechert A, et al. Neuroendocrine lung carcinogenesis in hamsters is inhibited by green tea theophylline while the development of adenocarcinomas is promoted：implications for chemoprevention in smokers [J]. Lung Cancer, 2004, 45 (1)：11-18.

[27] 游伟程. 胃癌早诊早治进展 [J]. 中国肿瘤, 2009, 18：695.

[28] Uemura N, Okamoto S, Yamamoto S, et al. Helicobacter pylori infection and the development of gastric cancer [J]. N Engl J Med, 2001, 345 (11)：784-789.

[29] Xiang W, Shi JF, Li P, et al. Estimation of cancer cases and deaths attributable to infection in China [J]. Cancer Causes Control, 2011, 22 (8)：1153-1161.

[30] Lorenzo Fuccio, Rocco Maurizio Zagari, Leonardo Henry Eusebi, et al. Meta-analysis：can helicobacter pylori eradication treatment reduce the risk for gastric cancer? [J]. Ann Intern Med, 2009：151-121.

[31] World Cancer Research Fund and American Institute for Cancer Research. Food, nutrition and the prevention of cancer：a global perspective [M]. Washington (DC)：American Institute for Cancer Research, 2007.

[32] Gu D, Kelly TN, Wu X, et al. Mortality attributable to smoking in China [J]. N Engl J Med, 2009, 360 (2)：150-159.

[33] Lux MP, Fasching PA, Bechmann MW, Hereditary breast and ovarian cancer：review and future perspectives [J]. J Mol Med, 2006, 84 (1)：16-28.

[34] 杨玲, 李连弟, 陈育德, 等. 中国乳腺癌发病死亡趋势的估计与预测 [J]. 中华肿瘤杂志, 2006, 28 (6)：438-440.

[35] Louie KS, de Sanjose S, Diaz M, et al. Early age at first sexual intercourse and early pregnancy are risk factors for cervical cancer in developing countries [J]. Br J Cancer, 2009, 100 (7)：1191-1197.

[36] Jess T, Rungoe C, PeyrinBiroulet I. Risk of colorectal cancer in patients with ulcerative colitis：a meta analysis of population-based cohort studies [J]. Clin Gastroenterol Hepatol, 2012, 10 (6)：639-645.

[37] Punnen S, Cooperberg MR. The epidemiology of high-risk prostate cancer [J]. Curr Opin Urol, 2013, 23：331-33.

[38] 张丽艳, 吴战军. 幽门螺杆菌感染的机制及预防治疗进展 [J]. 实用医药杂志, 2012, 29 (5)：461-464.

[39] Brawley OW. Prostate cancer epidemiology in the United States [J]. World J Urol, 2012 (30)：195-200.

[40] Wang M, Liu F, Hsing AW, et al. Replication and cumulative effects of GWAS identified genetic variations for prostate cancer in Asians：a case-control study in the China PCa consortium [J]. Carcinogenesis, 2012, 33：356-360.

[41] Smith RA, Cokkinides V, Epre HL. American Cancer Society guidelines for the early detection of cancer [J]. CA Cancer J Clin, 2004, 54：41-52.

[42] Stefano Arcangeli, ValentinaPinzi, Giorgio Arcangeli. Epidemiology of prostate cancer and treatment remarks [J]. World J of Radiology, 2012, 4 (6)：241-246.

[43] 范亚光, 乔友林. 肺癌的筛查 [J]. 癌症进展杂志, 2007, 5 (1)：54-58.